国家卫生和计划生育委员会"十二五"规划教材

全国高等医药教材建设研究会"十二五"规划教材
全国高等学校教材

供卫生管理及相关专业用

卫生信息管理学

Health Information Management

第2版

主　编　胡西厚

副主编　李　彬　张卫东

编　者　（以姓氏笔画为序）

于微微　（滨州医学院）　　　　　　李小霞　（山西医科大学）

马桂峰　（潍坊医学院）　　　　　　杨　霞　（新乡医学院）

王德斌　（安徽医科大学）　　　　　沈丽宁　（华中科技大学）

闫　雷　（中国医科大学）　　　　　张卫东　（河北联合大学）

杜志银　（重庆医科大学）　　　　　张培培　（河北联合大学）

李　彬　（华中科技大学）　　　　　胡西厚　（滨州医学院）

编写秘书　于微微　（滨州医学院）

U0231867

人民卫生出版社

图书在版编目（CIP）数据

卫生信息管理学 / 胡西厚主编. —2 版. —北京：人民卫
生出版社，2013.9

ISBN 978-7-117-17667-5

Ⅰ. ①卫… Ⅱ. ①胡… Ⅲ. ①医药卫生管理－信息管
理－医学院校－教材 Ⅳ. ①R19

中国版本图书馆 CIP 数据核字（2013）第 158573 号

人卫社官网	www.pmph.com	出版物查询，在线购书
人卫医学网	www.ipmph.com	医学考试辅导，医学数据库服务，医学教育资源，大众健康资讯

卫生信息管理学
第 2 版

主　　编：胡西厚
出版发行：人民卫生出版社（中继线 010-59780011）
地　　址：北京市朝阳区潘家园南里 19 号
邮　　编：100021
E - mail：pmph @ pmph.com
购书热线：010-59787592　010-59787584　010-65264830
印　　刷：北京虎彩文化传播有限公司
经　　销：新华书店
开　　本：787×1092　1/16　印张：28　插页：8
字　　数：594 千字
版　　次：2005 年 3 月第 1 版　　2013 年 9 月第 2 版
　　　　　2021 年 5 月第 2 版第 5 次印刷（总第 6 次印刷）
标准书号：ISBN 978-7-117-17667-5/R·17668
定价（含光盘）：58.00 元

打击盗版举报电话：010-59787491　E-mail：WQ @ pmph.com
（凡属印装质量问题请与本社市场营销中心联系退换）

全国高等学校卫生管理专业
第二轮规划教材修订说明

我国卫生管理专业创办于1985年,第一本卫生管理专业教材出版于1987年,时至今日已有26年的时间。随着我国卫生事业的快速发展,卫生管理专业人才队伍逐步壮大,卫生管理专业教材从无到有,从少到多。为适应我国卫生管理专业的发展和教学需要,人民卫生出版社于2005年2月出版了第1轮全国高等学校卫生管理专业规划教材,其中单独编写教材10种,与其他专业共用教材5种,共计15种。这套教材出版八年来,为我国卫生管理人才的培养,以及医疗卫生管理事业科学化、规范化管理做出了重要的贡献。

当前,随着我国医疗卫生体制改革的不断深入,国家对卫生管理专业人才的需求量增加,卫生管理专业有了日新月异的发展,知识更新越来越快速,专业设置越来越细化,使得第1轮的教材已不能适应目前国内卫生管理专业发展和人才培养的需要。2012年在原卫生部领导的支持和关心下,全国高等医药教材建设研究会、人民卫生出版社开始组织第二轮规划教材的编写工作。全国高等医药教材建设研究会在2011年9月成立了"第二届全国高等学校卫生管理专业教材评审委员会",经过会上及会后的反复论证最终确定本次修订工作出版31种教材,并计划作为2013年秋季教材和2014年春季教材在全国出版发行。此次教材的修订工作是在贯彻党的十八大关于"深化教育领域综合改革"精神的背景下,在落实教育部、原卫生部联合下发的《关于实施临床医学教育综合改革的若干意见》的前提下,根据《国家医药卫生中长期人才发展规划(2011—2020年)》的任务要求,并结合国家卫生和计划生育委员会的总体要求,坚持"三基、五性、三特定"的原则,组织全国各大院校卫生管理专业的专家一起编写。

第二轮教材的修订工作从2012年7月开始,其修订和编写特点如下:

1. 教材编写修订工作是在教育部、国家卫生和计划生育委员会的领导和支持下,由全国高等医药教材建设研究会规划,卫生管理专业教材评审委员会审定,院士专家把关,全国各医学院校知名专家教授编写,人民卫生出版社高质量出版。

2. 教材编写修订工作是根据教育部培养目标、卫生管理部门行业要求、社会用人需求，在全国进行科学调研的基础上，借鉴国内外医学人才培养模式和教材建设经验，充分研究论证本专业人才素质要求、学科体系构成、课程体系设计和教材体系规划后，科学进行的。

3. 在全国广泛、深入调研基础上，总结和汲取了第一轮教材的编写经验和成果，尤其是对一些不足之处进行了大量的修改和完善，并在充分体现科学性、权威性的基础上，更考虑其全国范围的代表性和适用性。

4. 教材编写修订工作着力进行课程体系的优化改革和教材体系的建设创新——科学整合课程、淡化学科意识、实现整体优化、注重系统科学、保证点面结合。继续坚持"三基、五性、三特定"和"多级论证"的教材编写原则，以确保教材质量。

5. 教材内部各环节合理设置，含有丰富的内容和活跃的版式设计。包含章前案例、知识拓展、知识链接、本章小结、关键术语、习题、教学建议等，从多方面、多角度给予知识的讲授，促进知识的理解，深化内容的记忆。

6. 为适应教学资源的多样化，实现教材系列化、立体化建设，每种教材都配有配套光盘，方便老师教学和学生自主学习。

本轮卫生管理专业规划教材共计31种，全部为核心课程，单独编写教材，不再与其他专业共用。其中"管理基础课程部分"7种，"专业课程部分"20种，"选择性课程部分"4种。

本套教材所有31种书均为国家卫生和计划生育委员会"十二五"规划教材，计划于2013年秋季和2014年春季全部出版发行。

说明：2013年2月本套教材基本完稿，2013年3月"中华人民共和国卫生部"（简称"卫生部"）更名为"中华人民共和国国家卫生和计划生育委员会"（简称"国家卫生和计生委"）。本套教材的编委会已经考虑到此类问题，并把教材中相关名称作了修改，但是许多法规和文件还在沿用以前的名称，为了保持学术的严谨性，此类地方出现的名称不做修改。由于时间紧张，如有修改不到位的地方还请广大师生批评指正！

全国高等学校卫生管理专业
第二轮规划教材目录

书　名	版　次	主　编
1. 管理学基础	第2版	冯占春　吕　军
2. 经济学原理		刘国恩　李　玲
3. 组织行为学	第2版	刘　毅
4. 公共事业管理概论		殷　俊
5. 公共关系学		王　悦
6. 人际沟通及礼仪		隋树杰
7. 公文写作与处理	第2版	邱心镜
8. 管理流行病学		毛宗福　姜　潮
9. 卫生管理统计及软件应用		贺　佳
10. 卫生管理运筹学	第2版	秦　侠
11. 卫生管理科研方法		王　健
12. 社会医学		卢祖洵　姜润生
13. 卫生事业管理学		张　亮　胡　志
14. 卫生服务营销管理	第2版	梁万年
15. 卫生经济学		孟庆跃
16. 卫生法学		黎东生
17. 医疗保障学	第2版	姚　岚　熊先军
18. 卫生政策学	第2版	郝　模
19. 药品管理学		张新平　刘兰茹
20. 卫生监督学	第2版	樊立华
21. 医院管理学	第2版	张鹭鹭　王　羽
22. 卫生保健伦理学		佟子林
23. 卫生财务管理		程　薇
24. 卫生人力资源管理		毛静馥
25. 卫生信息管理学	第2版	胡西厚
26. 卫生项目管理		王亚东
27. 卫生技术评估		陈　洁　于德志
28. 卫生应急管理		吴群红　杨维中
29. 国际卫生保健		马　进
30. 健康管理学		郭　清
31. 公共卫生概论		姜庆五

全国高等学校卫生管理专业
第二届教材评审委员会名单

顾　问

王陇德　文历阳　陈贤义

主任委员

张　亮

副主任委员

郝　模　孟庆跃　胡　志　杜　贤

委　员

（以姓氏笔画为序）

马　进　王　羽　王　悦　毛宗福　孔军辉

申俊龙　任　苒　杨　晋　李士雪　吴群红

邱鸿钟　张新平　张鹭鹭　高建民　郭　岩

郭　清　梁万年　景　琳　曾　诚

秘　书

王　静　戴薇薇

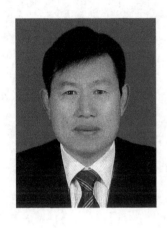

胡西厚

男,1966年10月生于山东省郓城县。滨州医学院卫生管理学院院长,教授,硕士生导师。兼任山东省医学会医学信息学分会副主任委员、山东省应用统计学学会常务理事、山东省管理学学会理事、山东省数学学会理事、中华医学会医学信息分会医学信息教育专业学组成员,担任《医学信息学杂志》、《中华医学图书情报杂志》等杂志编委。

从事卫生事业管理、卫生信息管理及应用数学等领域教学科研工作25年。先后主持及完成国家级、省部级科研课题10余项,在核心期刊发表学术论文40余篇,主编或副主编国家卫生计生委规划教材《信息计量学及其医学应用》、《医学计算机技术与应用》、《医学计算机应用实践》、《医用高等数学》及山东省"十二五"医学人文规划教材《人力资源管理》等多部。

副主编简介

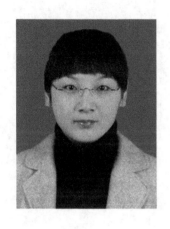

李彬

　　女,1967 年 12 月生于江西省南昌市。华中科技大学同济医学院副教授,硕士生导师,软件工程硕士,社会医学与卫生事业管理博士,国际一般系统论研究会中国分会(IIGSS-CB)医学信息系统专业委员会常务委员。

　　从事卫生信息管理教学 19 年,拥有社会医学与卫生事业管理、卫生资源管理等方面的研究经验、理论素养。近 5 年来曾主持并完成国家社会科学基金项目 1 项,主持国家卫生计生委、世界银行等相关研究领域的课题 6 项,在国家核心期刊发表论文 35 篇,主编教材《数据库技术与医药管理应用》、副主编教材《多媒体技术及其医学应用》。

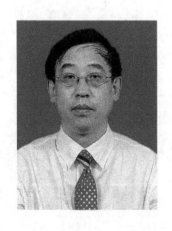

张卫东

　　男,1961 年 8 月生于河北张家口尚义县,现任河北联合大学管理学院党委书记,教授。中华预防医学会卫生事业管理分会理事。

　　从事教学工作 30 年。著有《红十字事业管理》,主编《管理学》、《医院管理学》等多部教材。

前　言

随着信息技术的快速发展和广泛应用，医药卫生事业对信息技术的依赖程度越来越高。新医改方案中，更是将卫生信息化作为医药卫生体制改革"四梁八柱"中的"八柱"之一，要求建立实用共享的医药卫生信息系统。卫生信息管理在医药卫生事业发展中的地位和作用可见一斑。在医药卫生体制改革逐步深入的今天，加强卫生信息管理、建立健全卫生信息管理系统，已成为医药卫生事业发展的一个重要因素，是提高卫生管理水平、促进卫生管理现代化的重要条件。

卫生信息化的不断推进、卫生事业改革的不断深入，使得医药卫生行业对卫生管理专业人才的知识技能有了新的要求。为了更好地服务于医药卫生事业，新型卫生管理人才不仅要掌握卫生管理专业知识，还要适应卫生信息化需求，掌握最新的卫生信息管理专业知识。基于此，我们组织相关人员对2005年第1版《卫生管理信息》教材的内容进行了较大幅度调整与完善，编写了本教材。

本教材在编写过程中始终坚持基本知识、基本理论、基本技能的原则，按照基础概述、技术支撑、过程管理、系统建设的思路组织编写内容。基础概述主要包括卫生信息管理学的基本概念、基础理论及卫生信息化与卫生信息政策法规的建设现状等；技术支撑主要包括卫生信息技术标准和卫生信息管理技术；过程管理主要包括卫生信息的获取与组织、传播与交流、分析与决策、服务与评价；系统建设主要包括医院信息系统、公共卫生信息系统和医疗保障信息系统等。补充了近年来特别是当前医药卫生体制改革背景下，卫生信息管理学学科及相关学科发展的新成就，对卫生信息管理发展趋势进行了展望，力争用最新的信息资料和研究成果，反映卫生信息管理领域的新理论、新知识和新技术，以适应社会经济尤其是医药卫生事业发展对专业人才的最新要求。并结合卫生管理专业的特点，在对知识的取舍和难度的把握上做了充分的论证，使学生掌握必要的卫生信息管理专业知识，且满足学生的发展需求。

本教材在文字上力求深入浅出，在坚持思想性、科学性、先进性、启发性、适用性的前提下，考虑到特定目标、特定对象、特定限制的要求，力求突出卫生性，以适用于卫生管理专业、公共卫生专业及相关专业本科生使用，同时也可作为高等院校卫生信息管理教学科研人员以及医疗卫生事业单位管理人员的参考用书。

　　在教材编写过程中，我们参考了国内外多种相关教材和论著，吸收了国内外学者的许多研究成果，限于篇幅限制，不能一一列出，只能将主要的参考文献列于书后，在此一并致以诚挚的谢意。

　　尽管我们付出了很大的努力，但由于水平有限，书中的错误和不当之处在所难免，热忱欢迎读者批评指正。

胡西厚

2013 年 5 月

目 录

第一章　卫生信息管理概述

第二章　卫生信息管理基础理论

第三章 卫生信息标准与规范

第四章　卫生信息管理技术

第五章　卫生信息获取与组织

第六章　卫生信息传播与交流

第七章　卫生信息分析与决策

第八章　卫生信息服务与评价

第九章　医院信息系统

第十章 公共卫生信息系统

第十一章　医疗保障信息系统

第十二章　卫生信息管理的未来发展

卫生信息管理概述

学习目标

通过本章的学习,你应该能够:

掌握 在联系实际的基础上,掌握信息的基本概念及特征;信息管理的内涵、对象及原则;卫生信息的含义、卫生信息管理的范围及卫生信息管理学的主要内容;卫生信息化的含义。

熟悉 我国卫生信息化建设的发展历程与现状;卫生信息政策与法规的含义与主要内容。

了解 信息管理的起源与发展;信息环境与信息文化的含义及给社会带来的影响;国外卫生信息化建设发展现状。

章前案例

远程会诊保住地震受伤1岁男孩双腿

2010年4月16日,青海省玉树县发生两次地震,最高震级7.1。一位1岁5个月大的藏族男孩被空军和武警官兵接力护送到解放军第22医院。医院检查后发现,小男孩双下肢挤压伤、冻伤严重,极有可能造成双腿残疾。正在救灾一线指挥医学救援的时任总后勤部卫生部部长张雁灵立即决定使用"远程医学影像会诊系统"。解放军总医院、海军总医院等7家军队医院的12名专家,在远程系统上就小男孩的病情进行深入探讨诊断,确定了最佳的手术方案,最终保住了小男孩的双腿。尽管是在偏远的地震灾区,但在卫生信息化救援手段的帮助下,医疗救护人员创造了一个又一个生命奇迹。

管理的目标在于实现社会和经济效益最大化,这一目标的实现主要取决于管理者做出的正确决策,而正确决策的基础是管理者的才智以及恰当信息的支持。因此,社会上的各行各业,包括卫生行业,其相关的管理人员、技术人员等必须重视信息,掌握信息管理的规律与方法,建立各部门、各专业的管理信息系统。

第一节　信息与信息管理

一、信息

随着社会信息化进程的加快,信息日益成为社会上使用范围最广、使用频率

笔记

1

最高的词汇之一，"信息资源"、"信息化"、"信息社会"、"信息爆炸"……让人应接不暇，可以说"信息"无处不在，无时不有，其发挥的作用日益扩张。拥有信息的质量高低与数量多少已成为组织实力的象征，在各项决策中占据决定性地位。正确理解和把握信息的概念、准确洞悉信息的本质是进行信息管理的基础，是开展信息管理活动的前提。

（一）信息的内涵及其发展

"信息"一词经过从古至今的演变，已经从最初的表象层面逐渐深入到本质层面，不同的学者从不同的角度对信息的内涵进行了阐述，但到目前为止，尚未形成一个公认的定义。在此，我们通过介绍"信息"的起源与在不同学科中的定义来展现"信息"内涵的演变，以加深对"信息"的理解。

早期，人们对信息的理解仅仅停留在字面上，把信息看作是消息的同义语。在我国，"信息"最早出现在诗人崔备在唐德宗年间完成的律诗《清溪路中寄诸公》中，诗中有这样的诗句"别来无信息，可谓井瓶沉"。我国古代使用"信息"一词常带有浓烈的感情色彩，与离愁别恨、思亲念友联系在一起。在西文中，"信息"一词来源于拉丁文 information，information（信息）和 message（消息）两个词汇在许多场合也是相互通用的。

最早把信息作为科学对象来加以研究的是通信领域，因为通信的本质实际上就是传输信息，通信科技工作者为了解决通信中的各种问题，需要深入研究信息的本质及其度量的方法。作为科学概念，"信息"最早由哈特莱（R. V. Hartley）提出。1928 年哈特莱在《贝尔系统技术》杂志上发表了题为《信息传输》的论文，在论文中他将信息理解为选择通信符号的方式，并用选择的自由度来计量这种信息的大小。1948 年，同样在《贝尔系统技术》杂志上，信息论奠基人申农（C. E. Shannon）发表了其具有划时代意义的论文《通讯的数学理论》，对信息进行了明确的定义，申农认为信息就是通讯的内容，他把信息定义为随机不确定性的减少，即信息是用来减少随机不确定性的东西。1950 年，控制论奠基人维纳（N. Wiener）在《控制论与社会》一书中将信息概念引入控制论，将信息与人的认识、动物的感知联系在一起，将信息描述为"对外界进行调节，并使调节为外界所接受时，与外界相互作用所交换的内容的名称"、"接收信息和使用信息的过程，就是适应外部环境的偶然性的过程，也是在这个环境中有效地生活的过程。"显然，维纳把人与外部环境交换信息的过程看作是一种广义的通信过程，试图从信息自身具有的内容属性角度定义信息，强调了信息的质的方面，给人们提供了一条深入揭示信息本质的正确途径。

20 世纪 80 年代前后，贝尔、奈斯比特、托夫勒等人把"信息"融入到社会的各个领域，"信息社会"、"后社会"、"第三次浪潮"、"成熟社会"等学说使"信息"成为描述与预测社会发展的重要因素，成为社会公众所瞩目的事物。目前，"信息"一词已不是单纯的科学术语或技术名词，而是社会共有的、普遍化的术语，深入到社会各个领域。

在信息管理研究领域，信息是管理和研究的主要对象。信息（information）是客观世界中各种事物变化和特征的反映，是客观事物之间相互作用和联系的表征,是客观事物经过感知和认识后的再现。

（二）信息的特征

1. **客观性与普遍性** 信息是事物存在、运动及相互关联的状态与方式的客观反映,事物运动的客观性和普遍性就决定了信息的客观性与普遍性。

2. **价值性与共享性** 所谓价值性,主要是指信息的知识性和技术性,无论是自然信息还是社会信息,任何存在都有特定的意义和价值,没有意义的信息是不存在的;使用上的共享性是信息与物质、能源的最大区别,与物质、能源利用表现的占有和消耗不同,信息可以为多个信息接收者同时拥有,而不影响信息的完整。

3. **可存储性与可传输性** 信息可以借助载体在一定条件下存储,并在适当条件下进行跨越时空的移动。这种特性使信息的积累、加工和不同场合的共享利用成为可能,也扩大了信息的价值性。

4. **依附性与独立性** 信息本身是抽象的,它必须通过人类创造的各种符号、代码和语言来表达,利用竹、纸、光盘等物质来存储,借助光、声、电、磁等能量来载荷和传输才能被人们所感知和利用。在某种意义上讲,没有信息载体就没有信息本身,因此信息具有物质载体依附性。但与此同时,信息也具有独立性,表现在信息的内容和性质不会因物质载体不同而改变。

5. **时效性与动态性** 从信息产生的角度看,信息是事物在特定时刻存在的方式和运动状态的表征,随着客观事物的发展变化,表征其存在和运动状态的信息也随之变化,即所谓的时过境迁。从信息的利用角度看,信息在恰当的时刻得以利用才会发挥其最大的效能。信息的时效性强调适时,要求在信息获取、组织、传播、利用时必须要树立时效观念,把握时机。

6. **可加工性与再生性** 可加工性指为满足信息接收者获取和利用信息的特定需求,可以通过一定的手段如扩充、压缩、分解、综合等对信息进行加工。信息的再生性指信息在使用过程中不仅不会被消耗掉,而且还会产生新的信息。在一定程度上说,信息的加工过程就是再生过程。

（三）信息的类型

信息现象的复杂性和应用领域的广泛性,决定了信息类型的多样性。基于不同的标准,可以将信息划分为不同的类别。

1. **按照信息产生的领域划分** 可分为生命信息和非生命信息。生命信息指产生于动植物界、人类社会等有生命的有机界之中的信息;非生命信息指产生于建筑物、宇宙空间、地质等无生命的无机界之中的信息。

2. **按照知识学科门类划分** 可分为哲学信息、自然科学信息、社会科学信息、综合性信息。知识学科门类的划分决定了知识学科门类信息的划分,知识学科门类可按照学科体系继续细分,有多少知识学科门类就有多少属于该学科门类且具有该学科门类特点的信息。

3. **按照信息的传递范围划分** 可分为公开信息、内部信息、机密信息。公开信息是指传递和使用的范围没有限制、可在国内外公开发表的信息;内部信息是指传递范围受到限制,只供内部掌握和使用的信息;机密信息是指必须严格限

笔记

定使用范围的信息,可进一步划分为秘密信息、机密信息和绝密信息等类型。

4. 按照信息的存在形式划分 可分为记录型信息与非记录型信息。记录型信息指经编码化并予以记录的信息,可按载体材料和存储技术进一步划分为纸介信息、缩微信息、声像信息、数字信息等;非记录型信息指以非编码化方式存在的信息,包括实物信息、口头信息、思维信息等。

5. 按照信息的加工深度划分 可分为零次信息、一次信息、二次信息、三次信息。零次信息指信息被编码化之前的存在状态,也就是思维信息、体态信息或口头信息。这些信息规模比较庞大,但可能比较零散,且有些难于编码化,但其价值有时候比其他信息更高。一次信息指以作者本人的研究工作或研制成果为依据撰写、制作、发布的信息,又称为原始文献或第一手资料,包括已经正式出版和公开发行的图书、期刊论文、会议文献、专利说明书、技术标准等,也包括未公开发表的实验记录、会议记录、内部档案、论文草稿、日记、信件等,还包括半公开的灰色文献,如研究报告、调研报告、行业协会资料等。一次信息在内容上比较具体、详细、系统化、原创性强,是人们利用的主要对象。二次信息记录的是关于一次信息的信息,指为了便于管理和利用大量分散无序的一次信息,信息工作者对一次信息进行整理、加工、提炼和压缩后按照一定的方法编辑、出版或累积起来的,习惯上也称为二手资料,以目录、题录、索引、手册、名录等形式出现的信息都属于二次信息,其价值在于提供一次信息的线索。三次信息指根据一定的目的和需求,在大量利用有关一、二次信息和其他三次信息的基础上,对有关信息和知识进行综合分析、提炼、重组、概括而成的信息,一般以述评、综述、领域进展性出版物以及文献指南或书目指南等形式出现,具有综合性高、系统性好、参考价值高等特点。

6. 按照信息的逻辑层面划分 可分为语法信息、语义信息、语用信息。语法信息是信息的第一个层次,仅客观地反映事物的存在方式和运动状态,而不揭示事物发展变化的内涵和意义;语义信息是信息的第二个层次,它是指认知主体感知或表达的事物的存在方式和运动状态的逻辑含义,不仅反映事物变化发展的状态,还揭示事物运动变化的意义;语用信息是信息的第三个层次,也是最高层次,它是指认知主体感知或表达的事物的存在方式和运动状态相对于某种目的所具有的效用,也就是信息中蕴含的内容被信息接收者接收之后将产生的效果和作用,从事信息管理主要是研究语用层次上的信息现象。

7. 按照信息的格式划分 可分为结构化信息、半结构化信息和非结构化信息。结构化信息指信息可分解成多个互相关联的组成部分,各组成部分间有明确的层次结构,其使用和维护通过数据库进行管理,并有一定的操作规范;非结构化信息是指信息的形式相对不固定,常常是各种格式的文件,如电子文档、电子邮件、网页、视频文件和多媒体等;半结构化信息是指此信息中既包含结构化的信息也包含非结构化的信息。

此外,按照信息的内容划分,可分为经济信息、科技信息、政治信息、文化信息、政策法规信息和娱乐信息等;按照信息的感知方式,可分为直接信息和间接信息;按照信息的效用分,可分为有用信息、无用信息和干扰信息等。

二、信息管理

（一）信息管理的概念与对象

1. **信息管理的概念** 信息管理（information management）是人类为了收集、处理和利用信息而进行的一种重要的实践活动，广泛存在于社会各个系统中，形成了一个多因素、多层次的复杂系统。随着信息作为个人、组织和社会生存与发展的战略资源的地位的提升，各国政府和组织都把信息管理视为管理活动的重要内容。从一定意义上说，信息管理的进步与发展推动着整个人类社会不断向前。

对于信息管理的概念一般可以从狭义和广义两个角度理解。狭义的理解认为信息管理就是对信息本身的管理，即采取一定的技术手段与方法，围绕信息的产生、传播和利用而开展的各种业务管理活动，包括信息获取与组织、信息存储与维护、信息传播与交流、信息分析与决策等业务工作内容；广义的理解认为信息管理不仅仅是对信息本身的管理，而是对信息活动中的各种要素（信息、信息人员、信息设备、信息机构、信息技术等）的合理组织与控制，以实现信息及有关资源的合理配置，从而有效满足社会的信息需求。

2. **信息管理的对象** 信息管理活动是由信息活动主体、信息活动对象、信息活动手段等要素构成的，尽管信息管理的范围与规模不断扩大，但始终是沿着"查（查找、检索）——存（保存、贮存）——理（组织、加工）——传（传播、传递）——用（利用、使用）"这一思路向前发展的。可以说，信息管理的实质是对从信息获取到利用全过程各信息要素与信息活动的组织与管理。因此，信息管理的主要对象可以概括为信息资源与信息活动两个方面。

（1）信息资源：信息资源（information resources）是一个集合概念，指人类社会在信息活动中积累起来的以信息为核心的各类信息活动要素的集合，它涉及信息生产、加工、传播、利用等整个信息劳动过程的各个要素，包括信息劳动的对象——信息，信息劳动的工具——信息技术与设备，信息劳动者——信息人员，如信息生产人员、信息管理人员、信息服务人员等。信息是核心要素，这里要注意，并不是所有的信息都是信息资源，只有那些经过人类开发、组织、系统化后的信息才可称之为信息资源；信息技术与设备是进行有效信息管理的强有力的手段；信息人员是控制信息内容、协调信息活动的主体。可见，信息、信息技术与设备、信息人员三个要素是紧密联系在一起的，相互联系、相互作用，共同构成具有统一功能的有机整体。

（2）信息活动：信息活动（information activities）是指人类社会围绕信息资源的产生、获取、存储、加工、传播与利用系列过程而开展的管理活动与服务活动。从过程上看，信息活动可以分为信息资源的形成与开发利用两个阶段。信息资源的形成阶段的特点是以信息的产生、获取、加工、处理、存储为展开过程，目的在于形成可供利用的信息资源；信息的开发利用阶段以对信息资源的检索、传播、分析、选择、评价、利用等活动为特征，目的在于发挥信息资源的价值，实现信息管理的目标。

案例 1-1

信息管理带来的商机

韩国 A 公司派驻在美国洛杉矶的员工在报纸看到一则消息：由于廉价的韩国吉他产品占据了绝大部分市场份额，美国最后一家吉他工厂将要关闭。该员工将这一消息作为喜讯送回公司总部，总部的竞争情报部门对该信息进行分析后却得出完全相反的结论，认为：吉他是美国独立和自由精神的象征，它的消失就像牛仔的消失一样会令美国人难以接受。美国可能会对吉他进口采取限制措施，国会有可能会通过提高关税的手段来保护美国这一具有象征意义的产业。于是 A 公司抓紧时间，尽可能地抢先将更多的吉他运往美国，存入仓库。结果正如他们所预料的那样，不久后美国国会提高了吉他进口的关税。由于 A 公司已有大量的存货，因此尽管关税生效了，但仍赚取了很高的利润。

（二）信息管理的原则与类型

1. 信息管理的原则　信息管理的最终目标是使信息资源真正得以合理开发和有效利用，进而推动社会政治、经济及科技的发展。为了实现这一目标，信息管理实践过程中必须要遵循一定的原则，即一套信息管理特有的管理思想和行为准则。结合学者对信息管理原则的论述，我们提出以下十大原则：

（1）服务原则：信息资源的有效利用是为科学决策服务的，在从事信息管理活动过程中，要明确信息管理的辅助作用，重视信息管理的服务原则，这样才能够保证主体实现其管理目标与功能。

（2）时效原则：在最短的时间内完成信息的获取、组织、加工、存储，并在最恰当的时机进行传播利用，同时注重信息的反馈，做到及时与适时。

（3）准确原则：准确是质量的生命线，客观地反映事物的存在方式和运动状态，才能保证信息管理活动的有效性，避免给主体带来损失。

（4）实用原则：信息管理是为主体的生存和发展服务的，应强调实用，避免形式化与形象化，适当即可，严禁片面求全、求大、求快、求先进。

（5）经济原则：信息管理要实现一定的经济效益和社会效益，因此在开展信息管理活动的过程中要以效益为导向，注意保持信息的利用效益与投入成本之间的正比关系。

（6）系统原则：系统原则指以系统的观点和方法看待信息资源及信息活动，统筹全局，以求获得满意的结果。

（7）激活原则：信息管理的激活原则指对所获得的信息进行分析和转换，使信息活化、为我所用的管理思想。

（8）搜索原则：搜索原则指信息管理者在管理过程中千方百计地寻求有用信息的管理思想，内容包括强烈的搜索意识、明确的搜索范围和有效的搜索方法。

（9）整序原则：整序原则指对获取到的信息按某种特征进行排序的思想。大量无序的信息将造成极大的混乱与污染，奈斯比特说过"失去控制和无组织的信息不再是一种资源"。

（10）共享原则：指为充分发挥信息的潜在价值，力求最大限度利用信息的管理思想。共享原则的实现是有条件的，只能在有某种共同利益的有限范围内实行，要求范围内的组织或成员贡献自己的信息，同时又要防范范围外的组织或个人占有本范围的信息。前者叫"贡献原则"，后者叫"防范原则"，也叫"安全原则"。

2. 信息管理的类型　由于信息管理的外延比较宽广，因此可以多方面、多角度考察信息管理的类型。

（1）按照管理的信息的载体类型划分：可分为实物信息管理、文献信息管理、网络信息管理。

（2）按照管理的信息的交流活动环节划分：可分为信息生产、信息收集保管（信息资源建设）、信息资源程序开发、信息配置传播服务、信息利用等环节的管理。

（3）按照管理的信息所归属的领域划分：可分为企业信息管理、行政信息管理、农业信息管理、教育信息管理、科技信息管理、市场信息管理、军事信息管理、文体信息管理。

（4）按照信息管理的层次划分：可分为宏观信息管理、中观信息管理、微观信息管理。

（5）按照信息管理阶段划分：可分为手工管理、系统与技术管理、资源管理、知识管理。

（三）信息管理的沿革与发展

回顾"信息管理"的发展历史，可将其划分为四个典型的阶段：传统管理阶段、技术管理阶段、资源管理阶段、知识管理阶段，这四个阶段分别对应着不同的管理任务、内容和方法。

1. 传统管理阶段（古代至 20 世纪 40 年代）　该阶段以信源的收集管理为核心与重点，以图书馆为象征，同时也包含档案管理和其他文献资料管理，也被称为文献管理时期。

2. 技术管理阶段（20 世纪 50 年代至 20 世纪 80 年代）　该阶段以信息流（载体和通道）的控制为核心，试图利用现代信息技术实现对信息流的控制，以计算机为工具，以自动化处理和信息系统建造为主要工作内容。该时期以信息技术和信息系统为象征，使信息管理进入一个新的历史时期。

3. 资源管理阶段（20 世纪 80 年代至今）　该阶段的主要目标是将信息看作资源，对信息实施资源性管理，强调从多种角度对人类社会信息活动及相关要素实现综合管理，是一种综合性、全方位的集成管理，强化了信息管理中经济、社会、人文因素的作用，使信息管理上升到一个新的层次。但与前两个阶段一样，信息资源管理仍然存在较大的局限性，主要表现在以下四个方面：①仅仅关注显性知识尤其是记录型信息的管理，而忽视了对知识体系中占较大比重的隐性知识的管理；②仅仅关注人类智力劳动的最终成果——记录型信息，而无视这一成果的学习与创新过程；③仅仅关注将信息提供给利用者，而对利用者需求信息的根本原因重视不够；④仅仅关注信息在组织内部的免费流动，未能将信息看作是一种资产，以资产管理的方式来管理和运作信息。

笔记

4. 知识管理阶段（20世纪90年代至今）　知识管理是在克服信息管理固有缺陷的基础上发展起来的，是一种重视与人打交道的信息管理活动，其实质是将结构化与非结构化的信息与人们利用这些信息的规则联系起来。知识管理重视学习、知识资产、竞争优势和创新，知识管理意味着创造性、创新能力、灵活性及适应性，重视智力的作用，并试图增强组织在这些方面的能力。知识管理关注重要的思想、创新、关系及对新思想新观点的开放态度、行为模式、能力以及员工之间的交流与协作，支持群体、团队和个人的学习。知识管理重视团队成员的联合并鼓励经验和知识的共享，尽管知识管理也大量采用现代信息技术支持员工之间的交流，但其核心是知识的创造、应用、学习、理解和协商。

三、信息管理学

信息资源观的确立改变了社会资源的配置方式，改变了人们的价值观念、工作和生活方式，也改变了个人、组织、社会对于信息管理原有的认识。为了更好地实现信息管理的任务和目标，需要我们对信息管理活动进行深入、系统的研究，信息管理学应运而生。

（一）信息管理学的定义

关于信息管理学的定义，学者从不同角度对其进行了不同的描述，但都是围绕信息管理这一主题领域展开论述的。信息管理学（information management science）是一门研究人类社会信息管理活动基本规律及其应用的学科。其以信息资源与信息活动为研究对象，面向人类社会信息资源开发利用的实践活动，主要研究人类对信息资源及其开发利用活动实施有效管理的基本理论问题和实用技术方法。

（二）信息管理学的理论体系

信息管理研究对象的广泛性和复杂性决定了信息管理学研究内容的综合性。信息管理学的理论体系可以从以下两个方面来概括：

1. 层次结构　信息管理学的理论体系的层次结构可以分为宏观、中观、微观三个层次。

（1）宏观层次：宏观层次上主要研究信息管理的一般原理、方法，国民经济信息化管理，国家信息化战略管理，国家信息基础设施规划、建设与管理，全球信息化战略管理等。

（2）中观层次：中观层次上主要研究信息产业管理、地区性信息管理、行业信息管理、信息市场管理、信息系统管理等。

（3）微观层次：微观层次上主要研究信息的生产、传播和利用，企业信息化管理，信息企业的运作与管理，非信息企业的信息管理等。

2. 内容结构　关于信息管理学的内容体系，不同学者看法不同，但最基本的方面是比较一致的。归纳起来，信息管理学的研究内容主要包括以下3个部分：

（1）信息管理学的基本概念：主要研究信息管理的定义、特征、分类、范畴、基本功能以及信息管理的形成与社会、政治、经济发展的关系、成长条件与兴衰理论等。

（2）信息管理总论：主要研究覆盖所有信息管理领域的通用信息管理规律，包括：

1）关于信息管理原则的理论：主要研究在信息管理中管理者必须遵循的观察问题和处理问题的准绳，以及实施这些准绳的方法。

2）关于信息和信息活动管理的理论：主要研究信息的收集获取、鉴别筛选、整序激活、传播交流、利用反馈等的机制和方法，研究信息活动的类别特征及其对信息管理的要求。

3）关于信息系统管理的理论：主要研究计算机信息系统的设计要求及信息系统的实施、评价和控制，计算机信息系统的运行管理、安全管理和应用管理，组织的信息资源配置等，尤其是非计算机信息系统的管理理论和方法，以及信息系统管理的发展与组织竞争战略的关系。

4）关于信息管理者队伍管理的理论：主要研究如何配备高素质的信息工作人员，如何建立一支能够及时为管理者决策服务的信息管理者队伍，保证搞好组织的信息管理工作。

（3）信息管理专论：主要研究每一个信息管理领域内专门的信息管理规律，主要由下列内容构成：

1）信息产业管理理论：主要研究信息产业的概念、形成与发展，信息产业的管理体制与政策，信息产业的产业结构分析、产业关联分析、产业组织分析、产业的测度和信息市场管理。信息市场管理主要研究信息商品、信息消费、信息营销和信息市场交换的一般规律，建立信息市场机制，加强信息市场管理，促进信息商品生产发展的理论。

2）信息环境管理理论：主要研究信息环境的现状、信息环境与信息管理的关系、信息文化的模式和管理、信息政策、信息法律、信息伦理和信息社会等。

3）企业信息管理理论：主要研究企业内信息和信息活动的管理、企业竞争情报、企业知识管理以及企业信息化项目的实施和定量测评。

4）行政信息管理理论：主要研究政府机关部门的信息管理问题，以及电子政府、信息化、办公自动化的管理问题。

我们也可以把上述内容结构分为两个层次：基础理论和应用理论。信息管理学的基本概念与信息管理总论属于基础理论，信息管理专论属于应用理论，分别对应理论信息管理学与应用信息管理学。

第二节 卫生信息与卫生信息管理

一、卫生信息

（一）卫生信息的含义

卫生信息（health information）是信息按照所属学科划分出来的一个门类，可以从广义和狭义两个角度来理解。从广义的角度，卫生信息是指与医药卫生工

笔记

作相关的任何形态的信息,包括各种社会经济信息、科学技术信息、文化教育信息以及人群健康信息等。从狭义的角度,卫生信息专指为了保护和促进人类健康,有效提高劳动者素质而收集、处理、存储、传播、分配和开发利用的各种信息,即各种医药卫生工作过程中产生的指令、情报、数据、信号、消息及知识的总称,包括公共卫生信息、临床医疗信息、药品信息、卫生事务信息、卫生管理信息、医药市场信息、大众健康信息、医学教学与研究信息等。

（二）卫生信息的类型

从卫生信息的定义可知,卫生信息的内容广泛,可从不同的角度对卫生信息进行分类。结合卫生信息管理的实际,在现实的卫生信息体系中,人们常见和常用的卫生信息主要包括以下五大类型:

1. 卫生文献信息　指各类文献上记录的卫生信息,可依据记录方式和载体类型继续细分为刻写型、印刷型、缩微型、机读型、声像型。刻写型卫生文献信息主要指医药卫生专业人员的手稿、手写纸质病历、手工登记资料、原始档案等;印刷型卫生文献信息主要包括医药卫生方面的图书、报刊、特种文献资料（医学科技报告、医学会议文献、医学学位论文资料、医药卫生技术标准资料、医药卫生专利文献等）、医学图片等。

2. 卫生数据信息　产生于医药卫生行业各管理信息系统、业务系统等的数据信息,主要包括:①公共卫生领域中各类疾病预防、职业健康保健、疾病监测的数据采集、登记、存储、统计分析与检索及其管理资料;②卫生系统领域的各类统计资料。在卫生数据信息中,既包括有结构化的实时性报表数据,又包括许多非结构化的数据,如医学影像数据等。

3. 卫生网络信息　从网络上可以查找到的卫生信息,主要包括正式信息（传统出版物的数字化、网络数据库及电子出版物）和非正式信息（如电子邮件、专题讨论小组和论坛、电子会议、电子布告板新闻等传媒工具上的信息）。

4. 卫生组织机构信息　主要指医药卫生领域各种学术团体和教育机构、企业和商业部门、国际组织和政府机构、行业协会等介绍和贯彻其宗旨、研究开发的信息资源或其产品、服务、成果的描述性信息。

5. 卫生专业技术人员与信息管理人员所拥有的智力信息　卫生专业技术人员在交流、言谈与讨论中传递着丰富的卫生信息,这部分卫生信息反映了他们所拥有的智慧、经验与知识。卫生信息管理人员主要包括信息服务规划与管理者、统计人员、流行病学专业研究人员、系统开发管理与维护人员、数据收集与处理人员、文献资料与档案管理人员等。卫生专业技术人员与信息管理人员既是卫生信息的生产者、传播者,又是卫生信息的开发利用者,他们所拥有的智力信息是卫生信息的重要组成部分,具有巨大的价值。

（三）卫生信息的特征

卫生信息是整个社会信息的重要组成部分,它延承信息的一般性特征,如价值性、共享性、时效性等,同时,它又具有以下特殊的性质和特点:

1. 专业性和专用性　与一般信息相比,卫生信息最突出的一个特征就是它的专业性和专用性特别强。这是因为一方面卫生信息的内容具有十分鲜明的专业特色,相对于非专业人员来说难以看懂、理解、掌握和科学利用,从卫生信息服务的技术、手段和过程来看,都有严格的专业操作程序、严格的质量标准、规范化的专业知识要求,一般人员很难操作使用;另一方面卫生信息服务是对人而非物的服务,服务的水平和效果事关广大人民群众的健康状况和生命安全。

2. 公益性 我国医疗卫生服务体系建设坚持以公立医疗机构为主,多种医疗形式共同发展,形成布局合理、分工明确、防治结合、保证质量、技术适应、运转有序的医疗服务体系。医疗卫生服务的基本制度决定了卫生信息是全社会的公共资源,具有社会公益性质。

3. 不对称性 卫生信息的不对称性主要表现在卫生信息的供方与需方的信息不对称,在医疗领域尤其明显。医疗市场上,参与医疗市场主体的信息供方(医疗机构及医务人员)通常拥有比较完全的医疗专业知识和信息,而需方(患者及家属)则处于相对的信息劣势。因此,在医患关系中,医疗服务供方完全起主导作用;需方医疗信息的匮乏和无知导致其在医疗服务过程中的盲目性和被动性。

二、卫生信息管理

(一)卫生信息管理的概念与范围

卫生信息管理(health information management)是信息管理的一个分支,也是卫生事业管理的一个重要组成部分。国外卫生信息管理的概念是在病案管理基础上发展起来的。1996年,以美国为代表,率先将病案管理改为卫生信息管理。美国病案管理协会曾为卫生信息管理所下的定义是:"有效地收集、分析并传播高质量的与疾病预防和治疗有关的经济、计划、研究和政策分析,调节及评估有关资料,以支持个人、组织和社会的决策"。这一定义首先意味着卫生信息管理人员在处理高质量的适宜资料的同时,也是为信息使用者提供服务的信息中间人。第二,这个定义提出了一个全面而清楚的任务。与病案管理相比,卫生信息管理的范围更广、意义更深,它包括为单位、组织、公司或代理商提供高质量的、适当的信息,并用临床和与患者有关的资料帮助有关人员作出与患者治疗、研究和政策分析、调整和评估有关的决策。但在现代卫生信息管理的大背景下,卫生信息管理的范围在此基础上又有了进一步的扩大。

国内学者围绕卫生信息管理的内涵进行了不同角度的阐述,如认为卫生信息管理就是对卫生信息资源和相关信息活动的管理;卫生信息管理是将信息管理的理论和技术手段应用于医药卫生行业,结合行业自身特点而进行的信息管理活动等。得到普遍认同的是按照信息管理的含义来理解卫生信息管理,认为卫生信息管理可以从狭义和广义两个层次加以概括:从狭义理解,卫生信息管理指卫生行业收集、整理、存储并提供信息服务的工作;从广义理解,卫生信息管理指对涉及卫生行业领域的信息活动和各种要素(包括信息、人、技术与设备等)进行合理的组织与控制,以实现信息及有关资源的合理配置,从而有效地满足卫生事业信息需求的过程。

由于卫生信息的普遍性,卫生信息管理贯穿于整个卫生事业之中,要弄清卫生信息管理的范围,首先必须明确卫生事业的范围与领域。卫生事业泛指各种提供卫生服务的机构以及直接与卫生服务的生产交换、分配和消费密切相关的各种机构和行业,主要包括卫生行政组织、卫生事业组织、群众性卫生组织,三者紧密联系,形成有机整体。围绕卫生事业组织结构体系,我们可知卫生信息管理的范围主要包括:

1. 卫生行政组织的信息管理 主要指卫生行政组织的信息保障、信息交流及信息管理活动。我国的卫生行政组织主要包括中华人民共和国卫生和计划生育委员会(以下简称卫生计生委)及国家中医药管理局、各地方卫生计生部门以及军队卫生系统等部门。这些卫生行政组织是各级政府或部门的卫生管理职能机构,是贯彻实施党和国家的卫生方针、政策,领导所辖范围的卫生工作、编制规划、制定法规并组织实施、督促检查的机构系统,其信息管理的重点主要是:

(1)决策信息:指卫生事业管理的宏观规划、政策法规、监督执法与信息服务等信息保障体系。

(2)组织信息:指在研究卫生行政及卫生事业机构设置的原则、卫生行政组织的任务和功能,以及组织的结构、层次与配置等过程中所需的信息保障。

(3)人事信息:指卫生行政干部的选拔、任用、奖惩、考核等人事管理信息。

(4)计划信息:指在制订、控制和实施卫生事业发展计划、防病治病计划、卫生教育和卫生干部培训计划、医学科学研究计划、卫生基本建设计划、卫生事业经费预算计划过程中的信息支撑。

(5)法规信息:指制订卫生行政管理的行政法律规范与管理条例,以及执法监督所需的信息保障。

2. 卫生事业组织的信息管理 卫生事业组织中的信息管理因其机构的细分又可分为以下六种类型:

(1)医院信息管理:医院是以承担治疗疾病为主,预防、康复、健康咨询相结合,为保障人民健康进行医学服务的医疗劳动组织。根据任务和服务对象的不同,医院又可分为综合医院、专科医院、疗养院、康复医院、门诊部、卫生院(所)等。所谓医院的信息管理就是对在医院的运作和管理过程中产生和收集到的各种医疗、教学、科研、后勤等方面的信息进行收集、加工、存储、传播、检索及开发利用,并以此为手段推动医院信息系统(hospital information system, HIS)的有序运作,加速医院信息化的进程。

(2)卫生防疫信息管理:卫生防疫信息管理是指卫生防疫机构在卫生防疫、监测、监督、科研、培训等业务工作中的信息收集、分类组织、存储以及传播与有效利用的管理过程,其范围广泛涉及基层卫生、劳动卫生与职业病防治、环境卫生、学校卫生、放射卫生、传染病防治、计划免疫消毒、杀虫、灭鼠等业务内容,其体系主要包括信息的确定、获取、处理和使用。具体操作过程中还需要对获取到的信息进行编制索引、传播、存储、系统加工整理、使用和评价等,以便使获得的资料信息为卫生防疫事业管理者提供决策依据。

(3)妇幼保健信息管理:妇幼保健信息管理是指在妇幼保健工作中的信息收集、处理与统计分析的过程。其宗旨是为领导决策提供准确、及时、全面的信息资料。它主要包括两大部分：

1）妇幼卫生信息资料的收集：包括常规性登记和周期性调查。

2）妇幼卫生服务统计：①妇幼卫生服务需要量指标，包括反映妇女儿童疾病频率、疾病严重程度的指标；②妇幼卫生资源统计指标，包括反映妇幼卫生机构统计指标、妇幼卫生人力资源统计指标、妇幼卫生机构床位统计指标、妇幼卫生服务费用统计指标；③妇幼卫生服务利用统计指标，包括反映妇幼卫生门诊服务利用的统计指标、妇幼卫生住院服务利用的统计指标、妇幼卫生预防服务利用的统计指标；④反映妇幼卫生服务质量的统计指标，包括反映医疗效果的指标、孕妇妊娠结局的指标及婴幼儿生长发育的指标等；⑤妇幼卫生服务效果及效益的统计指标，包括反映妇幼卫生服务效果的统计指标、妇幼卫生服务经济效益的统计指标。妇幼保健信息管理的核心是，要在以建立数据库为中心的基础上建立计算机信息系统网络，以便最终实现计算机的远程通讯，将各妇幼保健机构的局域网与国内甚至国际网络相连，开发和共享信息资源，为妇幼卫生管理决策服务。

（4）药事检验信息管理：药事检验信息管理主要是指药品检验机构在药品质量监督、检验、技术仲裁以及有关药品质量、标准、制剂、药检新技术等科研工作中，有针对性地进行信息收集、整理、分类、开发利用等管理过程，也包括对药物不良反应的监测、报告、公布等信息的管理。

（5）医学教育信息管理：医学教育信息管理主要是指从事医学教育的学校信息管理。它主要分为综合信息管理（行政、党务、人事、财务、后勤等）、教务信息管理（包括招生与分配、教学计划、考试、教学实践、教材建设、学生成绩、学籍与学位管理）、学生信息管理（包括学生的姓名、性别、年龄、生源、政治面貌、健康状况、班级、专业等基本情况）。

（6）医学科技信息管理：医学科技信息管理是指为了满足医学科研任务的需要而有计划、有目的地收集、整理、存储、检索、分析利用并提供信息服务的过程。

3. 卫生社团组织的信息管理　卫生社团组织主要有包括国家机关、人民团体代表组成的群众性机构，由卫生专业人员组成的学术团体，由广大卫生工作者及群众卫生积极分子组成的基层群众卫生组织等三大类型。根据这些组织的性质、作用及工作内容，可把其相应的信息管理分为：

（1）爱国卫生运动委员会、中国红十字会、中国卫生工作者协会、中国农村卫生协会信息管理工作。

（2）群众性学术团体的信息管理工作：包括中华医学会、中华预防医学会、中华全国中医学会、中国药学会、中华护理学会、中国中西医结合研究会、中国防痨协会、中国抗癌协会、中国卫生经济学会、中华卫生信息学会等团体围绕信息资料收集、整理、存储及利用等展开的信息管理工作。

值得一提的是，由广大卫生信息工作者组成的中华卫生信息学会、中华医学会医学信息分会、中国高等医药院校图书馆协会以及中华医院图书馆协会等是目前卫生信息管理专业领域的主要学术团体，对于促进信息管理专业人员彼此之间的交流、提高信息服务与管理水平起到了积极作用。

13

4. 其他卫生组织机构的信息管理　主要包括国境卫生检疫信息管理、健康教育机构信息管理、生物制品研究机构信息管理等。

此外，从系统构成角度看，卫生信息管理涉及医院系统、卫生防疫保健系统、医学教育系统、医药科技系统、药品管理、国际交流与合作等方面的信息管理；从信息的类型角度看，卫生信息管理又涉及医政管理、医疗预防保健服务、卫生状况与卫生需求状况、药政管理、地方病防治、妇幼卫生、卫生监督、卫生检疫、计划财务、政策与法规、医药科技信息等类型的信息管理。

（二）卫生信息管理的层次与内容

从管理目标、方式和适用范围上看，卫生信息管理可以分为三个层次：宏观管理层次、中观管理层次、微观管理层次。不同的管理层次包含不同的管理内容，每一层次都是在其上一层次框架之下进行的，接受上一层次的指导、规范和控制。

1. 宏观管理　是一种面向国家的战略管理，一般由国家级信息管理部门运用经济、法律和必要的行政手段加以实施。主要是在宏观上通过国家的政策、法规、管理条例、投资方向、发展纲要、系统规划和标准化规范等来指导、组织、协调各类卫生信息的开发利用活动，使卫生信息按国家宏观调控的总目标在保障信息主权和信息安全的前提下，得到最合理的开发和最有效的利用。卫生信息宏观管理的主要内容包括：一是国家宏观信息管理中具有普遍适用性的部分，如国家卫生信息化方针、政策，针对合理使用卫生信息和保障卫生信息安全制度的有关法律、规定、管理条例等，主要对卫生信息管理起指导、规范、控制等作用，保证卫生信息开发和利用活动顺利进行；二是由国家卫生信息管理部门作为管理主体，专门以卫生信息作为管理对象的管理活动。

2. 中观管理　一般由各地区、各系统的卫生信息管理部门，如各省市卫生厅（局）的信息管理部门，通过制定地区或系统性政策法规和管理条例来组织协调本地区、本系统内部的卫生信息的开发和利用活动及地区间、系统间的卫生信息交流关系，使本地区、本系统的卫生信息开发和利用活动在宏观层次管理的框架下更好地符合本地区、本系统的客观实际，并体现本地区、本系统的利益，带有明显的区域或体系性质。

中观管理层次的卫生信息管理涉及卫生信息化和卫生事业管理信息能力建设的方方面面，主要内容包括：①研究和分析卫生事业发展的信息需求，研究国际上信息化程度高的国家在卫生信息化建设方面的成功经验和不足之处，分析本国和本地区卫生信息化的发展现状和存在问题。在此基础上，提出本地区、本系统卫生信息开发和利用的总体规划、制定相应的阶段发展计划，并组织实施。②制定卫生信息管理相关的法律和法规、管理条例，明确参与卫生信息管理的各方的责、权、利，以保证卫生信息化的顺利进行。③研究和制定本地区、本系统卫生信息管理过程中的各项规范和标准，集中管理重要的卫生信息。通过建立卫生信息在信息运动过程中的规范和标准及统一卫生信息技术标准，保证卫生信息和卫生信息系统的共享性和可兼容性，避免重复建设与盲目建设，力求整体效益最佳。④综合运用多种措施，建立卫生信息安全保障体系。⑤为卫生管理

笔记

决策和社会卫生需求提供信息服务。

3. 微观管理　是最基层的卫生信息管理，一般由各个具体的医药卫生企事业单位，包括医院、卫生防疫部门、药厂、医学院校等基层组织负责实施，其主要内容包括：分析基层卫生组织机构对信息的需求；分析组织机构内外的信息环境，制定组织机构的信息政策和规划，组织开发信息技术并对其进行集成化管理，确定组织的信息标准规范，健全组织的信息系统，管理信息工作人员，保障组织机构范围内各层次、各部门的信息流的畅通，促进信息的全面共享，为管理决策提供信息支持。

（三）卫生信息管理的意义与作用

在医药卫生体制改革（以下简称医改）逐步深入的今天，加强卫生信息管理，建立健全卫生信息管理系统，已成为医药卫生事业发展的一个重要因素，也是提高卫生管理水平、促进卫生管理现代化的重要条件，其意义和作用主要体现在以下几点：

1. 为国家及各级地方部门制定社会经济发展规划和卫生计划提供决策依据　卫生信息管理的首要任务是卫生信息的获取、加工及提供服务，通过卫生信息管理可以及时、全面、准确地了解居民健康水平、掌握卫生工作活动情况，为各级部门制定社会经济发展规划和卫生工作计划提供依据。

2. 卫生信息管理是有效开展卫生工作的重要手段　卫生工作包括医疗服务、卫生防疫、妇幼保健、医学教育、医学科学研究等，如何围绕这些工作设置机构、分配资源，怎样做到协调发展，卫生工作的效率和效益如何等问题的解决都离不开各种卫生信息。只有加强卫生信息管理，充分重视并利用卫生信息，才可能实现卫生工作的有效管理。

3. 卫生信息管理是各级卫生组织交流沟通、各个环节工作顺利实施的保障　在我国，卫生部门是一个庞大的复杂系统，可以分为卫生管理体系、服务体系、医疗保障体系、卫生执法体系、医学教育体系、科研体系等，每个体系又可以分许多子系统。在这个大系统内，无论哪一个层次的行政组织者或领导，包括卫生行政部门和卫生业务部门，都需要取得信息、掌握情况，各级部门及医药卫生单位只有通过信息交流才能实现有效的指挥、控制、监督、协调、组织等管理功能。各级各类的卫生信息系统是卫生信息传播交流的重要手段。目前，各级系统的工作状况、各个工作环节，通过卫生信息系统连接起来，有效地保证了信息渠道的畅通，保持上情下达和下情上达，进而保证各级系统管理机制的正常运行。

三、卫生信息管理学

1. 卫生信息管理学的内涵　卫生信息管理学是信息管理学的一个分支，是信息管理学的理论与方法在卫生信息管理领域中应用而衍生的一门新兴交叉学科，其定义可以概括为：卫生信息管理学是一门以卫生信息管理实践活动为研究对象，以卫生信息运动规律及应用方法为主要研究内容，以信息技术为主要工具，以满足卫生事业信息需求为主要研究目标的一门新兴学科，其学科基础是医药卫生、信息科学和管理科学的结合。

笔记

2. 卫生信息管理学的研究内容

（1）卫生信息管理的基本理论问题：包括卫生信息管理的概念内涵、层次与内容、学科理论基础以及卫生信息化建设、卫生信息政策与法规等相关问题。

（2）卫生信息标准与规范：包括卫生信息标准的概念、特征、内容和应用范围等。

（3）卫生信息过程管理：包括卫生信息的获取与组织、传播与交流、分析与决策、服务与评价等，这些也是卫生信息管理工作的基本内容。有效地管理卫生信息，必须使每个环节都能有效地运转并形成互相协调、密切配合的有机整体。

（4）卫生信息系统管理：包括各类型卫生信息系统如 HIS、公共卫生信息系统、医疗保障信息系统等建设的规划与架构、功能与组成等。通过对卫生信息系统的管理，将卫生系统各组成部分的信息处理过程综合成有机整体，及时而有效地为卫生事业管理和发展提供决策依据。

（5）卫生信息管理方法论研究：主要包括信息技术及管理科学的理论方法在卫生信息管理中的应用研究。

第三节　卫生信息环境与信息文化

一、信息环境

（一）信息环境与卫生信息环境

在生态学中，环境（environment）是指某一特定生物体或群体以外的空间以及直接或间接影响该生物体或群体生存与活动的外部条件的总和。环境是一个相对概念，是相对于一定的主体而存在的，主体不同，环境的内涵也不相同。信息管理也存在于一定的环境之中，我们称之为信息环境。信息环境（information environment）是与信息交流和信息活动有关的各种要素的总和。按纵向影响范畴可分为社会信息环境、组织信息环境、个人信息环境等；按横向影响类型可分为人文环境、经济环境、技术环境等。

卫生信息环境（health information environment）指与卫生信息交流和卫生信息活动有关的各种要素的总和，是卫生信息活动与社会发展相互依赖、相互影响的结果，是政治因素、经济因素、文化因素、教育因素、技术因素等多种因素共同作用的结果，推动着医药卫生事业信息化的发展。

（二）信息生态

1. 信息生态　生态学是一门关系生命、环境和人类社会的有关可持续发展的系统科学。生态平衡对自然界和人类社会发展至关重要，因此一直以来人们都对生态学的研究十分关注。

随着信息社会的到来，信息成为继物质、能源外的第三大资源类型，信息生态理论也开始为研究者所重视。1980 年，美国未来学家托夫勒在《第三次浪潮》中提出了"信息圈"的概念，我国科学家钱学森于 1983 年重申了"知识圈"的概念，这些概念的提出，表明人们开始思考信息生态问题。信息生态（information

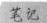
笔记

ecology)指在特定时空条件下,由信息、人、环境等多元素组成的体系。它表达了生态学在信息管理领域的应用,也表达了生态观念与日益复杂的信息社会之间的关联。

2. 信息生态系统　信息生态系统(information ecosystem)是信息生态的研究对象,是由人、信息、环境、技术等各种要素组成的具有复杂性、多样性、动态性并具有一定自我调节能力的人工系统。在信息生态系统中,任何要素都不是静态的排列,而是动态的组合。信息生态系统不同于由人与自然环境构成的"第一生态系统"——自然生态系统,自然生态系统在未受到干扰时是平衡、稳定和有序的,在受到干扰(生态阈值内)后,可通过其自我调节能力返回到干扰前的稳定、平衡状态,而信息生态系统必须要有人的参与,其自身不会达到自动的稳定、有序和平衡状态。信息生态系统也不同于由人与社会环境构成的"第二生态系统"——社会生态系统,社会生态系统主要是由人组成的,地域、民族、文化等起着重要的影响作用,有很强的时空性和积累性,而信息生态系统与信息技术、信息媒介、信息活动密切相关,既有客观的信息世界,也有主观的信息世界;既有存在于现实世界的信息活动,也有存在于虚拟世界的信息活动;既有社会信息,也有自然信息;既有本体论的信息,也有认识论的信息,从而使之具有复合性的特征。信息生态系统是一种专门系统,可称之为"第三生态系统",由人、信息、信息环境三大要素构成。在"信息 – 人 – 信息环境"框架下各要素相互联系、相互影响,形成一定的层次结构和功能。

3. 信息生态平衡　信息生态的研究目的就是通过认识信息生态系统的特征及运行规律,最终实现信息生态系统的平衡,即通常我们所说的信息生态平衡。信息生态平衡(information ecology balance)指系统的各种结构要素、比例、输入和输出数量都处于稳定或通畅状态,保持信息生产和消费的平衡、储存和传递的平衡、民主与法制的平衡、污染与净化的平衡等。在一个良好的信息生态系统中,信息 – 人 – 环境是一种均衡状态,系统各部分的结构与功能均处于相互适应与协调的动态平衡之中。与之相反的状态我们称为信息生态失衡(information ecology imbalance),也称信息生态失调,主要表现在两大方面:①结构与功能的非均衡性,如信息系统软件与硬件不配套、信息资源分布不合理、信息人员结构不合理等。②信息输入与输出的非均衡性,如信息污染问题、黑客哲学泛滥问题、信息超载与信息不足问题、信息垄断问题、信息伦理与犯罪问题等。解决信息生态失衡,促进信息生态平衡,可以采取以下措施和方法:

(1)强化教育,提高人的信息素质,调整和优化信息人员结构,加大信息人才的培养力度:信息活动的真正主体是"人",一方面要提高信息消费者的信息素质,信息消费者信息素质的高低、信息意识的强弱直接影响信息的接收率和整个系统生态环境的好坏,直接决定着整个系统的功能发挥;另一方面要加强信息人员队伍建设并优化人员结构,相对整个系统而言,信息从业者的数量有待于进一步增加,通过信息从业者对杂乱无章的海量信息的加工整序、去伪存真,可以提高信息的可获得性和可利用性,将信息污染控制在最小范围、最低程度。

(2)加强信息民主、信息伦理、信息政策与法制建设,营造开放、健康的社会

笔记

信息环境：信息民主是公民享有信息的权利，有利于促进信息公开，防止信息垄断。通过信息立法保护信息民主，防止信息犯罪；通过信息伦理，促进信息法制的健全与完善，从而形成信息民主、信息伦理与信息法制相互协调、相互促进，共同净化信息环境的局面。

（3）加强信息活动的管理，培育和规范信息市场：加强信息精品意识，在各级政府部门设立信息质量监控机构，负责对流通信息的审查；合理利用法律、行政、经济等手段控制虚假信息、淫秽信息、假冒伪劣产品的生产，不定期对信息生产进行评估、审查和监督；加强市场监管，通过市场预测、市场开发和市场价格作用，扩大信息消费；通过丰富信息服务的类型，提高信息服务的质量，促进信息的有效利用。

（4）通过信息资源的科学规划与合理配置，实现信息资源共享：应从整个地区乃至国家的全局高度，对信息生态系统进行整体规划，对信息资源进行合理布局与有效配置，打破地区、部门和行业之间的条块分割，鼓励和推动各种形式的横向联系，大力加强信息资源的开发和利用，提高信息质量，为信息资源共享创造条件，实现信息资源的分工合作与优势互补，解决区域发展不平衡、信息资源分布不均、信息贫富差距扩大等问题。

（5）重视网络信息生态环境治理：网络信息环境是人类信息环境的重要组成部分，网络在为人们信息交流带来方便的同时，也成为信息污染生成、传播的重要工具和媒介。治理网络信息生态环境一方面要大力发展信息技术，增强技术抗污能力，如通过人工智能技术、增加带宽等手段，缩短信息时滞，缓解信息过载与堵塞；通过加强控制技术的研究，以确保网络信息真实性和信息安全访问。另一方面要进一步完善信息生态法律法规建设，制定网络环境下的知识产权保护法，打击信息侵权行为。此外还要制定清晰的信息伦理准则，加强网络行为管理与网络行为规范，促进网络信息环境的健康发展。

二、信息社会

（一）信息社会的内涵

信息社会也称信息化社会，是信息化带来的一种新型的社会模式。1963年，日本著名学者梅棹忠夫发表了《情报产业论》，提出未来的社会将是以信息产业为中心的社会。1964年，梅棹忠夫发表了《情报文明学》，在文中第一次使用了"信息社会"的概念。我国学者自20世纪90年代以来，从不同的学术领域对信息社会进行探讨和研究。

信息社会（information society）是一种新型的社会形态，以信息为社会发展的基本动力，以信息技术为实现信息化社会基本特征的手段，以信息经济为维系社会存在和发展的主导经济，以信息文化改变着人类教育、生活和工作的方式以及价值观念和时空观念。

（二）信息社会的特征

1. 智能性　信息社会的智能性特征主要表现在信息和知识已成为社会和经济发展的战略资源和基本要素，知识的生产成为主要的生产形式，知识成为创造

笔记

财富的主要资源。

2. **虚拟性** 信息社会的虚拟性主要表现在两个方面：一是互联网成为信息社会的基本形态之一；二是业务流的数字化和网络化。

3. **超时空性** 信息社会的超时空性指在数字化信息社会里，互联网的开发与应用消除了时间和空间的距离，建立了一个超时空的网络社会。

4. **非物质性** 由于数字化空间中最基本的元素并不是传统物理空间的原子，而是"比特"，这就造成了数字化信息社会的一个特征——非物质性。在数字化时代，出现了一批非物质性的高附加值服务业，如货币交易、软件开发、基因研究或卫星电视制作等，其中大部分属于高科技领域。

5. **可扩展性** 这是数字化经济的又一个重要的基本特征：一个人使用一件非物质性的物体时，不排斥他人同时使用，这是由数字化时代的数据可以共享的技术特征所决定的。

6. **综合性** 信息社会是多种高新技术综合的产物。互联网的发展和围绕互联网的信息技术的发展，将全面推动商务信息化、政府信息化、企业信息化、城市信息化和社会信息化的进程，加速社会政治、经济、文化、教育等多领域的整合，实现宏观和微观的一体化。利用现代信息技术，特别是互联网技术，已经有可能建设各种超巨型的管理信息系统，这些都表现了信息社会综合性的特征。

7. **渗透性** 信息社会不仅是多种高新技术综合的产物，而且加速了高新技术向社会政治、经济、军事、法律、文化乃至人们的生存方式的渗透，使科学技术与社会各领域更加紧密地联系成一个整体。

8. **非群体性** 与工业社会中标准化、规格化、规模化的群体性特征不同，信息社会中人们的活动更加个性化。信息技术越先进，人们思维越活跃，个性更自由。信息社会将使个人的聪明才智及其创造性得到更充分的发挥。

三、信息文化

（一）信息文化的概念

信息文化概念的形成可以追溯到20世纪70～80年代。在我国，"信息文化"一词最早见于卢泰宏的《信息文化学导论》（1990），随后对于信息文化的研究与关注逐渐丰富起来。

信息文化（information culture）是一种具有特殊内容和表现手段的文化形态，可以从狭义和广义两个角度理解。狭义的信息文化指企业或团体内部在信息技术影响下所形成的新型企业文化的组成部分。广义的信息文化指人们借助于信息、信息资源、信息技术从事信息活动所形成的文化形态，它是信息社会特有的文化形态，是信息社会中人们的生活样式。信息文化作为一个大系统，可以分为四个子系统：物质形态子系统、精神观念子系统、制度规范子系统、行为方式子系统。人们通常是从广义上来理解信息文化和使用信息文化概念的。

如同农业文化是农业社会的主流文化、工业文化是工业社会的主流文化一样，信息文化是信息社会的主流文化，但信息文化并不是在信息社会中才生发出来的，在人类早期社会形态中，信息文化处于潜文化或亚文化状态。信息文化主要用于分析信息社会中信息对政治、经济、文化等方面的影响,也可以用来考察人类历史上不同阶段的全部信息活动。在认识信息社会时,我们不能仅从技术层面去理解信息社会,也要从信息文化的角度去理解信息社会,才能全面把握其发展的状况和趋势。

(二)信息文化的特征

信息文化是信息时代的特征文化,除具有文化的一般特征外,还具有一些特性,主要表现在以下几个方面:

1. **数字化** 数字化是信息文化的根本特征,数字化是目前计算机等信息工具处理、传递信息的主流技术,其优于其他信息技术之处在于它可以使不同媒体的信息在统一的技术平台上得到处理和传播。

2. **网络化** 网络不仅是信息交流的新手段,而且还成为一个全新的文化发展空间,网络技术及其所决定的网络文化必将深刻地影响到信息文化的整个图景,并成为信息文化最重要的组成部分。

3. **虚拟化** 网络将人们的生活从物理空间扩展到一个全新的空间——网络虚拟空间。在网络社会的虚拟环境里,虚拟技术为人们提供了全新的延时交流和互动的环境与条件。虚拟的网络世界为人们创造了一个非等级化的、平等的交流平台。数字图书馆、虚拟实验室、虚拟办公室、网络购物等正在影响着我们的生活。

4. **个性化** 个性的发展在信息文化中得到充分的体现。在信息时代由于人们的需求个体化、产品定制化、管理自治性、交流私有性显示出更多的个性色彩,个人的生活方式得到更多的尊重,个人的精神情感得到更多的满足。因此,信息文化更强调个人价值及个人价值的实现。

5. **多元化** 在信息社会中,社会文化呈现出多元化的特点。网络中精英文化与大众文化并存,高雅文化与低俗文化共处,满足不同品位、不同心理需求的人们需要。在信息文化的熏陶下,人们的需求多元化、多样化、多层次化,从而在相互交流、碰撞、冲突、适应之上,最终建立尊重、理解、学习、促进的多元化社会体系。

6. **快捷化** 信息文化是一种快捷文化,其主要表现就是交往快捷化。依托于各种信息交流媒体而出现时空观念的变化,人类社会政治、经济、文化和人际交往具有速度加快、环节减少、效果加强、联系紧密、成本降低等特点。借助于各种信息技术,时空计量单位越来越小,人们的社会联系渠道不仅更加多样化,而且更加快捷化。

7. **平等性** 以网络为核心的信息文化是一个平等参与的文化,网络为人们提供了平等参与的机会,不会因种族、经济实力、军事力量或出生地的不同而产生任何特权或偏见。可见,信息时代的文化,在参与上是垂直的,在交流上是平行的,在关系上是平等的,在选择上是自主的。

8. **渗透性** 信息技术和信息设备普及到社会的每个角落,信息成为人们生活及生存的必需,成为社会经济发展的重要资源,在此基础上形成的信息文化是一种具有强渗透性的社会文化。

9. 智能性　信息社会的智能性决定了信息文化的智能性。

（三）信息文化的影响

信息文化的强渗透性使其成为当今占主导地位的意识形态，统一着社会成员的观念，借助强有力的信息技术与工具对人们的物质生活与精神生活产生了强大影响。

1. 信息文化对社会、文化的正面影响　信息文化对社会、文化的正面影响体现在四个方面：①在信息社会的社会结构及其运行方面，未来信息社会的主体结构围绕网络建构而成，信息文化造成组织分散化、社会结构复杂化，促进社会的民主化进程，建立起社会运转的新规范，促进道德多元化，促进生活个人化的趋势；②在社会精神观念文化方面，信息媒介和信息技术的发展和完善促进文化的进步，丰富了人们的精神文化生活，创造了新的文化载体，传统的文化活动被整合到网络中，促进了信息的跨国界传播，各民族古老的传统文化被重新发现，成为经济与文化创新的重要源泉之一；③在经济、管理方面，提高了社会生产率、管理水平，信息不仅是财富的象征，而且成为财富的源泉，经济、贸易、资本出现虚拟化趋势，围绕着网络兴起了网络经济和电子商务，改变了经济管理体制、组织的形态和结构，信息消费成为一种独立的消费形式；④在人类生活方式和信息行为方式方面，信息技术和活动引发了人们行为方式的巨大变革，人们的信息意识、信息素养、信息心理和信息生产、传播、选择、使用、复用的方式都受到信息文化的影响。

2. 信息文化对社会、文化的负面影响　信息文化在促进社会进步的同时，也给人类社会文化带来了不可忽视的负面影响。主要体现在以下四个方面：①在信息技术及其应用方面，表现在信息爆炸和信息过载，信息垃圾挤占信息空间，信息选择困难，信息安全问题严重，高科技违法犯罪造成重大社会危害，个人的隐私权受到侵犯，信息贫富鸿沟加大等；②在精神观念和社会文化方面，包括殖民文化的入侵，保存民族文化成为难题，高雅文化消失，大众文化泛滥，文化上的折中主义、人文科学陷入窘境等；③在制度规范方面，包括信息权威的形成、专家成为社会权力的主体、信息歧视等，整个社会笼罩在信息至上的氛围中，信息能力成为评价一切事物的标准；④在社会心理及行为方面，表现在信息文化环境中所产生的各种信息疾病，数字化人和网络人的出现，个性的消失，消费心理盛行，信任危机对社会的腐蚀，人与人之间关系的疏离化等。

因此，对待信息文化，我们要用辩证发展的眼光，坚持批判继承的原则。对于不适用时代发展、阻碍社会进步的消极方面，从制度、经济、技术等方面着手进行综合治理或大胆否定；对于精华部分要给予正确评价并加强管理，让优秀的信息文化推动信息社会的科学和谐发展。

第四节　卫生信息化

20 世纪 90 年代以来，世界进入了以信息技术为中心的高新技术蓬勃发展时期，信息化建设成为发展世界经济战略的核心，信息化水平成为综合国力的标志

笔记

和国际竞争力的重要指标。进入 21 世纪以后,社会的和谐、稳定与进步使人们更加关注生命科学,关注社会卫生工作的状况,世界各国都加大了对卫生信息化建设与应用的投入。卫生信息化作为国民经济和社会发展信息化的组成部分,在卫生工作中发挥着日益重要的作用,今后必将对居民健康促进、医疗预防保健服务以及卫生管理等产生重大的推动作用。什么是卫生信息化? 目前我国卫生信息化水平如何? 将是我们这一节讨论的重点。

一、卫生信息化概述

我国自 20 世纪 80 年代初开始关注信息化建设。1984 年,邓小平同志作出了"开发信息资源,服务四化建设"的指示,20 世纪 90 年代以来信息化建设工作取得较大进步。关于信息化的定义,在我国学术界和政府内部也做过较长时间的研讨。1997 年召开的首届全国信息化工作会议,将信息化定义为:"信息化是指培育、发展以智能化工具为代表的新的生产力并使之造福于社会的历史过程。"信息化(informatization)是一个动态概念,代表了一种趋势,简单理解就是指人们依靠现代电子信息技术等手段,通过提高自身开发和利用信息的能力,利用信息资源推动经济社会、社会进步乃至人的自身生活方式变革的过程。

卫生信息化(health informatization)是指在国家统一计划和组织的推动下,在卫生组织中广泛运用现代信息技术,实现卫生信息资源高度共享,同时对传统卫生管理模式、工作流程进行信息化改造,促进医药卫生技术的开发、推广与应用,促进卫生服务能力、创新能力的提高,促进组织结构、功能的变革与信息文化的发展,加速卫生服务现代化的过程。

卫生信息化是一个十分庞大复杂的系统工程,是现代医学发展的必然趋势和重要组成部分,也是深化医改的"四梁八柱"中的重要一柱,被誉为卫生改革的有效支撑。同时,对于满足人民群众日益多样化的医药卫生服务需求,提高医药卫生工作质量和管理决策水平,促进医药卫生事业快速发展等都具有十分重要的意义。实践证明,卫生信息化对于降低整个医疗成本、减少医疗差错、提高医疗服务质量、合理配置卫生资源具有重要作用,已成为卫生组织现代化的主要内容和必由之路。

近年来,我国卫生信息化建设步伐加快,按照原卫生部制定的标准和规范,以医院管理和临床医疗服务为重点的医院信息化建设取得重要进展;以提高公共卫生服务能力和卫生应急管理水平为主要目标的信息化建设取得长足进步;以居民电子健康档案和中西医电子病历为基础的区域卫生信息化建设获得有益经验,信息化为群众服务、为管理和决策服务的效果逐步显现。

二、卫生信息化建设现状

(一)卫生信息化建设内容

卫生信息化建设是指在医药卫生领域中为获取、组织、存储、检索、分析、研究、传播和提供信息服务而建立的综合系统,通过与卫生系统的机构改革、卫生职能转变、政务公开、勤政廉政建设相结合,来实现整个医药卫生系统各项业务

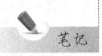

处理和决策的系统化、规范化、科学化和现代化,从而达到最大限度地共享卫生资源、更好地为群众服务的最终目标。卫生信息化建设主要包括以下内容:

1. 卫生数据中心建设　卫生数据中心的建设是解决医药卫生行业领域内异构数据库数据同步、数据分布、数据交换与共享等一系列问题的简单而有效的办法,它将原来各处分散的信息进行集中管理,实现信息共享,并在此之上进行数据挖掘与整合,为决策支持与信息利用提供有效的服务。卫生数据中心既是医药卫生核心应用系统的承载平台,为各类应用系统提供计算环境支持,也是一个基于医药卫生行业数据库的核心应用平台。

2. 数据共享与交换平台建设　该平台建设是整个卫生信息化建设的基础,是长期起作用的因素,是项目实施的难点,也是项目成败的关键。该平台涉及整个医药卫生行业的各业务部门,各部门之间将会发生频繁的数据交换,为了保证系统的顺畅运转,可以通过数据共享来避免各业务部门之间进行大量的数据交换,同时共享数据库的建立,也有利于完善医药卫生行业的业务体系和加强政府对卫生监管的力度。该平台的建设需要遵循数据一致性、统一信息的唯一标识及数据安全性等原则,需要实现数据抽取、信息传输和数据转换等功能。

3. 卫生决策支持平台建设　该平台是充分利用数据中心的数据来支持卫生管理决策的各种系统的总称。决策支持系统是以日常业务处理系统的数据为基础,利用数学或智能方法,对业务数据进行综合、分析,预测未来业务的变化趋势,在卫生行政管理、医院市场经营以及公共卫生实时系统方面等重大问题上为领导提供决策帮助的计算机系统。

4. 信息发布与服务平台建设　该平台是对数据中心的数据进行利用的重要手段。通过对数据进行整理后的发布,可以充分利用社会监督机制和竞争杠杆加强对卫生业务部门的激励和监督,可以增强政策的透明度、服务的透明度、价格的透明度等,优化医药卫生服务质量。同时运用数据中心丰富的数据资源,可以开展网络的信息增值服务,开拓医药卫生行业及相关行业新的业务机会和服务模式。

5. 各应用信息系统建设　卫生应用信息系统是指运行在卫生信息网上的具体业务应用系统,主要包括 HIS 的建设、突发公共卫生事件应急处理信息系统、疾病控制及预防信息系统、卫生监督执法信息系统、妇幼保健信息系统、医疗急救信息系统、基层卫生信息系统、健康教育信息系统、其他卫生业务管理信息系统等九大业务系统建设,每一大系统又可以依据功能的不同分为不同的子系统。

(二)国内外卫生信息化建设发展状况

1. 国外卫生信息化建设发展　国外卫生信息化发展至今已有 50 余年的历史,从早期的电子病历系统到目前广泛开展的电子卫生保健(e-health),取得了很好的成效。

(1)美国:卫生信息化起源于美国。美国卫生信息化大体经历了探索阶段(20 世纪 60 年代初期至 70 年代初期)、发展阶段(20 世纪 70 年代中期至 80 年代中期)、成熟阶段(20 世纪 80 年代末期至 90 年代中期)和提高阶段(20 世纪 90 年代末期至今),其卫生信息化的基本思路是建设以居民健康档案信息系统为核心,同时包括电子病历、卫生信息标准化、公共卫生疾病监测和环境监测等其他辅助信息系统为一体的全民健康信息管理系统。

美国在20世纪60年代初便开始了HIS的研究。著名的麻省总医院开发的COSTAR系统从20世纪60年代初开始,发展成为今天的大规模的临床患者信息系统。随着计算机技术的发展,20世纪70年代,HIS进入大发展时期,美国的医院特别是大学医院及医学中心纷纷开发HIS,成为医药卫生信息学形成和发展的基础。20世纪70~80年代,美国的HIS产业已有很大发展。1985年,美国全国医院数据处理工作调查表明,100张床位以上的医院,80%实现了计算机财务收费管理,70%的医院可支持用计算机进行患者挂号登记和行政事务管理,25%的医院有了较完整的HIS,即实现了病房医护人员直接用计算机处理医嘱和查询实验室的检验结果,10%的医院有全面计算机管理的HIS。2004年,时任美国总统布什提出在2014年建立国家卫生信息网络(National Health Information Network,NHIN)的战略规划,以提高治疗的安全性和医疗系统的整体效率并最终降低医疗费用为目标。美国政府认为未来是电子健康系统的时代,于2005年5月提出在下一个10年建立国家电子病历系统的长期规划,确保绝大多数美国人拥有共享的电子健康记录,并史无前例地设立一个新的、级别仅低于内阁部长的卫生信息技术协调官员职位。2008年,美国总统奥巴马将加强医疗卫生信息化建设作为实现医疗改革的头条重要措施,提出投资500亿美元发展电子医疗信息技术系统,建立美国公民的健康档案,来实现布什要求的每一个美国人拥有自己的电子健康档案的目标。美国非常重视信息化学术研究,成立了专门的组织从事信息化学术研究,在信息化管理方面,制定了一系列的法律法规,确保美国卫生信息化有完善的法律和法规支持。同时,美国拥有信息技术优势,如计算机网络优势、掌上型计算机的广泛应用等,这种信息技术的优势直接决定着其信息化发展的速度和质量。美国在临床信息系统的标准化研究方面也做了大量重要的工作,他们的产品尤其在临床知识决策上代表着世界医学信息化的先进水平。目前,美国的医疗卫生行业已建成"健康网络",医疗保险(简称医保)与健康咨询同时渗透到社区和家庭,公共标准建设超前,显示出了一个发达国家的技术优势。

(2)欧洲联盟:欧洲联盟(简称欧盟)的卫生信息化发展比美国稍晚,20世纪70年代中期和80年代初期,大多数国家实现了区域医疗信息化系统。90年代以后,发达国家医院信息化建设呈现了加速发展的态势。大型医疗设备制造商投入到医疗信息化的研发中,这大大加速了卫生信息技术的发展和市场推广。特别是在20世纪90年代中后期,一大批卫生信息系统软件如实验室信息系统(LIS)、图像存储与通讯系统(PACS)等投入到市场,并在应用中不断改进升级、更新,计算机性能的迅速提高和局域网技术的高速发展,使得卫生信息系统可以真正建立在一个比较实用的水平上。2000年以后,欧共体的SHINE工程(Strategic Health Informatics Network for Europe)开始实施,英法意德的许多公司都参与了此项工程,在分布式数据库系统和开放网工程方面做了大量工作。在实现部分区域卫生信息共享的前提下,欧盟开始探索国家层面上的卫生信息共享模式的规划。此外,欧盟在远程医疗方面做的比较理想,因为欧盟的移动通讯网络很

笔记

发达,处于国际领先水平,所以大部分国家采用移动通讯来实现远程医疗会诊。为了推动远程医疗事业的普及与发展,欧盟还资助了多个项目,例如 Ambulance and Emergency-112 项目,并且组织最出色的 3 个生物医学工程实验室、20 个病理学实验室、10 个大型公司和 120 多个终端用户参与了大规模的远程医疗系统推广实验,使远程医疗事业得到了普及。

(3) 日本:日本的医院信息化经历了以下三个阶段:①管理体系阶段(20 世纪 70 年代初期至 80 年代中期),即事务管理人员和检查技师使用计算机阶段。②整体 HIS 阶段(20 世纪 80 年代末期至 90 年代中期),即诊疗过程进入计算机管理。③电子病历阶段(20 世纪 90 年代末期至今),把电子病历的研究、推广和应用作为一项国策,组织了强大的管理团队,在经费上重点保证,在标准化、安全机制、保密制度、法律等方面做了大量工作。

20 世纪 60 年代,计算机技术就进入了日本医院的医事会计、医院管理、急救医疗等领域的信息管理工作。70 年代末,日本的一些大医院开始研究建立 HIS。大多数日本医院是 80 年代以后才开始进行 HIS 建设的,虽然起步较晚,但发展快、规模大,是以大型机为中心的医院计算机系统(主机终端模式),如北里大学医院的 IBM/3090 双机系统。

日本数字化医院的建设主要是着重从基础设施开始,首先在每个诊疗科室里开发出符合需求的不同的应用软件,同时兼顾各科室之间的数据传输协议,在网络和存储技术发展到一定程度时,将各个科室进行无缝连接,实现数据信息的共享。从基础的信息建设出发,由小而大,从科室信息发展到后来的整个医院信息共享的建设思路,从而走向社区和区域医疗。

由于数字化技术的普及,日本的医疗结构正在向更加高效和更加人性化的方向发展,从主要趋势来看,不仅进一步明确了医疗机构的功能,进一步实施医疗机构之间的联合,而且着重发展地区医疗体系。如几家小医院或诊所集资创办精密检查中心,完成如 CT、MRI、PET 等价格高的检查;同时在网络上建立检索中心和精密检查中心的地域分布图,用来方便患者就近诊断和治疗;小医院只要开出检查要求,与中心取得预约,患者就可以在本地区方便地进行检查,检查信息可以通过专门的邮送和网络传递,这样一来,再小的个体医院同样可以完成同综合医院一样的复杂检查,从而也使个体医院和诊所得到充分的发展。

日本还是亚太地区远程医疗建设的引领者,其中最负盛名的就是日本国家癌症中心(National Cancer Center of Japan),该中心有 14 个遍布日本的癌症中心网络,每年举行 130 次左右的远程电信会议,约有 16 000 名参与者。

不同医疗体制和医疗市场环境的发达国家的实践表明,卫生信息化建设工作能够提高医疗服务效率、服务质量、医疗服务的可及性,降低医疗成本及降低医疗风险,各国在卫生信息化组织规划、运行管理、资金投入、标准建设、人才培养等方面的各种探讨和建设实践,为我国卫生信息化建设工作提供了可供借鉴的经验。

2. 国内卫生信息化建设发展　我国卫生信息化建设经历了从局部到整体、从医院向其他业务领域不断渗透的过程。

（1）我国卫生信息化建设的发展过程：我国卫生信息化建社的发展可分为三个阶段。第一阶段：20世纪80年代初至2003年。这一阶段是卫生信息化发展的起步阶段，主要内容是工作流程的电子化，大型医疗机构是信息化建设的主力军，医疗机构自筹资金、按照各自原有的工作流程设计信息化软件，提高内部的管理水平。以1995年的"金卫工程"为标志，大力推进医疗卫生行业信息化建设。1997年，全国首次信息化工作会议召开后，医院信息化取得实质性进展，全国近半数医院进行了网络设施建设，信息系统应用水平不断提高，社区卫生、卫生监督、疾病控制、妇幼保健、远程医疗、远程医学教育等信息系统的建设有了进一步提高，为全面实现卫生信息化奠定了基础。第二阶段：2003年抗击非典后。这一阶段是公共卫生系统信息化建设的快速发展期，国家加大公共卫生方面的信息化建设投入，建立了传染病与突发公共卫生事件网络直报系统，逐步建立了卫生应急指挥、卫生统计、妇幼卫生保健、新型农村合作医疗管理等业务信息系统，对提高相关业务的管理水平发挥了积极作用。2003年，为了贯彻党中央、国务院关于加快信息化建设的重要决策以及《国民经济和社会发展第十个五年计划纲要》中提出的推进国民经济和社会信息化，保障我国第三步战略目标顺利实现的要求，加快卫生信息化建设，以适应卫生改革与卫生事业发展，满足人民群众日益增长的医疗卫生服务需求，卫生部特制定《全国卫生信息化发展规划纲要（2003—2010年）》。2007年，党的十七大报告中首次鲜明地提出了信息化与工业化融合发展的崭新命题，赋予了我国信息化全新的历史使命。国家也因此加大了医疗卫生行业信息化建设的投资力度，由此推动了卫生信息化建设的步伐。第三阶段：2009年深化医改工作启动至今。各地积极探索，建立区域医疗卫生信息平台，努力实现区域内医疗卫生机构互联互通、信息共享，大型医院在建立以电子病历为基础的挂号、收费、治疗一体化的医院管理信息系统以及发展远程医疗方面取得成效，这一时期是卫生信息化全面开展、快速发展的时期。2009年3月，中共中央、国务院发布的《关于深化医药卫生体制改革的意见》（以下简称《意见》），把卫生信息化建设作为深化医改的八大支撑之一，要求建立实用共享的医药卫生信息系统，大力推进医药卫生信息化建设，以推进公共卫生、医疗、医保、药品、财务监管信息化建设为着力点，整合资源，加强信息标准化和公共服务信息平台建设，逐步实现统一高效、互联互通。卫生信息化建设被提高到了前所未有的高度，医药卫生信息化建设遇到了良好的发展机遇。在2010年1月初的全国卫生工作会议上，时任卫生部部长陈竺在谈到关于加快医药卫生信息系统建设的具体思路和重点工作时，再次明确："重点建设以居民电子健康档案为核心的区域卫生信息平台和以电子病历为基础的医院信息平台。"2011年，确定了"十二五"期间的国家卫生信息化建设规划——《卫生信息化建设规划（2011—2015年）》，确立了我国卫生信息化建设的总体框架和重点任务目标。2012年，为贯彻落实《意见》，建设适应卫生改革与发展需求的信息化体系，提高卫生服务与管理水平，卫生部、国家中医药管理局就加强卫生（含中医药）信息化建设专门提出了指导意见。

（2）我国卫生信息化建设取得的成效：经过多年的发展，我国卫生信息化建设已经初具规模。尤其是"十一五"期间,我国卫生信息化建设取得较快发展。信息化已经成为卫生管理与服务各项业务工作的重要支撑,取得的成效主要有:

1)医院管理信息系统成效明显:截至 2010 年,已经有 90% 以上的县及县以上医院建立了以挂号收费、药品器材、医疗管理等为主要内容的医院管理信息系统;30% 以上的大型医院建立了以患者为中心、以电子病历为基础的挂号、收费、处方、治疗一体化管理信息系统。以医院为单位的管理信息系统优化了医院内部就医流程和资源配置,提高了内部工作效率和管理水平,方便了患者就医,发挥了应有的积极作用。

2)疾病预防控制体系信息化建设进展明显:2003 年以来,我国建立完善了以个案为基础的法定传染病疫情直报系统。以传染病疫情直报系统为平台,初步完成了结核病、艾滋病、鼠疫、流感与人禽流感、甲型 H1N1 流感等 10 多个疾病监测管理信息系统,以及以新生儿预防保健为主要内容的公共卫生信息系统建设。截至 2012 年 2 月,全国所有的疾病预防控制机构、98% 的县和县级以上医疗机构、87% 的乡镇卫生院实现了网络直报疫情,形成了传染病与突发公共卫生事件在线报告系统,报告质量、疫情监测敏感性、传染病报告质量逐年提升。各级疾控机构对危害人民健康的重大疾病的预防控制能力、监测能力和应对暴发疫情、中毒以及生物生化恐怖等突发公共事件的能力均不断提升。

3)卫生应急指挥系统建设初见成效:卫生部应急指挥系统在前期硬件集成与基建工程的基础上,完成了指挥系统应用软件的开发并投入使用,并已经在应对抗震救灾医疗救治、手足口病、甲型 H1N1 流感等突发公共卫生事件中发挥了重要支撑作用。同时,已经启动国家突发公共卫生事件医疗救治信息系统建设工作,正在建设卫生部、省级和地市级的紧急救援机构数据中心,努力形成覆盖全国的医疗救治信息网络。

4)卫生统计信息系统正式运行:2007 年 11 月,国家卫生统计网络直报系统正式运行。现已实现卫生统计信息在线数据录入、审核、上报功能,约有 9 万个医疗卫生机构和县(区)卫生局作为直报用户,登录省级平台实时上报统计数据。卫生统计分析已实现国家、省、地(市)、县(区)四级在线实时汇总。结合医改工作需求,卫生部又陆续对统计直报系统进行了升级,为实时监管工作、科学决策奠定基础。

5)新型农村合作医疗信息化建设加快推进:2006 年以来,卫生部研究制订了新型农村合作医疗信息系统建设指导意见,建设覆盖全国的新型农村合作医疗信息系统,在各级新型农村合作医疗管理部门、经办机构、定点医疗机构以及其他相关部门间实现数据资源共享,对各地新型农村合作医疗业务开展情况、基金筹集情况和使用情况、农民受益情况进行全面监管。目前,各省级平台以及县级新型农村合作医疗数据库建设基本完成,安徽省建立完善了省级新型农村合作医疗信息系统,实现联网管理、跨地域即时结报,江苏、贵州等部分省份已经实现联网结报,都为规范新型农村合作医疗资金监管、方便参合农民即时结报以及实现医疗费用的网上审核、网上报销、网上结算发挥了积极作用。

6)卫生监督信息系统建设正式启动:2009 年 6 月,国家级卫生监督信息系统建设工作正式启动,包括国家级卫生监督信息网络平台建设、全国卫生监督信息报告系统、卫生行政许可审批系统、卫生监督检查与行政许可处罚业务应用系统以及食品安全综合协调信息发布平台等正在抓紧建设并试运行。

7)各地积极探索,在区域医疗卫生信息平台建设等方面积累了一些成功经验:近年来,卫生部按照统筹规划、顶层设计、互联互通的理念,组织专家研究制定了居民电子健康档案、电子病历基本架构与数据集标准、区域卫生信息平台建设方案等多项标准与规范,并在上海、浙江、福建、广东等省(市)开展了区域卫生信息化试点工作,卫生信息化工作成效初步显现。

(3)我国卫生信息化建设存在的不足:在充分肯定成绩的同时,我们也要清楚地看到我国卫生信息化建设工作中存在的不足和困难:①各项业务信息化建设取得积极进展,但总体水平与实际需求差距很大,卫生信息化的发展还远不能满足人民群众的医疗卫生服务需求,不能满足医疗卫生机构内部管理以及卫生行政部门全面掌握信息的需要。②缺乏统筹规划和顶层设计,单个医疗机构内部的信息化功能强,但医疗机构之间的总体协同效果差。纵向卫生业务系统的功能强,但系统之间信息不能互通,资源不能共享,"信息烟囱"与"信息孤岛"现象严重。③卫生信息化数据标准、口径和填报要求不统一,没有达到自动生成,存在手工填报数据及重复采集信息的现象,一些数据失真,效率低下。④组织机构建设滞后,缺乏一支卫生信息化专门队伍,专业技术人员匮乏,缺乏既了解卫生信息化现状及需求又具有信息化工作经验的人才。⑤政府投入不足,缺乏各级财政投入的运行机制,缺少鼓励社会力量参与建设的激励机制。⑥卫生信息化建设发展不平衡,主要表现在地区的经济发展水平和医院的级别上。医院所处地区经济越发达,医院的级别越高,信息化的投入越大、医院的信息化发展程度越高。⑦卫生信息化法制建设滞后。⑧安全意识淡薄,信息安全隐患形势严峻。这些都是制约卫生信息化快速、科学、可持续发展的关键问题,影响到深化医改大局和卫生事业的科学发展,急需采取有效措施尽快加以解决。

卫生信息化建设的蓬勃发展告诉我们:未来的医疗卫生服务将越来越现代化、越来越依赖于信息技术。国外在规划信息化发展时,一般都把医疗卫生保健作为重点规划的主要领域之一。但由于我国卫生信息化事业发展起步晚,从总体上看,我国卫生信息化工作整体发展水平远远滞后于发达国家,与国内制造业、金融业等信息化程度较高的行业相比,也存在较大差距。总的来说,卫生信息化建设主要集中在一些发达地区,卫生信息化尚处于初级发展阶段,有待进一步探索与规划。

三、我国卫生信息化建设总体框架

卫生信息化建设作为深化医改的重要组成内容,将为卫生事业发展和人民群众健康水平提高提供有效地支撑和保障。2009年,我国政府正式启动和实施了新的医改方案,致力于到2020年建立起覆盖全体居民的基本医疗保障制度。为确保改革的顺利实施,国务院提出了2009~2011年三年医改行动的五项重点工作,其中包括公共卫生服务体系的建设,建立基本药物制度、医疗保障制度、促进公共卫生服务均等化、实施公立医院改革试点等医改长期目标和近期目标，上述医改目标和任务的实现都对卫生系统信息化建设提出了新的挑战和要求。

"十二五"期间，我国卫生信息化发展的总体思路是加强顶层设计、统一标准规范、整合信息资源、实现互联互通，提高卫生资源利用效率和质量。以居民健康为中心，以卫生业务为主线，服务居民，方便管理，为实现人人享有基本医疗卫生服务的目标做好服务。

为了更好地配合和支持医改工作的顺利推行，致力于从顶层设计开始，卫生部确定了"十二五"期间我国卫生信息化发展的框架，也是我国卫生信息化建设的总体框架，简称为"三五二一"信息化发展框架，即"3521"工程（也称"35212"工程）。"3521"工程指建设国家、省和地市县 3 级卫生信息平台，加强公共卫生、医疗服务、医疗保障、基本药物制度和综合管理等 5 项业务应用，建设居民电子健康档案、电子病历 2 个基础数据库和 1 个整个卫生信息系统的专用网络，积极推动居民健康卡建设工作，加强信息标准和信息安全体系建设。

"3521"工程的发展目标是按照深化医改的要求，以健康档案、电子病历和远程医疗系统建设为切入点，统筹推进适应医改要求的公共卫生、医疗服务、新型农村合作医疗、基本药物制度和综合管理等信息系统建设。到 2015 年，初步构建全国卫生信息系统基本框架，加强卫生信息标准化和卫生信息平台建设，初步实现统一高效、互联互通，逐步建立可共享的健康档案与电子病历基础数据资源库，为全国 30% 的人口办理健康卡和建立符合统一标准的居民健康档案；全国所有的三级医院要为每一个就诊患者建立符合统一标准的全内容的电子病历数据资源库，1/3 的二级医院要建立符合统一标准的部分内容的电子病历数据资源库。可预期时间内，国家将投入巨资开展国家和地方级以电子病历和电子健康档案数据共享为核心的卫生信息化建设，医学各信息系统将被广泛地应用。

> ### 知识拓展
>
> #### "十二五"卫生信息化重点任务
>
> 任务一：加强三级平台建设。即建立国家级（卫生部）综合卫生管理信息平台、省级综合卫生管理信息平台及地（市）区域卫生信息平台。
>
> 任务二：完善基于平台的重点业务信息系统建设。加强公共卫生信息系统建设；加强医疗服务于管理信息系统建设（包括远程医疗系统建设）；完善新型农村合作医疗信息系统建设；建立国家基本药物制度监管信息系统；建立和完善综合卫生管理信息系统（包括食品安全、医学教育、科研等）。
>
> 任务三：推进电子健康档案和电子病历数据资源建设。依托区域卫生信息平台，建设居民电子健康档案数据集。加强以电子病历为核心的医院信息平台建设，建立标准化的电子病历数据库。

笔记

任务四：国家卫生信息专网。国家卫生网络平台由三级网络构成，国家级主干网由国家统一组织建设，以高速宽带连接国家级卫生信息平台和各省级卫生信息平台；省级主干网以高速宽带连接各省级卫生信息平台和各省管辖的地级行政区域卫生信息平台；城域网连接区域卫生信息平台和所管辖的医疗卫生单位，由地市卫生行政部门负责建设。

任务五：加强标准化建设。借鉴相关国际标准，制订符合我国卫生服务体系架构和业务活动实际的卫生信息参考模型、共享电子文档信息模型，完善卫生信息平台及相关业务应用系统术语规范。

任务六：加强安全体系建设。落实信息安全等级保护制度，制定信息等级保护工作技术和管理规范，建立电子认证与网络信任体系，完善信息安全监控体系，完善信息安全应急预案和安全通报制度。加强信息系统数据灾备体制建设，提高信息基础设施和重要信息系统的抗攻击能力和灾难恢复能力。

第五节　卫生信息政策与法规

在迅速发展的数字信息环境下，卫生信息事业正面临着巨大的挑战。卫生信息服务随着卫生信息出版与交流的数字化而迅速数字化、网络化、虚拟化。同时，信息传播与利用形式不断变化，各种新技术机制在创造、组织、传播和应用卫生信息过程中扮演越来越重要的角色，各类企业、学术团体等全方位地进入卫生信息服务市场，使得整个卫生信息服务市场变得更加丰富，竞争也更加激烈，随之带来了一系列新的社会问题。为了保证卫生信息事业科学发展，必须制定正确合理的卫生信息政策与法规，来调控卫生信息事业发展过程中出现的各种复杂情况。

一、信息政策与法规

信息政策与法规是为保证信息活动正常进行、建立信息市场规范、促进信息产业发展而制定的一系列指导文件、方针、条例、法令等的总称。信息政策与法规既是信息资源管理的主要内容，又是对信息资源进行管理的重要手段。

1. 信息政策及其体系结构　政策指政党、政府等组织为完成特定目标所采取的方针、策略以及推行此方针、策略所采取的手段。信息政策（information policies）是指政府或社会集团在一定历史时期和预定目标下，为发展信息产业而制定的方针策略和行动准则。它既涉及国家信息化建设与整个信息事业，也涉及信息产品的生产、分配、交换和消费等各个环节以及信息事业的发展规划、组织与管理等问题，是一个国家或组织为处理有关信息活动、信息产业、信息经济、信息文化诸方面的矛盾而产生的一系列政策的总和。

笔记

随着信息技术的无限渗透、信息化进程的不断加快，各项信息活动与产业呈现多维动态发展，信息政策作为宏观调控手段，其体系结构正在逐步扩大，具体内容也越来越丰富。结合我国当前信息活动的特点与要求，信息政策体系结构应包括以下内容：信息产业政策、信息技术政策、信息市场政策、信息交流与合作政策、国际网络政策、信息人才政策。

2. 信息法规及其体系结构　信息法规与信息政策密切相关，由信息法律和信息规章制度共同构成。信息法规（information regulations）指由国家立法机关制定或认可的调整信息活动中社会关系的法律规范的总称。这里的社会关系主要包括利益、权益与安全问题，如知识产权、信息安全、信息公开、计算机犯罪等。

信息法规体系是指由各种信息法律、法规等构成的规范性文件系统，它们是信息法规的外在形式结构。目前我国对信息法规已经投入了很多的研究与实践，已经建立了一些信息法规，但是仍未形成一个完整的信息法体系。加上很多因素又制约着我国信息立法的步伐，因而我国的信息法规建设工作相对仍然比较滞后，不能有效满足日益深化的信息化建设的要求。从信息活动的主体、客体、手段、环境以及信息产业等角度出发，一个完善的信息法规体系应当包括信息基本法律、信息产业法律、信息技术法律、信息资源管理法律、信息市场管理法律、信息安全法律、信息产权法律、电子商务法律、国际信息交流和合作法律等内容。

3. 信息政策与信息法规的关系　信息政策与信息法规是众多信息管理调控手段中最重要的手段，从信息政策与信息法规的含义可以看出，两者是既有区别又有联系的两个概念。二者之间的主要区别在于：

（1）本质不同：信息政策代表的是政治组织的利益和意志，不具备强制性；而信息法规代表的是国家的利益和意志，具有强制性。信息政策只有通过特定程序，被国家机关制定或认可为信息法律，才能获得国家强制力的保证，成为人人必须遵守的规范。

（2）性质不同：信息政策作为社会信息活动的指导原则，往往是宏观的方针性号召，在政策执行中允许有灵活性，而且随着信息环境的变化要不断地修正、补充和完善；信息法规是在长期实践和经验累积的基础之上确立下来的比较固定的行为规范，而且其制定、修改和废除都需要经过严格复杂的法律程序，因而稳定性较强。

（3）功能不同：信息政策的基本功能是"导向"，即运用行政手段，鼓励和支持社会信息活动，以达到信息政策的目标；信息法规的基本功能是"制约"，即运用法规手段，限制和约束社会信息行为，以保护信息环境和信息产业的健康发展。

由此可见，信息法规的作用范围更加广泛，其效果更加具体，针对性也更强。同时，信息政策和信息法规又是互相联系的，表现在：

1）信息政策是信息法规的基础：许多行之有效且有长远价值的信息政策会以法律的形式被固定下来，成为信息法规，然而信息政策的作用并没有因此而减少。各种各样的信息政策,无论是在调节社会信息关系的针对性上,还是在解决信息环境问题的灵活性上,都具有重要作用。

2)信息政策对信息立法有指导作用:信息政策要对一切社会信息活动进行指导,信息立法作为社会信息活动的重要组成部分,当然也离不开信息政策的指导。

3)信息政策受信息法规的制约:在信息法规条文中应规定信息政策的制定机构和制定过程,信息政策可能造成的负面效应应当受到法规的控制。另外,信息政策只有借助于法规才能更为有效地予以实施。

二、卫生信息政策与法规

(一)卫生信息政策

1. 卫生信息政策的含义　卫生信息政策(health information policies)是信息政策的一个分支,是指导卫生信息工作的指导性文件,在国家总的方针和信息政策的指引下,由卫生行政管理部门结合卫生信息工作领域的需求和工作特点而制定和执行的政策,即国家相关政策在卫生信息工作领域的应用和扩展。卫生信息政策体系主要由国家层面的社会、经济、信息政策和卫生部门的相关政策共同组成。除了政策制定主体和政策执行对象在政策方案内容方面更多地体现卫生信息工作领域特点外,其制定原则、过程、评估等工作环节与国家其他政策一致。

2. 卫生信息政策的内容　由于卫生信息活动与卫生信息管理的广泛性,相应的卫生信息政策也呈现种类繁多、内容各异的特点。自1995年卫生部提出"金卫工程"以来,我国卫生信息管理方面的规范性政策文件逐步增多,卫生信息政策体系逐步完善,既包括宏观层面的经济、社会和信息政策,也包括微观层面的由卫生主管部门制定的有关政策。近年来,我国制定和颁布的卫生信息政策主要包括信息资源的有效管理和共享、管理信息系统及计算机软件的开发与应用、信息安全与信息保护、信息技术应用、卫生信息化、网络卫生信息管理等几个主要方面。例如,《卫生部关于密码电报和内部传真电报使用和管理的规定》、《医院信息系统软件评审管理办法》、《卫生系统医院软件标准规范》、《远程医疗会诊咨询管理办法》、《中医药科学技术事业单位档案目标管理实施细则》、《全国卫生统计工作管理办法》、《人类遗传资源管理暂行办法》、《互联网药品信息服务管理管理办法》、《艾滋病疫情信息报告管理规范》、《新型农村合作医疗信息系统基本规范(试行)》、《国家卫生统计信息网络直报管理规定(试行)》、《健康档案基本架构与数据标准(试行)》、《基于健康档案的区域卫生信息平台建设指南(试行)》、《卫生系统电子认证服务管理办法(暂行)》等。

3. 卫生信息政策的制定、实施与评估

(1)卫生信息政策的制定:即从问题的界定到方案的选择及合法化的过程。制定卫生信息政策是因为行业领域内有问题需要解决,因而发现问题是制定卫生信息政策的关键,但不是所有问题都可以成为政策问题,只有那些普

笔记

32

遍存在的、急需解决的、复杂的问题才可以纳入政策问题。因此,要在需求分析的基础之上确定政策方案规划,规划主要涉及问题界定、目标确立、方案设计、后果预测、方案优选与颁布等几个环节。为制定正确的政策,决策者必须善于分析问题,判明问题产生的原因和问题的性质、影响范围、程度,搞清问题的界限,并根据实际情况,依据科学的政策分析方法,结合专家咨询和政策信息咨询系统的协助,对提出的备选方案进行优选,从而有效、正确地制定政策。

(2)卫生信息政策的实施:指政策实施主体通过特定的组织形式,采取相应的手段和措施实现政策目标的过程,主要包括卫生信息政策的宣传、分解、物质准备、组织准备、政策实验、全面实施、协调与监控等功能环节,是卫生信息政策对社会生活产生影响、发挥功效的关键阶段。在卫生信息政策的实施过程中,需要综合借助行政、法律、经济、思想导向等手段,做好上述功能环节工作,确保政策的顺利实施和目标的顺利实现。

(3)卫生信息政策的评估:指卫生信息政策评估专业人员依据一定的价值标准,运用科学的评估技术和方法,对卫生信息政策方案的内容、执行情况、执行结果的估计与评价。进行卫生信息政策的评估有利于提高卫生信息政策方案的科学性和可行性,有利于促进卫生信息政策的实施进程,也有利于检测卫生信息政策实施的效果。主要的评估指标有:①政策成本评估,指为制定、实施、管理卫生信息政策而投入的各种资源,包括资金、技术、人才、时间等。②政策效果评估,是通过对卫生信息政策实施后取得的实际效果与预期效果之间的对比分析,衡量卫生信息政策所达到的预期的程度。③政策效应评估,将卫生信息政策放到整个社会系统中,综合、全面、客观地评估其对社会产生的影响。依据角度的不同,卫生信息政策效应可划分为正面效应和负面效应、短期效应和长期效应、直接效应和间接效应等类型。

(二)卫生信息法规

1. 卫生信息法规的含义　为规范信息行业,保证卫生信息化目标的顺利实现,国家相关部门陆续制定了一系列法律、法规,为我国卫生信息管理走上法制化、健康化道路指明了方向。卫生信息法规(health information regulations)是指调整在医疗卫生及卫生信息管理实践中因信息的产生、获取、利用、处理、传播、存储等信息活动而产生的社会关系的法律规范的总称。

2. 卫生信息法规的分类　围绕信息活动可以将卫生信息法规分为以下5种类型:

(1)卫生信息流通与传递法:又称卫生信息报告法,核心是确保卫生信息在流通与传递过程中的畅通,及时为决策者提供科学可靠的参考依据,包括宏观层面的《邮政法》、《广告法》、《新闻法》、《技术合同法》等,也包括具体针对卫生信息领域的法规,如《突发公共卫生事件应急条例》第三章第十九条规定:"国家建立突发事件应急报告制度"、"国务院卫生行政主管部门制定突发事件应急报告规范,建立重大、紧急疫情信息报告系统",同时还明确规定了各类疫情向国务院、省、市、自治区、直辖市以及县级人民政府报告的时间规定,强调

笔记

"任何单位和个人对突发事件不得隐瞒、缓报、谎报或者授意他人隐瞒、缓报、谎报"。

（2）卫生信息公开法：为了确保公众对有关医疗卫生信息的知情权，维护公众的生命安全，同时为了便于建立突发公共卫生事件群防群治的反应机制，国家在有关的卫生法规中均建立有相应的信息公开内容，如《医疗事故处理条例》第十条明确规定："患者有权复印或者复制其门诊病历、住院志、体温单、医嘱单、化验单（体检报告）、医学影像检查资料、特殊检查同意书、手术同意书、手术及麻醉记录单、病理资料、护理记录以及国务院卫生行政部门规定的其他病历资料"。

（3）卫生信息保密法：在卫生信息管理实践过程中，有些信息必须是公开的，但有些信息却不能随意公开，而且还必须保密。因此，国家在有关的法律法规中建立了相应的信息保密内容，如《中国人民共和国保密法》及其相关法律、《中华人民共和国职业病防治法》等都涉及卫生信息保密的规定。

（4）卫生文书档案管理法：医药卫生活动过程中的文书档案管理是卫生信息管理实践中非常重要的内容，主要包括证据取样和文书规范两项内容。证据取样是指医疗活动中证据调查和样品、资料的抽取过程必须具备严格的规范。文书规范主要是指在医疗卫生实践中所出具和形成的文书应建立起规范的管理体系，并将其纳入法制化建设的范畴。如《中华人民共和国食品卫生法》第二十一条规定："定型包装食品和食品添加剂，必须在包装标示或者产品说明书上根据不同产品分别按规定标出品名、产地、厂名、生产日期、批号或者代号、规格、配方或者主要成分、保存期限、食用或者使用方法等。食品、食品添加剂的产品说明书，不得有夸大或者虚假的宣传内容。"

（5）卫生信息管理法：卫生信息管理法是调整国家和卫生信息提供商、国家和最终用户的管理与被管理的权利义务关系的法律。卫生信息管理法涉及的范围大体包括国家对于卫生信息管理的基本事项、信息提供商的设立和程序条件、权利义务、用户信息使用的法定限制等内容。如《中华人民共和国国境卫生检疫法》第六条规定："卫生检疫机关发现检疫传染病、监测传染病、疑似检疫传染病时，应当向当地卫生行政部门和卫生防疫机构通报；发现检疫传染病时，还应当用最快的办法向国务院卫生行政部门报告。"《互联网医疗卫生信息服务管理办法》第四条规定："从事互联网医疗保健信息服务，在向通信管理部门申请经营许可或者履行备案手续前，应当经省、自治区、直辖市人民政府卫生行政部门、中医药管理部门审核同意。"第八条规定："从事互联网医疗卫生信息服务网站的中文名称，除与主办单位名称相同的以外，不得以'中国'、'中华'、'全国'等冠名。"此外，《中华人民共和国传染病防治法》、《中华人民共和国执业医师法》等也都涉及了卫生信息管理的规范。

三、卫生知识产权

（一）知识产权的概念与特征

1. 知识产权的概念　知识产权（intellectual property）是指公民或法人对通过

自己的劳动取得的创造性智力成果和经营管理活动中积累的经验、知识而依法享有的权利,也可称为智力成果权。有广义和狭义两种范畴,广义指一切人类智力创作的成果,狭义指文学产权和工业产权。文学产权包括著作、期刊、绘画、雕塑、摄影、电影、唱片、电视、广播等,保护的是作家、艺术家、作曲家等脑力劳动者发挥自己的才智、技术并通过创造性劳动而完成的产品。工业产权指人们在工业领域通过脑力劳动所创造的智力成果所享有的一种专有权,主要包括:创造性成果权,如专利权、商业秘密权、集成电路布图设计权等;识别性标记权,如商标权、商号权、产地标记权等。

2. 知识产权的特征　知识产权是在传统物权、债权、人身权基础上发展起来的一种新型民事权利,与传统民事权利相比,有许多突出的特点:

(1)无形性:智力成果是脑力劳动创造的无形财富,"无形"是指知识产权的客体不具有物质形态,不占有一定的空间,客观上无法被人们实际占有。这使知识产权与有形财产所有权相比更容易被他人侵犯。

(2)专有性:也称排他性、垄断性或独占性,其基本含义是知识产权的权利主体依法享有独占使用智力成果的权利,他人不得侵犯。但专有性也不是绝对的,带有相对性。知识产权法中有强制许可、合理使用、法定许可、过期失效等条款,规定了许多情形下其他单位和个人可以不经知识产权权利人的同意,有条件地利用他人的智力劳动成果。

(3)时间性:即法律保护在有效期限内的知识产权,超出期限后该智力成果进入公有领域,任何人可以无偿使用。这一特点也体现了知识产权专有性的相对性。

(4)地域性:指任何一个国家所确认的知识产权,只在本国领域内有效,在其他国家或地区不发生效力。若想在其他国家和地区也得到法律保护,则必须在这两个国家或地区之间签订双边条约,或共同参加有关的国际公约,或依照其他国家和地区的知识产权法向其申请、办理手续并获得批准。

3. 知识产权法的体系　知识产权法是调整因创造、使用智力成果而产生的各种社会关系的法律规范的总和,是确认、保护和使用知识产权的一种法律制度。

从中国目前的立法现状看,知识产权法仅是一个学科概念,并不是一部具体的制定法,主要包括著作权法律制度、专利权法律制度、工业版权法律制度、商标权法律制度、商号权法律制度、产地标记权法律制度、商业秘密权法律制度、反不正当竞争法律制度等。

（二）卫生知识产权

1. 卫生知识产权的定义及内容　卫生知识产权是指一切与医药行业有关的发明创造和智力劳动成果的专有权。卫生知识产权包括五大类:①专利和技术秘密;②商标和商业秘密;③涉及医药卫生企业的计算机软件;④由医药卫生组织人员创作或提供资金、资料等创作条件并承担责任的有关编辑作品的著作权;⑤同其他单位合作中涉及研究开发、市场营销、技术转让、投资等与经营有关的需要保密的技术、产品信息和药品说明书。

2000 年 7 月 18 日,卫生部依据国家有关法律、法规颁布《卫生知识产权保护管理规定》,其目的是为了加强卫生知识产权保护与管理,维护国家、企事业单位、科技人员等产权所有或持有者的合法权益,鼓励发明,推动卫生科技进步和经济发展。

2. 卫生知识产权保护形式 目前,我国的卫生知识产权保护主要有四种保护方式:专利保护、商标保护、中药品种保护和商业秘密保护。近年来,随着相关法律法规的不断完善,我国卫生知识产权的保护有了长足的进步。

(1)专利保护:专利权(patent property)是指国家专利主管机关依法授予专利申请人及其继承人在一定期间内独占实施其发明创造的权利。我国专利法规定保护的发明创造有三种:发明专利、实用新型专利、外观设计专利。专利权保护是有期限的,专利法第四十二条规定:"发明专利权的期限为二十年,实用新型专利权和外观设计专利权的期限为十年,均自申请日起计。"

这里的发明是指对产品、方法或者其改进所提出的新的技术方案。应该注意的是,这里所说的产品是指人工制造出来的产品,没有经过人工的加工,完全处于自然状态的产品,是不能取得专利权的。

实用新型是指对产品的形状、构造或者其结合所提出的适于实用的新技术方案。它必须是一种具有一定的形状和结构的产品,方法不能申请实用新型专利保护。

外观设计是对产品的形状、图案、色彩或者结合做出的富有美感并适用于工业上应用的新设计。具体到医药行业,如药品的包装盒、药酒的酒瓶、酒瓶上的瓶贴等均可以申请外观设计专利进行保护。

(2)商标保护:商标(trademark)是生产者或经营者为了使自己生产、加工或销售的商品与其他人的商品区别开来,而在商品或其包装上制作的一种标志,由文字、图形或者组合构成,有商品商标、服务商标等。商标是知识产权的重要组成部分,商标权只针对"注册商标"。由于商标保护的对象与专利保护的对象不同,两者可以起到相互弥补的作用。

应注意的是,注册商标也是有有效期的,商标的有效期为 10 年,自核准注册之日起计算。但是商标权与专利权不同的是,其期满前还可以申请续展注册,每次续展的有效期为 10 年。药品商标注册后,即在所注册的国家或地区享有独占权,没有经注册商标所有人的许可,任何人不得在同一种药品或者类似的药品上使用与注册商标相同或近似的商标。

(3)中药品种保护:为了提高中药品种的质量,保护中药生产企业的合法权益,促进中药事业的发展,国务院于 1992 年颁布了《中药品种保护条例》,1993年 1 月 1 日开始执行。规定中药保护的对象是在中国境内生产的、已经列入国家药品标准的品种,其条件是对特定疾病有特殊或者显著的疗效。根据受保护的中药品种,有各种不同的保护期。申请专利的中药品种,依照专利法的规定办理,不适用此条例。

(4)商业秘密保护:商业秘密(trade secret)的概念在国际上没有统一的定义。现代意义上的商业秘密是随着商品经济的产生而发展起来的,商业秘密目

笔记

前已成为国际上较为通行的法律术语。

我国 1991 年实施的《民事诉讼法》首次使用商业秘密的概念。我国《反不正当竞争法》对商业秘密做了如下定义：商业秘密是指不为公众所知悉，能为权利人带来经济利益，具有实用性并经权利人采用保密措施的技术信息和经营信息。

构成商业秘密保护的条件是：具有新颖性、实用性和保密性。商业秘密保护的关键是保密性，一旦失密就失去了它的经济价值。商业秘密保护没有一个具体的期限，只要权利人采取的保密措施得当、严密，就受到长时期的保护，可口可乐配方就是一个很好的案例，这是以商业秘密保护最大的优点。有一些我国传统的中医药，其生产工艺复杂，技术性很强，配方也复杂，从产品上很难应用反向工程推导出原料配方和生产工艺，所以商业秘密对中医药的保护将发挥很重要的作用。

四、卫生信息安全

在卫生信息化环境下，卫生信息网络成为全面支持医疗、管理、科研、教学并为居民提供医疗卫生信息服务的开放性网络。随着卫生业务对信息网络依赖程度的增强，卫生信息安全问题越来越突出。卫生信息安全问题主要表现在两个方面：一是卫生信息网络的安全，主要是从技术角度加以保护，详见第四章内容。二是卫生信息本身的安全，主要是从管理角度加以保护，强调人及其行为。关注较多的是医疗领域个人医疗健康信息的安全，即保护患者隐私不被滥用、修改和窃取。

1. 个人医疗健康信息　医疗卫生服务的对象是人，其维护的不仅是人的生命与健康，也包括对患者隐私及隐私权的尊重，其核心是对患者医疗健康信息的隐私保护。医疗健康信息包括患者在疾病控制、体检、诊断、治疗医学研究过程中涉及的机体特征、健康状况、遗传基因、病史病历等个人信息。由于个人医疗健康信息与主体的人格利益、财产利益有密切的关联，一旦遭到非法侵犯或泄露，会给患者的生活和工作带来较大的负面影响或损失，因此必须重视个人医疗健康信息的安全保护工作。保护患者隐私及隐私权是医疗卫生机构人性化服务的重要内容，体现对患者的人性尊重、人文关怀，有利于减少因侵犯患者隐私权而引发的医疗纠纷，促进和谐医患关系的建立，有利于推进我国依法行医、依法治院建设，也有利于维护与促进公共健康。

随着医疗卫生信息化的发展，个人医疗健康信息逐渐以电子病历、健康档案、电子处方为主要的信息承载样式。

（1）电子病历：电子病历在国际上有不同的称谓，如 EMR、CPR、EHR 等，不同的称谓所反映的内涵及外延也有所不同。虽然人们对电子病历应当具备的一些基本特性有相同或相近的认识，但由于电子病历本身的功能形态还在发展之中，对电子病历尚没有形成一致的定义。我国原卫生部《电子病历基本架构与数据标准（试行）》给出的定义是：电子病历（electronic medical record，EMR）是由医疗机构以电子化方式创建、保存和使用的，重点针对门诊、住院患者（或保健对象)的临床诊疗和指导干预信息的数据集成系统,是居民个人在医疗机构历次就诊过程中产生和被记录的完整、详细的临床信息资源。电子病历是现代医疗机构临床工作开展高效、优质的临床诊疗、科研以及医疗管理工作所必需的重要临床信息资源,是居民健康档案的主要信息来源和重要组成部分,也是我国医疗卫生信息系统建设的重要内容,《意见》中提到要"以医院管理和电子病历为重点,推进医院信息化建设。"

(2)健康档案:健康档案是居民健康管理(疾病防治、健康保护、健康促进等)过程的规范、科学记录,是以居民个人健康为核心,贯穿整个生命过程,涵盖各种健康相关因素、实现多渠道信息动态收集,满足居民自我保健和健康管理、健康决策需要的信息资源。健康档案的基本内容主要是由个人基本信息和主要卫生服务记录两部分组成。健康档案也是我国医疗卫生信息化建设的主要内容,在《意见》中提出:"以建立居民健康档案为重点,构建乡村和社区卫生信息网络平台。"

(3)电子处方:电子处方是指医疗机构在诊疗活动中为患者开具的并作为患者用药凭证的医疗文件。目前,电子处方已涵盖在电子病历范畴中,在电子病历的门(急)诊病历记录中包括了门(急)诊处方。

2. 国家相关政策法规对个人医疗健康信息安全的保护 国家高度重视医疗卫生中个人医疗健康信息的安全保护,在已出台和即将出台的一系列法律法规中都体现了对患者隐私及隐私权的保护。

《电子病历基本规范》中对电子病历在建立、使用、保存和管理等各方面进行了严格要求,包括设立操作人员专有的身份标识和识别手段、设置相应权限、电子签名确认、保存历次修改痕迹、严格的复制管理功能、满足国家信息安全等级保护制度与标准等,以确保信息的安全合法使用和非法行为的责任追踪。如第十六条提到:"对操作人员的权限实行分级管理,保护患者的隐私。具备对电子病历创建、编辑、归档等操作的追溯能力。"第二十五条提到:"医疗机构应当建立电子病历信息安全保密制度,设定医务人员和有关医院管理人员调阅、复制、打印电子病历的相应权限,建立电子病历使用日志,记录使用人员、操作时间和内容。未经授权,任何单位和个人不得擅自调阅、复制电子病历。"

《中华人民共和国执业医师法》第二十二条第(三)项对医师在执业活动中应履行的义务中提出:"医师应当关心、爱护、尊重患者,保护患者的隐私。"第三十七条规定:"医师在执业活动中,泄露患者隐私,造成严重后果的,由县级以上人民政府卫生行政部门给予警告或者责令暂停六个月以上一年以下执业活动;情节严重的,吊销其执业证书;构成犯罪的,依法追究刑事责任。"

《中华人民共和国护士管理办法》第二十四条提出:"护士在执业中得悉就医者的隐私,不得泄露。"

《中华人民共和国母婴保健法》第四十三条提出:"从事母婴保健工作的人员应严格遵守职业道德,为当事人保守秘密。"

可见,在医疗卫生领域,最重要的隐私内容——个人医疗健康信息的保护责

笔记

任落在了系统设计和维护人员、管理员、医生、护士及其他首次使用引用信息的人身上。我国通过制定一系列政策法规来进一步规范信息系统的建设,约束医务人员的保密义务与责任,从而加强了我国在医疗卫生服务中对患者隐私及隐私权的尊重与维护。

案例 1-2

感冒药 PPA 事件与信息管理

某品牌感冒药 A 自 1988 年进入中国市场,曾经稳坐感冒药市场头把交椅,市场份额占到 40%,1999 年销售额达到 7 亿元。A 和其他一些感冒药中含有 PPA 成分,起收缩血管作用,可以缓解鼻塞、流鼻涕等感冒症状,同时因为它有抑制食欲的功效,也被广泛地用作减肥药的成分。美国耶鲁大学的一个医学研究小组经过研究发现:过量服用 PPA 会使患者血压升高、肾功能衰竭、心律紊乱,严重的可能导致因中风脑卒中、心脏病而丧生。因此,负责该项研究的霍尔维兹向美国食品药物管理局(FDA)提出了禁止使用 PPA 的建议。

中国政府于 2000 年 11 月 16 日,发布了《关于暂停使用和销售含苯丙醇胺的药品制剂的通知》,一并暂停销售的共有 15 种药品,而 A 由于名声太响,几乎成了 PPA 的代名词,黯然离开 OTC(非处方药)市场。但 A 并没有因此而一蹶不振。

A 生产公司在接到通知后,立即成立了危机管理领导小组、沟通小组、市场小组和生产小组。危机管理领导小组的职责是制定应对危机的立场基调,统一口径,以免引起信息混乱,并协调各小组工作;沟通小组则负责信息发布和内外的信息沟通,是所有信息的发布者;市场小组负责加快新产品开发;生产小组负责组织调整生产,并处理正在生产线上的中间产品。11 月 16 日上午,公司宣布:坚决执行政府法令,暂停 A 的生产和销售;通知经销商和客户立即停止 A 的销售,取消相关合同,停止广告宣传和市场推广活动。同时召回全国各地 50 多位销售经理。17 日,召开全体员工大会,总经理向员工通报了事情的来龙去脉,通报了公司的举措和进展,以此赢得了员工空前一致的团结。18 日,召回的销售经理带着公司的《给医院的信》和《给客户的信》回到各地,应急行动纲领在全国各地按部就班地展开。20 日,公司在北京召开了新闻媒介恳谈会,做出"无论怎样,公司自始至终坚持维护广大群众健康的原则,将在国家药品监督部门得出关于 PPA 的研究论证结果后为广大消费者提供一个满意的解决办法"的立场态度和决心。21 日,15 条消费者热线全面开通,专门培训的数十名接线员负责接听问询电话,做出准确专业的回答以消除疑虑。同时,公司还积极争取新闻媒体的力量,正面引导消费者。通过采取以上种种措施并落实到位,维护了公司良好的品牌形象。之后,公司又投资 1.45 亿元用于不含 PPA 的新感冒药的研制,新产品于 2001 年 9 月 4 日上市,并重新被市场接纳,3 个月时间恢复了大多数市场份额。

(胡西厚)

本 章 小 结

　　信息是客观世界中各种事物变化和特征的反映，是客观事物之间相互作用和联系的表征，是客观事物经过感知和认识后的再现；信息具有客观性与普遍性、价值性与共享性、可存储性与可传输性、依附性与独立性、时效性与动态性、可加工性与再生性等特征；基于不同的标准可将其分为不同的类型。

　　信息管理一般可以从狭义和广义两个角度理解。狭义的理解认为信息管理是对信息本身的管理，即采取一定的技术手段与方法围绕信息的产生、传播和利用而开展的各种业务管理活动；广义的理解认为信息管理不仅仅是对信息本身的管理，而是对信息活动中的各种要素（信息、信息人员、信息设备、信息机构、信息技术等）的合理组织与控制，以实现信息及有关资源的合理配置，从而有效满足社会的信息需求；信息管理的对象主要包括信息资源与信息活动两个方面；在信息管理实践中主要遵循服务、实效、准确、实用、经济、系统、激活、搜索、整序、共享等十项原则；依据不同标准可以将信息管理分为不同类型；信息管理发展一般分为传统管理、技术管理、资源管理、知识管理等四个阶段。

　　信息管理学是一门研究人类社会信息管理活动基本规律及其应用的学科，已形成自身独特的应用理论体系。

　　卫生信息作为医药卫生领域的信息形态，除具有信息的一般性特征外，还具有其特殊的性质、特点和划分类别；卫生信息管理作为信息管理在医药卫生领域的具体应用，是医药卫生事业发展的重要因素，对于提高卫生管理水平、促进医药卫生事业发展具有重要意义，其范围贯穿于整个卫生事业之中，可以划分为不同层次；卫生信息管理学是信息管理学的理论与方法在医药卫生领域中应用而衍生出的一门新兴交叉学科，主要研究卫生信息管理的基本理论、技术方法、标准与规范、分析与决策、卫生信息系统、卫生信息服务与评价等问题。

　　卫生信息管理是在一定的信息环境下进行的，形成了具有自身特点的信息文化；信息文化借助强有力的信息技术与工具对人们的物质生活与精神生活产生了巨大影响。

　　信息化建设水平成为发展世界经济战略的核心，是综合国力和核心竞争力的重要标志。卫生信息化是现代医药科学发展的重要技术支撑，与国外相比，尽管我国卫生信息化建设水平还存在较大差距，但经过多年发展已初具规模，尤其是近年来取得了一些显著成效。"十二五"期间，将重点加强三级信息平台、重点业务信息系统、电子健康档案和电子病历、卫生信息专网、标准化、安全体系等任务建设。

　　信息政策与法规是为保证信息活动正常进行、建立信息市场规范、促进信息产业发展而制定的一系列指导文件、方针、条例、法令等的总称。应在医药卫生法规、知识产权、信息安全等方面加强建设。

笔记

关键术语

1. 信息(information)
2. 信息管理(information management)
3. 信息管理学(information management science)
4. 卫生信息(health information)
5. 卫生信息管理(health information management)
6. 信息环境(information environment)
7. 卫生信息环境(health information environment)
8. 信息生态系统(information ecosystem)
9. 信息生态平衡(information ecology balance)
10. 信息社会(information society)
11. 信息文化(information culture)
12. 卫生信息化(health informatization)
13. 卫生信息政策(health information policies)
14. 卫生信息法规(health information regulations)

讨论题

1. 卫生信息管理对卫生事业发展有何作用和意义？
2. 为实现卫生信息的现代化管理，需要从哪些方面着手努力？
3. 我国卫生信息化建设过程中面临哪些挑战和困难？国外卫生信息化建设对我国有何启示？

思考题

1. 什么是信息？信息有哪些特征？
2. 信息管理通常需要遵循哪些原则？
3. 什么是卫生信息？卫生信息具有哪些特点？主要包括哪些类型？
4. 什么是卫生信息管理？卫生信息管理包括哪些范围与内容？
5. 卫生信息管理学的研究内容主要包括哪些？
6. 信息社会具有哪些特征？
7. 什么是卫生信息化？我国卫生信息化主要取得了哪些成就？
8. 我国卫生信息政策与法规主要涵盖哪些内容？

笔记

第二章

卫生信息管理基础理论

学习目标

通过本章的学习，你应该能够：

掌握 系统原理、系统分析及系统控制及其应用；管理学基本原理及其在卫生信息管理中的应用；学习运用主要原理与方法解决卫生信息管理问题。

熟悉 卫生信息管理者基本职能及素质要求。

了解 卫生信息管理主要学派及理论体系；信息论及信息收集、加工、分析、利用等原理和方法。

章前案例

理论是开启成功大门的钥匙——医改面临的挑战

卫生与健康是全球公认的重大民生问题，因而一直是我国政府、社会及学术界高度关注的焦点问题。新中国成立后的公立医院经历了反反复复的改革尝试。建国后到改革开放前，政府主导资源配置，公立医院的运行成本绝大部分由政府财政直接补偿。这对于满足人民群众较低的基本医疗服务需求、提高居民健康状况发挥了较好的作用。但由于当时的政府财力有限，补贴不足，造成医疗资源短缺、医疗服务水平得不到应有提高。同时，"大锅饭"的体制导致公立医院运行效率低、成本意识差和服务效果不高、就医手续繁琐等问题。20 世纪 80 年代开始，我国开始改革沿袭了数十年的公立医院运行模式。改革的出发点主要是减轻财政负担、调动医院积极性。主要做法是宏观上引入市场机制、微观上效仿国企改革，在公立医院的管理体制和运行机制上进行了有益尝试，取得了一定成效。但允许医院像企业一样自负盈亏、自我发展，出现了许许多多医疗服务公平性与服务质量滑坡问题。SARS 的暴发引起了我国对过去 20 余年医疗卫生改革的反思，"看病难，看病贵"成为公众和政府高度关注的热点，基本医疗服务的"公益性"再度受到重视。2009 年 4 月，中共中央、国务院颁布了《关于深化医药卫生体制改革的意见》。2010 年 2 月 23 日，卫生部等五部委联合发布《关于公立医院改革试点的指导意见》，明确要求坚持公立医院的公益性质，把维护人民健康权益放在第一位；实行政事分开、管办分开、医药分开、营利性和非营利性分开，推进体制机制创新，调动医务人员积极性，提高公立医院运行效率，努力让群众看好病。并选定 16 个城市作为国家联系指导的公立医院改革试点地区，

笔记

着重试点强化区域卫生规划、改革管理体制、改革补偿机制、改革运行机制、健全监管机制和形成多元化办医格局等九项内容。因此，我国又迎来了新一轮医疗改革浪潮。随之又出现了一系列新的问题，如"药品零差率销售"改革助长了药商与医院间的"暗箱操作（暗扣）"；限定看病费"药占比（药品费用所占比例）"措施促使医院材料费用快速增长等。

医改实际上已经成为一个世界性难题，这到底是为什么？

卫生信息管理是一门交叉学科，涉及的相关理论非常丰富，其基础理论主要包括信息科学理论、管理科学理论、信息管理基本理论。卫生信息管理需要综合运用众多领域的理论知识与研究成果，学习把握涉及的理论学科，对深入理解卫生信息管理学至关重要，同时也有助于加深对相关理论原理的理解，并运用这些原理分析和解决卫生信息管理的实际问题。本章将分别扼要介绍卫生信息管理的基础理论。

第一节 概　述

一、信息管理理论学派

信息管理涉及众多领域，也吸引了具有不同知识背景的学者从事信息管理相关研究。从不同的知识背景和角度去考察信息管理就会有不同的见解。信息管理理论的形成开始于美国 20 世纪 70 年代后期，最初萌芽于工商管理领域和政府部门，以信息资源管理思想为基础，逐步形成了"信息系统学派"和"记录管理学派"。20 世纪 80 年代中期，信息管理论引起了文献和情报领域研究人员的极大兴趣，使得图书馆学和情报学的思想大量渗透至相关学术文献中，形成了"信息管理"流派。进入 20 世纪 90 年代后，信息管理迅速传遍世界各地，参与该领域研究的学者的知识背景日益丰富，因而对信息管理也提出了许多新的见解。

（一）信息系统学派

信息系统学派是欧美信息资源管理理论的主流学派，其代表人物主要有霍顿、马钱德（D. A. Marchand）等。系统学派的理论主要产生于信息技术在企业管理中的各种应用，以建立满足企业需求的信息系统为主要目的。系统学派分别从技术和管理两个层面研究信息系统，以推动系统的进步，从而更好地满足客户需求。系统学派强调：①信息的资源特性、财产特性和战略特性；②信息资源成本管理和投入产出分析；③信息系统理论与管理理论的有机结合；④利用信息资源赢得竞争优势和识别获利机会；⑤信息主管（chief information officer, CIO）及其职责；⑥多学科、多领域团队工作与合作研究。系统管理学派别面向的对象主要是工商管理领域的管理者、管理信息系统专业的师生及一般的信息管理者，但较少反映图书馆学、档案学、情报学等学科的内容。

笔记

（二）记录管理学派

记录管理理论是与办公室文件处理有关的一种信息资源管理理论，有广阔的应用市场，尤其在欧美各国流传甚广，影响较大。记录管理学派的代表人物是瑞克斯（B. R. Ricks）、高（K. F. Gow）、库克（M. Cook）。记录管理学派的主要观点如下：①信息资源即记录，它是组织的重要资源和财产；②高效率的记录管理有助于实现组织目标；③记录有其生命周期，即记录的创造、采集、储存、检索、分配、利用和维护等；④"记录"不能狭隘地理解为"文书记录"，而是包括存放于各种媒体的"文献信息"；⑤记录管理离不开多种媒体的集成管理。记录管理学派的不足：①没有上升到战略管理层次，依其理论内容而言，记录信息管理似乎介于经验学科和理论学科之间；②未能真正统一文献信息管理，它所讨论的主要内容依然是信函、文件、报告、表格和缩微品等，其实质是一种扩大化的档案和文书管理；③虽然也应用了信息系统理论和管理理论，但只是一个框架，所含的内容仍是记录管理内容。

（三）信息管理学派

信息管理学派的代表人物有马丁、克罗宁、达文波特、斯特洛特曼等。马丁的信息管理理论主要涉及信息管理的内涵、意义、要素、原则、认知、制约因素和实施过程等。克罗宁和达文波特的信息管理理论则主要致力于不同信息学科理论的统一。他们将信息管理归纳为三种模型：隐喻模型、转喻模型和分类模型。隐喻模型是用特征事物描述目标事物的方法，常见的隐喻包括资源、资产、财产和商品等；转喻模型是以部分代表整体的方法，常用的转喻包括肖像、关键词、文摘、概要和屏幕菜单等；分类模型是基于共同的明显的因素来约束分离的实体，常用的分类方法包括等级分类、综合分类、语义网、图形理论和结群分类等。克罗宁和达文波特的模型与隐喻方法是从已有概念所蕴涵的丰富语义内容来推知、建立理论模型的方法，这是一种需要想象和创新的方法。

（四）信息用户学派

信息用户学派把人作为信息活动中的主题加以研究，认为信息活动来源于用户的信息需求，将用户的信息行为具体划分为信息查找行为、信息选择行为和信息利用行为。进而从这些行为入手，控制和提高用户信息行为的效果，对信息活动本身加以控制。"信息行为论"产生于20世纪70年代末的日本，是在传播学与社会信息学的学科交叉中形成的，归属于日本独到的社会信息学体系。信息用户学派的主要观点为：①以信息用户作为信息服务的中心，以满足信息用户的信息需求、心理和满意度为目标；②以信息的相关性作为信息价值的判断标准，从而满足信息用户的需求；③信息用户作为社会人，对信息的需求具有社会化的特点，根据信息用户的生活、职业和社会需求的不同而呈现个体化的特点。

（五）信息交流学派

信息交流学派是在图书馆情报学的发展过程中逐步形成的，主要研究的是信息的传播过程。由于信息本身具有可传递性、可加工性、可干扰性等特点，使得信息在传递过程中充满不确定性，从信源发出的信息由于各种原因，最终被信宿接收后，可能与信源有所不同。交流学派的奠基人是米哈依洛夫，通过研究信息的表述方式、交流模式以及信息流等方面来对信息活动加以管理。米哈依洛夫认为"情报是作为存贮、传递和转换对象的知识";情报学是"研究科学情报的构成和特性及研究科学交流全过程的规律性"的学科。米氏理论体系的基本内容包括:科学交流;非正式交流和正式交流过程;科学交流系统的规律;科学情报的结构和特性;科学文献情报及其规律;科学情报工作的规律、理论、方法、组织和历史;科学情报的分析与综合;情报系统的建设等。米哈依洛夫指出,科学情报在科学中起到"流动资金"的作用,科学交流的频率在很大程度上决定着科学的进步。

二、卫生信息管理者角色观

卫生领域与信息密切相关的活动内容非常丰富,如病案管理、数据填报、疫情监测和流行病学调查等。站在不同活动内容的角度去考察卫生信息管理就会产生不同的角色观,这些观点没有绝对的对与错,它们相互补充,共同描绘出卫生信息管理者的完整"形象"。

(一)资源管理观

全面的资源观认为,对特定主体而言,凡是可以支配的、有利于实现特定目的的一切因素都可称为资源,包括有形的、无形的、现实的和潜在的等。传统的资源观在认识上存在很多误区,强调有形资源的重要性而忽视无形资源的价值。信息其实是一种特殊的无形资源。资源管理观首先重视信息作为无形资源的重要性,认为信息管理者的主要职能是掌控信息资源,并进而最大限度地发挥其潜在效能。由于信息渗透在所有卫生工作中,所以信息管理职能的发挥离不开多学科、多部门的协同配合。于是需要建立统管整个卫生机构甚至行业的信息组织,而信息管理者就是该组织的领导和中坚力量,其中最典型的就是CIO——肩负着信息系统的战略规划、信息技术的开发与维护和信息政策与规程的制定等多重职责。

(二)特性控制观

信息效能的发挥很大程度上取决于信息的一些重要特性。只有当调查数据准确时,才能估算出合乎实际的发病与死亡率;只有当病史详细全面时,才能作出正确的诊断;只有掌握了足够的历史数据,才能作出合理的趋势判断。特性控制观正是强调信息的特性,认为信息是一种资产(asset),信息管理者的主要职责就是使单位信息资产的内在特性控制在最理想的状态。这些特性包括拥有权(ownership)、内容(content)、质量(quality)和适宜性(appropriateness)几大方面。

(三)作业辅助观

卫生服务行业是信息极其丰富的领域,医生、护士和卫生管理人员等在日常工作中的绝大部分时间都花费在信息的收集、处理、传递和利用上。作业辅助观即强调信息对各项卫生工作的重要作用,认为信息管理的主要职责是帮助各岗位的卫生工作者最有效地做好各自的工作。于是每个卫生工作者都离不开信息管理,并且应该成为有效的信息管理者;只不过,其中的有些人(如医学图书管理员、卫生统计人员等)以信息管理为主,而另一些人(如临床医生、护士等)则以临床服务为主,但兼顾信息管理工作。以此为背景,有人主张适当缩小信息管理者的角色范围,即仅将专门从事信息管理工作或以信息管理为主要工作的人员称为信息管理者。

(四)信息经纪观

卫生信息的处理等往往涉及相当复杂的过程与手段,因此需要专业化。而专职的信息管理者自身并不需要利用他们所掌握的全部信息;信息的用户更多的来自于各种医疗卫生岗位的一线工作者。于是就有学者提出了信息管理者即信息经纪人的观点(图2-1)。信息经纪人既不经营任何产品,也不销售信息,而只是在信息资料与信息需求者之间充当中间人的角色,并通过提供服务赢得自身的生存与发展。信息经纪人提供的不是信息本身,而是检索信息的技巧和能力。也就是说,信息经纪是利用信息技能和资源帮助人们解决信息方面的问题,信息经纪人不是信息的出售者,而是信息的发现者。从信息处理的流程看,信息经纪人的职能可以包括查找信息、分析信息、显示信息和监控信息。从用户所需信息的复杂程度看,信息经纪人的职能可分为两种:一种是回答简单的问题,如某个地区的医疗保险参保人数等;另一种是负责咨询较复杂的问题,需要对一个项目进行深入研究并提供完整的报告,如信息技术对卫生服务的影响等问题。

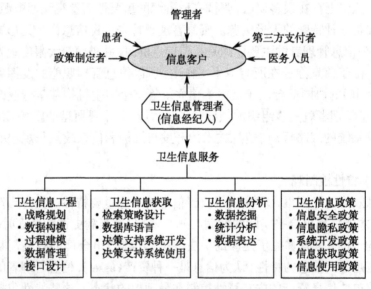

图2-1 卫生信息管理者角色关系

三、卫生信息管理者职能结构

(一)卫生信息管理引擎

与一般医疗卫生设备添置相比,信息技术与系统的引入对卫生系统的影响广泛和深入很多倍。手术设备的引入所影响的主要是外科工作,对其他科室的影响并不大;而信息系统的建设则影响医院几乎所有相关要素。国内外很多卫生机构由于只重视计算机软硬件建设,结果造成投巨资建立的信息系统得不到很好地利用。这些沉痛的教训促使信息系统建设的观念、方法和策略发生着深刻的变化，愈来愈多的人开始认识到：成功的卫生信息管理应该成为卫生系统腾飞与发展的有力推进器或"引擎"（Engine）——卫生信息管理引擎，它由三个主要部分构成（图2-2）。主要部分即卫生信息管理的根本目的：促进卫生信息的开发和利用；而要达到这一目的则必须做好两方面的工作，一是建设现代信息系统，二是营造与现代信息技术相适应的组织、政策、素质及文化环境。

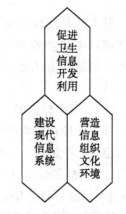

图 2-2　卫生信息管理引擎

（二）信息技术系统建设

从内容上看，卫生信息技术系统建设管理主要是管理好卫生机构的硬件和软件两个方面的建设。硬件建设指购买或添置计算机、网络、复印机等信息设备及相关设施，如机房、空调、桌椅等。软件建设指购买或开发各种控制卫生系统计算机和网络设施工作的指令集合，如操作系统、统计分析工具箱、门诊划价与收费系统、药品管理系统和决策支持系统等。对任何卫生系统来说，软件和硬件都是相辅相成的，两者不可偏颇。从过程上看，卫生信息技术系统建设管理主要包括系统规划、系统建设、系统运行与维护和系统评价等内容。

（三）信息组织文化建设

所谓信息组织文化，是指与现代信息技术相适应的组织结构、管理制度、技能素质和文化观念。有研究表明，已经建成的卫生信息系统远没有发挥应有的效能。其中很重要的原因之一就是在引入现代信息系统的同时，没有对原有的组织结构与文化观念作相应的改造。正因为如此，愈来愈多的学者开始主张在推进卫生系统信息化的过程中要特别注意同时搞好组织文化建设，其主要内容包括：建立组织与机构（如信息化领导小组、信息科）、制定政策与制度（如信息安全与隐私责任制）、开发能力与素质（如引进信息人才、开展在岗信息技能培训）和改变认识与观念（如培育"循证决策"文化）。

（四）信息资源开发与利用

信息开发利用即运用卫生信息系统中的可得信息解决实际问题，以提高卫生服务和管理的效果与效率，这是卫生信息管理的最根本目的。计算机与通信技术的飞速发展为卫生信息资源的开发与利用提供了极其巨大的潜能。各地卫生机构（包括广大基层医院）的计算机与互联网的普及率也在迅速提高。不少大中型医院已经开始引入或建立综合性的医院管理信息系统，部分医院和公司正在试验一些复杂的专门系统，如临床决策支持系统、远程医疗系统、综合性电子病历等。然而，这些设施和系统的利用率并不高，迫切要求广大卫生信息管理者积极行动起来，采取综合措施促进可得信息技术与资源的开发利用。这包括办公自动化、财务管理、药品管理、病案管理、远程医学教育、诊疗活动管理、健康教育与行为干预等。

四、卫生信息管理理论体系

卫生信息管理需要综合运用众多领域的理论知识与研究成果。为便于把握理解其中涉及的理论学科，以及不同学科在卫生信息管理中的地位和影响，下面分别从层次与范围、理论与应用、职能与过程等角度介绍相关领域及其相互关系。

（一）层次与范围

若以管理学对象的层次结构或涉及范围为考察视角，可将卫生信息管理划分为宏观和微观两个层次。

1. 宏观层次 卫生信息管理相关的理论主要研究区域性（国家、省市、地市等）卫生信息管理策略、方法与措施问题，如国家卫生系统信息化发展战略、国家或地区的卫生信息基础设施建设、卫生信息安全与隐私保障法规、卫生统计最低数据内容与质量标准、卫生系统信息服务与产品提供商的准入与监管措施等。

2. 微观层次 微观卫生信息管理相关的理论则主要研究具体卫生机构（卫生局、医院、疾控中心等）的信息化问题，如医务人员信息需求分析、医院管理信息系统建设与运行、电子病历系统的设计与使用等。

（二）理论与应用

在所有与卫生信息管理学密切相关的学科体系中，有些更接近基础理论，有些则更关注实际应用。因此，根据与实际应用的密切程度，可将卫生信息管理相关学科划分为理论与应用两大类别。

理论学科在这里指适用于卫生信息管理学的基础性和一般原理性的学科，主要包括信息科学理论、管理科学理论、信息管理基本理论。①信息科学理论：研究信息运动规律和应用方法的科学，是信息管理最直接和最主要的理论基础科学之一，其主要支柱是信息论、系统论和控制论。②管理科学理论：研究运用管理职能与手段以及可得资源实现组织收益最大化的科学；信息管理学是它的子学科，管理学的基本原理均适用于信息管理。③信息管理基本理论：主要研究信息管理的定义、特征、分类、范畴、基本功能等；信息管理的原则、方法、体系结构；信息管理的计划、组织、领导、控制等基本职能；以及信息管理的形成和发展等。

应用学科则重点研究运用上述一般原理高效地解决卫生领域的信息管理问题，包括行政信息管理、服务信息管理、信息生产管理等：①卫生行政信息管理主要研究卫生主管部门的信息化和办公自动化等。②卫生服务信息管理主要研究如何利用现代信息技术对医疗、预防、保健等卫生服务过程中各环节所涉及的信息进行收集、整理、分析和利用，并促进卫生机构的人、财、物的有效利用，从而最大限度地增进人民健康。③卫生信息生产管理主要研究卫生信息产品的开发和生产，包括卫生信息的采集、鉴别、筛选、整序、激活、存储、传播的机制和方法。④卫生信息系统管理主要研究卫生信息系统的分析、设计、实施、评价、维护，卫生组织信息资源的配置等。⑤卫生信息服务与产品管理主要研究卫生领域信息服务（如文献检索、医院诊断）与产品（如医院管理信息系统）的发展和

笔记

管理模式以及配套政策等。

（三）理论体系架构

以上面的讨论为基础便可以得到如图 2-3 所示的卫生信息管理学科体系结构。需说明的是：卫生信息管理是一门交叉学科，涉及的相关理论非常丰富；受篇幅限制，图 2-3 所显示的只是有选择地列举了与卫生信息管理关系相对密切的理论与学科，实际远不止这些；而且，随着相关研究与应用的不断深入和拓展，新的理论与学科正在不断涌现。在众多学科理论中，管理学、信息学（包括系统论）和传播学基本理论处于最为基础的位置，对深入理解卫生信息管理学至关重要，本章后续几节将分别扼要介绍。

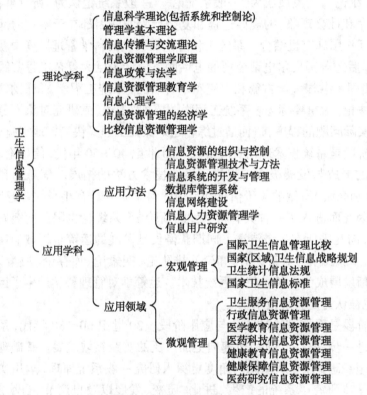

图 2-3　卫生信息管理学科体系

第二节　系统与控制理论

一、系统及其功能结构

（一）系统理论及其发展

系统即由要素相互关联而形成的整体。整体性、关联性、等级结构性、动态平衡性、时序性等是所有系统的共同的基本特征。系统论研究系统、要素、环境三者的相互关系和变动的规律性，探讨如何设计或调整系统的要素及其相互关系，从而使系统的整体功效最大限度地服务于预期目标。系统论不仅是反映客

笔记

观规律的科学理论,还具有科学方法论的含义。系统普遍存在,世界上任何事物都可以看成是一个系统,大至渺茫宇宙,小到微观原子,都是系统。系统科学是20世纪兴起的一门理论深刻、严谨而又有着强烈技术实践能力的学科,其发展可以大致分为三个阶段。

第一阶段是一般系统论与系统工程理论独自发展阶段。20世纪20~30年代,基础理论和工程实践这两个相隔较远的领域分别形成了两个看来互不联系的学科:一般系统论和系统工程。一般系统理论由美籍奥地利理论生物学家贝塔朗菲创立,他受当时理论生物学界关于生命本质问题争论的启发,提出了生命的本质在于其是由多个部分相互作用而形成的有机整体的观点,并由此先建立了"机体系统论",后发展成为"一般系统论"。一般系统论认为:所有事物(包括复杂的生命和社会现象)的规律过程和复杂行为的原因都在于事物内部各要素之间的相互作用和有机结合。系统工程理论在泰勒的科学管理制度中就包含着早期萌芽,后经美国贝尔电话公司的电话网络设计等巨大复杂工程实践而发展成熟,以美国密歇根大学古德和麦克霍尔合著的《系统工程学》和霍尔写的《系统工程方法论》为重要标志。系统工程强调要把"工程(或研究对象)"分解成一系列解决实际问题的程序,进而通过综合运筹保证工程又快又好地实施。

第二阶段是系统技术理论发展阶段。20世纪40~50年代,信息论、控制论和运筹学的形成与发展极大地促进了系统技术方法的拓展。信息论和控制论(后文将分别介绍)所做的关于信息和反馈的科学研究具有相当的普遍性,使社会科学也因此而进入了一种具有科学性的新阶段,系统论也因此而突破传统的工程领域,向几乎所有领域渗透。同期获得长足发展的运筹学领域涌现了许多理论分支,如规划论、对策论(博弈论)、排队论、搜索论、库存论、决策论等,使运筹学逐渐发展成为一种独特的系统技术。运筹学对管理科学产生了巨大的影响,因而也被认为是管理技术学。

第三阶段是系统理论的深化与应用阶段。20世纪60~80年代,系统论在基础理论进一步深化的同时,迅速向更加广泛的实践领域发展。基础理论方面发展了自组织理论,它从动态的角度更深入研究一般系统原理,运用实验和数学方法进一步研究了系统的产生、进化、质变、发展以及自调节、自稳定、自复制和自评价选择等问题。涌现了以普利高津为代表的"耗散结构"理论、哈肯为代表的"协同学"、艾肯为代表的"超循环"理论,以及突变论、混沌论、分形理论等有关非线性复杂系统的数学理论等。工程技术方面,出现了系统工程方法论、系统动力学、灰色系统理论和泛系统理论等。这些一般系统工程方法与技术在实践中的广泛应用形成了大批的应用系统工程学科,如机械系统工程(包括计算机和人工智能工程)、有机系统工程、社会系统工程、文化系统工程和综合系统工程。

(二)系统论基本观点

系统论方法是指用系统的观点研究和改造客观对象的方法,要求人们从整体的观点出发,全面地分析系统中要素与要素、要素与系统、系统与环境、此系统与他系统的关系,从而把握其内部联系与规律性,达到有效地控制与改造系统的目的(图2-4)。系统论强调的基本原则包括整体性原则、联系性原则、动态性原则、最优化原则等。

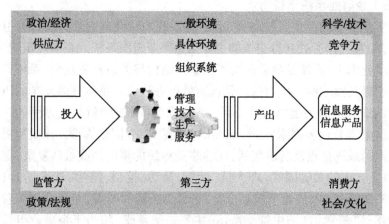

政治/经济　　　　　　　一般环境　　　　　　科学/技术

供应方　　　　　　　　　具体环境　　　　　　竞争方

组织系统

投入　　　·管理　·技术　·生产　·服务　　　产出　　　信息服务 信息产品

监管方　　　　　　　　　第三方　　　　　　　消费方

政策/法规　　　　　　　　　　　　　　　　　社会/文化

图2-4　卫生信息组织系统

1. **整体性原则**　整体性原则是系统论的最重要原则,它要求人们牢固地树立全局观念,始终把研究对象看作一个有机整体;用什么要素(子系统)构成整体,各要素之间的关系如何安排,都要有利于系统整体功能的发挥。整体的功能不等于各部分功能之总和;虽然构成整体系统的各子系统也都有其独特的功能,但各部分功能的总和不等于整体的功能;整体功能既有可能大于整体部分之和,也有可能包含各部分所没有的新功能。

2. **联系性原则**　联系性原则同时强调两个方面的联系:一是系统内部各元素之间的相互联系和制约;二是系统与外部环境的联系和制约。要素、系统和环境是密切联系的:任何事物都存在于特定系统之中,从而成为该系统的一个要素;如果把这一事物从其特定的系统中分离出来,它就必然落于另一个系统中,成为具有新质类型关系的系统中的一个要素;任何一个系统的要素又都是由较低一级的要素(子子系统)构成,从而成为这些子子系统的外部环境。系统的结构决定系统的功能。结构是系统内部各个要素的组织形式,功能是系统在一定环境下所能发挥的作用,不同的结构可以产生不同的功能。

3. **动态性原则**　动态性原则摒弃用绝对、封闭和静止的观念看待系统。系统存在的前提是其内部包含一定的要素,而且这些要素处于相互联系和相互作用中,这种相互联系和作用决定系统内部本身必须处于持续不断的变化之中。另一方面,所有系统(绝对封闭系统除外)总是存在于特定的环境之中,而环境因素的不断变化也会间接地引起系统功能与结构的变化。所以,动态发展地考察系统问题是唯一正确的方法论。

4. **最优化原则**　最优化原则是系统论的出发点和最终目的,研究和改造系统的最终目的是为了使系统发挥最优的功能。一个系统可能有多种组成方案,要选择最优的方案,使系统具有最优功能。如生产系统要求高产、优质、低成本、低消耗、高利润,具有多种目标。生产系统的最优化就是将这些目标综合起来考虑,并选择适宜的方法实现多目标优化。系统最优化原则还鼓励人们建造反映系统运动变化规律的数学模型,定量地进行研究,探索实现优化的途径和手段。

(三)企事业组织系统特点

现实世界中的系统各种各样,且各种系统的特性差别悬殊。作为卫生信息管理者,日常工作所处和打交道的主要是企事业组织系统。企事业组织(尤其是大型企事业组织)系统最显著的特点是系统结构与关系异常复杂、系统行为的分析与控制极具挑战性。应对这种情况有效的办法之一是将繁多复杂的因素及其关系归结成有限的关键因素及关系。E10模型(图2-5)就是这方面的一种有益尝试。这里的E代表因素(element),E10模型即10因素模型。该模型揭示的企事业组织的系统特点及启示包括:①企事业组织的系统构成虽然复杂,但可以归结为10大方面的关键因素,即人员、计划、活动、控制、结构、技术、知识、文化、环境和资源流;②人员处于核心位置,是最为关键的因素,企事业组织管理必须以人为本;③资源流(图中箭头所示)主要是信息流,相当于企事业组织的血液及货币流通,是维持组织活动力的关键,由于信息流同组织内外的所有因素(尤其是人员、计划、控制、知识)关系密切,因此组织内信息技术的改变会导致所有其他因素的改变以及最终的革新;④计划、控制和知识相当于企事业组织的大脑,决定着组织的策略、方向、行动选择等。

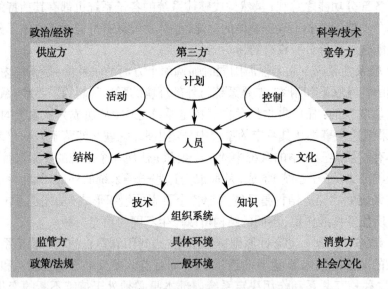

图2-5 企事业组织系统要素系统(E10模型)

二、一般系统分析与控制

(一)系统分析观念及原则

系统分析就是按照系统理论,应用科学的分析工具和方法,就全部问题找出合理目标的各种可行方案,从而帮助决策者就复杂问题作出最佳抉择。系统分析最早由美国兰德公司提出来并使用,现已广泛应用到管理、交通、通讯、医疗、导航、航天技术、社会政治、国际关系、生态、教育等领域。系统分析从系统的总体最优出发,对系统进行定性和定量分析;它不仅分析技术经济方面的问题,还要分析政策、组织体制、社会文化等各个方面的问题。对于系统,特别是复杂系统来说,在做系统分析时需从客观实际出发,认真处理好系统内部、系统整体与外部环境诸因素的相互影响、相互制约的复杂关系。

1. 内部与外部条件结合 一个系统的存在和发展,不仅受内部因素即内部条件的影响,而且也受到外部因素即外部条件的制约。对系统外部状况进行分析和研究,在于弄清目前和将来系统赖以生存的外部环境,从而把握系统发展的有利因素和不利因素。对系统内部条件进行分析和研究,在于弄清系统内部诸因素及其关系,从而把握系统的性质和功能。为了实现最佳决策,必须将内部条件分析与外部环境分析紧密结合起来,作为制定管理决策的根据。

2. 当前与长远追求结合 选择一个最优方案,不仅要从目前利益出发,而且还要考虑到长远利益。如果选用的方案对目前和将来都有利,这当然是最理想和最完美的。但在现实的社会生活中,目前利益和长远利益常常会出现矛盾。在两者不能兼得的情况下,要根据各种因素认真权衡利弊,慎重决策。要以战略眼光和求实精神,力争把两者统一起来,在服从长远利益的前提下,尽量使目前利益的损失减少到最低限度。

3. 局部与整体利益结合 系统是由许多局部或子系统组成,人们选择方案时总是希望局部效益好,整体效益也好。但实际情况常常不理想,有时某些子系统的效益虽好,但整体效益并不好;有时子系统的效益虽不好,但系统整体的效益却很好。由于系统方法所寻求的是整体效益的最优化,因此要选择后者。系统分析强调局部服从全局,并不否认局部利益,更不能用全局效益来代替局部效益,而是在保证系统整体效益最优的前提下,把局部效益与整体效益结合起来。

4. 定性与定量方法结合 系统分析需要"定性-定量-再定性-再定量"的循环往复过程。只有这样才能使分析的结果及建立的模型正确反映原型的性质和状态,达到优化的目的。

(二)系统分析过程与方法

系统分析适用于所有自然和社会系统。"看病难、看病贵原因"、"医疗费用过快上涨控制策略"、"医院管理信息系统需求"等都需要应用系统分析方法。虽然系统分析对象千差万别,但其步骤基本相似。这些步骤一般包括:①确定分析拟达到的目标;②收集分析所需数据;③发现存在的问题;④发掘备选的方案;⑤制定评价方案的标准;⑥评价备选方案的优劣;⑦提出最可行方案等。这些与本章下面介绍的计划的制订过程非常相似。实际上,计划制订完全可以看作是系统分析的一个特例。也正是因为这种相似性,这里不再分别赘述这些步骤。

由于系统分析的普遍适用性,相应的系统分析方法也几乎无法穷尽。事实上,人类已知的所有研究分析方法都能在系统分析中找到用武之地。因此,讨论具体的系统分析方法既不现实(因为可以讨论的方法太多),也在一定程度上不够合理(因为任何单一的方法只能解决部分问题,也就是排不出绝对重要的少数几种方法)。尽管如此,有几种一般趋势值得一提:①系统分析由于涉及内容全面,所以必须综合运用多种方法;②现代信息技术极大地拓展了系统分析的

笔记

手段和方法,计算机系统正成为完成系统分析所需大量数据的收集、处理、分析等任务的主要工具;③利益相关者分析(stakeholder analysis)、德尔菲法(Delphi technique)等集体分析方法成为备选方案发掘及资源与利益分配相关分析的主流方法;④网络分析与模拟等复杂方法正越来越多地用于系统要素间关系的分析;⑤规划论(线性规划、非线性规划、动态规划等)、图论、排队论等运筹学方法正越来越多地用于求解最优解决方案。

(三)控制系统及特性

控制论与系统论密不可分,控制论就是系统控制理论。任何受控对象都是某种系统,有其特有的结构、特征、功能和运行规律。控制规律的选择、控制方案的制定都建立在将控制对象作为系统深刻理解的基础上。施控者或控制器本身也是由多个具有不同功能特性的环节按照特定方式耦合而成的系统。控制器与受控对象又按照一定的方式连接起来形成完整的控制系统。所以,必须从系统观点来提出控制问题,把控制作为一种系统行为来分析,用系统观点和方法解决问题。研究和设计控制系统必须考虑系统的一些重要特性,包括动态性、可控性、可观测性、鲁棒性(robustness)和控制精度等。

1. 动态性 控制系统都是动态的,从施加控制作用起到实现控制目标止,要经历一个动态过程。经典控制理论把输出对输入的响应作为动态过程来描述,现代控制理论把系统状态对输入作用和干扰作用的响应作为动态过程来描述。根据钱学森的复杂性定义,即使开放的复杂巨系统的控制问题,同样需要考虑动力学问题。无论是分析还是综合,都需要对系统的性能作出评价。其中既有结构特性,也有动态特性;既有定性特性,也有定量特性。

2. 可控性 控制器施加一定的控制作用于对象是为了使对象系统的状态发生合乎目的的变化。若无论采取什么手段都不能使受控对象发生合乎目的的变化,则该系统不可控。研制控制系统的基本要求之一是使系统具有按要求改变各种状态的能力。医生治病可视为一种控制系统。其中患者是受控对象,诊疗措施是控制手段,控制目的是把患者从疾病态调整到健康态。有些病可以治好,即系统可控;有些病则为不治之症,即系统不可控。如果在一个有限时间间隔内存在一个控制作用,使系统能够从某个初态到达合乎目的的预定状态,就说这个初态是可控的;否则称这个初态为不可控。当系统的所有可能初态都可控时,就称这个系统完全可控。

3. 可观测性 实施控制的前提是获取系统的信息,特别是状态信息。状态信息一般不可能直接测量,需要借助输入和输出信息来确定。由于输入是已知的,关键是获取输出信息以确定状态信息。一个好的控制系统必须能够了解每一时刻的系统状态。但有了输入和输出信息,并不必然就可以获得状态信息。所谓系统的可观测性,是指由测量输出来决定系统状态特征的能力。医生根据体温、血压或脉搏、舌苔等输出信息,对许多疾病可以作出确诊,但对有些疾病又常常无法确诊,这就是人体系统的可观测性问题。如果根据输出信息能够确定某个初始状态,就说这个状态可观测;如果所有的初始状态都可观测,就说系统完全可观测。

笔记

4. 鲁棒性　由于测量的不精确和运行中受环境因素的影响,不可避免地要引起系统特性或参数缓慢而不规则的漂移,称为系统特性或参数的摄动。控制系统品质指标对这些特性或参数摄动的不敏感性,即在出现摄动时品质指标保持不变的特性,称为鲁棒性。通俗地讲,就是系统的强壮性,经得起摔打。各种类型控制系统的设计都要考虑鲁棒性问题。

5. 控制精度　控制过程完成后受控量的实际稳态值与预定值之间的差,称为控制精度。控制精度是衡量控制系统性能优劣高低的重要品质指标。因控制任务的不同,对控制精度的要求可能显著不同。系统的控制精度与系统的经济性、简便性等往往有矛盾,必须统筹考虑,力求多种品质指标综合最优。

(四) 控制系统构成及类型

1. 控制系统的构成　如图 2-6(a)所示,控制系统的基本构成包括输入、输出和控制器。"输入"指环境对系统的全部影响。只有一个输入变量的是单输入系统,同时存在多个输入变量的是多输入系统。"输出"指系统对环境的全部影响。只有一个输出变量的是单输出系统,同时存在多个输出变量的是多输出系统。"控制器"的构成在不同系统中不尽相同,但其基本功能环节有:负责获取信息的敏感环节;负责处理信息、制定控制指令的决策环节;负责执行控制作用的执行环节;负责回馈信息的反馈环节;各种中间环节,如放大环节(把比较环节输出的微弱信号放大到能够驱动执行环节)和校正环节(其功能是改善系统的动态品质)等。按照实施控制过程中是否有人参与,可把控制系统分为两类:无需人力直接参与而能独立地、自动地完成某种特定任务的受控工程系统,称为自动控制系统;通过人力操作机器来实施控制的是人工控制系统。此外,研究、设计、使用控制系统还须考虑干扰因素。一般控制系统对工作环境都有所要求,如环境温度、振动条件等。复杂的控制系统需要更多的考虑环境因素,如多变环境中的适应性控制、系统在环境中学习的自组织控制等。从控制论的发展趋势看,环境问题越来越受到重视。

2. 简单控制系统　如图 2-6(b)所示,根据实际需求和历来控制作用效果的经验制定适当的控制方案或指令,实施于受控对象以实现控制目标。例如,根据当地居民的就医需求及医院的一般运行特点,医院管理层制定门诊和住院服务量并下达给各科室执行。简单控制系统的特点是"只下达指令,不检查控制结果"。在假定无外部干扰的前提下,它的效果依赖于对控制方案的科学性和受控对象的指令执行质量的完全信任。它结构简单,操作方便。由于控制过程中信息流通是单向的,又称为开环控制。

3. 补偿控制系统　在大多数情形下,外界对系统都有一定干扰,即使受控对象能高质量地执行控制指令,由于干扰的存在,控制作用往往无法达到预定要求。为了减少干扰影响,可行策略之一是"防患于未然",即在外界干扰对系统造成影响之前,预测干扰作用的性质和程度,并针对受控对象施加足以抵消干扰影响的控制作用。例如,疾病流行初期打预防针。图 2-6(c)显示的就是这种控制策略,即事先针对外界干扰设置补偿装置,借以监测干扰因素,将其量化并准确地反映在控制计划中。在执行这种控制计划时,系统在干扰引起严重偏差之前就能抵消掉它的影响,因而称为补偿控制。根据系统工作过程中信息流通的特点,又称为顺馈控制。补偿控制原则上也是开环控制。

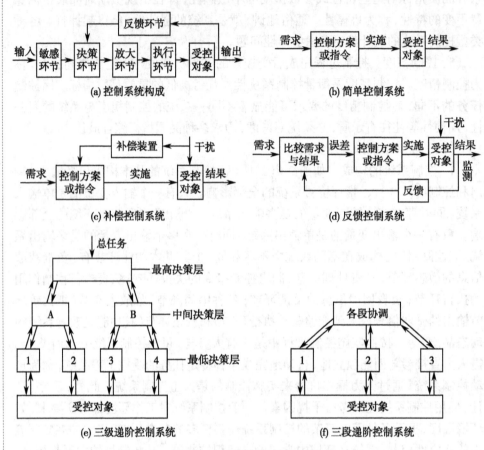

图 2-6 控制系统构成及类型

4. 反馈控制系统 干扰因素的性质和强度千差万别,所以补偿装置的设置常常很复杂。补偿的前提是精确了解干扰的性质和强度,这往往很难做到;而且即使能够精确测定,如果干扰作用过强,往往也难以完全抵消。何况,补偿控制同样以信任对象能够高质量地执行控制指令为前提,这在许多情形下(特别是以人和人群为对象的控制问题)难以做到。此时就需要采取反馈控制策略。这种策略实时监测受控对象在干扰影响下的行为;将其量化并与控制任务要求的目标值相比较;得出误差,根据误差的性质和程度制定控制方案;依据方案施加控制,以消除误差并达到控制目标。这种消除误差的控制策略,也常称为误差控制。如图 2-6(d)所示,其上半部相当于简单控制,控制作用产生一个结果,将这个结果与干扰造成的影响一同测量并通过下半部线路反向送回输入端(即反馈),再与目标值进行比较以得出误差,最后根据误差设定新的控制作用。如此反复施加控制,反复测量控制结果,反复反馈结果信息,反复更新控制作用,直至误差消除。在结构上,这种控制需设置反馈信息环节和通道,因而被称为反馈控制。鉴于信息流通形成了闭合环路,又称为闭环控制。反馈控制是最有效的

笔记

控制策略,当存在模型不确定性和不可测量的干扰时,反馈控制能够实现较高的品质要求。在演化系统的控制中,反馈更有重要性。

5. 递阶控制系统　早期的控制系统都是中小规模的,采用单一控制中心集中控制,一切信息都汇集在这里收集处理,一切控制指令都从这里发出。但单一中心的集中控制方式显然不适用于如大型工业企业、大电力网、城市管理系统等这类的大系统。大系统不仅规模大,而且一般是分散的(子系统分布广泛,信息分散),具有不确定性;它的数学模型往往是高维、高阶的,且系统中常常包含人的因素。有些大系统可以采用分散控制方式,即把系统分为若干部分,每部分设置一个控制中心,各自独立地控制运行,但这样影响彼此的交流和协调。采用集中与分散相结合的递阶控制的控制方式可以在一定程度上克服分散控制的沟通与协调问题。这种组合式控制包括"多级控制"和"多段控制"两种。多级控制是按照受控对象或过程的结构特性和决策控制权力,把大系统划分为若干等级,每个等级划分为若干小系统,每个小系统都设控制中心,同一等级的不同控制中心独立地控制大系统的一个部分,低一级的控制中心接受高一级控制中心的指令。控制过程中信息流通主要靠上下级之间的信息传递。图 2-6(e)示意的是一个三级递阶控制的系统。多段控制是按照控制过程的时间顺序把全过程划分为若干阶段,每个阶段构成一个小控制问题;对每个阶段采用单中心控制,再按各段之间的衔接条件进行协调控制。图 2-6(f)示意的是一个三段递阶控制的系统。

三、系统及控制论原理在卫生信息化工作中的应用

上面扼要介绍了系统与控制的一些基本原理,下面尝试对照这些原理分析一下我国的卫生信息化工作。这样做不仅有助于加深对我国卫生系统信息化建设现状、发展目标等的了解,同时也有助于加深对系统及控制论相关原理的理解,并运用这些原理分析和解决卫生信息管理的实际问题。

(一)卫生信息化成功的条件

卫生信息化是一项复杂的系统工程,它遵循系统论和控制论的基本规律和原理。对照系统论关于系统卓越和控制有效的基本特征和要求不难推论,卫生信息化要想达到预想目的需要满足一些基本的条件。

1. 整体目标　作为一个整体,卫生信息系统应该服务于什么、应该产出什么、应该发挥什么作用、应该在哪些关键指标上处于什么样的状态,这些问题都必须明确、无异议地载明。

2. 要素联系　属于卫生信息系统的各子系统、单位、项目、过程等都以对系统整体目标最有利的方式相互联系、相互配合,协同为系统功能的发挥起作用。

3. 监测反馈　拥有灵敏的动态信息收集与分析评价机制和手段,能及时"感知"系统的总体目标的实现程度、系统功能的发挥水平、系统关键因素与关系状态以及这些状态与期望值之间的偏差等。

4. 控制措施　拥有切实有效的措施及时纠正可能出现的偏差,包括能获得必要的资源投入以弥补软硬件的不足、能及时纠正日常数据收集与报告的质量

问题、能有效调动医务人员充分利用可得信息技术与信息资源等。

5. 风险应对　对信息化过程中可能出现的各种风险（包括行为道德风险）有充分的估计，并设置了充分的应对措施，以保证系统具有足够的鲁棒性。

（二）卫生信息化系统风险

仅就内容来看，上面讨论卫生信息化成功的条件似乎并不多，但事实远非如此。由于健康影响因素繁多、卫生服务的产出与效果关系复杂、卫生事业的高度政治与社会敏感性以及利益相关者诉求的冲突与博弈，卫生信息化隐藏着巨大的系统风险。

1. 目标模糊、方向不清　卫生信息系统服务于卫生系统，信息化目标自然与卫生系统目标挂钩，而卫生系统的最终标准（健康）的含义及观测标准却存在巨大歧义，这模糊了卫生信息化的最终目标。

2. 系统分割、运作失能　各个卫生机构相对独立开展业务，相互封闭，信息分散，连续性和协调性差，信息不能共享和交换；各地、各子系统的业务流程不统一、不规范；很多业务工作没有国家统一规范和要求，各地区和单位根据自身需要，自行制定工作规范和标准，导致信息不能交换和共享；机械性的"条块化"和"项目化"的信息系统建设导致众多的"烟囱"与"孤岛"。

3. 信息失真、反馈失灵　忽视监督评价、随意填报数据等现象普遍；缺少客观、公认的信息化系统总目标的观测方法与工具；缺少有效的评价模型，无法区分具体干预措施对系统总体产出的贡献。

4. 干扰繁多、控制失能　复杂的因果关系链、过度行政干预（比如对系统招标采购）、医德滑坡和患者风险行为等会使系统建设、数据质量等经常偏离理想状态；而资源紧缺和分配博弈、信息管理人员的相对弱势地位（比如相对临床医生）等则会限制控制手段（控制器）。

5. 环境巨变、应对失策　信息及医学两大领域的理论与技术都在飞速发展、卫生系统的内外社会政治文化环境也在持续不断地发生深刻变化，而卫生信息化规划设计者相对单一的优势主体（医学专业）难以紧跟众多相关领域的快速发展，这些正加速卫生系统的软件、硬件、数据内容等的过时率、降低系统鲁棒性。

（三）信息化风险应对策略

1. 目标导向的策略　加强需求分析；分解细化健康等最终目标的要求；制定、完善卫生信息化规划等。

2. 联系导向的策略　围绕系统整体目标重构子系统；在实施"递阶控制"的同时加强各子系统（控制分中心）的纵向与横向联系；加强标准化建设等。

3. 监测导向的策略　定期开展信息化评价；全面推行重大（比如投资超过100万元）卫生信息系统与项目建设的事先、事中和事后评价机制；完善并严格执行数据质量标准以及最低核心数据（minimum data set, MDS）网络直报制度等。

4. 控制导向的策略　应用和研制更加有效的控制技术与手段，如合理分解任务与活动，适当增加分层次、分阶段递阶控制子系统等；健全、完善与信息相关的奖惩政策和法规；加强报酬、晋升等与信息化相关的绩效间的联系强度；增加信息系统投入；加大奖惩力度等。

5. 鲁棒性导向的策略　加强卫生信息化潜在系统风险预测及相应控制策略与措施的研究；制定、实施有关鲁棒性的系统规划、设计及评价标准等。

案例 2-1

理论是开启成功大门的钥匙——医改如愿的条件

为深入理解章前案例中所讨论的医改困难与挑战，让我们先分析一下若要使医改最终符合期望，需具备哪些条件。

医疗服务体系构成了复杂的社会系统；医疗改革实际就是设法使医疗服务体系从现有的有缺陷的系统状态向更加有效的系统状态转变，本质上属于系统控制问题。尽管医疗系统极为复杂，但对其状态的"调控"遵循一般系统控制（如同驾车从一地驶往另一地）的基本原则。因此，通过简单类比不难看出，成功的医疗改革必须具备一些基本的条件。首先要有明确的"目标"，就如同驾车出行先得确定目的地，无目的地的驱车只会浪费资源，不会有收获。其次要有合理的"设计"，即要预先设计好行车路线并拥有良好的车况（引擎、刹车、方向盘等），否则到达目的地的几率极小。第三是要有足够的"动力"，没有汽油，汽车便无法开动，更无法到达预设的目的地。第四是要有灵敏的"信息"，若驾车过程中司机不能及时观察路标、路况、仪表等，则后果不堪想象。第五是要有科学的"监督"，即及时分析观察到的信息，以判断是否偏离路线、是否有危险等，并将结果反馈至前面相应的过程。

这里的"目标"、"设计"、"动力"、"信息"和"监督"共同构成所有系统控制（也包括医疗改革）成功的必要条件；它们相辅相成，缺一不可。

第三节　信息学基础理论

一、信息学及其研究内容

（一）信息学的概念及其兴起

信息学是研究信息的特性和传递规律、信息系统的结构和运行机制以及信息资源管理与利用的科学，又称信息科学，旧称情报学。

信息学是 20 世纪 50 年代末 60 年代初在信息工作和西方文献学的基础上发展起来的。早期的信息学研究主要集中在信息检索和科学交流两个方面。计算机的成功应用使数据库和信息检索技术取得了惊人的发展，成为信息学的重要支柱。至 70 年代中期，信息检索理论研究异常活跃。针对传统布尔检索模型的缺陷，人们先后提出了向量空间模型、概率模型、模糊集合模型和扩展布尔检索模型，这标志着信息学理论取得了实质性的进展。另一方面，随着经济、商业、法律等领域信息需求的迅速增长，联机服务和电子数据交换日益普及，信息是商品、是重要资源的观念深入人心，信息产业在国民经济中的地位越来越重要。信息学的研究开始面向经济活动和经营管理。信息资源管理成为新的研究热点。

笔记

以研究信息产品的生产、分配、交换和消费为主的信息经济学取得了令人瞩目的成果。此外,一些传统领域也有不同程度的发展。新的分支领域陆续出现,如信息社会学、信息心理学、智能信息检索等。

(二)信息学的发展历程

信息学的发展同样是一个曲折的过程,目前它经过了狭义信息学、信息哲学、广义信息学三个阶段。

1. 狭义信息学　狭义信息学形成于 20 世纪 40 年代,以申农的《通讯的数学理论》为标志。申农的信息论主要考虑信息的形式和"随机不确定性"的消除,研究运用统计信息解决信息传递问题,即通过数量化测量研究如何最有效、最可靠地传递信息。维纳拓展申农的狭义信息论的界域,提出了著名的经典命题"信息既不是物质,也不是能量,信息就是信息"。第一次将信息论提到了意识形态层面上。1959 年,美国宾夕法尼亚大学莫尔电子工程学院首先应用了"信息科学"的概念,它同时纳入了信息理论和信息技术两个层面的内涵。此后,先后出现了三种自称"信息科学"的体系:以计算机为代表的"计算机信息科学";以文献处理自动化为代表的"图书馆信息科学"和以申农通讯信号计量理论为核心的"全信息信息科学"。20 世纪 80 年代以来,美国哈佛大学的雷斯尼科夫、缅因州立大学的德夫林和我国北京邮电大学的钟义信教授都先后创建了自己的信息科学理论,在模糊信息概率与非概率信息、语法信息、语义信息、语用信息等方面做了大量的工作。除了信息理论外,信息技术也有了进步,人工智能问题被突出出来。20 世纪 90 年代后期,部门信息学得到了蓬勃发展,涌现了化学信息学、生物信息学等 50 余种部门信息学。这些理论和技术工作已冲破了传统信息论的框架与局限,使信息问题的研究更加普遍化、复杂化。于是出现了主观信息与客观信息、低级信息与高级信息的概念,语义信息、人工智能也受到普遍重视。差不多同期,另两类全新的革命性应用技术又诞生了,这就是赛伯空间(cyberspace,又称网络空间)和虚拟现实(virtual reality)。

2. 信息哲学　当代信息哲学由信息的哲学问题脱胎而来,形成于 20 世纪 90 年代。20 世纪中叶,信息论、控制论、系统论、计算科学、信息与通信技术,尤其是人工智能的迅速发展相继引起哲学界的关注。到 1978 年,斯洛曼(A. Sloman)在其《哲学的计算机革命》一书中提出了新的以人工智能为基础的哲学范式。20 世纪 80 年代,信息作为哲学的一个基本概念开始得到哲学界的承认。著名哲学家达米特(M. Dummett)在其《分析哲学起源》中主张信息是比知识更基本的概念。1985 年,美国哲学会创建了哲学与计算机分会。1996 年开始,牛津大学哲学家弗洛里迪(Luciano Floridi)阐述了"信息哲学"的概念、研究对象、任务、作用等,也因此成为了信息哲学的创始人。信息哲学倡导者的研究目标主要集中于三方面:建立统一的信息理论用以分析、解释和评价信息的本质及信息环境所引发的系统问题;研究建立基于计算技术的方法和工具,用以解释和解决信息社会中所产生的新的哲学问题;建立统一的理论框架,以实现包括人工智能哲学和计算机伦理学等在内的各个分支的体系化。

3. 广义信息学　广义信息学萌芽于 20 世纪 60～70 年代。20 世纪 60 年代

笔记

就有人提出语用信息、模糊信息等概念,这些是申农的概率信息计量法无法处理的,也是引发广义信息计量方法的研究动因。至 20 世纪 70 年代,广义信息学的研究陆续增加。1972 年,德鲁卡(A. Deluca)和特尔米尼(S. Termini)提出了用来测度模糊事件的信息量的模糊信息熵公式。1981 年,中国学者钟义信提出了描述概率信息和非概率信息的"广义信息函数",并随后将其推广到语义和语用信息的度量,得到了"全信息"的计量模型。20 世纪 90 年代初,斯托尼尔(T. Stonier)撰写了一套三卷本的专著,构建了他的"统一的信息理论基础"。他把信息看成宇宙的一种基本属性,认为有结构的东西就必然会有信息。他的目标是综合现有的控制论、符号学、语言学、认知心理学等学科,构建一般信息理论的框架。广义信息学是迄今为止已经形成的比较完备的信息学理论,它在去哲学化和统一的信息理论基础两个方面都作出了极大的努力。

（三）信息学的研究内容

信息学是一门新兴的科学。它究竟包括哪些内容,尚没有取得一致的看法。从研究活动和发展趋势看,大致可以概括为四个大的方面,即理论信息学、信息加工与服务、信息技术、信息系统和资源管理。

1. 理论信息学 是在文献计量学和科学交流理论的基础上发展起来的一个分支。主要研究信息的来源和分布规律,信息和信息传递现象的特性和本质,信息用户的需求行为及影响信息需求和信息供应增长的因素,各领域各阶层的交流模式和信息需求与信息传递的特殊性。

2. 信息加工与服务 是在文摘索引工作的基础上发展起来的一个分支。主要研究信息内容的分析、摘录、标引、组织、整序、存贮,信息检索原理、策略和语言,知识与数据挖掘以及数据库理论与方法,信息服务原理与方法等。

3. 信息技术 包括用于信息生产、采集、组织、存贮、检索、传输、提供和管理的各种技术,如数据库与数据挖掘技术、计算机检索技术、信息系统自动化与网络化技术、电子出版与文献传递技术、声像技术和缩微复印技术等。

4. 信息系统和资源管理 内容包括各类型各级别信息系统的目标、功能、构成、环境、设计、实现、评价、监控、合作、协调、资源共享、网络化等课题,还包括系统管理的一般理论与方法,如信息政策、预算与成本核算、规划与预测、信息产品和服务的市场和营销、产业关系、职业道德与法律问题(如知识产权、隐私权、保密与安全等)以及人员和设备管理等。

二、信息加工心理学

信息学与信息加工心理学关系非常密切。信息科学的发展对信息加工心理学的产生起到了决定性的作用。信息加工心理学家之所以用计算机来模拟人的认知过程,是因为他们看到人脑与计算机在处理符号的功能方面有许多惊人的相似之处。利用计算机模拟来探讨人脑的内部认知过程是信息加工心理学的精髓,这不仅是研究方法上的一次突破,也是理论上的创新。信息加工心理学虽然被一些学者划归认知心理学,但它的每个发现都对信息的收集、加工、分析和利用有着重要而深远的影响。信息加工心理学与人工智能研究的关系尤为密切。

笔记

一方面人工智能的研究成果丰富了信息加工认知心理学的内容,另一方面信息加工心理学的研究又促进了人工智能的发展。

(一)信息加工心理学基本观点

信息加工心理学将人脑比作电脑,即人脑就是一个信息加工系统,它对表征信息的物理符号做输入、编码、贮存、提取、复制和传递处理,这一处理过程是系列性的,即不同的加工任务和加工阶段由不同的认知结构来完成,这些相对独立的认知结构既前后连接,又具有等级差异,是类似于人工智能机的人脑内部的"机器"。

上述信息加工系统主要由四部分组成,即感受器、效应器、加工器、记忆装置。其中感受器是接受信息的装置,也就是感觉系统;加工器是整个信息加工系统的控制部分,它决定着信息加工的目标、计划及计划的执行,包括控制加工器和工作记忆;记忆装置,主要是指永久性记忆,是信息加工系统的一个重要组成部分,其中存放大量的、由各种符号按照一定关系联结组成的符号结构,即信息;效应器是信息加工系统对信息做出反应的部分,这是整个系统的最后结构,控制着信息的输出。这里加工器是核心,它又包括三个功能部分:①一组基本信息过程:如制作和删除符号,制作新的符号结构和复制、改变已有的结构,以符号或符号结构来标志外部刺激,对符号结构进行辨别、比较,并依据符号结构确定反应等;②短时记忆:保持基本信息过程输入和输出的符号结构;③解说器:将基本信息过程和短时记忆加以整合,决定基本信息过程的序列。对基本信息过程序列的说明和规定即构成程序,它是信息加工系统的行为机制。信息加工心理学就是研究信息在信息加工系统中的传递、转换、贮存和作用机制,以揭开头脑"黑箱"内的活动。

信息加工心理学的研究内容广泛,其中大部分研究集中于四个方面,即知觉加工与模式识别、注意、记忆和问题解决等。

(二)知觉加工与模式识别

1. 知觉加工　知觉是确定刺激物意义的过程,包括对刺激物的定向、选择、组织和解释。信息加工心理学注重对知觉过程的精细研究,从而揭示出其内在的信息加工方式,这些加工方式主要包括:①数据驱动加工和概念驱动加工:前者指从刺激作用开始的加工,也叫做自下而上的加工;后者是从主体对于知觉对象的一般知识开始的加工,也叫做自上而下的加工。②系列加工和平行加工:前者是指信息加工按照确定的顺序一步一步进行的加工方式,后者是指多方面刺激信息可以在不同的信息加工单元中同时进行的加工方式。③整体加工与局部加工:前者是指知觉到刺激物的整体特征,后者是指知觉到刺激物的局部特征,而且在许多情况下,知觉加工表现出明显的整体优势效应,如字词优势效应、客体优势效应等。

2. 模式识别　模式识别即对于外界刺激进行辨别和归类,这方面有三种代表性的理论。模板匹配模型(template matching model)认为人的记忆系统中储存着各式各样的刺激物的模板,当输入的刺激信息正好与某一储存的模板相匹配,该刺激信息就得到破译和识别。原型匹配模型对模板匹配模型进行了改进,认为人可能在记忆系统储存的不是与外部刺激严格对应的模板,而是一类刺激

笔记

的概括表征,即原型,所以原型是一种综合的、抽象的产物。外部刺激信息输入后,信息加工系统根据输入信息与原型的匹配程度来识别信息,一般会将刺激信息识别为与其有最佳匹配的原型,并赋予其一定的意义,使之获得理解。原型匹配模型包容了模板匹配模型,同时克服了模板匹配模型不灵活、不经济的缺点,也得到更多生活经验和心理实验的支持。特征分析模型认为主体接受输入的信息后,首先对其进行特征分析,然后将分析的结果与长时记忆中的各种事物的特征进行比较,一旦获得最佳匹配就获得识别。特征分析模型在解释人的模式识别方面显得更为灵活和经济,而且也具有更高的抽象性。

(三)注意的选择机制

信息加工心理学有关注意的研究主要是探明注意的选择机制,这方面的代表模型主要有三种模型:①过滤器模型:该理论认为人的大脑皮层的加工能力非常有限,所以在信息输入通道上设置了瓶颈口式的过滤器,信息经过滤器的初步加工而被识别和贮存,其余信息则被阻止在高级中枢之外,而且过滤器按照"全或无"的原则工作,一个通道通过信息的同时就关闭其他通道,因此该理论也被称为是单通道理论,它认为过滤器位于知觉之前,所以信息选择发生于信息加工的早期阶段,故称早期选择模型。这些假定得到一些实验数据的支持。②衰减器模型:衰减器模型认为,信息通道中的过滤装置按衰减方式工作,特别有意义的内容(如自己的名字)的激活阈限较低,易被激活和识别,这一过滤装置被称为中枢过滤器;选择注意不仅取决于感觉信息的特征,而且取决于中枢过滤器的作用,所以又被称为是中期选择模型;该模式也得到一些研究数据的支持。③晚期选择模型:晚期选择模型认为,选择性注意发生在信息加工的晚期,过滤装置位于知觉加工和工作记忆之间。该模型假定所有输入信息都到达了长时记忆,并激活其中的相关项目,然后竞争工作记忆的加工,知觉强度高的或意义较重大的信息获得进一步的系列加工,然后做出反应。该模型能很好地解释注意分配现象,因为输入的所有信息都得到了加工,也能解释特别有意义的信息容易引起人的注意,因为贮存在长时记忆中的这些项目激活阈限是很低的。但这个模型不经济,它假设所有输入信息都被中枢加工。

与上述过滤器理论完全不同的是,卡尼曼(D. Kahneman)提出的心理智源限制理论把注意看作是心理智源,而人的心理智源在总量上是有限的。如果一个任务没有用尽所有智源,那么就可以指向另外的任务。当人面临不止一个任务时,人就要分配有限的心理智源,这样每个任务所占用的心理智源就会相对减少,活动效率也会相应降低。该理论可以很好地解释注意分配现象和一些实验结果。但是它不能预测人的心理智源究竟有多少、心理智源分配的具体机制等。

(四)记忆的结构与表征

在信息加工心理学学者看来,记忆是信息的输入、编码、贮存和提取的过程。目前有关记忆的信息加工研究主要集中在记忆的结构和表征。

1. 记忆的结构 早在 1890 年,美国心理学家詹姆士就提出初级(或短时)记忆和次级(或长时)记忆的概念。阿特金森等于 1968 年提出了记忆的三级信息加工模型:记忆结构固定,而控制过程可变;记忆由感觉记忆、短时记忆和长

笔记

时记忆三个存贮系统组成；外部信息首先通过感觉器官进入感觉记忆并在这里保持非常短（1 秒钟左右）时间，然后受到注意的信息获得识别进入短时记忆；短时记忆为一信息加工缓冲器，其中的信息处在意识活动的中心，但是这里的容量有限，只能保留 7±2 个信息组块，且信息保留的时间也只有 1 分钟左右，除非不断对信息进行复述；复述可以使短时记忆中的一部分信息进入长时记忆，长时记忆的容量很大，对信息保留的时间也可以很长，是人类的信息库；长时记忆中的信息可以在激活信号的作用下回到意识状态，供认知系统使用。对于其中的多存贮理论有学者持不同意见，如克雷克就提出了加工水平说，他认为多存贮结构并不存在，信息保持时间的长短不是因为所处系统的不同，而只是由于其受到了不同水平的加工；信息加工会留下记忆痕迹，记忆是信息加工的副产品。

2. 记忆信息表征　这里的记忆信息表征主要指长时记忆的信息表征，长时记忆的信息也被称为知识。知识又分为两大类，即陈述性和程序性知识。陈述性知识的表征方式既有情景性的，也有语义性的，其中语义记忆信息的表征理论主要包括网络模型和特征分析模型两类。前者认为人脑对语义的记忆是以网络形式分层存贮的，所有的概念均按照逻辑的上下级关系分为若干层次，各层次的概念依次有连线相通，由此构成一个层次网络，概念的特征附着于网络的各个结点上。后者则认为概念的表征依赖于特征集，任何概念都包括一个定义特征集和一个描述特征集，两个概念的特征交叉越多，概念的重叠就越多，关系越密切。

（五）问题解决的心理机制

信息加工心理学关于问题解决的研究始于 20 世纪 50 年代中期，到目前为止相关领域还很不成熟，但可通过两个典型的研究项目大致地了解一下相关研究的特点与潜力。

1. 纽威尔（Newell）和西蒙（Simon）的研究　这项研究的目标是为一台数字计算机开发程序，以使它能够解决问题（这实际是人工智能真正的开始）；第一步是尽可能收集关于人解决问题的资料，以此资料的分析为基础来编制类似于人使用的解决问题程序；第二步是收集人与计算机解决同样问题时的详细资料，在分析比较的前提下修改计算机程序，以提供更接近人的行为的计算机操作模式；一旦在某一特定任务中的模拟获得成功，研究者就可以尝试在更广泛的任务中使用同样的信息加工系列和程序。

2. 专家与新手的研究　这项研究重点关注的是"专家"与"新手"在问题解决方面的差异，主要表现在问题表征和问题解决方法类型的不同。专家基于在某特定领域中的知识，比新手有更丰富的问题表征，这些表征可以被看成是包含有亚图式的图式。对于专家来说，图式包含的信息往往是根据基本定律而组织的信息，而不是来自问题的表面信息。专家也更可能使用问题给予的信息，采用正推策略向问题目标状态推进。新手则可能提出基于可能解决方法的假设然后检验假设，这种策略的绩效较少。通过应用策略的实践，专家在正推过程中会把各种回忆得起来并容易执行的操作自动化。通过这样的自动化和图式化，专家会把工作记忆的负担转到没有资源限制的长时记忆中去，进一步提高了问题解决的绩效和准确性。但新手必须使用他们的工作记忆搜索问题信息和寻找多个可选的策略,因而就没有了工作记忆空间来监测其问题解决进程和精确性。

三、信息需求及搜索行为

(一)信息行为及相关研究历程

"信息行为(information behavior)"对不同学者有不尽相同的理解。如信息行为是"人们在不同环境中需要、寻求、给予和使用信息的行为,信息环境包括工作场所和日常生活";"信息行为是与信息资源和信息渠道相关的全部人类行为的总称,包括主动和被动的信息寻求与使用行为"。早期的信息行为研究起源于英国,基本都是对图书馆一般读者所做的调查,主要解答的是这些读者都由谁构成(而不是他们为什么成为读者)。真正开始关注人们是如何日常工作(特别是科技工作)的是 1948 年的英国皇家学会大会。但此后的十多年中,相关的研究重点始终围绕着影响信息利用的资源与系统因素,却很少关注人的因素。进入 20 世纪 60 年代中期,信息行为学相关研究报道迅速增加,研究的内容也随之向以人为中心过渡,关注个体的信息需求和信息寻求行为、信息需求与寻求行为的影响因素和机制,以及信息寻求行为对个体的工作与生活的作用。

广义地说,大众传播学也是研究信息行为的,只不过它从大众传媒的角度看问题,且它关注的对象是群体而不是个体。

(二)信息行为模型

由于信息行为的影响因素众多,所以信息行为模型的研究备受重视。所谓行为模型即用图或表的形式描述信息行为过程、结果及其影响因素。流传广泛的行为模型都是经验丰富的学者长期研究的结晶,是对复杂的信息行为系统关键因素及其关系的抽象和概括。也正因为如此,行为模型具有四大重要功能:①构造功能:能揭示各系统之间的次序及相互关系,使人们对事物(尤其是复杂事物)形成很难从其他方法中获得的整体形象,为各种特殊状态提供一般的图景;②解释功能:能用简洁的方式解答若改用其他方法解答则相当复杂或含糊不清的问题;③启发功能:能引导人们关注模型中的某些过程或系统的关键环节;④预测功能:能为估算各种可能结局的概率提供依据,也能为研究者形成预测假说提供线索。

信息行为的模型数以百计,但概括起来不外乎三大类:认知模型、社会模型和综合模型。认知模型以个体的特性(individual attributes)为主要关注对象,重点探索个体的知识、信念、情感等动力与信息行为之间的关系。社会模型则从社会情境(social contexts)角度分析信息行为的形成机制,涉及的因素包括社会、社会文化、社会语言等方面。综合模型又称全球(global)模型、跨理论(transtheory)模型,或多因素(multifaceted)模型,它代表着信息行为模型的发展方向,主张综合社会、认知、组织、政策等全方位的关键因素,以构建对信息行为有足够解释和预测能力的模型。限于篇幅,下面仅有选择地简要介绍两个这方面的模型。

1. Wilson 信息行为模型 如图 2-7 所示,Wilson 的信息行为模型中,个体始终处于特定的情境(contexts)中,也因此总处于相应的信息需求情境中。当出现某种压力时,个体在自身的应对策略驱使下激活信息寻求动机。这一动机会受到一系列因素的影响,包括心理的、人口学的、角色与人际的、环境的、信息源特征的等。如果这些制约因素不足以阻止个体的信息寻求动机,则它还要经受一系列分析或理性(reasoning)因素的影响,如有关风险与收益的推断、自感效能等。如果经过了这一理性"审核"之后仍有足够的动机,则个体就会实施各种类型的信息寻求行为,如此往复。

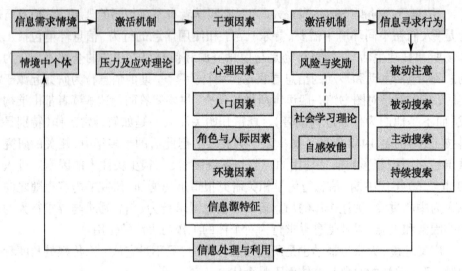

图 2-7 Wilson 信息行为模型

2. CAPS 卫生信息行为模型 CAPS(cognitive-affective processing system,认知情感处理系统)模型的组成与结构如图 2-8 所示,位于中心且带有 "U" 的小圆表示个体信息行为的效用值(utility);紧随其外的较大圆表示个体的信息行为(如定期查阅某专业杂志)。介于行为及最外层圆之间的大小不等的圆球及其相

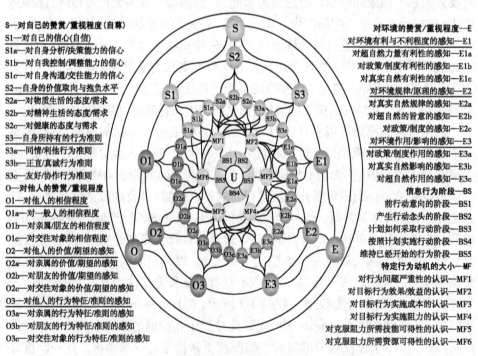

图 2-8 卫生信息行为认知-情感网络(CAPS)模型

互连线表示个体大脑中存在决定其行为的认知–情感网络系统；其圆球大小代表认知–情感单元的稳定程度和影响范围的大小；单元之间的联结用线条表示，连接线的粗细表示其联结的强弱。这里所谓的"认知–情感单元"指个体对特定信息行为的认识（如"查阅杂志利于及时了解学科进展"）与态度（如"定期查阅是良好习惯"），这些认知与态度通过特定的神经网络结构及其功能机制"保存"在人的大脑中。

CAPS 模型的构建运用了软系统思维方法，从信息行为决定系统的两个极端（自顶向下和自底向上）逐层分析认知–情感单元。在底端，具体信息行为被划分为 5 个基本阶段，即前意向（BS1：pre-contemplation）阶段、动意（BS2：contemplation）阶段、计划（BS3：planning）阶段、实施（BS4：action）阶段及维持（BS5：maintenance）阶段。推动具体行为从这五个阶段之一向下一阶段发展的直接原因是行为驱动力（motivational force，MF）或称为行为动机子系统，它是如下六方面的认知–情感单元综合作用的结果：对现有行为问题严重性的认识（MF1）、对目标行为效果与效益的认识（MF2）、对目标行为实施成本的认识（MF3）、对目标行为实施阻力的认识（MF4）、对克服阻力所需技能可得性的认识（MF5）和对克服阻力所需资源可得性的认识（MF6）。行为动机子系统时刻受到其他认知–情感单元的影响，它们共划分成 3 个子系统，即有关自身（S，model of self or lovability of self）的认知–情感单元子系统、有关他人（O，model of other or lovability of other）的子系统和除去这两者之外的环境（E，model of environment or lovability of environment）子系统。这其中的每一个子系统又进一步划分为 9 个二级子系统（S1-3，O1-3，E1-3）和 27 个三级子系统（S1a-3c，O1a-3c，E1a-3c）。任何个体都会在其人生经历中或多或少地对这些划分出的每个领域产生一定的认知和情感，因而它实际是一个普遍适用的层次化认知–情感单元系统。

四、信息测度与评价

（一）信息测度与评价概述

1. 测度与评价的概念　信息测度与信息评价在这里指的是两个不同的概念。信息测度是对表征信息的衡量，如某主题词的出现次数、某类文献的篇数等。表征信息通俗地说就是对事物属性的某种形式的表示或记录。信息是关于事物的结构、状态、关系及其变化的属性，这种事物与生俱有的信息称为本征信息。人们对事物的本征信息通过视觉、听觉、嗅觉、味觉、触觉、力觉、想象、逻辑推理或其他方式获得的信息称为事物的感知信息。为了分析、存储、传输和利用感知信息，需要采用适当的方式和载体将感知信息表示、记录下来，这些记录就是事物的表征信息。信息评价则指对信息相关产品与体系的"价值"或"有用特征"的程度所做的评估，如文章质量的评价、信息系统功能的评价等。

2. 信息测度与评价的内容　信息的表示方式多种多样，包括视频、图像、语言（语音）、声音（自然音、音乐）、符号（文字、数学符号、逻辑符号）等。这些都是信息测度的对象，但目前应用较多的主要集中在文本信息领域。若以文本为例，信息测度的对象按范围从小到大列举就包括字母（适用于英文）、单词、句子、段落、文章及各种不同规模的文章集合(图书、期刊、数据库、图书馆、网站等);测度的内容既可以是语义的,也可以是语序的。至于信息评价的对象,按范围大小划分可有单属性评价(如检查每千字语法错误率、传染病报告及时率等)、单项目综合评价(如某医院管理信息系统的综合评价)和全系统综合评价(如国家信息化程度评价)。

(二)表征信息测度

表征信息测度的研究正在为人类处理信息和认识世界拓展崭新的空间。受篇幅限制,这里仅围绕文本(或者说自然语言),结合具体实例扼要介绍表征信息测度的巨大应用潜力。

1. 主题词频数与关系分析 通过对学术文献中主题词出现频数多少的分析,可以看出哪些主题是研究者们关注的重点,哪些较为新颖;若再考虑时间变量,则可以进一步了解不同研究热点的长期变化趋势。另外,主题词在学术文献中的出现并非随机,只有相关的主题才会同时出现在同一篇学术文献中。因此,测量主题词间的"共现"关系能给研究者提供许多有价值的信息。图2-9就是利用PubMed数据库和目前广泛可得的社会网络关系分析软件绘制的肿瘤心理干预相关文献中的主题词间的网络关系图。从中可以清楚地看到相关主题词形成明显的几个"族群"。

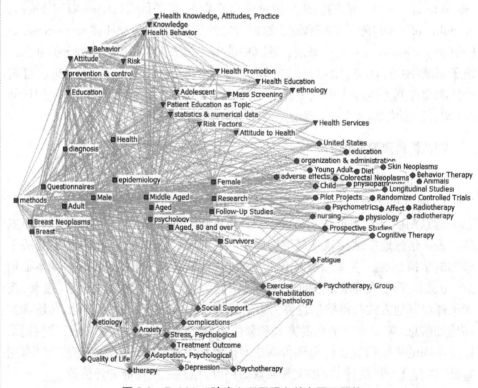

图2-9 PubMed肿瘤心理干预文献主题词网络

2. 文献计量分析 是用数学和统计学的方法定量地分析一切知识载体的交叉科学,应用十分广泛。文献计量的对象主要是文献量、作者数、词汇数等(图

2-10）。文献计量学以几个经验统计规律为核心：表征科技文献作者分布的洛特卡定律；表征文献中词频分布的齐普夫定律；确定某一学科论文在期刊中分布的布拉德福定律等。文献计量学的微观应用有确定核心文献、评价出版物、考察文献利用率、实现图书情报部门的科学管理；宏观应用有设计更经济的情报系统和网络、提高情报处理效率、寻找文献服务中的弊端与缺陷、预测出版方向、发展并完善情报基础理论等。

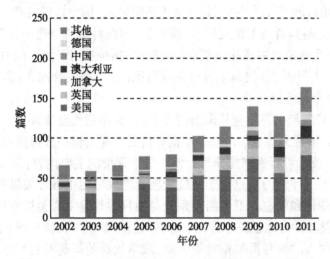

图 2-10　PubMed 收录的 2002-2011 年肿瘤心理干预文献

3. 网络舆情监测　网络舆情是较多群众关于社会中各种现象、问题所表达的信念、态度、意见和情绪等在网络上的表现的总和。网络舆情形成迅速，对社会影响日渐巨大，加强监管意义重大。国内人民日报等单位早就开始了相关研究与实践。网络舆情监测的主要功能包括：热点识别、倾向性分析与统计、主题跟踪、信息自动摘要等。网络舆情监测方法主要有两种：基于网络的调查和网络内容分析。所有网络内容都离不开表征信息测度。网络舆情监测在卫生领域有着广阔的前景，如食品安全、突发公共卫生事件等网络舆情监测。图 2-11 则反映的是国内几大综合网站博客言论中"自杀意念"在不同月份出现频数的变化，可为自杀防控提供有益线索。

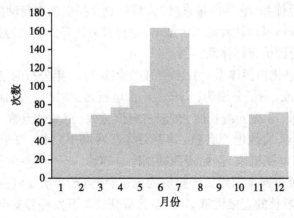

图 2-11　2012 年博客言论中"自杀意念"逐月出现的频数

（三）信息系统与项目评价

信息系统或信息项目的建设影响深刻而久远，而卫生服务与人类生命和健康密切相关，所以对卫生领域的信息系统与项目开展科学的评价比任何其他领域都重要。评价应该与卫生信息系统或项目建设同步实施。评价本身也是一项系统工程，需要系统设计，统筹考虑评价的主体、内容、时间等。

1. 评价主体　全部利益相关者都要充分参与评价的所有过程，包括（需视不同系统或项目增减）：①主要用户（基于系统输入、输出进行日常工作的群体），如医生、护士、药剂科的工作人员、医技人员、职能科室的管理人员等；②次要用户（不直接从系统输出中获益，但提供系统和数据维护的群体），如 HIS 系统的维护人员、控制人员等；③信息系统开发项目团队；④高层管理者；⑤卫生服务的消费者；⑥医疗保险部门等。

2. 评价时间与内容　应从事前到事中，再到事后做全程评价。忽视其中任何之一都会造成巨大浪费与危害。事前评价的主要内容一般包括：管理可行性、经济可行性、技术可行性和操作可行性。事中评价的主要内容：系统的进度、质量和成本。事后评价的重点在于系统或项目建成后卫生服务关键性产出指标、绩效指标的变化和效益。卫生信息系统与项目的效益主要包括直接经济效益、间接经济效益和社会效益三个方面。直接经济效益主要指因系统或项目建设而出现的业务收入的绝对量与相对量增加、成本效益的提高及利润率等指标的改善。间接经济效益主要指伴随业务量增加而出现的规模等收益的增加，如病床利用率上升等。社会效益主要有改善公众形象和信誉度、增强发展潜力和科研能力、给社会公众带来的潜在的服务效用的增加（如节约了无效等候时间）等。

（四）区域或体系信息化评价

信息化水平的提高会极大提高整个区域或系统的效率，评价是信息化水平不断提高的前提条件和有力促进措施。信息化评价可分为总结性评价和形成性评价。总结性评价也称"事后评价"，是对信息化建设的最终效果进行的测评。它以预先设定的目标为基准，对评价对象达成目标的程度得出评估结论。形成性评价源于系统改良的需求，注重问题和知识发现，重视从评价过程中不断获取反馈信息，从而为进一步改善系统提供具体的解决办法。信息化评价的关键是制定适宜的指标体系，它是衡量进展、发现问题及指引改善行动的工具，同时也可借此了解指标体系设计者的评价策略、重点及方法等。正因为如此，下面扼要介绍两个信息化评价指标体系实例。

1. 国家信息化指标体系　我国信息产业部 2011 年公布的信息化指标体系由 20 项指标组成，它们分别为：每千人广播电视播出时间、人均带宽拥有量、人均电话通话次数、长途光缆长度、微波占有信道数、卫星站点数、每百人拥有电话主线数、每千人有线电视台数、每百万人互联网用户数、每千人拥有计算机数、每百户拥有电视机数、网络资源数据库总容量、电子商务交易额、企业信息技术类固定投资占同期固定资产投资的比重、信息产业增加值占 GDP 比重、信息产业对 GDP 增长的直接贡献率、信息产业研究与开发经费支出占全国研究与开发经费支出总额的比重、信息产业基础设施建设投资占全部基础设施建设投资比重、每千人中大学毕业生比重、信息指数等。

2. SAIL信息化量表 也可称为"扬帆信息化量表",是专为我国卫生系统设计的,同时兼备总结性和形成性功能的信息化程度评价工具。其指标体系共分四个维度,"SAIL"中的四个英文字母分别代表其中的一个维度。S代表服务类别(service type),包括7类(1医疗服务、2疾病防控、3妇幼保健、4执法监督、5急救应急、6血液采供、7保障制度)。A代表活动类别(activity type),包括6类(1规划设计、2组织实施、3监督控制、4人力开发、5财经支持、6物资保障)。I代表信息过程(information process),包括4类(1收集存贮、2数据维护、3分析利用、4交流传播)。L代表单位级别(level of institution),包括5类(1村级、2乡级、3县级、4地级、5省级)。这样"$S_1A_1I_1L_1$"就表示"村级医疗服务的规划设计相关信息的收集存贮工作的信息化程度"(表2-1)。虽然这是一套非常庞大的指标体系,但它涵盖了我国卫生系统的几乎所有方面;且使用者可以根据需要只选择其中的部分层次、部分类别卫生服务做评价。

表2-1 SAIL信息化程度量表示例

服务领域(S):医疗服务(S_1)		适用范围(L)				
		1村	2乡	3县	4地	5省
活动类别(A)	信息过程(I):1信息收集					
规划设计(A_{1a})	诊疗决策(诊断/治疗方案设计)信息收集	3	6	8	10	10
规划设计(A_{1a})	医疗服务需求与市场状况信息收集	1	3	5	8	10
规划设计(A_{1a})	诊疗流程与规范设计信息收集	0	2	3	5	6
组织实施(A_{2b})	诊疗活动往来(预约/随访/转诊)信息收集	1	10	10	10	10
组织实施(A_{2b})	诊疗组织安排(排班/调班等)信息收集	0	5	8	10	10
组织实施(A_{2b})	诊疗实施(发药审核/病程记录等)信息收集	1	10	10	10	10
……						

案例 2-2

理论是开启成功大门的钥匙——医改失误的根源

逐一对照上一案例分析得出的医改成功条件便不难发现,全国各地已经出台或实施的医疗改革方案存在许多挑战、偏向与缺陷。

1. 目标缺陷 理论上说,医疗改革举措应紧紧围绕改善"健康、公平、效率和反应性"几大主题;它们是公认的医疗改革的最终目标,是衡量改革成效的"金标准"。表面上看,中央及地方出台的改革方案大都在其"指导思想"或"总体目标"中提及这些内容,医疗改革似乎拥有了明确的"愿景目标"。但事实却相反,健康是衡量医疗服务优劣的最根本的结果指标(公平、效率、反应性等均以健康为基准),而健康对不同个体与人群的含义与价值差别悬殊,很难找到普遍认同的衡量尺度。健康的"歧义"和"难观测"特性使得"真心"与"应付(甚至滥用)"改革的效果不易区分。这不仅使改革"愿景目标"的激励、协调与标准作用大打折扣;还形成一种"真心改革者受损,应付改革者得益"的恶性机制,其结果

笔记

只能是"应付与滥用改革盛行"。这正是导致医德滑坡、百姓生疑、医患关系紧张的最重要原因。

2. 设计缺陷　就"驱车系统"而言，方向盘、刹车等能按期望发挥作用，很少失误。而医疗服务过程与体系极其复杂，相关政策与制度的设计极具挑战性。这使得各地正在实施的医疗改革方案出现了许多顾此失彼、事与愿违的状况。集中招标在优选出更有"实力"供应商的同时，也促使原先只流行于大医院的"高提成"促销"模式"向基层医院甚至村卫生室渗透；药品"零差率"销售虽然阻止了医院从药商处获得"公开"的补偿，但却助长了"暗补、暗扣"等暗箱操作；设置"药占比"是希望控制药品滥用及药费过度增长，但却推动了非药费用的快速增长，以至于"药占比"达标了，而药费和非药费却同步上升；实施临床路径旨在规范临床诊疗行为，但却促使医生谎填病情或窜改病历，以便适用更"高档"的临床路径。另外，改革方案的设计属于应用性设计，即设计与实施有机整合，目前普遍存在"系统设计，选择性实施"的偏向；而且这种"选择"基本都沿袭"避难就易"和"避害就利"的规则。

3. 动力缺陷　医疗改革举措大多同时涉及患者、医生、医院、厂商、第三方支付人、监管者等多方利益的再分配与博弈，各方都希望争取自身利益的最大化。改革方案的设计只有充分认识并利用这一规则，才可能达到预期结果。由于各地实施的医疗改革方案普遍对激励机制的重要性和复杂性认识不足，因而存在一系列问题。

(1) 以顶端推动为主，基层积极性不足：医疗改革是中央要求开展的，主要依靠行政力量逐层推动，这种推动力自上而下差不多呈递减趋势；尤其是位于底层的医生和医院，既是实施改革的主体，却又往往要在改革中"让出"最多的既得利益；这种矛盾的激励机制隐藏着巨大的"应对"风险，如"明扣"损失"暗扣"补、药费损失诊费补等。

(2) 在强调"包揽"与"保障"的同时，削弱了"竞争"与"效率"机制：定点医疗、基本设施建设投入、基本工资保障等改革措施有利于医疗服务(尤其是基层)网络的稳定，但也在消除医院竞争病源、增加服务、提高效率的动力，加上"绩效考核"机制普遍尚未建立或流于形式，一些基层医院已经从过去的拼抢病源转变为推诿患者。

(3) 在提供"公益"投入与补偿的同时，缺少配套的"风险行为"监控：新的医疗改革的最大亮点是增加政府投入、突出医疗服务的"公益性"，而与之相应的监控制度建设滞后，致使单独和合谋套取、滥用公共资源的现象日益普遍。

(4) 医疗与预防分割，忽视预防：医院和医生参与疾病防控具有多方面优势，例如研究已经反复证明，结合日常门诊识别并处理肿瘤早期诱因是非常有效的举措，但对类似举措的补偿被普遍忽视。

4. 监督缺陷　医疗服务事关10多亿人口的生命与健康以及年均10多万亿元资源的消耗，理应实施严格而科学的监测评估，以便及时发现可能出现的偏差并保障改革目标的最终实现。国家出台的医改方案中提出"绩效考核"的目的就是希望构建有效的监督制度，但现有绩效考核制度建设存在的主要问题包括：

①考核指标以过程(如基本药物使用比例)和产出(如出院人次)指标为主,而反映患者切身利益的健康、公平和反应性指标则严重不足;②考核的视角严重"短期化",很少考虑医疗服务对社区居民的长期影响;③考核类改革方案的实施严重滞后于资源投入与重分配类方案。此外,目前国家和地方出台的绩效考核方案均明确载明是卫生主管部门对医疗服务提供者的考核,因此充其量只能算是一种"内部"监督;尚缺少独立的第三方监评制度和真正由患者(或其"代理人")主导的监评体系。

5. 信息缺陷　制约医疗改革顺利实施的信息问题可概括为三个方面:信息不对称、处理成本高及数据操纵。庞杂的医学体系赋予医生和医院巨大的信息优势,利用这一优势医生能够轻而易举地规避责任、"诱导消费"、滥用药品与技术等;患者凭借对自身健康状况等的了解也拥有一定的信息优势,进而有可能"误导"关联方以适用对自己有利的诊疗方案或补偿政策。医疗服务所涉及的信息量极其庞大且主要以文本、影像等非结构化形式存在,收集、存贮、处理、分析都需要巨大的人力物力投入,以至于许多地方不得不放弃通过实际进展监测来调整改革方案的努力,转而主要依靠"感觉"来实施改革。由于种种原因,随意填报和窜改数据是我国一大"通病",医疗服务业也未能幸免,多本账、重报病情、窜改病历、多填工作量等随处可见。

第四节　管理科学理论

一、管理学内容与结构

(一)管理学及其发展

管理就是在一定的环境下,为达成组织的目标,对组织所能支配的资源进行有效的计划、组织、领导和控制的社会活动过程。管理思想可以追溯数百年,而管理理论体系则形成于19世纪末,以泰罗科学管理理论为标志,整个发展历程大致可分为早期管理思想、古典管理理论、中期管理理论和现代管理理论等。

1. 早期管理思想　早在15世纪,意大利思想和历史学家马基雅维利即提出了四项领导原理。18世纪60年代后,西方国家的产业革命加速了管理思想的发展。苏格兰政治经济学家亚当·斯密于1776年发表了《国富论》,对劳动分工作了生动的描述。中国作为一个文明古国,在管理思想的发展史上占有重要地位。早在2000多年前的春秋战国时期,孙武的《孙子兵法》即充满辩证的策略思想。战国时期的《周礼》则是一部论述国家政权职能的专著。而古代万里长城的建造是中国早期管理思想的有力见证。

2. 古典管理理论　古典管理理论产生于19世纪末,随着生产力的发展,自由资本主义过渡到垄断资本主义,企业规模不断扩大,管理日趋复杂,所有者与经营者分离。这些崭新的产业特点促成了以泰勒为代表的科学管理理论、以法约尔为代表的一般管理理论和以韦伯为代表的古典组织理论的诞生。科学管理理论强调:管理的中心问题是提高劳动生产率;工时的研究与劳动方法的标准

笔记

化；科学地挑选与培训工人；实行差别计件工资制；管理职能与作业职能分离；实行"例外原则"；强调科学管理的核心是"一场彻底的心理革命"。一般管理理论强调：对企业经营活动的概括；最早提出管理的职能；系统地总结管理的一般原则；对等级制度与沟通的研究；重视管理者的素质与训练。古典组织理论强调：组织的成员之间有明确的任务分工，权利义务明确规定；组织内各职位按照登记原则进行法定安排，形成自上而下的等级系统；组织按照明文规定的法规、规章组成；组织中人员的任用，要根据职务的要求，通过正式的教育培训，考核合格后任命，严格掌握标准；管理与资本经营分离，管理者应成为职业工作者，而不是所有者；组织内人员之间的关系是工作与职位的关系，不受个人感情影响。

3. 中期管理理论 发展于 20 世纪 20～40 年代，以梅奥的霍桑试验为重要标志，以人际关系和组织行为为重点内容，所形成的理论学派主要是人际关系理论和系统组织理论。人际关系理论认为：企业中的人首先是"社会人"，即人是社会动物，而不是早期科学管理理论所描述的"经济人"；生产效率主要取决于职工的工作态度和人们的相互关系；重视"非正式组织"的存在和作用。系统组织理论认为：社会的各个组织都是一个合作的系统；明确的目标、协作的意愿和良好的沟通是组织存在和发展的三个必备条件；组织应追求最大限度地实现其目标，同时追求最大限度地满足其成员的个人目标；组织的有效性取决于个人接受命令的程度；个人承认指令的权威性并乐于接受指令的四个条件是能够并真正理解指令、相信指令与组织的宗旨是一致的、认为指令与个人利益是不矛盾的、体力和精神胜任。

4. 现代管理理论丛林 现代管理理论产生于 20 世纪 40～70 年代，这是管理思想最活跃、管理理论发展最快的时期，也是管理理论步入成熟的时期。由于新的管理理论和学说层出不穷，学派林立，故称为"管理理论丛林"。管理过程学派认为：无论是什么性质的组织，管理的职能是共同的，即计划、组织、人员配备、指挥和控制；管理职能具有普遍性，即各级管理人员都执行类似的管理职能，只不过侧重点不同。经验学派认为通过分析、比较、研究各种成功和失败的管理经验（案例），就可以抽象出某些一般性的管理结论或管理原理。系统管理学派认为组织是一个由相互联系的若干要素组成的开放性社会技术系统，它受环境影响也反过来影响环境。决策理论学派认为管理的全部过程都是决策的过程，决策分程序性决策和非程序性决策；计算机技术在决策领域有广阔的应用空间。管理科学学派主张运用数学方法解决管理问题，求出最佳方案，实现企业目标。权变理论学派认为组织的管理并没有绝对正确的方法，也不存在普遍适用的理论，具体怎么做要视组织的实际情况和组织环境而定。

（二）管理者层次及素质要求

任何组织（包括卫生组织）的管理者都可大致分为高层、中层、基层和团队管理者。不同层次的管理者所担负的管理职责有明显的差别。高层管理者主要负责确定组织目标、制定实现既定目标的战略、监督与解释外部环境状况以及就影响整个组织的问题进行决策。在高层管理者的所有职责中，最重要的是沟通组织的共同愿景、塑造组织文化、识别和任用有才能的中层管理者。高层管理者要善于培育、了解和运用每个下属的独特知识、技能和能力，并建立一套合理的薪酬和奖罚系统，从而用科学有效的方法帮助组织快速实现任务和目标。中层管理者的主要职责是规划和分配资源以满足组织目标；协调和联系各小组和部门；监控和管理向他们汇报的管理人员的表现；执行高层管理者的策略。基层管理者又称一线管理者，具体指工厂里的班组长、小组长等，其主要职责是管理初入职员工的表现；根据员工的表现进行鼓励、监督和奖励；帮助初入职员工做好他们的工作；制订详细的工作日程和操作计划。团队管理者则负责促进团队绩效、增强团队协作、协调外部关系。

由于不同层次的管理者所肩负的职责不同，他们所需具备的素质要求也有差别；高层、中层、基层和团队管理者都需具备很高的人际技能；高层管理者需具备很高的概念技能和管理动机而技术技能要求较低；中层管理者需具备较高的概念技能和管理动机；基层管理者需具备较高的技术能力和管理动机；团队管理者需具备较高的技术技能和中等水平的概念技能和管理动机。

（三）管理的主要模式

管理模式指管理所采用的基本策略和方式，为一种成型的、能供人们直接参考运用的完整的管理体系。模式的设计或选择一般都围绕少数几个关键特征；就管理而言，组织的"生产"、"人情"和"制度"是需要重点考虑的几个关键因素；依据管理者对这些关键因素的重视程度的不同组合，可将管理模式划分为亲情化、友情化、温情化、随机化和制度化等管理模式。

1. 亲情化管理模式　这是人情至上同时兼顾生产的管理模式。夫妻药店、父子诊所以及其他各种家族企业大多采用这种管理模式。亲情化管理模式的优点是：利用家族血缘关系的内聚功能来实现对组织的管理；组织成员间的血缘关系既保证了员工的自身利益与组织利益的高度一致，又维系着与生俱来的密切交流与合作的传统。亲情化管理模式的劣势是：组织文化氛围过浓和家族习惯妨碍创新和变革；管理团队甚至全体员工背景雷同，新视角、新思想来源少；长幼秩序、家族规范不利于严格的管理制度的建设与执行。

2. 友情化管理模式　这是以生产和人情并重，但相对忽视制度的管理模式。"战友医院"、"好友合伙公司"等大多采用这种管理模式。"哥们儿义气"某种程度上有利于决策民主化；大家平起平坐，协商着做决定，凝聚力强，积极性高。这种管理模式易促进组织初始阶段的快速成长，但当组织发展到一定规模（尤其是企业利润增长到一定程度）之后，原先形成哥们儿义气的物质基础与社会环境发生巨大变化，友情随之淡化甚至变质；加上"哥们儿"间的地位接近，易出现争持不下的僵局，管理效率会随之急剧下降。

3. 温情化管理模式　这是生产为主兼顾人情，但相对忽视制度的管理模式。这种模式强调围绕组织目标的实现和生产活动尽可能多地调动人性的内在作用。在组织中强调人情味是对的，管理者若为被管理者想得很周到，则被管理者自然就会努力工作，这样组织就会更好地发展。但是不能把人情味作为企业管理制度的最主要原则，过度强调人情味就会逐渐丧失原则与制度，并最终导致

笔记

组织失控。

4. 随机化管理模式　这是既忽略制度又不关心生产和人情的管理模式。现实中最典型的两种随机化管理模式的表现形式分别为民营企业中的独裁式管理和政府企业中的行政干预。有些民营企业的创业者很独裁：一切事务他说了算；他随时可以任意改变任何规章制度；他的话就是原则和规则。这种管理显然充满"随机性"或"随意性"，毫无"定式"可言。由于种种原因，许多地方的政府机构可以任意干预一个国有企业或事业单位的经营与管理活动，这是随机化管理模式的另一典型表现形式。

5. 制度化管理模式　这是生产导向、制度优先、兼顾人情的综合管理模式的简称。这种模式强调：按照一定的事先确定的规则来实施组织管理；这些规则必须既有利于组织目标的高效实现，又为全体员工认可，同时责权利对称。这种管理模式兼备其他几种管理模式的优势，是未来的企事业单位管理的目标模式。单纯的"制度化管理"比较"残酷"，适当照顾"亲情关系"，在制度的范围内最大限度地体现对员工的"关怀"，不仅有助于更好地保证制度的执行和生产目标的实现，而且会成倍地增加"关怀"的功效。

（四）管理的基本职能

管理学者们普遍认为：尽管不同行业、不同规范的企事业组织的生产过程和最终产品差别悬殊，但其管理过程是一样的。所谓管理职能其实就是以管理过程为线索划分的管理活动。管理学的主要奠基者都曾对管理职能提出过自己的看法：法约尔认为管理的职能包括计划、组织、指挥、协调、控制五个职能；古利克和厄威克提出了著名的管理七职能，即计划、组织、人事、指挥、协调、报告、预算；孔茨和奥唐奈里奇把管理的职能划分为计划、组织、人事、领导和控制；米和希克斯提出了创新职能，强调创新可以使组织的管理不断适应时代发展的论点。表面上看，不同学者对管理职能各执一词，其实他们只是在划分管理过程时所用尺度大小不一而已。虽然各种职能说均有其合理性，但目前认同者最多的是四职能说，即计划、组织、领导和控制。

二、决策与计划

（一）决策及其影响因素

决策是为了实现某一特定目标，借助于一定的科学手段和方法，从两个或两个以上的可行方案中选择一个最优方案，并组织实施的全部过程。科学决策是现代管理的核心，它是决定管理工作成败的关键；决策是组织合理配置资源并使之产生最大的运转效益、协调企业各部门活动、调动职工积极性、增强企业凝聚力的重要纽带和保证；决策是管理者的必备基本功，是检验企业领导水平的根本标志。决策应遵循一些基本要求，以增强科学性和减少失误，这包括：①及时性，即及时发现影响组织生存、成长的积极因素和限制性因素，抓住机遇；②效益性，决策的目的是取得最佳的经济与社会效益，应核算各种方案的时间价值、机会成本、长短期收益率等；③系统性，即综合考虑各种制约因素和有利条件，全面权衡利弊；④灵活性，即根据内外条件变化及时调整决策的重点和内容。决

笔记

策的影响因素错综复杂,概括起来可分为决策者、组织、社会经济、信息四个方面。

1. 决策者因素 决策者在企业决策过程中处于举足轻重的领导地位,他们素质的高低直接影响企业决策的正确性和有效性。对决策者的素质要求可归纳为知识结构、能力结构和心理结构三个方面。决策者心理状态在决策过程中的影响主要体现在决策者的认知、潜意识、直觉、风险态度、压力态度等方面,由此形成决策者的不同决策风格。

2. 组织因素 组织本身的目的、目标及其所从事的业务构成了决策的背景,组织既提供决策资源,也对决策进行限制。组织对管理者的决策行为可能产生影响的因素主要包括集体决策、决策气候和组织的平衡与惯性。集体决策是不同决策者、参谋者、执行者和信息处理人员等为实现企业目标而研究、设计和选择方案协同工作的过程。现代管理决策日益由个人决策向集体决策发展,这有利于实现决策民主化、科学化。决策气候通常用自主权、决策行为制度、报酬定位和决策者得到的重视与支持度四个尺度衡量与判断。组织的平衡与惯性是指决策过程中决策方案的形成需要考虑组织承受机构变动和人员流动在组织内产生扰动的能力。一个组织的平衡与惯性往往表现在企业组织的政策、规范和先例三个方面。

3. 社会经济因素 管理者的决策行为受到社会经济各种因素的影响,其中包括社会规范、经济体制、法律限制等。社会规范是社会对每个成员行为的一种评价标准,是组织决策的一种外在约束力。决定这种约束力大小的因素包括:外部环境条件的含糊和不肯定性越大,社会规范的约束力越小;决策过程的透明性越低,社会规范的约束力越小;决策议题受外界舆论的关注度越高,受规范的影响越大;决策者越有信心和魄力,越不易受影响;决策集体成员越团结,意见越接近,影响也就越小。经济体制实际也是一种决策的外部约束力量。自新中国成立以来,我国经济体制经历了高度集中的计划经济、有计划的商品经济和社会主义市场经济几个阶段。计划经济体制下,组织受到过多行政干预和保护,相应的决策行为也完全对上负责。在社会主义市场经济体制下,组织的决策行为就需要有根本性变革。此外,法律限制、文化特点也会影响企业的决策行为。国家各种法律的建立与完善,一方面使利益相关者的行为规范化,从而使管理决策更加有章可循;另一方面使管理决策的灵活性受到限制,要求管理决策不仅仅要照章办事,而更需要深思熟虑地做政策环境分析。

4. 信息因素 信息是决策主体在决策过程中做出正确决策的依据。影响管理决策的信息因素主要表现在四个方面:信息的可靠性、信息的数量、信息的及时性、信息的适用性。信息的可靠性即信息符合实际情况的真实程度。信息越真实,可靠性就越高,只有真实可靠的信息才会有益于决策主体做出正确决策。信息的数量即决策过程中决策主体所占有的与决策有关的信息量大小;管理者做决策之前需要考虑对具体决策问题所掌握的有关信息的数量是否足够,若不够则应补充收集,直到充足为止。信息的及时性保障决策主体能够及时做出决策。如果信息到达决策者的时间可保证决策者不失时机地做出决策并因而获得某种效益,则信息是及时的;反之为不及时。信息的适用性指提供给决策者的信息与其面临决策的信息需要之间的一致程度,决策者面临决策的信息需要随决策者所在管理层次的决策类型不同而不同。战略决策、战术决策和作业决策的信息需要相差很大。若提供的信息与决策有关,符合信息需要特征,为适用信息;反之为不适用信息。

(二)决策分析方法

随着组织规模的增大及管理者层级的提升,决策问题的复杂程度迅速增加,对决策分析方法的要求也迅速提高。不同的决策适用不同的方法,方法选择会对决策效果带来重大影响。决策分析方法不对,决策质量必然没有保障。本书后文将有专门章节讨论决策方法学问题,这里不对决策方法问题进行全面讨论,而只摘要介绍一下团队决策。由于管理决策问题大多复杂且往往涉及多方利益平衡,因此经常需要运用团队决策(group decision-making)。团队决策不仅有利于集思广益、发现漏洞和产生新的解决方案,更重要的是能够增加决策的权威性和公平感。调查分析表明,美国企业95%的决策都是通过团队决策做出的。可用于团队决策的方式方法很多(图2-12),其中常见而又实用的包括:结构化冲突法(structured conflict)、程序化会议法(nominal group technique)、德尔菲法(Delphi technique)、阶梯协商法(stepladder technique)、电子化头脑风暴法(electronic brainstorming)等。

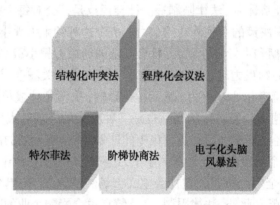

图2-12 常用的团队决策方法

1. **结构化冲突法** 大多数人认为冲突造成负面影响。然而,合适的冲突可能会导致更好的群体决策。冲突的类型分为两种:一种是C型冲突,即认知冲突,是主要问题和相关问题的意见分歧。在C型冲突中,员工不同的经验和专业知识导致他们对问题的看法以及可能的解决方案不同。但C型冲突的另一个特点是愿意检查,比较和协调这些差异以产生最佳的解决方案。另一种是A型冲突,即情感冲突,是指可能出现的个人分歧,而不是专业的情绪反应。A型冲突往往导致敌意、愤怒、怨恨、猜疑、冷嘲热讽和冷漠。与C型冲突相比,A型冲突比较容易降低团队的工作效率。

2. **程序化会议法** 这是指在决策过程中对群体成员的讨论或人际沟通加以限制,但群体成员是独立思考的。像召开传统会议一样,群体成员都出席会议,但群体成员首先进行个体决策。这种方法的主要优点在于群体成员正式开会但不限制每个人的独立思考，也不像互动群体那样限制个体的思维，而传统的会议方式往往做不到这一点。具体操作步骤：成员集合成一个群体，在进行任何讨论之前，每个成员独立地写下他对问题的看法；经过一段沉默后，每个成员将自己的想法提交给群体；然后一个接一个地向大家说明自己的想法，直到每个人的想法都表达完并记录下来为止；所有的想法都记录下来之前不进行讨论；之后群体开始讨论，把每个想法搞清楚，并做出评价；每一个群体成员独立地把各种想法排出次序，最后的决策是综合排序最高的想法。

3. 德尔菲法　德尔菲法又名专家意见法，是依据系统的程序，采用匿名发表意见的方式，即团队成员之间不得互相讨论，不发生横向联系，只能与调查人员发生关系，反复填写问卷，以集结问卷填写人的共识及搜集各方意见，可用来构造团队沟通流程，应对复杂任务或难题的管理技术。具体步骤：组成专家小组，可根据预测课题的大小和涉及面的宽窄而定，一般不超过 20 人；向所有专家提出所要预测的问题及有关要求，并提供有关这个问题的所有背景材料，同时请专家提出还需要什么材料，再由专家做书面答复；各个专家根据他们所收到的材料，提出自己的预测意见，并说明自己是怎样利用这些材料并提出预测值的；将各位专家第一次判断意见汇总，列成图表，进行对比，再分发给各位专家，让专家比较自己同他人的不同意见，修改自己的意见和判断；将所有专家的修改意见收集起来，汇总后再次分发给各位专家，以便做第二次修改；最后对专家的意见进行综合处理。

4. 阶梯协商法　1992 年 S. G. Rogeberg 提出了一种名为阶梯技术（stepladder technique）的组织决策技术。在使用这种方法时，组织的成员是一个一个加入的，比如一个由 5 人组成的组织在利用阶梯技术决策时，先是由两个成员讨论，等他们达成一致后，第三个成员加入，加入之后先由他向前两个人讲自己的观点，然后再听前两个人已经达成的意见，最后三个人一起讨论，直到达成共识。第四、第五个成员也以同样的方式依次加入，最终整个组织获得一致性的方案。阶梯技术不仅在实际方案选择，而且在心理感受上均优于另外两种方法。该方法比较费时，主要用于重大决策问题。

5. 电子化头脑风暴法　这种方法的原则是：提出的观点越多越好；接受所有的观点，即便是疯狂的；集思广益，采纳其他团队的观点以提出更好的想法；但不允许批评或评价意见。这种方法的优势是：电子化头脑风暴法克服生产阻塞，组织成员坐在电脑前，但灵感出现时，每个人都能立刻把观点输入电脑，省略了等待轮到自己发言的步骤，减少灵感的遗忘和员工的顾虑；电子化头脑风暴法是匿名的，提供了更多的自由表达机会。但这种方法也存在缺点：由于需要电脑、网络和软件等资源，这种方法的耗费更大了；有人可能很难以书面的形式表达自己的观点；打字的技能可能会阻碍组织成员参加到其中。

（三）计划及其种类

计划是关于组织未来的蓝图，是对组织在未来一段时间内的目标和实现目标途径的策划与安排。计划有正式计划与非正式计划之分。根据划分标准的不同,计划可以区分为各种不同的类别。

1. 根据计划对企业经营的影响范围和影响程度分 可将计划划分为战略计划和战术计划。战略计划是关于企业活动总体目标和战略方案的计划;战术计划是有关组织活动具体如何运作的计划。

2. 根据计划跨越的时间间隔长短分 可将计划分为长期计划和短期计划。长期计划描绘组织在一段较长时期(通常为三年或五年以上)的发展蓝图,规定在这段较长时间内组织以及组织的各部分从事的活动应该达到什么样的状态和目标;短期计划具体规定组织总体和各部分在目前到未来的各个时间间隔相对较短的时段(如一年、半年以至更短的时间),特别是最近的时段中,所应该从事的各种活动及从事该种活动所应达到的水平。

3. 根据计划所涵盖的内容范围分 可将计划分为综合性计划和专业性计划。综合性计划是对业务经营过程各方面所做的全面的规划和安排;专业性计划是对某一专业领域职能工作所做的计划,通常是对综合性计划某一方面内容的分解和落实。

(四)计划的内容与步骤

计划工作实际上是一个由若干互相衔接的步骤所组成的连续的过程。这一过程可以大致分为八个步骤,即估量机会、确定目标、发掘方案、评价方案、优选方案、派生计划、预算资源、明确职责(图2-13)。

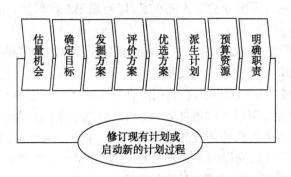

图 2-13 计划的内容与步骤

1. 估量机会 估量机会是正式的计划工作开始之前所必须做的准备工作,但却是计划工作中不可缺少的一个起点。其内容包括:初步考察未来可能出现的机会以及本组织认识和把握机会的能力,根据自身的优势和劣势判断本组织的竞争地位,明确进行计划的理由以及期望得到的结果等。这一步骤的工作关系到计划目标能否实现。

2. 确定目标 在估量机会的基础上,为组织以及各组成部分确立目标。目标要说明预期的成果,指明将要做的工作有哪些、重点应放在哪里、将必须完成哪些任务等。企业或组织的总目标将成为所有计划的指南,各个领域的分目标和各个部门的具体目标必须反映总目标的要求,通过各领域、各层次目标的相互支持,相互协调,形成一个完整的目标系统。

3. 发掘方案 实现某一既定的目标往往存在着多个可供选择的方案。管理人员应当牢记这一格言：如果看起来似乎只有一种行动方案，这一方案很可能就是错误的。因为这容易使人们放弃去探索更好的方案。但在实践中，通常的问题并不在于方案太少，而是我们所面临的选择常常太多。这就要求主管人员通过初步的考察和计算，排除希望不大的那些方案，将方案的数目减少为最有成功把握的有限几个方案。

4. 评价方案　在找出了各种方案并考察了它们各自的优缺点之后，计划的下一个步骤便是根据计划的前提条件和计划目标来分析评价各种方案。有的方案可能获利能力大，但投资大，回收期也长；有的方案获利小，但风险也小；而有的方案则更适合于企业长远目标的要求。由于方案多，而且有大量的可变因素和限定条件，从而评价方案的工作往往是非常复杂的，为此常需借助于运筹学、数学方法和计算技术等各种手段来进行方案评价。

5. 优选方案　这一步骤实际上意味着进行决策或决断。管理人员或者依据自己的经验，或者通过对方案进行实验以及分析研究来作出选择。在对各种方案进行分析和评价的过程中，有时可能会发现同时有两个或两个以上的方案是可取的，在这种情况下，管理人员也许会决定同时采取几个而非某一个方案。

6. 派生计划　在选定一个基本的计划方案后，还必须围绕基本计划制订一系列派生计划来辅助基本计划的实施。例如，某大企业在作出新建一个分厂的决策后，这个决策就成为制订一系列派生计划的前提，各种派生计划都要围绕它来进行拟定，如人员的招聘和培训计划、材料和设备的采购计划、广告宣传计划、资金筹措计划等。

7. 预算资源　预算是用数字的形式表示的组织在未来某一确定期间内的计划，是计划的数量说明，是用数字形式对预期结果的一种表示。这种结果可能是财务方面的，如收入、支出和资本预算等；也可以是非财务方面的，如材料、工时、产量等方面的预算。预算是汇总各类计划的工具，同时也是衡量计划执行情况的重要标准，因此预算又常常被看作是一种重要的控制手段。

8. 明确职责　将组织主要工作任务细化分解到组织各个部门，实行百分制考核。职责来自职务，职务和职责相互依存，融为一体，有什么样的职务就有什么样的职责。组织高层管理者、中层领导人员和基层管理者分别处在不同职位，应各自履行相应的职责。

（五）卫生信息化战略规划

1. 规划的理由　卫生信息系统的建设往往不仅投资大，更重要的是它影响广泛而深入。因此，卫生战略规划无论如何强调都不为过。这种规划同时涉及信息与通讯技术，以及这些技术所应用的医疗卫生专业领域。计算机与通讯技术迅速发展，新技术、新方法层出不穷，适应持续不断的演进且充分发挥新技术的潜能本身就是信息系统规划面临的严峻挑战。医疗卫生服务更是高度复杂和高度专业化，其利益相关者涵盖全社会几乎所有方面，有效协调性质迥异的信息需要及利益关系则给卫生信息化规划增添了新的困难。到目前为止，医学依然是以经验为主导，众多生物学、心理学和社会学问题尚不能解决，而现代信息手段理论上说为解决这些难题提供了巨大的空间，发挥信息技术的作用，突破现有医学的局限,则是摆在人们面前的第三大难题。

2. 规划重点事项 虽然卫生信息化规划面临许多重大挑战,但也有可遵循的规律,掌握这些规律能有效提升规划的科学性和可操作性。充分掌握卫生系统的结构、系统内外各要素间的关系以及不同类型与层次卫生机构的职能是卫生信息化规划必须具备的第一项前提。寻找或制定一个相对系统的信息技术分类清单有助于拓展信息技术与卫生工作交叉组合的空间。规划的过程与规划的结果同等重要,主要利益相关者的参与不仅有利于集思广益,均衡与规划相关的资源与利益导向,同时也为规划的实施打下坚实的基础。信息化规划绝非轻而易举,必须有足够的时间与资源投入,还要有一个适当的组织结构。独立的第三方咨询势力的引入不仅能带来思路的"创新",同时还会带来公正的"视角"和协调的"中介"。

3. 规划内容与步骤 如图 2-14 所示,卫生信息化规划的具体过程大致可分为三个阶段、五个步骤。各个步骤既有一定的先后顺序,但也有可能出现"反复"。适宜的规划组织对规划的成败至关重要,不同组织的职责各有侧重。任务 1 和 5 由规划领导小组负责实施;任务 2 和 4 则由技术小组负责完成;而任务 3 则由决策小组或决策委员会在技术小组的支持下完成。

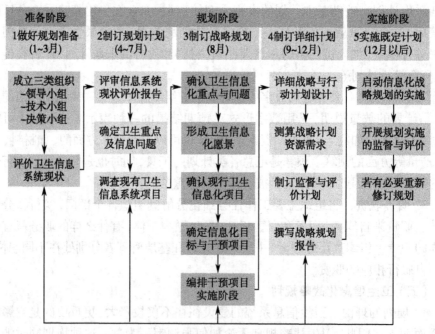

图 2-14 卫生系统信息化战略规划内容与步骤

三、组织与制度

(一)组织及其设置原则

管理上的组织是指为实现一定的目标,按一定规则和程序所形成的权责角色结构。组织的设置需遵循一些基本的原则,其中包括目标统一性原则、授权原则、分工协作原则、权责对等原则、管理宽度适宜原则、最少层次原则、统一指挥原则、弹性机构原则等。

1. 目标统一性原则 指在组织中所设立的每个部门都必须有助于组织目标的实现。作为一个组织中的各个部门，不仅要达到本部门的目标，还要为实现组织的总目标而服务。用组织目标来统一组织各部门的活动，避免因人设事、因人设职。

2. 授权原则 是指为保证有效的组织工作，管理人员必须把职权授予能胜任的下属。通过授权减少上层人员的负担，集中力量考虑重要的问题以提高管理的绩效；可以使下级权责统一，以充分发挥下级的才干，调动其工作的积极性，从而创造一个上下协作的工作环境。

3. 分工协作原则 是指按照提高管理专业化程度和工作效率的要求，把组织目标分成各级部门和人员的目标和任务，使各部门和人员都明确在实施组织目标过程中应承担的职责和职权，并明确各部门和人员间的关系和配合方法。分工可以提高效率。分工将组织的总目标落实到具体的部门和人员，协作则规定各部门和人员之间的关系及配合方法。有分工就必须有协作。坚持分工与协作的结合能提高专业化程度和管理效率。

4. 权责对等原则 是指职权和职责必须保持动态对等。在设计组织结构时，既要规定每个层次和部门人员的职责范围，也要授予他们完成职责所必需的职权，这就是权责对等。权责分离、有权无责或有责无权都会影响到组织的效能。

5. 管理宽度适宜原则 强调在设计组织结构时，应考虑到管理人员有效指挥，管辖其直接下属人数的适用性，人数过多或过少都会降低管理效率。

6. 最少层次原则 是指组织结构要想尽可能有效运转，其管理层次就要尽可能的少，也就是达到最少的层次。建立一条最短的指挥链，是保证组织结构精干高效的基础。

7. 统一指挥原则 指一个人只应听从一个上级的命令和指挥，这样上级的指示才能很好地贯彻执行，上下级对最终成果的责任感才能加强。统一指挥是组织有序性和效率性的要求。"多头领导"和"政出多门"往往使组织陷入混乱和低效率。

8. 弹性机构原则 指组织若要获得成功，就必须有能力适应变化着的环境，也就是组织必须具有弹性。僵化的组织必将被淘汰。

（二）组织与信息系统

1. 组织对信息系统的影响 组织的类型、规模与环境等对其信息技术的采纳有着重要的影响。组织为适应环境的变化需要使用信息系统；组织内部文化因素（价值观、行为准则和关键的兴趣等）影响信息系统的选择、设计、开发和使用；组织文化理论认为，信息技术必须适合组织文化，否则很难被采用。组织内的决策权分配和报告关系决定信息技术服务的方式；组织中的决策者直接决定由谁来设计、建立、管理和运行组织中的信息系统。

2. 信息系统对组织的影响 信息系统通过影响组织的方方面面对组织施加影响，最终推动组织创新和变革。信息系统可以帮助组织快速应对环境变化带给组织的挑战,不断创新。信息系统往往使组织采用新的工作方式,从而改变现存的组织结构,比如设置新的科室(如信息科、计算机中心等)。信息系统建设会对管理层次及组织关系产生重要影响,如增加管理宽度、减少组织层次等。电子化交流沟通方式(邮件、视频会议等)的广泛应用会改变领导与决策方式。信息系统的建立也可能导致新的组织文化的诞生等。

(三)制度的内涵与作用

制度是约束人们行为及其相互关系的一套规则,是一种博弈均衡和合作机制。制度的范围十分广泛,人类文明的一切领域都是通过制度来形成的。从国家的政治经济制度到日常生活行为规则;从正式的法律、法规到非正式的伦理道德、习俗、传统等。制度本质上是处理人与人关系的,个人无所谓制度,制度不处理人与物的关系,技术规则一般也不属于制度。制度是一种稀缺性的资源,有效的制度总是短缺的,制度可以创造价值,制度也是可以配置的。制度是一种降低交易费用的工具,它通过促进服务、合作、降低交易成本和风险等创造经济价值。

制度的基本功能主要包括约束功能、激励功能和信息功能:①约束功能:制度规定着人们应该做什么和不应该做什么、应该怎么做和不应该怎么做;约束着人们行为选择的空间;约束有利于降低不确定性、遏制机会主义、保障运行秩序;影响制度约束力的因素包括规则的明晰性、违约成本、监督机制和成本、道德自律等。②激励功能:制度针对人们所做的不同行为选择给出不同的"成本 – 收益函数",从而对人们的行为选择形成正向或反向激励;影响激励功能的因素包括权利的明晰性、收益率、公平性等。③信息功能:"惯例和制度本身也是一种为经济当事人提供大量信息的有效的信息装置",制度为人们的行为选择提供了一种公共信息或公共知识;制度使主体可以获得对他人行为的预期信息。

四、协调与控制

(一)协调的对象与策略

协调是管理的重要职能,是管理过程中引导组织之间、人员之间建立相互协作和主动配合的良好关系,有效利用各种资源,以实现共同预期目标的活动。协调的对象涉及组织与人员两方面,具体包括人与人间的关系、人与组织间的关系、组织与组织间的关系三大类。

协调的特点:①平等性,即协调主体与协调对象居于平等位置,没有强制力的直接作用;②互利性,即广泛寻找共同利益,坚持求大同存小异;③主体广泛性,即主体极其广泛,可以是管理活动中产生矛盾的任何一方或任何人;④结果不确定性,即通过协调可能达到的目标,也可能收不到任何效果;⑤对象复杂性:对象的复杂性是协调与控制的重要区别。

协调的内容与手段可有目标协调、利益协调、思想与行为协调、政策与规章制度协调。协调的过程一般包括:①了解、把握组织运行过程中各环节、各要素之间可能出现或已经发生的矛盾与冲突;②对可能出现或已经发生的矛盾与冲突进行具体分析,找出原因;③采取措施,消除矛盾与冲突。

协调应遵循的原则主要有:①以人为本,协调要紧紧围绕人展开;②客观公正,协调者能否被协调对象所接受,协调措施能否被协调对象认可,取决于协调者及其拟定的协调措施是否客观公正;③灵活机动,协调的时机、方式需要根据需要灵活变通,需要根据协调工作进展情况与实际需要不断调整;④注重整体,任何协调活动都不得以牺牲整体利益为代价。

保障协调客观公正的措施包括:①充分考虑到协调对象的建议与利益要求;②维护协调对象的根本利益与长远利益;③考虑协调对象的持续发展等。

(二)控制的条件与手段

1. 控制的含义、步骤与条件　控制对组织内部的管理活动及其效果进行衡量和校正,以确保组织的目标以及为此而拟定的计划得以实现。用控制论的概念和方法分析管理控制过程,更便于揭示和描述其内在的机制。控制的基础是信息,一切信息传递都是为了控制,而任何控制又都有赖于信息反馈来实现。控制有两个前提条件(控制标准、控制机构)和三个基本步骤(拟定标准、衡量成效、纠正偏差)。控制要卓有成效的条件:①控制系统必须具有可衡量性和可控制性;②有衡量这种特性的方法;③有用已知标准来比较实际结果和计划结果并评价两者之间差别的方法;④有一种调控系统以保证在必要时调整已知标准的方法;⑤控制的目的是使组织管理系统以更加符合需要的方式运行,使之更加可靠、便利、经济。

2. 控制的类型　根据纠正措施的作用环节不同,控制工作的基本类型包括现场控制、反馈控制、前馈控制。

(1)现场控制:用于正在进行的计划执行过程;主要为基层管理人员所采用;上级主管人员也可通过深入现场来亲自检查监督、指导和控制下属人员的活动。

(2)反馈控制:分析工作的执行结果,将它与控制标准相比较,发现已经发生或即将出现的偏差,分析其原因和对未来的可能影响,及时拟定措施并予实施,以防止偏差继续发展或防止其今后再度发生。

(3)前馈控制(预先控制):主管人员运用所能得到的最新信息,包括上一个控制循环中所产生的经验教训,反复认真对可能出现的结果进行预测,然后将其同计划要求进行比较,从而在必要时调整计划或控制影响因素,以确保目标的实现。

3. 控制的策略

(1)运用计划:控制是实现计划的保证,控制的目的是为了实现计划;计划越是明确、全面、完整,所涉及的控制系统越是能反映这样的计划,则控制工作也就越有效。

(2)运用组织:若一个组织结构的设计越是明确、完整和完善,所设计的控制系统越是符合组织机构中的职责和职务的要求,就越有助于纠正脱离计划的偏差;控制系统必须切合每个主管人员的特点。

(3)控制关键点:特别注意在根据各种计划来衡量工作成效时有关键意义的那些因素。

(4)把握趋势:对控制全局的主管人员来说,重要的是现状所预示的趋势,而不是现状本身。

笔记

（5）关注例外：主管人员越是只注意一些重要的例外偏差，也就是说，越是把控制的主要注意力集中在那些超出一般情况的特别好或特别坏的情况，控制工作的效能和效率就越高。

案例 2-3

理论是开启成功大门的钥匙——医改今后的路线

针对前一案例中提出的问题，应用管理学控制原则，可得到如下应对策略：

1. 促进规划和政策制定的民主与透明 改变现行"自上而下"的决策与规划模式，建立长效机制，调动居民、社区、媒体等参与区域性重大医疗事项的决策，包括居民优先医疗服务需求的界定、医疗体系发展目标与规划、重要医疗服务政策的制定等。综合运用"专委会"、"听证"、"恳谈"、"公示"、"民调"等多种形式，以集思广益、反映居民的切身需求、增加政策及规划的"透明度"、"公信力"、"拥有感"及"依从性"。并编制切实可行的操作指南，规范"民主化"与"透明化"的要求、内容、方式、步骤等。

2. 循环评估并弥补医疗系统缺陷 在卫生系统内部，出台政策规定，明确要求，定期针对医疗服务开展区域性及医院内运作评估与诊断工作；并组织专家制定专门的操作指南，帮助和促进这项工作的开展。在卫生系统之外，借鉴国外发达国家的成功做法，鼓励和培育独立或附属于医学教研机构的专业化的医疗系统与医疗服务诊断咨询能力，为医院及其主管部门提供专业化的诊断与咨询服务。更重要地，制定政策要求各地及时针对系统诊断发现的问题或"短板"开发、设计行之有效的政策、措施和方法。如此循环往复，就能促使医疗系统不断走向完善。

3. 构建谨慎的差异化补偿机制 首先，设定补偿标准时应坚持"谨慎"的原则，充分考虑与人口老龄化等重要趋势相关的医疗负担急剧上升问题。其次，依据临床路径制定适合我国国情的单病种（或单项目）成本标准或核算模型，并以质量和效果为导向界定不同病种（或不同服务项目）的优先程度，再根据资源条件重点补偿优先度靠前的病种或服务项目。第三，逐步引入与"成本 - 效益"挂钩的差异化补偿办法，使具有"成本 - 效益"比优势的病种或项目获得更高比例的补偿。第四，加大对居民在不同级别医院所获服务的补偿比例的差距，以引导病源更多地流向基层和社区；在适当加大贫困人群医疗救助力度的同时，放宽对大医院及"特色"服务项目的价格管制，允许较大幅度地提高大医院及"特色"医疗服务收费，以满足相对富裕人群的特殊需求。最后，遴选有效的"慢性病临床筛检与处理项目目录"，并纳入政府补偿范围。

4. 加快信息管理规范化和现代化 在加大投入添置与更新计算机、网络和通讯设施的同时，出台并实施"医疗信息全面质量管理规范"，以全面质量管理的理念和方法强化对医疗服务相关信息的管理。制定不同岗位医务人员"信息职责与行为规范"，分门别类地规定医务人员应收集的信息和应遵守的行为准则。引入"诊疗记录患方签验制度"，即要求医生向患者或其亲属解释重要的诊疗记录（如病历、发药记录、化验报告单等）内容，并请"患方"签字，以制约窜改或虚填记录。

5. 建立独立监评及代理人体系 在进一步完善现有的、卫生行政部门主导

笔记

的内部绩效考核体系的基础上，鼓励国内的医学院校、研究机构、学会、新闻媒体等根据自身特长制定相应的评价标准与方案，定期或不定期地开展监督评价，并将结果公诸于众，以供居民、政策制定者和医生参考。与此同时，彻底分割医疗服务的"管"与"办"。可考虑将城乡"医保"体系从卫生系统分离出来，再整合并入社保部门或成立独立的"医保局"，以代表居民向卫生部门采购医疗服务。在此基础上，建立"专业化"的居民医疗权益代理人体系，以应对医疗服务的高度复杂性和信息不对称；该"代理人体系"由"守门员"和"专家委员会"两部分构成；"守门员"以获得认证的村卫生室和社会服务站医生为主体，"专家委员会"选自第三方教研机构。

（王德斌）

本章小结

信息管理涉及众多领域，信息管理理论学派很多，有信息系统学派、记录管理学派、信息管理学派、信息用户学派、信息交流学派等。卫生信息管理是一门交叉学科，涉及的相关理论非常丰富。卫生信息管理者有不同的角色观，有资源管理观、特性控制观、作业辅助观、信息经纪观等。

系统论强调的基本原则包括整体性原则、联系性原则、动态性原则、最优化原则等。E10模型又称10因素模型，是利用系统论分析复杂系统行为的有益尝试，它将影响企事业组织效率的繁多复杂的因素及其关系归结成有限的关键因素及关系，即人员、计划、活动、控制、结构、技术、知识、文化、环境和资源流等10大关键因素。

控制论与系统论密不可分，须用系统的观点和方法解决控制问题。研究和设计控制系统，不但要考虑系统的动态性、可控性、可观测性、鲁棒性和控制精度等特性，还要考虑环境干扰因素。利用系统论与控制论的一些基本原理，可以分析和解决卫生信息管理的实际问题。

信息学的发展经过了狭义信息学、信息哲学、广义信息学三个阶段。信息加工心理学的精髓是利用计算机模拟来探讨人脑的内部认知过程，与人工智能研究的关系尤为密切。信息行为学更关注个体的信息需求和信息寻求行为，构建信息行为模型对复杂的信息行为系统关键因素及其关系进行抽象和概括，以求对信息行为有足够的解释和预测能力。

信息测度与评价是信息学的重要研究内容，也在卫生领域有广泛应用。信息测度的应用潜力巨大，可用于主题词频数与关系分析、文献计量分析、网络舆情监测等。卫生领域的信息系统或项目评价与建设同样重要，评价本身也是一项系统工程，需要系统设计，统筹考虑评价的主体、内容、时间等。SAIL信息化量表是对我国卫生信息化程度评价的有益尝试。

管理的基本职能包括计划、组织、领导和控制。信息管理是管理学的分支，管理学的基本原理同样适用于卫生信息管理领域。

笔记

关键术语

1. 信息主管（chief information officer，CIO）
2. 利益相关者分析（stakeholder analysis）
3. 最低核心数据（minimum data set，MDS）
4. 鲁棒性（Robustness）
5. 赛伯空间（cyberspace）
6. 虚拟现实（virtual reality）
7. 模板匹配模型（template matching model）
8. 信息行为（information behavior）
9. 行为驱动力（Motivational Force，MF）
10. 阶梯技术（stepladder technique）

讨论题

1. 有学者主张，卫生信息管理者即"卫生信息经纪人"，试简述其基本要点并说说你的评价。
2. 尝试对照系统与控制的一些基本原理，分析讨论一下我国的卫生系统信息化隐藏了哪些系统风险以及这些风险的应对策略。
3. 理解 CAPS 卫生信息行为模型，讨论如何改变吸烟行为。

思考题

1. 简述决定一个组织效率高低的主要因素有哪些。
2. 研究和设计控制系统必须具备哪些重要特性？
3. 简述控制系统的几种类型及其工作过程。
4. 简述信息加工心理学的主要研究内容。
5. 决策过程包括哪些步骤？
6. 简述计划工作的主要步骤。
7. 如何做好卫生信息化战略规划？
8. 如何设计好卫生领域的信息系统评价指标？

笔记

卫生信息标准与规范

通过本章的学习,你应该能够:

掌握 卫生信息标准与标准化的基本概念和特征、卫生信息标准体系架构;掌握我国卫生信息标准化工作进展情况。

熟悉 国际上常用的医学术语标准、卫生传输与交换标准。

了解 国际上主要的卫生信息标准化组织及其工作情况。

章前案例

卫生信息标准有助于医疗检验结果共享

张先生腹部疼痛已经持续几周了,身体状况日益衰弱。由于诊断不明,医生建议他进行一系列的化验检查并到专科医院就诊。随后,张先生办理了转院申请。专科医生接收张先生转入。通过区域卫生信息平台,直接获得检查结果。专科医生查阅检验结果以及张先生既往病史发现数年前的情况对当前病情可能产生影响。专科医生就此和张先生回顾情况,以确认一些细节。根据这些临床证据和问诊情况,专科医生做出诊断,并开出治疗处方。

此过程中,检验结果的共享需要不同医疗机构遵循共同的信息标准,从而节省递送检查结果所需的时间和金钱;提供完善的资料使得医生能够做出明确的大部分诊断;医疗卫生人员不再仅仅依靠患者的无重点的回忆和一些补充信息,而是可以直接获取精确和完善的历史信息;完整的信息提高了快速准确诊断的可能性。

卫生信息化是医改的重要任务,也是医改的重要支撑和保障,而卫生信息标准化工作是其中的重中之重。卫生信息标准与规范建设是实现不同医疗卫生机构之间、不同医疗卫生信息系统之间互联互通、信息共享的重要的基础性工作。基于卫生信息标准的卫生信息平台建设,对于提高医疗卫生机构的服务能力,缓解"看病难,看病贵"问题,真正惠及广大老百姓具有重要作用,而且随着社会发展、生活水平的提高,人民对健康的要求也随之提升。从某种意义上讲,对标准的需求必将越来越高。

笔记

第一节 信息标准与标准化

一、信息标准的概念

（一）标准产生

从古至今，人类的任何实践活动，都是按照一定的章法运行，才能奏效。"不以规矩，不成方圆"就是这一章法的体现。凡是能用来做依据和标准的，都叫规矩。"规矩"就是标准，是基础。"方圆"就是质量，是效益。标准是提高质量和效益的依据。在东周春秋时期的《礼记·中庸》中就有记载，"今天下车同轨，书同文"，这显示出我们祖先很早就开始注意工具的统一性问题。这是标准化工作的重大进展，它促进全国各地的沟通与民族融合。度、量、衡的统一使华夏文明成为世界古代标准化工作的典范。

国际上，业界对标准的认识也在不断提升与发展中。1991年，国际标准化组织在第2号工作指南中对标准重新定义为："标准是由一个公认的机构制定和批准的文件。它对活动或活动的结果规定了规则、导则或特性值，供共同和反复使用，以实现在预定领域内最佳秩序的效益。"

我国2002年颁布的国家标准（GB/T20000.1—2002）《标准化工作指南第1部分：标准化和相关活动的通用词汇》中对标准有严格的定义是："为在一定的范围内获得最佳秩序，经协商一致制定并经一个公认机构的批准，共同使用和重复使用的一种规范性文件。"标准的特征：①标准的目标是为了一定的范围内获得最佳秩序；②本质是一种文件；③策略方法是：协商一致；由公认机构批准；制定共同使用和重复使用的文件。

（二）信息标准的概念与特征

1. 信息标准的定义 信息标准（information standard）作为标准的一个重要组成部分，是一个大的概念，它涵盖了信息技术的方方面面。信息标准是专门为信息科学研究、信息产生、信息管理等信息领域所制定的各类规范和行动准则，是指在信息的产生、传输、交换和处理时采用的统一的规则、概念、名词、术语、传输格式、表达格式和代码等。狭义的信息标准，即信息表达的标准，是指在一定范围内人们共同使用的对某类、某些、某个客体抽象的描述与表达并进行科学的分类和编码。广义的信息标准包括信息处理的全过程应遵循的标准，如信息的采集、信息传递与通信、数据流程、信息处理的技术与方法、信息处理设备的标准等。

2. 信息标准的基本特征 作为标准重要组成部分的信息标准具备标准的基本特征。

（1）标准对象的特定性：制定标准的对象是"重复性的事物和概念"。重复性事物是指同一事物或概念反复多次出现和应用的性质。对"事"制定的标准，一般属于管理标准、工作标准和方法标准；对"物"制定的标准，一般属于技术标准；对"概念"制定的标准，一般属于名词、术语、代号、符号等标准。只有对具有重复性的事物和概念，才有必要制定标准。显然，信息标准的对象涵盖信息内容、信息技术、信息设备等方面。

（2）标准制定依据的科学性：标准的基础是"科学、技术和实践经验的综合成果"。这表明了标准的科学性、先进性和可行性。因此，每制订一项标准，必须认真地做好以下两方面的基础工作：一方面是将科学研究的成就、技术进步的新成果同实践积累的先进经验相互结合，纳入标准中，奠定标准的科学性和先进性的基础。另一方面，标准中所反映的不是局部的、片面的经验，而是要经过认真研究，全面分析，充分协商，最后要从全局出发作出规定，从而使标准具备普遍性的品格。通过广泛调研，充分了解需求和实际发展状况，据此制定相关标准，实现标准内容的科学性、合理性。这对信息标准的制定尤为重要，是体现标准生命力的重要基础，关系到标准能否真正推广应用。

（3）标准的本质特征是统一性：如何解决其重复应用的问题，最佳的解决方式是标准形式。因为标准的本质是对"重复性事物和概念所做的统一规定"，即通过标准化的简化、优化、协调等方式，将科技成果和实践经验综合成统一的标准。通过统一的标准，使各有关方面的工作有了各自共同的依据和目标，同时，所产生出的具有经济效益和社会效益的成果也有了公认的衡量准则。信息标准的统一性特征是信息共享、互联互通的必然要求。

（4）标准应用的时效性：我们制定的标准是根据过去和当前的实际，按照标准制定的流程，开展标准研制工作。显然，随着时间的推移，情况在不断发生着变化，可能有一个 3 年或 5 年的稳定期。但过了这个时间段，标准和实际不相匹配，这时候就要组织人员进行标准的修订工作。当前，信息技术突飞猛进，信息标准的时效性备受关注，信息标准的及时修订显得尤为重要。

（5）标准执行的法规特性：标准产生的程序、标准的形式、标准的作用、标准的法律保证都有相关的规定。标准的编写、印刷、书面格式和编号方法都有严格的规定，这样既可以保证标准的编写质量，又便于标准资料的管理，同时也体现出标准文件的严肃性。标准必须"由主管机构批准，以特定形式发布"。标准从它的制定到批准发布的一整套工作程序和审批制度，是标准内涵科学规律的体现，也是标准本身所具有的法规特性的表现。

二、信息标准的类型

（一）信息标准分类

信息标准的种类繁多。基于不同目的，可从不同角度、以不同方法对其进行分类，如按标准化的对象、按标准的约束性等分类。这里我们介绍按标准的约束性分类，将标准分为强制性标准和推荐性标准两类。

1. 强制性标准　强制性标准是指在一定范围内通过法律、行政法规等强制性手段加以实施的标准。当事人（主要是企业）没有选择、考虑的余地，只能不折不扣地按标准规定的内容执行，不得违反。

2. 推荐性标准　推荐性标准是指在生产、交换、使用等领域，通过经济手段、市场调节而由当事人自愿采用的一类标准。这类标准，任何单位有权决定是否采用。在未曾接受或采用之前，违反这类标准，不必承担经济或法律方面的责任。但一经接受并采用，或有关各方商定同意纳入商品、经济合同之中，就成为共同遵守的技术依据，具有法律约束性，彼此必须严格贯彻执行。推荐性标准又称自愿性标准，或非强制性标准。推荐性标准鼓励当事人自愿采用。

（二）信息标准分级

根据《中华人民共和国标准化法》(1988 年 12 月 29 日公布，以下简称《标准化法》)的规定，我国标准分为四级，即国家标准、行业标准、地方标准和企业标准。显然，这一划分方法也适用于信息标准。事实上，这也是按照标准的适用范围对标准的一种划分方法。

1. 国家标准　国家标准是指对全国技术经济发展有重大意义而必须在全国范围内统一的标准。《标准化法》规定："对需要在全国范围内统一的技术要求，应当制定国家标准"。国家标准由国务院标准化行政主管部门制定发布，以保证国家标准的科学性、权威性、统一性。国家标准在全国范围内适用，其他各级别标准不得与国家标准相抵触。

国家标准一般为基础性、通用性较强的标准，是我国标准体系的主体。国家标准一经批准发布实施，与国家标准相重复的行业标准、地方标准应立即废止。

2. 行业标准　行业标准是指在全国性的各个行业范围内统一的标准。《标准化》法规定："对没有国家标准而又需要在全国某个行业范围内统一的技术要求，可以制定行业标准。行业标准由国务院有关行政主管部门制定，并报国务院标准化行政主管部门备案，在公布国家标准之后，该项行业标准即行废止"。如卫生行业标准（代号为 WS）由国家卫生部制定。行业标准在全国某个行业范围内适用。

根据 GB4754—2011《国民经济行业分类》，将行业定义为："从事相同性质的经济活动的所有单位的集合"。行业标准专业性较强，是国家标准的补充。随着市场经济的发展，行业管理必将加强，行业标准也将会有所发展。

3. 地方标准　地方标准是指在某个省、自治区、直辖市范围内需要统一的标准。《标准化法》规定："没有国家标准和行业标准而又需要在省、自治区、直辖市范围内统一的工业产品的安全卫生要求，可以制定地方标准。地方标准由省、自治区、直辖市标准化行政主管部门制定，并报国务院标准化行政主管部门和国务院有关行政主管部门备案。在公布国家标准或者行业标准之后，该项地方标准即行废止。"地方标准由省、自治区、直辖市标准化行政主管部门制定，在地方辖区范围内适用。

4. 企业标准　没有国家标准、行业标准和地方标准的产品，企业应当制定相应的企业标准，企业标准是指由企业制定的产品标准和为企业内需要协调统一的技术要求和管理工作要求所制定的标准。《标准化法》规定："企业生产的产品没有国家标准和行业标准的，应当制定企业标准，作为组织生产的依据，企业的产品标准须报当地政府标准化行政主管部门和有关行政主管部门备案，已有国家标准或行业标准的，国家鼓励企业制定严于国家标准或行业标准的企业标准，在企业内部适用。"企业标准在该企业内部适用。

笔记

三、信息标准化

（一）信息标准化的概念及特征

1991年，国际标准化组织（International Organization for Standardization，ISO）第2号工作指南："标准化是对实际与潜在问题作出统一规定，供共同和重复使用，以在预定的领域内获取最佳秩序的效益的活动。"

2002年，颁布的国家标准（GB/T20000.1—2002）《标准化工作指南第1部分：标准化和相关活动的通用词汇》中对标准化进行严格的定义。标准化（standardization）是指为了在一定范围内获得最佳秩序，对现实问题或潜在问题制定共同使用和重复使用的条款的活动。要明确的是，标准是标准化活动的产物。标准化对客体（对象）干预的手段是标准。标准化的目的和作用都是通过标准的制定、发布、实施和监督才能得到体现。在整个标准化活动过程中，贯彻实施标准是一个重要环节，因为只有当标准在社会实践中实施以后，标准化的效果才能表现出来。信息标准化是研究、制定和推广应用统一的信息分类分级、记录格式及其转换、编码等技术标准的过程，以实现不同层次、不同部门信息系统间的信息共享和系统兼容。

无疑，信息标准化具有标准化的四个基本特征：①标准化是一项制定条款的活动；②条款的特点是共同使用和重复使用；③条款的内容是现实问题或潜在问题；④制定条款的目的是在一定范围内获得最佳秩序。

（二）信息标准化的基本原理

标准化原理是标准化工作中具有普遍意义的基本规律，它以标准化的大量实践为基础，并为其实践所验证。标准化原理是标准化理论的重要组成部分。这里重点介绍在国内有关学者关注较多的"四原理"，即简化原理、统一原理、协调原理与最优化原理。

1. 简化原理　简化原理包含以下几个要点：①简化的目的：是为了经济，使之更有效地满足需要；②简化的原则：是从全面满足需要出发，保持整体构成精简合理，使之功能效率最高。所谓功能效率系指功能满足全面需要的能力；③简化的基本方法：是对处于自然存在状态的对象进行科学的筛选提炼，剔除其中多余的、低效能的、可替换的环节，精炼出高效能的能满足全面需要所必要的环节；④简化的实质：不是简单化而是精炼化，其结果不是以少替多，而是以少胜多。

2. 统一原理　统一原理包含以下要点：①统一是为了确定一组对象的一致规范，其目的是保证事物所必需的秩序和效率；②统一的原则是功能等效，从一组对象中选择确定一致的规范，应能包含被取代对象所具备的必要功能；③统一是相对的，确定的一致规范，只适用于一定时期和一定条件，随着时间的推移和条件的改变，旧的统一就要由新的统一所代替。

统一原理的基本思想：①统一化的目的是确立一致性；②经统一而确立的一致性适用于一定时期；③统一的前提是等效。

3. 协调原理　协调原理包含以下要点：①协调的目的在于使标准系统的整体功能达到最佳并产生实际效果；②协调对象是系统内相关因素的关系以及系

统与外部相关因素的关系；③相关因素之间需要建立相互一致关系（连接尺寸）、相互适应关系（供需交接条件）、相互平衡关系（技术经济招标平衡，有关各方利益矛盾的平衡），为此必须确立条件；④协调的有效方式包括有关各方面的协商一致、多因素的综合效果最优化、多因素矛盾的综合平衡等。

4. 最优化原理　按照特定的目标，在一定的限制条件下，对标准系统的构成因素及其关系进行选择、设计或调整，使之达到最理想的效果，这样的标准化原理称为最优化原理。最优化的一般程序：①确定目标；②收集资料；③建立数学模型；④计算；⑤评价和决策。

最优化的方法是指对于较为复杂的标准化课题，要应用包括计算机在内的最优化技术；对于较为简单的方案的优选，可运用技术经济分析的方法求解。

（三）简化、统一、协调和最优化之间的关系

标准化的基本原则是简化、统一、协调、最优化等，它既是标准化活动客观存在的规律性法则，又是指导标准化实践活动的依据。简化、统一、协调、最优化等原则是标准化长期活动的总结，是相互关联的有机整体，在标准化活动中起着重要的指导作用。

简化和统一原则是最基本和最普遍的标准化形式，在实践过程中，简化原则和统一化原则是互相渗透的，有时简化是为以后的统一打基础，有时标准化对象的统一往往从简化入手，而有时简化又是在统一的基础上展开的。在标准化活动中，简化和统一又展开为系列化、通用化、组合化和互换性的多种形式。无论是简化还是统一，都是经过协调一致，达到总体最优化的目的。在简化、统一、协调过程中都贯穿了一个最基本的原则，就是从多个可行方案中选择确定一种最佳方案，而最佳方案的选择和确定，必须借助于标准化的原则和方法。

标准化的四项基本原理不是孤立地存在和起作用的，它们之间不仅密切关联，而且在标准化实践中相互渗透、相互依存，结合成一个有机的整体，综合反映标准的客观规律。

第二节　卫生信息标准化

一、卫生信息标准及其分类

（一）卫生信息标准的基本内涵

标准的内容涉及社会生产生活的方方面面。卫生标准是标准的重要组成部分，是指为实施国家卫生法律法规和有关卫生政策，保护人体健康，在预防医学和临床医学研究与实践的基础上，对涉及人体健康和医疗卫生服务事项制定的各类技术规定。是国家的一项重要的技术法规，是进行预防性和经常性卫生监督的重要依据。

卫生标准按实施性质可分为强制性标准和推荐性标准。保障人体健康、安全的标准和法律、行政法规规定强制执行的标准是强制性标准。其他标准是推荐性标准。我国现行的标准分类方法是按照适用领域进行分类的。卫生标准又

笔记

可分为环境、食品、卫生信息等 20 类；按照标准化对象的特征，标准又可以分为术语标准、图形符号标准、产品及其包装标准、职业安全卫生标准、食品标准、信息分类编码标准、抽样检验标准及化学分析方法标准等。一般意义上的卫生标准是从"生产"的角度来定义的，而卫生信息标准是从"流通"的角度来定义的，二者概念上互相交叉，内容上互相包含。主要区别：前者是"产品"标准，后者是"数据"标准，前者包括后者。可见，卫生标准的称谓是从标准的适用领域来定义的，而卫生信息标准是针对标准化的对象而言的。

我们给卫生信息标准（health information standard）下个定义，它是指在医学事务处理过程中，对其信息采集、传输、交换和利用时所采用的统一的规则、概念、名词、术语、代码和技术。狭义的卫生信息标准即卫生信息表达的标准，如卫生信息概念、名词、术语、代码等的标准。广义的卫生信息标准包括处理卫生信息的各种标准，如卫生信息表达标准、卫生信息交换标准、卫生信息硬件与软件标准。这里软件的标准大致包括软件产品的标准、生产和管理软件工程的标准、软件开发环境的标准。卫生信息硬件标准与一般信息硬件相同，是医疗卫生信息系统建设的基础保障。

（二）卫生信息标准体系

根据 GB/T 13016 和 GB/T 13017，标准体系是一定范围内的标准按其内在联系形成的科学的有机整体。由标准体系框架和标准体系表组成。主要有层次结构和线性结构两种形式。标准体系的特征包括集合性、目标性、可分解性、相关性、整体性、环境适应性。

标准体系（standard system）是一定范围内的标准按其内在联系形成的科学的有机整体。国家、行业标准都存在着客观的内在联系，相互制约、相互补充，构成一个有机整体。标准体系具有目的性和协调性，即一个标准体系围绕某一特定的标准化目的，标准之间在相关的质的规定方面互相一致、互相衔接、互为条件、协调发展。

从卫生信息标准和标准化的定义可见，卫生信息标准大致涉及以下三类：①信息表达标准：信息标准化的基础，包括命名、分类编码等，如 SNOMED、ICD。②信息交换标准：解决信息传输与共享问题，往往比信息的表达要复杂。交换标准更注重信息的格式，其语义和内容依赖于表达标准，如 HL7、XML、DICOM 等。随着区域医疗的开展，卫生信息交换标准变得越来越重要。③信息处理与流程标准：指信息技术方面的标准，用来规范信息处理流程，与具体的领域业务规范相关联，对信息系统的开发与推广具有十分重要的意义。

基于不同的分类概念和应用目的，可对卫生信息标准提出不同的分类方案，从而形成不同的标准体系。2001 年，ISO/TC 215 发布了技术报告：卫生信息架构（health information architecture framework，HIAF）。该架构旨在通过建立一个分类指导，促进卫生信息标准之间的协调、沟通和兼容，内容及基本结构见图 3-1。HIAF 的结构为二维分类矩阵，从不同的角度对卫生信息标准工件（artifact，指卫生信息管理的任何模型、文档或工作成果）进行鉴别和分类。框架的三行表示特异度水平，从抽象到具体，分别是概念层、逻辑层和物理层，说明卫生信息学标

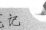

准工件定义的详细程度;六列表示不同的视角,分别是内容、方法、地点、人员、时间、目的。两个维度的交叉点构成一个框架单元。一个工件可以定位于一个或多个框架单元格中。该框架是描述卫生信息标准工件的通用框架,为不同领域的卫生信息标准的描述和分类归档提供了一个统一的方法,以最大限度地发现、鉴别和复用(re-use)国内外现有的各类卫生信息标准,促进卫生信息标准制定过程的相互协调,避免各种标准规范的重叠和重复。

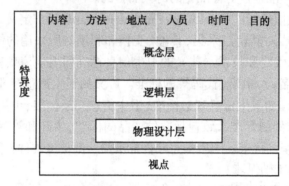

图 3-1　卫生信息标准的描述与归档框架的分类矩阵

(三)卫生信息标准制定的主要程序

标准化是以制定、修订和实施标准为主要内容的全部活动过程,信息标准化即信息标准制(修)订和实施活动。狭义的信息标准化指信息表达上的标准化,实质上就是在一定范围内人们能共同使用的对某类、某些、某个客体抽象的描述与表达。广义的信息标准化不仅涉及信息元素的表达,而且涉及整个信息处理,包括信息传输与通讯、数据流程、信息处理的技术与方法、信息处理设备等。

卫生信息标准化指信息标准化在卫生领域的具体应用,主要包括卫生信息本身表达的标准化、卫生信息交换与传输的标准化和卫生信息技术实现的标准化,即 ICT(information communication technology)的标准化。

卫生信息标准制定遵循着卫生计生委关于卫生标准制定的基本流程。

1. 标准制定、修订立项申请及审查　卫生计生委于每年 9 月份公告征集标准立项,公民、法人或者其他组织均可提出制定、修订卫生标准的立项建议,并根据标准性质、层级填写相应标准项目建议书,提交专业卫生标准委员会或管理委员会秘书处。

专业卫生标准委员会根据卫生计生委关于编制规划(计划)的原则与要求,对本专业的标准项目建议书进行审查,制定本专业卫生标准规划(计划),填写《国家/行业卫生标准制定、修订计划项目表》,报请相关业务司局审核,并根据相关业务司局意见修改后报原卫生部卫生监督中心。

原卫生部卫生监督中心对各专业卫生标准委员会提交的规划(计划)进行审查,对《国家/行业卫生标准制定、修订计划项目表》进行汇总,提出卫生标准规划(计划)草案报送卫生计生委,由卫生计生委法制司征求相关业务司局意见后提交卫生标准管理委员会审议。审议通过的卫生标准规划(计划)由卫生计生委批准下达,并向社会公告。

2. 接受标准制(修)订项目阶段　卫生计生委下达年度卫生标准制(修)订项目计划后,项目承担单位和标准第一起草人应当按照有关要求填写《卫生标准制(修)订项目委托协议书》,并按时提交至所属的卫生标准专业委员会。逾期未交的,视为自动放弃所承担的项目。

卫生标准起草小组的成员人数不得少于3人。对跨部门、跨领域以及影响面广的标准,应当成立不同单位组成的卫生标准起草协作组。

标准第一起草人在卫生标准起草小组或者协作组(以下统称卫生标准起草小组)成立后,应当组织卫生标准起草小组的成员学习卫生标准的编写要求,包括《卫生标准编写技术指南》和GB/T1.1《标准化工作导则第1部分:标准的结构和编写规则》等。

3. 标准起草阶段　标准第一起草人负责卫生标准制(修)订项目的起草工作。卫生标准起草小组的成员应当按照分工,完成其承担的任务。影响面广的重大标准在起草前宜先广泛公开征集标准制(修)订的建议。征求意见的范围应当全面,对象应当具有代表性。

卫生标准研制过程中,应当深入调查研究,总结实践经验,涉及重大、疑难问题的,项目承担单位应当召开由有关单位、专家参加的座谈会、论证会,听取意见,研究论证。

起草卫生标准,除应当遵循卫生标准制(修)订原则外,还应当符合下列要求:一是标准内容准确可靠,各项技术指标、要求有明确的科学依据或文献来源;二是标准内容不与其他标准或相关的规范性文件矛盾、交叉、重叠。

4. 标准草案征求意见阶段　标准起草完成后,项目承担单位应当广泛征求意见,征求意见的对象应当全面,可包括相关工作管理机构、标准使用单位、行业协会、本专业学术团体(学会)、监督执法单位和有关专家。征求意见对象的选择应当具有代表性,征求标准使用单位的意见时,应当考虑选择各地区、各级别、各类型的单位。

项目承担单位应当将卫生标准征求意见稿连同编制说明一起发送给征求意见对象。征集到的书面意见不得少于10份,影响面大、应用范围较广的卫生标准书面意见不得少于20份。卫生计生委卫生标准专业委员会成员的意见数量不计算在上面规定的书面意见数量内。

标准第一起草人应当认真组织研究吸收征集到的意见,对分歧较大的意见应当及时做好沟通、反馈工作,并填写《征求意见汇总处理表》。对于影响面广或者涉及其他部门的标准,应当向卫生计生委法制司提出申请,以卫生计生委办公厅函公开征求社会及有关部门意见。

5. 标准审查阶段　标准第一起草人将标准送审稿、编制说明、征求意见汇总表和标准经费使用情况表的纸质文件和电子版报送相应标准专业委员会秘书处。报送时应当有标准第一起草人签名和项目承担单位的公章。

对于有可能影响国际贸易的强制性标准,还应当填写标准通报表。

项目承担单位和标准第一起草人应当配合卫生标准专业委员会对卫生标准

送审稿的审查。卫生标准专业委员会秘书处对卫生标准送审稿提出初审、预审意见的，标准第一起草人应当按照要求进行修改和完善，并在秘书处规定的时限内将修改稿反馈秘书处。

卫生标准专业委员会会审时，标准第一起草人应当到会报告卫生标准起草经过、技术路线、内容依据和征求意见处理情况等，并回答委员的提问。卫生标准专业委员会会审或者函审未通过的卫生标准送审稿，标准第一起草人应当根据审查意见对卫生标准及编制说明进行修改、完善，并在规定时限内再次送审，送审时需加盖项目承担单位公章。

标准第一起草人对卫生标准专业委员会及其秘书处的审查意见有异议时，应当按照审查意见进行修改、完善，可同时在编制说明中详细说明意见分歧情况。

6. 标准报批阶段 标准第一起草人在卫生标准专业委员会审查通过后 30 日内提交根据审查意见修改的标准报批稿、编制说明和征求意见汇总处理表。项目承担单位和标准第一起草人应当配合卫生标准专业委员会研究落实原卫生部卫生监督中心、卫生计生委相关业务司局对卫生标准报批稿的审核、复核意见。

（四）卫生信息标准化与卫生管理的关系

为了适应深化卫生体制改革，进一步推进卫生信息化建设，需要加强卫生信息标准建设，建立以健康档案、电子病历为核心的卫生信息平台，实现区域卫生信息数据共享与业务整合，进一步提高卫生管理与决策水平，更好地满足居民健康服务需要。

符合国家卫生计生委健康档案数据标准的区域卫生信息平台建成后，卫生行政部门可以获得宏观管理所需的数据支持，以辅助其决策，高效开展电子政务、疫情监测、应急联动等；通过互联互通的医疗卫生网络体系将使行政管理部门对卫生业务部门的监督和控制更加及时和准确，提高对整体卫生资源的调配力度，加强对疾病与疫情的控制，加强卫生监督，提高行业内的应急指挥处理能力。卫生信息的发布与公示将加强对医疗机构的管理和约束，增强政策的透明度。丰富的医疗卫生信息资源，为政府进行宏观管理、宏观调控和决策支持提供基础数据。

与此同时，通过标准化规范化的信息平台建设，达到资源整合，减少重复投资的目的。近年来，卫生信息化建设的发展速度较快，但不可忽视的是，不管是硬件建设，还是应用系统的开发，以及数据的采集与信息利用，大多数都是出于一种低水平重复的无序状态。每个单位都建设小而全的网络信息系统，采用不统一的系统软件，使用不规范的应用系统，配备不少的专业计算技术人员，投入不菲的建设与维护资金，结果是财力、物力与人力投入很大，带来的却不是令人满意的效益。各部门、各系统的数据无法交换共享，遇到如 SARS 等突发事件时，连最基本的统计数据都无法自动获取，还要通过手工方式收集、上报、统计，难以发挥卫生信息系统的作用。

总之，不管是公共卫生服务、医疗卫生服务、社区卫生服务，还是区域卫生综合管理，其最终目的都是为了满足人们的医疗健康服务。公共卫生服务、医疗

笔记

卫生服务、社区卫生服务、区域卫生综合管理都离不开居民健康档案信息。通过以健康档案数据标准为核心的区域卫生信息平台建设,构建统一的居民电子健康档案,实现健康信息在区域内不同卫生机构间共享利用,实现各机构间业务更加协同,以提高医疗卫生业务质量和效率,提高卫生监管与决策能力,逐步缓解和解决"看病贵,看病难"等民生问题。

二、国际上主要的卫生信息标准化组织

统一标准是信息化建设的一项重要的基础性工作。当前,有大量的国际机构在制定和统一行业标准。各国政府、行业都有相应的机构和组织正在引导、推动、制定本国的或本行业的卫生信息标准。

(一)国际标准化组织/技术委员会 215

国际标准化组织(International Organization for Standardization, ISO)是一个全球性的非政府组织,是国际标准化领域中一个十分重要的组织。ISO 的任务是促进全球范围内的标准化及其有关活动,以利于国际间产品与服务的交流,以及在知识、科学、技术和经济活动中发展国际间的相互合作。它显示了强大的生命力,吸引了越来越多的国家参与其活动。

ISO 下设 225 个技术委员会(technical committee, TC),TC215 是负责卫生信息领域标准(health informatics)的技术委员会。它的职能范围是卫生信息领域的标准化、卫生信息和通信技术(ICT),其目标是达到在不同的系统中实现兼容性及互用性,保证数据在统计上的兼容性(比如分类),尽力减少不必要的冗余。ISO/TC215 秘书处设在美国国家标准协会(American National Standards Institute, ANSI),主要工作领域包括医疗保健接续、疾病预防和健康促进、公共卫生和监测以及健康服务的临床研究。ISO/TC215 目前包括 32 个成员国和 23 个观察员国家,以发达国家为主体。按照研究领域划分为 6 个工作组(working groups),分别负责一个方面的标准研制工作。第一组:健康记录与模型协调(working group 1-health records and modeling coordination);第二组:消息与通讯(working group 2-messaging and communication);第三组:健康概念陈述(working group 3-health concept representation);第四组:安全(working group 4 -security);第五组:健康卡(working group 5-health cards);第六组:电子药剂学与药物经济(working group 6-E-pharmacy and medicines business)。

同时,ISO/TC215 还下设了顾问组和三个特别小组,它们分别是:消费者政策小组(consumer policies)、移动卫生(mobile health)、Web 应用(web applications)。

每个工作组选举产生负责人(convener)。工作组定期召开会议,研究制定标准研制建议,指定标准起草人,共同讨论标准草案,并将标准草案提交委员会秘书处,经过规定程序发布。国际标准组织包括所有与标准相关的组织,以成员国指派代表团的形式,代表国家参与 ISO 的技术工作,代表团一般由企业界、学术界、健康消费者、政府管理人员及其他非政府组织代表组成,还可以国际组织的形式联合参与 ISO 工作。国家代表在组团参加 ISO 会议之前,需要在国家层面

笔记

就相关问题统一认识,形成共识。

(二)欧洲标准化委员会 / 技术委员会 251

欧洲标准化委员会(Comité Européen de Normalisation, CEN)成立于 1975 年,是以西欧国家为主体,由国家标准化机构组成的非营利性标准化机构,是欧洲标准和技术规范的主要供应商。其宗旨在于促进成员国之间的标准化协作,制定本地区需要的欧洲标准(除电工行业以外)和协调文件,是具有 16 个技术委员会的欧洲标准组织。在医疗领域包括两个专门的技术委员会:TC251(医学信息)和 TC224 WG12(患者数据卡)。

欧洲标准化委员会 / 技术委员会 251(The European Committee for Standardization/Technical Committee, CEN/TC 251)是欧洲标准化委员会的一个工作组,主要致力于卫生信息和通信技术(ICT)领域的标准化工作。它的目标是实现独立的系统之间的兼容性和互操作性,使电子健康记录系统模块化。CEN/TC251 包括以下工作组:医疗记录模型;术语学、代码、语义学和知识库;通信和信息;多媒体和成像;医学设备;安全性、隐私、质量和安全。CEN/TC 251 已通过 ANSI HISPP(Health Information Standards Planning Panel)与美国医疗标准发展建立了合作关系。

CEN/TC 251 成立多个工作组。其中,工作组 1 负责信息模型(information models);工作组 2 负责术语和知识表达(terminology and knowledge representation);工作组 3 负责安全、隐私和质量(security, safety and quality);工作组 4 负责互操作技术(technology for interoperability)。而 CEN/TC 251 有关安全性、隐私、质量的工作由第 6 工作组负责(WG6),它负责欧洲委员会的安全和机密性标准的发展。CEN/TC 251 WG6 代表了欧洲委员会为发展健康信息的安全和机密性综合标准所做的努力。CEN/TC 251 WG6 已完成了医疗信息系统的安全性分类、保护的前期标准和数字签名标准。数字签名标准要求使用 RSA 的数字签名和鉴定运算法则。在信任系统方面的其他的标准工作正在由 TC251 WG6 与 TRUSTHEALTH 共同协作制定,TRUSTHEALTH 是被欧洲委员会支持的远程信息处理应用程序中的一个项目。此项目为支持数据机密性、文件原始鉴定、时间标志、存取鉴定和专业存取控制提供构建和测试技术安全服务。

(三)美国 HL7 组织

HL7(Health Level 7)成立于 1987 年,1994 年成为美国国家标准局(ANSI)认可的非营利性标准研发组织(SDO)。最近十余年来,HL7 迅速发展壮大,目前已发展至 2400 多个成员,代表了大约 500 个成员单位和 33 个国家的国际成员,包括了卫生行业 90% 的信息系统最大供应商。参与 HL7 技术合作与推广的国家和地区除美国外,还有澳大利亚、加拿大、芬兰、德国、日本、荷兰、新西兰、英国、印度、阿根廷、南非、瑞典、韩国、中国台湾等,中国也是其成员之一。

HL7 成员分属于不同的工作组(WG)。工作组由常设管理委员会、技术委员会(TC)和特别兴趣组(SIG)组成。日常管理委员会负责各类活动的组织管理,如培训、项目实施、临床研究协调、出版印刷、考核评价等。技术委员会直接负责标准的内容,建立规范和标准。特别兴趣组则是为 HL7 发掘新的标准研发领

笔记

域。所有组织都按照制度规定的工作方式和日程安排从事相应的活动,主要是通过科学的标准研发途径,如讨论、评议、测试、表决等,更新和维护 HL7 现有标准体系,并适时研究新标准。依赖这样一个完备的组织机构,HL7 标准家族从最初的 Arden syntax、CCOW 逐步发展和完善,已经成为一套完整的卫生信息传输标准及其方法学体系。

全球任何对卫生信息标准感兴趣的个人或组织都可申请成为 HL7 成员,成员需根据具体情况向 HL7 缴纳一定数额的会费,用于组织的业务运行支持,HL7 还通过培训会、出版物等其他服务获得资金收入,另外还有来自社会各方的捐赠。所有收入由 HL7 董事局通过年度财政预算进行管理。组织机构的组成、领导的选举任命及职责、HL7 知识产权的管理和会员的权利等在 HL7 的管理和操作手册中都有明确详细的规定。

HL7 的技术规范是基于国际标准组织开放式系统互联的最高层——应用层制定的。因此,HL7 标准可以应用于多种操作系统和硬件环境,也可以进行多应用系统间的文件和数据交换,主要目标是为各型医疗信息系统,如临床、保险、管理、行政及检验等提供信息交换标准。作为信息交换标准,HL7 自 1987 年发布 v1.0 版后相继发布了多个版本,现已用 XML 开发了 v3.0 版,但 HL7 v2.4 版本仍是目前 ANSI 正式发布的版本,成为了世界范围内通用的信息交换标准。

第三节　常用卫生信息标准

一、医学术语标准

(一)国际疾病分类标准

国际疾病分类(international classification of diseases,ICD),是 WHO 制定的国际统一的疾病分类方法,它根据疾病的病因、病理、临床表现和解剖位置等特性,将疾病分门别类,使其成为一个有序的组合,并用编码方法表示的系统。国际疾病分类自产生到现在已有 100 多年的历史,它在世界卫生组织和各成员国的关注和支持下得以不断地补充、完善,并成为国际公认的卫生信息标准分类。1890 年,由耶克•贝蒂荣(Jacques Bertillon)主持,在巴黎召开了第一次国际死因分类修订会议。经 26 个国家的代表共同修订,通过了一个包括 179 组死因的详细分类和一个包含 35 组死因的简略分类,这是 ICD 的第一个版本。此后,每隔 10 年左右,由法国政府和世界卫生组织先后主持了 10 次对 ICD 的国家修订会议,以补充和完善 ICD 的内容。1948 年举行的第六次 ICD 国际修订会议,标志着国际生命统计和卫生统计的一个新纪元的开端。会议批准并通过了可同时用于死因分类和临床医疗、科研、教学中对疾病分类的综合性类目表,明确提出使用"根本死亡原因"、"国际死亡医学证明书"基本格式和确定死因规则及注释的要求,使 ICD 成为对疾病或死因进行分类的国际标准。1975 年举行的第九次 ICD 国际修订会议上,对 ICD 进行了更加深入细致的补充和修改,使其具有更大的灵活性和实用性。我国自 1981 年成立世界卫生组织疾病分类合作中心以来,

笔记

即开始了推广应用国际疾病分类第九次修订本(ICD-9)的工作,并于1987年正式使用ICD-9进行疾病和死亡原因的统计分类。1993年5月,国家技术监督局发布了等效采用ICD-9编制"疾病分类与代码"。

目前,全世界通用的是第十次修订本《疾病和有关健康问题的国际统计分类》,WHO仍保留了ICD的简称,并被通称为ICD-10。其共有22个章节,每个章节再分节和小节(1893年第1版,10年修订一次,1975年ICD-9,1994年ICD-10)。

ICD分类原理是依据疾病的四个主要特征,即病因、部位、病理、临床表现(包括症状、体征、分期、分型、性别、年龄、急慢性、发病时间等)。ICD-10采用3位数编码数确定核心分类,并采用字母数字编码形式(A00.0-Z99.9):英文+数字+数字+小数点+数字,如S82.01。其中,前三数位编码泛指ICD编码,代表类目;前四数位编码代表亚类;前五数位编码代表细目。例如:

S02　颅骨和面骨骨折(类目)

S02.0　颅骨穹隆骨折(亚类)

S02.01　颅骨穹隆开放性骨折(细类)

(二) 观测指标标识符逻辑命名与编码系统

观测指标标识符逻辑命名与编码系统(logical observation identifiers names and codes, LOINC)旨在促进临床观测指标结果的交换与共享。其中,LOINC术语涉及用于临床医疗护理、结局管理和临床研究等目的的各种临床观测指标,如血红蛋白、血清钾、各种生命体征等。当前,大多数实验室及其他诊断服务部门都在采用或倾向于采用HL7等类似的卫生信息传输标准,以电子消息的形式,将其结果数据从报告系统发送至临床医疗护理系统。然而,在标识这些检验项目或观测指标的时候,这些实验室或诊断服务部门采用的却是其自己内部独有的代码。这样,临床医疗护理系统除非也采用结果产生和发送方的实验室或观测指标代码,否则就不能对其接收到的这些结果信息加以完全的"理解"和正确的归档;而当存在多个数据来源的情况下,除非花费大量的财力、物力和人力将多个结果产生方的编码系统与接受方的内部编码系统加以一一对照,否则上述方法就难以奏效。作为实验室检验项目和临床观测指标通用标识符的LOINC代码解决的就是这一问题。

LOINC数据库实验室部分所收录的术语涵盖了化学、血液学、血清学、微生物学(包括寄生虫学和病毒学)以及毒理学等常见类别或领域;还有与药物相关的检测指标,以及在全血计数或脑脊髓液细胞计数中的细胞计数指标等类别的术语。LOINC数据库临床部分的术语则包括生命体征、血流动力学、液体的摄入与排出、心电图、产科超声、心脏回波、泌尿道成像、胃镜检查、呼吸机管理、精选调查问卷及其他领域的多类临床观测指标。Regenstrief研究院(Regenstrief Institute)一直负责并承担着LOINC数据库及其支持文档的维护工作。

LOINC概念的核心部分主要由一条代码、六个概念定义轴(或者说,由六个数据库字段的取值所共同组成的全称,也就是LOINC概念的定义)以及简称等组成。每个LOINC概念均由若干条基本概念及其组合概念(LOINC parts)组合而成。其中,每个基本概念又具有相应的概念层次结构及相应的首选术语、同义词和相关名称。每条 LOINC 记录都与唯一一种试验结果或套组(panel,组合)相对应。如下为 LOINC 的六个概念定义轴:

(1)成分(component):或称为分析物,如钾、血红蛋白、丙型肝炎抗原。

(2)受检属性(property):如质量浓度、酶的催化活性。

(3)时间特征(timing):也就是说,一项检测指标是某个时刻或短时间的观测结果,还是在更长时间段内的观测结果,如 24 小时尿标本。

(4)样本类型(sample):如尿、静脉血。

(5)标尺类型(scale):即结果属于定量型、等级型、名义型(如金黄色葡萄球菌),还是叙述型(如显微镜检查的诊断意见)。

(6)方法(method):是指在获得试验结果或其他观测结果时所采用的方法。

LOINC 这种命名实际上采用的是一种面分类方法(即上述六个面)。其命名原则详细而明确,备有多个语种的用户手册。其中包括对基本概念和组合概念的命名。基本概念的命名遵循国际上公认的相应专业的命名方法和原则,如各种生物(细菌、真菌、病毒和动植物)和有机化合物的命名。

LOINC 具有明确无歧义的编码方案。代码采用没有任何含义的数字型顺序码,并备有一位校验码(如 10008-8)。编码简短而实用,易于输入和校验。每个 LOINC 概念都分别具有唯一性的代码,且恒久不变。一条 LOINC 代码,从其创建直至废弃,具有完整的生命周期,但决不物理删除废弃代码或者对其加以复用,只是对它们加以废弃标志"DEL"。这样,就保证了概念标识的唯一性以及概念含义的持久性,从而避免了含义发生漂移,甚至变化的问题,并保证了历史数据的纵向时间轴上的长期有效性。

同时,对于组成最终 LOINC 概念定义的基本概念和组合概念及其相关术语,同样也进行了编码,且这些概念的编码也是恒定不变的。因此,这些概念及其代码有助于建立起其他相关术语系统与 LOINC 概念之间的对照关系(映射关系),便于不同术语系统之间的整合与协同。

(三)医学术语系统

医学系统命名法 – 临床术语(systematized nomenclature of medicine-clinical terms,SNOMED CT),是当前国际上广为使用的一种临床医学术语标准,是美国联邦政府指定的数据标准之一,旨在用于临床信息的电子交换。1974 年,SNOMED 第 1 版问世。SNOMED 的范畴包括解剖学、形态学、正常与非正常的功能、症状及疾病体症、化学制品、药品、酶及其他体蛋白、活有机体、物理因素、空间关系、职业、社会环境、疾病 / 诊断和操作。SNOMED 的每一个术语(词条)均有一个编码与之对应,在疾病 / 诊断轴内,很多疾病概念还提供了与其他术语的交叉参照关系。2002 年 1 月,SNOMED RT(SNOMED reference terminology,医学术语系统命名法 – 参考术语集)与英国国家卫生服务部(National Health Service,NHS)的临床术语(clinical terms,又称为 read codes)相互合并,并经过扩充和结构重组,从而形成了 SNOMED CT。通过把这两个体系组合起来,SNOMED CT 目前成为现有任何语言之中最为广泛全面的临床词表,涵盖了临床医学的大多数方面。SNOMED

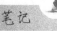
笔记

CT 还与其他的术语集之间进行着交叉映射,如 ICD-9-CM、ICD-O3、ICD-10、实验室方面的 LOINC 以及 OPCS-4。SNOMED CT 还支持 ANSI、DICOM、HL7 和 ISO 标准。2007 年 4 月,国际卫生术语标准制定组织(International Health Terminology Standards Development Organization, IHTSDO)收购了 SNOMED CT。

SNOMED CT 的核心内容是三个表:概念表、描述表和关系表。此外还包括历史表、ICD-9-CM 图谱及技术参考手册等。

1. 概念表 SNOMED CT 的概念表收录有超过 344 000 个具有唯一性的医疗概念,如"肺炎"、"手臂肿胀"、"肺活组织检查"、"诊断性内镜检查"等。2006 年版的 SNOMED CT 将这些概念分为 19 个层面。

(1)临床发现(clinical finding):收录临床获得的各种信息,包括视、触、叩、听、嗅及各项理化检查等收集到的患者信息;包括患者的总体情况、体格检查、理化检查、病史、导致损伤与中毒的原因以及各种疾病/病症。

(2)操作/介入(procedure/intervention):用来收录医疗保健过程中发生的各种诊查及治疗的操作行为和方法。

(3)观察对象(observable entity):用来收录所有可与"具体结果"组合从而构成发现(finding)的询问或操作概念,如性别(gender)、肿瘤大小(tumor size)、平衡能力(ability to balance)。

(4)身体结构(body structure):包括正常与异常的解剖结构概念,其中异常的解剖结构作为"异常形态"的子类概念单独收录,如甲状腺属于身体结构,而赘生物则属于形态异常。

(5)有机体/生物体(organism):涵盖了对于人类和动物疾病具有病原学意义包括动物、真菌、细菌与植物在内的全部有机体/生物体,如丙肝病毒(hepatitis C virus)、化脓性链球菌(streptococcus pyogenes)、嗜动物性真菌(zoophilic fungus)、血液寄生虫(haematozoic parasite)、蜗牛(snail)、野花(wild flowers)等。

(6)物质(substance):涵盖了大量生物及化学物质的概念,包括食品、营养素、变应原和材料,可以用来记录所有药物制品中的有效化学成分,如粉尘(dust)、雌激素(estrogen)、血红蛋白抗体(hemoglobin antibody)、甲烷(methane)、可待因(codeine phosphate)等。

(7)物理对象(physical object):收录与医疗创伤有关的天然或人造物体的概念,如假体(prosthesis)、人造器官(artificial organs)、结肠造瘘袋(colostomy bag)、武器(weapon)等。

(8)物理力(physical force):包括诸如运动、摩擦、电流、声音、辐射、热、空气压力等各种与医疗事件和医学行为相关的力。

(9)事件(events):描述在医学操作和介入行为之外,可以引起损伤的事件,如洪水、机动车交通意外。

(10)环境和地理定位(environments/geographical locations):包括各种类型的自然环境和已有确定名称的地理位置,如国家、州县或区域。

(11)社会关系(social context):包括各种可对卫生保健起到重要影响的社会

104

情况和形势,包括家庭和经济情况、人种、宗教遗产、生活方式和职业情况等。

(12)具有明确上下文关系的情况(situation with explicit conte):对某些医疗信息尤其在诊断疾病方面起重要作用的背景附注,属于背景依赖性范畴轴。

(13)分期与等级(staging and scales):包括评估尺度和肿瘤分期系统的概念,如 Glasgow 昏迷等级(Glasgow coma scale)、酒精使用报表(alcohol use inventory)属于评估等级(assessment scale),Dukes 分期系统(Dukes staging system)属于肿瘤分期(tumor staging)。

(14)药物和生物制品(pharmaceutical/biologic product):如 tamoxifen(他莫昔芬,抗肿瘤药物/抗肿瘤激素类)。

(15)标本/样本(specimen):包括采自各种有机、无机物质、组织器官、病理样本及排泄物等的标本/样本,如食物样本(food specimen)、药物样本(drug specimen)、小便标本(urine specimen)、肝脏样本(specimen from liver)等。

(16)限定值(qualifier value):用于对相关概念进行赋值或加以限定。为四个二级子集,即修饰词、连接术语和(或)限定值(modifier, linkage term and/or qualifier);附加值(additional values);单位(unit);管理性值(administrative values)。

(17)连接概念(linkage concept):用于表达概念之间的语义关系、实现语义关联。两个属于相同概念轴或不同概念轴之间的概念可以通过联系概念形成一个可以表达明确意义的短句,多个概念通过联系概念相连即可形成一个概念表达充分的医学语句。例如:"是一个"(is a)可以连接属于同一概念轴的两个概念,"伴随的形态学"(associated morphology)、"发现部位"(finding site)可以连接属于不同概念轴的两个概念。

(18)特殊概念(special concept):分为两种,即现在已不使用的概念和导航性概念。

(19)记录人工制品(record artifact):是一种由一个人或者多个人创造的实体,用来为他人提供关于事件或事态的信息。

2. 描述表　截至 2013 年 1 月,SNOMED CT 收录有超过 800 000 个概念描述,用来灵活地表达临床概念。在 SNOMED CT 中,每一个概念都有唯一的概念编码。一个概念可以有一个或多个描述,这些描述中的词也都有编码。这些描述词的编码都会对应到某一个概念码。

3. 关系表　目前,SNOMED CT 关系表大约包含了 146 万条语义关联。语义关联一方面可以用来组织概念,另一方面也可以构成灵活多样的复杂概念表达方式。关系表中的所有关联可以分为两大类:"Is a"和其他。

"Is a"表示"父子"关联,形成上下位的树形结构。这种结构既可作为一种编码顺序,又可以看作是一种分类法。如"慢性胆囊炎(D5-86420)"→"慢性消化系统疾病(D5-00005)"→"慢性疾病(DF-0003)"→"疾病(DF-0000)",从分类上看,后一个概念是前一个概念的上位概念。

除"Is a"以外的其他关联则用于连接不同层面的概念,构成可以表达一定临床意义的短句或词组,既利于灵活多样且详尽地描述复杂的临床发现或事件,又利于以自然语言书写为主的临床病案的电子化处理。它常采用以下的格式：概念 1+连接概念＋概念 2=一个简单的句子。

4. 属性　属性在 SNOMED CT 中是用来准确具体表示概念的，每一个属性都是可用的、可理解的与可重复的。

对于每类概念的属性对应规则采用的是描述逻辑法（description logic），描述逻辑是用一系列结构化的和形式上能为人所透彻了解的方式表达一个应用领域（application domain）的术语知识（terminological knowledge）的表达语言。描述逻辑的名称，一方面指的是用于描述某个领域（domain）的概念描述（concept descriptions），另一方面则指的是通过转换为一阶谓词逻辑（first-order predicate logic）而获得的基于逻辑的语义，这是一种基于对象的知识表示方法，常用于语义检索、人工智能、专家系统中。SNOMED CT 对每一个概念都明确定义了其主要的属性，与该概念相关的概念及其成分都事先依据知识或者语义对应起来。

总之，SNOMED CT 提供了一套全面统一的医学术语系统，涵盖大多数方面的临床信息，可以协调一致地在不同的学科、专业和照护地点之间实现对于临床数据的标引、存储、检索和聚合，便于计算机处理。同时，它还有助于组织病历内容，减少临床照护和科学研究工作中数据采集、编码及使用方式的变异。对于临床医学信息的标准化和电子化起着十分重要的作用。

二、传输与交换标准

（一）HL7 卫生信息传输交换标准

HL7 提供了在具有不同数据结构和应用领域的异构系统环境之间进行信息共享的一种标准模式，其目的是为了达成临床上乃至卫生领域跨平台的应用，为医疗服务、卫生管理提供信息交换和整合的标准，让各个卫生医疗信息系统之间的信息交换变得简单而畅通。实际上，HL7 标准是一套系列标准，包括概念标准、文档标准、应用标准、知识表达的标准、XML 文档结构标准、电子病历标准、词汇术语标准等。用于信息交换标准的消息标准（例如 HL7 v2.5 和 HL7 v3.0）只是 HL7 标准系列中的一个组成部分，要与其他标准配套使用。

而 HL7 的消息机制是 HL7 的核心部分，在 HL7 v2.x 版本中，HL7 消息采用"竖线编码方案"，如下一段消息：

MSH|^~\&|ADT1|MCM|LABADT|MCM|198808181126|SECURITY|ADT^A01|MSG00001|P|2.4|<cr>

EVN|A01|198808181123||<cr>…

一个消息由多个段（segments）组成，一个段由多个字段（fields）组成，字段是由一个或多个数据元组成的字符串，各字段之间采用竖线分隔。这种消息表示方法的优点是编码紧凑，消息长度短，但它的明显缺点就是消息可读性差，加上消息定义过程中存在许多自主性，给消息的解读带来困难，最终影响到应用的一致性。

另外，在 HL7 v3.0 则采用可扩展标记语言（extensible markup language，XML）

表达数据结构。通过各个系统生成包含 HL7 消息内容的 XML 文档或从 XML 文档中解析 HL7 消息,不同系统就能够交换和处理消息。虽然采用 XML 后消息长度大大增长,但增加部分主要是对消息结果的定义和说明,借助这些提示信息,我们就很容易准确识别和理解消息内容。更重要的是,HL7 v3.0 提供了更为强大的开发框架,通过定义各种信息模型而推导出严谨的 HL7 XML 消息文档,最大限度地避免不确定性。

RIM(reference information model)是 HL7 v3.0 标准开发方法的关键,为标准开发和制定者提供一个最高层次的参考模型。RIM 是一个纯粹的对象结构模型,某一个业务域的专家在开发数据标准中,其所使用到的任何元素、数据类型、词汇或代码如果都是衍生自 RIM 规范要求,就可保证与其他业务域一致。

目前,国外一些健康档案的数据模型工作很多都是基于 HL7 RIM 或采用了 HL7 RIM 的思想和方法。虽然起初 HL7 主要是针对临床信息的共享而开发的,但随着 HL7 的发展、尤其是引入 RIM 之后,HL7 的模型和方法已经不再局限于临床应用,而是能够满足患者管理、财政、公共卫生、电子健康档案、基因组学等更广泛领域的建立信息模型的需求。

> **知识拓展**
>
> ### 信息模型
>
> 信息模型是一种用来定义信息常规表示方式的方法,是对业务的抽象,用于指导具体实现。信息模型具有科学性、稳定性、系统性等主要特点。通过使用信息模型,我们可以实现在不同的地方对结构化模块进行重用、变更以及分享。这对复杂的卫生业务尤为重要。使用信息模型的意义不仅仅利于卫生业务对象建模,同时也有利于构建对象间的相关性,便于整合散布在不同医疗卫生服务机构、不同应用系统中的医疗卫生信息,实现不同业务之间的协同,从而形成一个完整的传输与交换链条,达到高效的信息交换共享目的。

现实世界是由各种各样的实体(事物、对象)所组成的,每种对象都有自己的内部状态和活动特征,不同对象间的相互联系和相互作用就构成了各种不同的系统。人们为了更好地认识客观世界,把具有相似内部状态和活动特征的实体(事物、对象)综合在一起称为类,类是具有相似内部状态和运动规律的实体的集合。我们从一个个具体的事物中把共同的特征抽取出来,就形成了一个一般性的概念,这就是"归类",例如把转诊、报销、检查、开医嘱等工作归类为"活动"。

HL7 RIM 的框架结构是通过六个主类及它们之间的关系来表达的(图 3-2)。这六个主类中的"活动(act)"是最核心的主类,当采用 HL7 RIM 描述健康档案的信息模型时,RIM 中的"活动"对应着健康档案三维概念模型中的主要卫生服务活动(或干预措施)的基本活动。

笔记

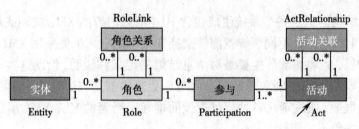

图 3-2　HL7 RIM 的六个主类

各个主类的含义如下：

活动：表示卫生服务活动(或干预措施)，这些服务活动或干预措施产生相关的健康档案记录信息。

实体：是指物理意义上的人和物。包括所有生命体(living subjects，如人和动物)、机构(正式的和非正式的)、材料(如持久和非持久的货物、食物、组织、容器)和场地。

角色：是指"实体"在"参与"卫生服务活动(或干预措施)过程中所扮演的各种角色。

参与：定义"角色"和"活动"之间的关系，是指"实体"通过扮演的"角色""参与"卫生服务活动(或干预措施)的行为方式。

活动关联：描述"活动"之间的相互关系。

角色关系：描述参与卫生服务活动(或干预措施)的各个角色之间的关系。

HL7 v3.0 信息模型的层次结构为 RIM、D-MIM(domain message information model)和 R-MIM(refined message information model)。RIM 是顶层的概念模型，与具体的业务域(domain)无关；D-MIM 和 R-MIM 是逻辑模型，D-MIM 是一个业务域的信息模型，一个业务域中可能有多个主题(topic)，R-MIM 是业务域中一个主题的信息模型。

RIM、D-MIM 和 R-MIM 是采用"对象关系"的表达方式来描述信息模型的，但为了用 XML 来记载 HL7 v3.0 的信息模型，必须将信息模型从"对象关系"的表达方式转换成"层次关系"的表达方式。HMD(hierarchical message descriptors)正是信息模型的层次表达，MT(message type)用于进一步描述消息类型。

从 RIM 到 D-MIM、R-MIM，再到 HMD、MT，同时也是一个根据业务需求对模型逐步限定和细化的过程。

符合 HL7 信息模型的数据最终通过 XML 来进行交换，用于交换的 XML 消息或文件由模型对应的 Schema 来约束。

HL7 的数据类型(data type)和词汇(vocabulary)用于说明模型中类的属性。首先，HL7 类之间的关系描述了信息模型的结构关系，而 HL7 的词汇和数据类型进一步说明了模型结构的具体意义，帮助人们能够从语义上正确理解所记载或传递的信息内容；其次，HL7 的词汇和数据类型说明了信息模型中所包含的业务数据的格式和具体内容，让人们能够准确理解信息模型中所记载或传递的业务数据所表达的内容。

HL7 CDA(clinical document architecture)是关于临床文档的结构和语义方面

的规范。CDA 本身也是一个 HL7 的通用域，CDA 有一个标准的 R-MIM。HL7 其他通用域中模型的实例一般对应着 XML 消息，而 CDA 专门用来描述临床文档，其模型的实例对应着 XML 文档。

CDA R-MIM 和其他通用域中的 R-MIM 是根据不同的业务需要而分别构造的。比如，检验报告在 HL7 通用域 Laboratory 中的 R-MIM 模型为 POLB_RM004-000UV01，该模型是专门描述检验报告的 R-MIM 模型；当检验报告作为一个 CDA 文档时，可以用 HL7 通用域 clinical document architecture（release 2）中的 R-MIM 模型 POCD_RM000040 来描述。由于这两个 R-MIM 模型均遵从 HL7 RIM 并符合 HL7 开发框架（HL7 development framework，HDF），之间有一定的参照关系。

（二）医学影像传输标准

医学影像传输标准（digital imaging and communications in medicine，DICOM）是由国际电气制造业协会（National Electrical Manufacturers Association，NEMA）下属的医学影像技术协会（Medical Imaging & Technology Alliance）发布并管理的医学影像通信标准。1970 年前后出现了数字化的医学影像及相应的计算机处理技术，为了适应这一发展趋势，美国放射学会（American College of Radiology，ACR）和 NEMA 在 1983 年成立了开发传输数字化影像的标准化方法的联合委员会。在 1985 年出版了第一版的 ACR-NEMA 标准，1988 年第二版的 ACR-NEMA 标准文件发布了图像信息术语、信息结构和文件编码等内容。但是直到 1993 年第三版的标准发布才广为流传，被大家所接受，从第三版开始标准的名称被固定为 DICOM。目前由 NEMA 下属的医学影像和技术联盟管理。

DICOM 的目标是在医疗环境中的图像信息系统和其他信息系统间实现良好的兼容性和提高工作效率。DICOM 标准遵守网络传输协议 TCP/IP，定义了图像传输服务分级，创建了网络传输中图像信息的识别机制，也制定了相关的图像文档标准。目前 DICOM 标准被各大临床科室和专业技术广泛应用于图像的传输，如心内科、牙科、内镜治疗、X 线成像、眼科、小儿科、放射科等。DICOM 还实现了同 EHR 系统的整合，可以通过网络实现在 EHR 系统中图像的存储和传输。

DICOM 的制定是医学图像通信标准化的里程碑，详细地规定了传输医学图像及其相关信息的交换方法和交换格式。DICOM 基于操作系统提供的 TCP/ IP 协议，实现不同操作系统的互联。通过扩展 TCP/IP 协议的应用层，定义一组同类应用之间的统一的通讯接口，实现同类应用间的互操作。根据 ISO/OSI 网络协议模型的分层概念，它是一种网络应用层协议。在实现上，利用 TCP/IP 协议的跨平台特性，扩充定义了适合医学图像传输的应用协议栈。符合 DICOM 标准的两台设备采用的交换方式是 DICOM 协议中定义的请求 / 响应方式，传输数据的格式是 DICOM 数据流。不论图像及患者信息在具体的设备内部如何存储，在对外交换时，它们的格式都是 DICOM 格式。这样，就消除了不同厂家产生的图像格式不一致带来的障碍。

原则上讲，使用 DICOM 标准只需对其进行简单的配置就可以实现设备互连，并可直接与符合工业标准的计算机网络相连接，实现高效的图像通信。作为医学图像的通信标准,DICOM 的最显著特点在于它基于明确而且详细的信息模型,即实体－关系模型,描述了"事物"(如患者、图像、诊断报告等)怎样参与放射诊断以及它们是怎样相互关联的。实体－关系模型能使医疗设备制造厂商和用户更加清楚地理解 DICOM 中的数据结构。DICOM 应用基于面向对象的客户/服务器结构完成 DICOM 功能,客户提出功能请求,服务器接收并处理请求。

DICOM 标准主要由基于 DIMSE(DICOM message service element)模型的 SOP(service-object pair)类组成。除此之外,DICOM 委员会也利用其他工业标准定义与诊断影像有关但非诊断影像核心业务的其他标准功能和服务。DICOM 安全规范利用下 LS(laser surface scan)标准规定了通信节点之间相互认证、消息完整性保护和消息内容数据加密的标准。X.509 和数字签名标准被用于 DICOM 影像数据(部分或全部)签名。DICOM 应用系统节点配置管理规范利用 LDAP(lightweight directory access protocol)标准定义了网络通信参数和功能参数的数据模型和维护访问。

另一个非常重要的非 DIMSE 标准是用 Web 方法访问 DICOM 数据目标(web access to DICOM persistent objects,WADO)。WADO 服务允许用 HTTP 协议获取一个用 URI(uniform resource identifier)表示的 DICOM IDO(DICOM information object definition)数据目标(单帧或多帧)。WADO 服务使用方可以要求服务提供方返回用 DICOM 规则编码的原始 100 数据,或者要求它将 DICOM 数据转换成其他格式返回。WADO 服务由 DICOM 和 ISO TC251 联合开发,是他们的联合标准。WADO 服务在互联网规模 DICOM 数据检索中有着极其重要的作用。

DICOM 委员会和其他的国家及国际标准组织建立起了合作关系,已经被 ISO 接受为医学影像通信的国际标准。DICOM IOD 支持多个字符集,可以表达不同语言的文本信息编码(包括中文的 GB 18030 和 Unicode)。DICOM 委员会目前拥有 20 多个工作组,在不断开发新的功能,将其在放射影像系统互操作性领域所获得的成功推广到其他与影像有关的领域,将使影像信息在患者集成健康记录中发挥更大的作用。

(三)医疗企业集成

医疗企业集成(integrating the healthcare enterprise,IHE)是美国北美放射学会(Radiological Society of North America)和美国卫生信息和管理系统协会(Healthcare Information and Management System Society,HIMSS)10 余年前启动的一个项目,目的是提出一个互操作框架,将卫生领域内的信息化技术集成起来,通过采用卫生信息标准,促进卫生信息在系统间、机构间实现无缝传递。IHE 因为其成功的协作性工作过程及其互操作解决方案,在制定、测试和实施基于标准的互操作性 EHR 系统方面具有不可替代的位置。医疗企业集成计划已成为具有高度影响力的国际性 HCIT(health care information technology)标准协调组织,是卫生信息网络环境下实现信息共享最重要的标准、规范之一。

IHE 的基本方法是集成规范。IHE 集成规范通过一组角色和他们之间的信息交易,对某个领域(例如放射学)的某个工作流程场景中的集成问题通过选择和规范现有标准定义解决方案。IHE 交易通常为某种明确规定的用途定义角色之间的信息提供和消费关系。实际 HCIT 产品可以实现一个或多个 IHE 角色。

集成规范是声明 IHE 相容性的基本单位。一个包括了某(几)个角色、声明对某个 IHE 集成规范相容的系统产品必须实现该集成规范中这些角色参与的所有的交易。角色和交易是 IHE 构造集成规范的积木构件。他们代表了 IHE 标准协调的构件库,可以重复使用在不同的集成规范中。当然,新的集成规范会提出开发新的角色和交易的要求,结果是扩充了构件库。每个 IHE 交易都有它明确的业务目标——它要达到的互联互通性支持。IHE 还在基础标准的范围之外规定了参与交易的角色在发送/接受消息(或提供/使用服务)时的动作和行为,以支持交易的业务目标。当交易在不同的 IHE 集成规范中重复使用时,交易中规定的消息的语义和结构规范保持不变。但参与到交易中的不同角色可以有不同的动作和行为。

IHE 集成规范可以被医疗机构用作设计他们自己工作流的方案基本构件,其中每个集成规范都定义了系统间互动的标准模式。IHE ITI(IHE IT infrastructure)领域的跨医疗机构文档共享(cross-enterprise document sharing,XDS)模型代表了另一个用多个集成规范来构造解决大问题方案的例子。当然,集成规范仍然可以单独使用。但和整体方案相比,所能实现的集成效能会有所局限。

> **知识拓展**
>
> ### IHE XDS 模型
>
> IHE XDS 模型可以实现一组医疗机构合作为他们的患者建立 EHR-LR 的基础设施,并跨越他们的组织机构界限共享这些数据。XDS 模型可以用类似于图书馆索引系统的比喻来描述。在图书馆中,索引系统并不直接管理图书,而是为每本图书建立起索引卡片。在 XDS 模型中,每份 XDS 文本也有一张"目录卡片"。当一个文本被递交给 EHR-LR 供共享时,该文本和它的目录卡片都被送到文本贮存系统。贮存系统负责文本的长期安全存储,把文本在贮存系统中的 URI(uniform resource identifier)加入目录卡片,然后将修改后的卡片转递给文本登记系统。在 XDS 模型中,贮存系统相当于图书馆的书库,登记系统相当于图书馆的索引系统。

在放射诊断领域取得成功以后,IHE 的标准协调努力已经开始进入其他医疗卫生和相关领域。IHE 为以下各领域的集成方案开发了技术框架:①信息技术基础设施;②患者医疗协同;③放射学;④心血管学;⑤肿瘤学;⑥患者治疗仪器设备;⑦临床检验。

IHE 创立了 ITI 领域开发能被其他领域(他们的划分主要按照临床医学的专业)跨领域共享的基础设施服务,和面向纵向集成的、可伸缩的 EHR 解决方案。

IHE 模型所提出的 EHR 解决方案以长期集成记录(EHR longitudinal record,EHR-LR)和患者医疗记录(EHR care record,EHR-CR)的互动为基础。EHR-CR

笔记

总是在具体的患者医疗活动场所(医院、诊所、医生办公室等)进行收集、处理和使用,最常见的是在患者的就医场景中。另一方面,在患者就医过程中产生的某些或全部的 EHR-CR 数据可能被决定送到 EHR-LR 中,供其他医生在同一患者的其他就医过程中(可能在另一治疗场所)分享。EHR-LR 代表了跨越不同就医过程的、患者健康信息的长期集成记录,EHR-LR 信息源自不同就医过程的诊断治疗活动,也为这些活动所使用。

IHE 并不规定哪些信息属于 EHR-LR,哪些属于 EHR-CR。这由各医疗机构、区域性或全国性的行业规章机构或政府部门来定义。并不是所有的在医疗活动工作流程中产生使用的信息都需要记录在 EHR-LR。"就医过程内"和"跨越不同就医过程"的区分揭示了在一个系统之系统的医疗卫生环境中分解复杂性的重要概念。EHR-LR 系统提供对患者长期健康数据记录的可伸缩的、高度就绪和安全监管的服务管理能力。而这些数据记录的内容则完全由 EHR-CR 系统决定和提交,并由 EHR-CR 系统在法律意义上拥有。同样,EHR-CR 系统决定目前的患者就医场景需要使用 EHR-LR 中的哪些数据。ITI 领域开发了可以建立 EHR-LR 基础设施的一组集成规范,允许不同地点的医疗系统提交任何内容的医疗记录。

第四节 我国卫生信息标准化工作

一、卫生信息标准化与卫生信息化

"新医改"方案把"建立实用共享的医药卫生信息系统"列为"八大支柱"之一,卫生信息化被提到前所未有的高度,遇到了难得的发展机遇。这就要求卫生信息化建设必须服务、服从于医改,从而决定了卫生信息化建设的思路必须摒弃原有单个业务驱动模式,重点转向"以人为本"的健康信息系统建设,以健康档案为核心的区域卫生信息系统建设将成为卫生信息化新的建设重点。

2012 年 3 月,国务院印发了《"十二五"期间深化医药卫生体制改革规划暨实施方案》(简称《规划方案》)。文件要求加快推进医疗卫生信息化;发挥信息辅助决策和技术支撑的作用,促进信息技术与管理、诊疗规范和日常监管有效融合;研究建立全国统一的电子健康档案、电子病历、药品器械、医疗服务、医保信息等数据标准体系,加快推进医疗卫生信息技术标准化建设;提出了"医药卫生信息化水平明显提高,监管制度不断完善,对医药卫生的监管得到加强"的工作目标要求。

卫生信息化是卫生行政管理部门、医疗卫生服务机构全面应用现代信息技术,充分、有效地开发和利用各种信息资源,以提高工作效率和服务质量,增强卫生服务能力,促进卫生管理与服务发展,为管理决策提供依据和支持。这是一个整体概念,它是国家信息化的一个组成部分,"化"是一个历史过程,它需要一个较长的历史阶段。信息化建设的领域十分宽广,所涉及的内容众多、繁

笔记

杂,要使其健康、有序、良性地发展,必须建立统一的标准加以保障。因此,信息标准化成为信息化建设和发展过程中的一项关键的基础性工作。标准化实现数据共享,为卫生信息化建设提供"软件"保障。同时,卫生信息化对整体和细节的把握及关注带动了标准化的持续改进,为卫生信息标准的真正实现与落地找到了载体,注入了活力。可见,信息化带动了标准化的创新、深入和完善,标准化继而提升了信息化的品质和水平,信息化正是借助标准化之手引导促进卫生管理与服务水平的提升。现在,提及信息化则必然要讲标准化,实现标准化自然会考虑信息化手段的引入,二者之间的关系已超越耦合,凸显出一体化的特性。

总之,卫生信息标准化是一项紧迫的、重要的和长期的工作,是提高我国医疗卫生工作水平、实现卫生信息化的关键,同时又是一项庞大的系统工程,是一个影响深远的战略课题。要坚持正确的指导思想和工作方法,在实施卫生信息化过程中,统一领导、统筹规划、统一标准、统一法规,这样才能少走弯路,使我国卫生信息标准化的工作与卫生信息化的发展速度相适应,更好地支撑新医改,服务我国"十二五"卫生信息化建设工作目标:服务居民、服务医务人员、服务管理。

二、我国卫生信息标准化工作

(一)数据元的基本概念

1. 数据元概念　数据元(data element)是通过定义、标识、表示和允许值等一系列属性进行规范描述的基本数据单元,在特定的语义环境中可认定为不可再细分的最小数据单元。国际标准 ISO/IEC 11179 提出了关于数据元的基本模型。其中,数据元概念则是一个具体对象与该对象的一个特定特性的结合。数据元概念与表示类词结合才能组成一个数据元。数据元概念与数据元之间是一对多的关系,即一个数据元概念在与不同的值域结合后可以产生不同的数据元。数据元的基本模型见图 3-3。

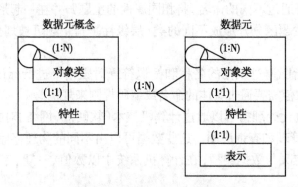

图 3-3　数据元的基本模型

一个数据元概念是由对象类和特性两部分组成,是能以一个数据元形式表示的概念,其描述与任何特定表示法无关。一个数据元是由对象类、特性及表示三部分组成。

对象类是可以对其界限和含义进行明确地标识,且特性和行为遵循相同规则的观念、抽象概念或现实世界中事物的集合。

特性是一个对象类的所有成员所共有的特征。它用来区别和描述对象,是对象类的特征,但不一定是本质特征,它们构成对象类的内涵。

表示可包括值域、数据类型、表示类(可选的)和计量单位四部分,其中任何一部分发生变化都成为不同的表示。

值域是数据元允许值的集合。一个允许值是某个值和该值的含义的组合,值的含义简称为值含义。值域的基本模型由概念域和值域两部分组成,一个概念域对应多个值域(图3-4)。值域有两种(非互斥的)子类:一是可枚举值域,由允许值(值和它们的含义)列表规定的值域;二是不可枚举值域,由描述规定的值域。

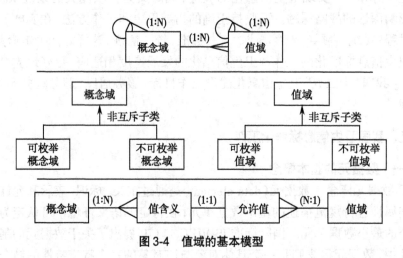

图 3-4 值域的基本模型

2. 数据集 数据集是具有一定主题的、可标识的、能被计算机化处理的数据集合。其中,主题是围绕着某一项特定任务或活动进行数据规划和设计时,对其内容进行的系统归纳和描述。通常数据集主题应具有划分性和层级性,划分性是指主题间可通过不同的命名,将相同属性的主题归并在一起形成相同的类,将不同属性的主题区分开形成不同的类;层级性是指主题可被划分成若干子主题或子子主题。

可标识是指能通过规范的名称和标识符等对数据集进行标记,以供识别。标识与名称的取值需要通过具体的命名或编码规则来规范。

能被计算机化处理指可以通过计算机技术(软硬件、网络)对数据集内容进行发布、交换、管理和查询应用。这些数据可以由不同的物理存储格式来实现,按照数据元的定义与数据类型,在计算机系统中以数值、日期、字符、图像等不同的类型表达。

数据集合是指由按照数据元所形成的若干数据记录所构成的集合。

医药卫生领域的数据集主要可以归纳为三个方面:其一是信息发布类统计数据集;其二是业务系统建设类的基本数据集;其三是为满足特定目的收集整理制作的数据集。

3. 元数据　元数据是定义和描述其他数据的数据。但这种定义容易引起误解。如果利用以下定义描述元数据可能更加贴切：元数据是一种使得数据在任何时候和地方可理解可共享的数据。只要元数据可以获得，数据就可以保持可用、可共享并且可理解。

所有产生数据的组织都必须创建元数据，保证组织内部或外部用户能够理解数据。如果没有元数据，数据本身不可理解。

元数据的特点表现在如下几个方面：其一，元数据在文档中必须与数据明确分开；其二，元数据必须能够保证整个文档完全可以理解；其三，元数据一般无法进行通用的定义，因为每个组织和用户需求不同。

由于元数据也是数据，因此可以用类似数据的方法在数据库中进行存储和获取。如果提供数据元的组织同时提供描述数据元的元数据，将会使数据元的使用变得准确而高效。用户在使用数据时可以首先查看其元数据以便能够获取自己所需的信息。

元数据结构包括元数据元素、元数据实体和元数据子集。

元数据元素是元数据最基本的信息单元。例如，数据集名称、数据集标识符、元数据创建日期等，是最基本的属性信息单元，用元数据元素来表示。

元数据实体是同类元数据元素的集合，用于一些需要组合若干个更加基本的信息来表达的属性。例如"数据集提交和发布方"需要"单位名称"、"联系人"、"联系电话"、"通讯地址"等若干个基本信息来说明，而数据集"关键词说明"需要"关键词"和"词典名称"来说明，则对于"数据集提交和发布方"和"关键词说明"这类属性用元数据实体来表示。

元数据子集由共同说明数据集某一类属性的元数据元素与元数据实体组成，例如标识信息、内容信息、分发信息等。

数据元的元数据总体模型由概念层和表示层两个部分组成（图 3-5）。概念层包括数据元概念类和概念域类，这两种类都表示概念。表示层包括数据元类和值域类，这两种类都是表示数据值的容器。

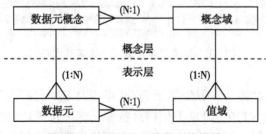

图 3-5　数据元的元数据总体模型

元数据可以理解为从不同角度或用不同的属性来定义数据元，即对数据元进行标准化，这些不同的角度或属性形成了各种不同的元数据类型。

卫生信息领域主要元数据包括数据元、对象类、特性、数据元概念、表示、值域、术语、数据集等。以元数据结构为基础，可对数据元的若干方面属性进行结构化描述,实现数据元从概念到形式的标准化。

(二)标准化工作进展

经过近几年的积极探索,我国初步建立了卫生信息标准的业务体系和组织管理体系。我国卫生信息标准体系主要分为基础类标准、数据类标准、技术类标准和管理类标准等四大类(图3-6)。其中,基础类标准是其他各类标准的上位标准,具有指导性和全局性,涉及卫生信息标准的体系框架、理论与方法、术语及高层信息模型等;数据类标准指卫生信息采集、表达、处理与传输交换过程中涉及的相关数据标准,是保证语义层无歧义的重要基础;技术类标准对业务应用系统设计、开发、实施、运行等各建设环节的技术要求、系统架构、技术实现方式以及信息网络安全和隐私保护等予以规范约束;管理类标准用于指导业务应用系统合理应用相关标准以及对标准应用实施水平的评价与监督管理。

配合医改信息化建设需要,且充分引进和借鉴了国际上主流的标准化技术,我国已完成了一批急需的基础性的卫生信息标准的研发与制定。下面介绍我国信息标准化工作取得的主要成绩。

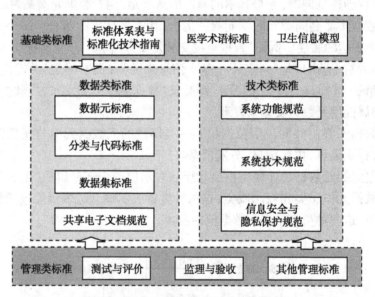

图3-6 国家卫生信息标准体系基本框架

1. 四项基础类标准 卫生部于2009年1月22日发布了四项推荐性卫生行业标准,包括WS/T303-2009卫生信息数据元标准化规则、WS/T304-2009卫生信息数据模式描述指南、WS/T305-2009卫生信息数据集元数据规范、WS/T306-2009卫生信息数据集分类与编码规则,并将这四项标准应用于卫生信息数据类标准研究与编制之中,如卫生信息数据元目录和代码、城乡居民健康档案基本数据集、电子病历基本数据集等。

其中,卫生信息数据元标准化规则中阐述了卫生信息数据元框架和卫生信息数据元基本概念,规定了卫生信息数据元属性规范,以及卫生信息数据元的命名、定义、分类、注册管理等属性规范化描述的基本原则和方法，规范了卫生信息数据元目录的编写格式。该标准可用于指导卫生信息数据元目录（数据元字典）的研究与制定、卫生信息数据元元数据注册系统的设计与开发和卫生信息标准的研究、教学与交流。

卫生信息数据模式描述指南对数据模式、主题域、数据集进行了定义，并根据卫生信息利用的需求和适用环境，对医药卫生领域的数据模式进行分类，针对不同种类的数据模式，分别制定了相应的描述规则和描述方法，从而研究制定了各类卫生信息数据模式描述指南，包括表达式样、描述规则和描述参照。该标准可用于指导医药卫生领域信息资源的组织与规划、卫生信息系统的设计与开发，以及具体数据资源描述中的数据模式描述。

卫生信息数据集元数据规范中明确了元数据元素、元数据实体、元数据子集的定义，规范了卫生信息数据集元数据组成、元数据结构和元数据的摘要描述规则和元数据描述适用功能，规范了元数据内容框架和卫生信息数据集核心元数据、参考元数据、引用信息及其描述内容。该标准可用于指导医药卫生领域数据集元数据的规范化描述。

卫生信息数据集分类与编码规则中对卫生信息数据集进行了定义和领域界定，阐述了卫生信息数据集分类与编码需要遵循的基本原则、技术、方法和应用规则，规范了卫生信息领域内各专业信息分类与编码标准文档编写格式。该标准可用于指导医药卫生领域各类卫生信息数据集分类与编码的制定，满足了政府卫生决策、业务处理、科学研究、信息发布与绩效评价等需求。

2. 卫生信息数据元目录及值域代码　2011 年 8 月，卫生部发布了《卫生信息数据元目录》标准，规范了我国卫生信息数据元目录（字典）的编制原则、目录中数据元描述属性和描述方法（图 3-7）。该标准包括十七个部分，分别是总则、标识、人口学及社会经济学特征、健康史、健康危险因素、主诉与症状、体格检查、临床辅助检查、实验室检查、医学诊断、医学评估、计划与干预、卫生费用、卫生机构、卫生人员、药品设备与器材和卫生管理。《卫生信息数据元目录》于 2012 年 2 月起实施，满足了我国卫生领域相关数据信息交换与共享的需要。

数据元标识符	DE04.30.013.00
数据元名称	肝质地类别代码
定义	受检者肝脏质地在特定分类中的代码
数据元值的数据类型	S2
表示格式	N1
数据元允许值	1. 软　2. 中等　3. 硬

图 3-7　数据元实例

2011 年 8 月，卫生部发布了《卫生信息数据元值域代码》标准。该标准包含总则、标识、人口学及社会经济学特征、健康史、健康危险因素、主诉与症状、体格检查、临床辅助检查、实验室检查、医学诊断、医学评估、计划与干预、卫生费用、卫生机构、卫生人员、药品设备与器材、卫生管理十七个部分。

3. 卫生信息共享文档规范 卫生信息共享文档规范的编制研究是在借鉴采用国外成熟的通用架构,并满足中国卫生信息共享实际需求的前提下,以数据元和数据集来规范约束卫生信息共享文档中的数据元素,以模板库约束为手段来规范性描述卫生信息共享文档的具体业务内容,以值域代码为标准来规范性记载卫生信息共享文档的编码型数据元素,从而清晰展示了具体应用文档的业务语境以及数据单元之间的相互关系,支持更高层次的语义上的互联互通。

目前已完成的部分主要有卫生信息共享文档规范编制规范、健康档案共享文档规范(第 1 部分至第 20 部分):个人基本健康信息登记、出生医学证明、新生儿家庭访视、儿童健康体检、首次产前随访服务、产前随访服务、产后访视、产后 42 天健康检查、预防接种报告、传染病报告、死亡医学证明、高血压患者随访服务、2 型糖尿病患者随访服务、重性精神疾病患者个人信息登记、重性精神病患者随访服务、成人健康体检、门诊摘要、住院摘要、会诊记录、转诊(院)记录,并将于 2013 年发布。其中,卫生信息共享文档规范编制规范是整个文档规范的总纲,明确规范涉及的基本概念、文档架构、基本描述规则等方面的内容。目前,研制完成的健康档案共享文档规范是在其指导下结合业务实际所做的细化和落地。

4. 区域卫生信息平台和医院信息平台技术规范 卫生部于 2009 年 5 月下发了《基于健康档案的区域卫生信息平台建设指南(试行)》(以下简称"区域平台指南")。基于健康档案的区域卫生信息平台是以区域内健康档案信息的采集、存储为基础,能够自动产生、分发、推送工作任务清单,为区域内各类卫生机构开展医疗卫生服务活动提供支撑的卫生信息平台。区域卫生信息平台是连接区域内的医疗卫生机构基本业务信息系统的数据交换和共享平台,是不同系统间进行信息整合的基础和载体。

2009 年 12 月,发布了《基于健康档案的区域卫生信息平台建设技术解决方案(试行)》(以下简称"区域平台方案")。区域平台方案在区域平台指南的基础上,在业务和技术两方面作了大量的细化工作。在业务方面,采用面向对象建模和方法论 UML(unified modeling language)和 RUP(rational unified process),在业务梳理和业务建模的基础上,开展信息建模。结合国际标准 HL7 v3.0 RIM 模型,给出区域卫生业务领域相关活动的参考模型,为后续卫生信息共享文档的开发奠定了信息模型基础。在技术方面,从软件架构、信息基础设施、信息安全多方面给出了全面的解决方案。特别是软件架构,在区域平台指南已经提出了平台的基础服务和基础技术架构的基础上,进一步结合检验报告共享的业务场景,给出基于平台组件和 IHE ITI 集成规范如何实现的实例。

2011 年,在以上工作的基础上,为有效开展对于全国各地区域卫生信息化项目的验收和测评,卫生部启动了《基于健康档案的区域卫生信息平台技术规范》(以下简称"区域平台技术规范")的编制工作。区域平台技术规范主要从外部来约束区域平台,重点考察对于健康档案整合以及区域卫生信息互联互通相关的基础服务和组件。主要的组件包括:注册服务、健康档案整合服务、健康档案存储服务、健康档案管理服务、健康档案调阅服务、健康档案协同服务、数据仓库服务、安全服务、配置服务、隐私保护服务。此外,从性能、安全、平台接入等角度给出了评价区域平台建设的相关指标。为健康档案和区域卫生信息平台的测评奠定了标准的基础。区域卫生信息平台总体架构见图 3-8。

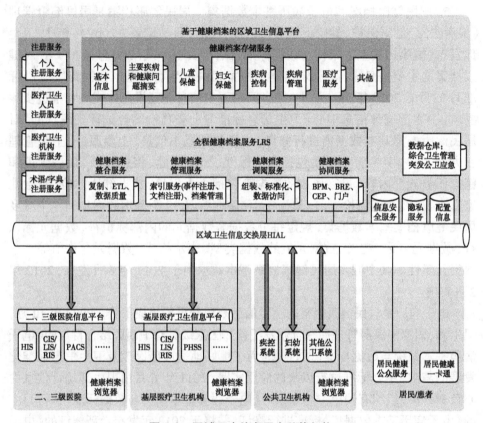

图 3-8 区域卫生信息平台总体架构

另外,卫生部于 2011 年 3 月发布了《基于电子病历的医院信息平台建设技术解决方案》(以下简称"医院平台方案")。该方案借鉴了区域卫生信息平台的架构,结合医院信息化需求。医院信息平台是实现医疗监管和区域协同的基础,对内实现医院内部不同业务系统的统一集成、互联互通和信息整合,对外基于区域卫生信息平台实现跨机构医疗信息共享、医疗业务协同和医疗业务监管等功能扩展。方案对医院信息平台设计、基于平台的应用与业务协同、安全保障体系、项目管理、运维管理等方面做了详细的设计。根据方案要求,医院信息平台包括以下功能组件:注册服务、电子病历存储服务、电子病历浏览器、全院业务协同支撑服务、医院信息交换层。以电子病历为主线串联医疗服务和临床业务,以医院管理为主线串联医疗业务和运营管理。在此基础上,为有效开展对

笔记

于全国各地电子病历和医院信息平台项目的验收和测评，卫生部启动了《基于电子病历的医院信息平台技术规范》（以下简称"医院平台技术规范"）的编制工作。重点考察对于电子病历整合以及医院信息互联互通相关的基础服务和组件。主要的组件包括：注册服务、电子病历整合服务、电子病历档案服务、与区域卫生信息平台交互服务、信息安全和隐私保护服务。此外，从性能、安全等角度给出了评价医院平台建设的相关指标，为电子病历和医院信息平台的测评奠定了标准的基础。

5. 居民健康档案和电子病历基本数据集　居民健康档案是居民健康管理（疾病防治、健康保护、健康促进等）过程的规范、科学记录。2009 年 5 月，卫生部发布《健康档案基本架构与数据标准（试行）》（卫办发〔2009〕46 号），针对健康档案的主要信息来源，制定出健康档案相关卫生服务基本数据集（试行）标准共 32 个。2010 年，根据"十二五"国家卫生信息化建设总体规划和推进步骤要求，卫生部统计信息中心、卫生信息标准专业委员会结合试行反馈意见，对居民健康档案基本数据集进行修订，主要包括基本信息、卫生服务、卫生管理三方面，其中卫生服务主要包括儿童保健、妇女保健、疾病控制、疾病管理和医疗服务五个内容，最终形成的数据集包括个人信息、成人健康体检、新生儿家庭访视、儿童健康检查、门诊摘要、住院摘要等 39 个基本数据集和 1 个城乡居民健康档案基本数据集，规定每个数据集数据元的内部标识符、数据元标识符、数据元名称、定义、数据元值的数据类型、表示格式、数据元允许值等 7 个数据元属性。其中城乡居民健康档案基本数据集于 2011 年 8 月发布，2012 年 2 月实施。

电子病历是居民健康档案的主要信息来源和重要组成部分。2009 年 12 月，卫生部、国家中医药管理局联合颁发了首部国家级具有中西医结合特点的《电子病历基本架构与数据标准（试行）》。为了更好地适应新医改及卫生信息标准化发展的需求，结合标准试行以来的应用实践，2011 年 6 月由卫生部统计信息中心负责牵头，组织有关单位与专家对《电子病历基本架构与数据标准（试行）》中的《电子病历基本数据集》标准进行修订，并将于 2013 年发布。新修订的《电子病历基本数据集》将电子病历按照业务域分为病历概要、门急诊病历记录、住院病历记录、转院记录及医疗机构信息 5 大业务域，每个业务域又包含若干个业务活动记录。最终形成了包含 5 个业务域、17 类业务活动、58 个业务活动记录的电子病历基本架构。电子病历架构见图 3-9。

《电子病历基本数据集》标准分为 17 个部分，分别是病历概要、门（急）诊病历、门（急）诊处方、检查检验记录、一般治疗处置记录、助产记录、护理操作记录、护理评估与计划、知情告知信息、住院病案首页、中医住院病案首页、入院记录、住院病程记录、住院医嘱、出院小结、转诊（院）记录、医疗机构信息。17 个部分共包含 58 个子集。

6. 居民健康卡技术规范　在卫生信息化建设总体框架中，居民健康卡是卫生信息化建设的重要环节，是联结电子健康档案、电子病历和国家、省、地市三级信息平台，实现居民跨业务系统、跨机构、跨地域持卡就医"一卡通"，通过整

笔记

合推动卫生信息化建设成果直接服务群众的重要载体。2011—2012 年,卫生部陆续印发了《居民健康卡技术规范》《居民健康卡管理办法(试行)》,以及用户卡、安全读取模块(safe authentication module,SAM)卡、终端、密钥、资质管理、产品检测等六大类 15 项技术规范与管理办法,涵盖了居民健康卡制作、发行的各个方面和环节,建立完善了居民健康卡发行标准与规范体系,为统一标准、安全高效地推进居民健康卡建设奠定了坚实基础。

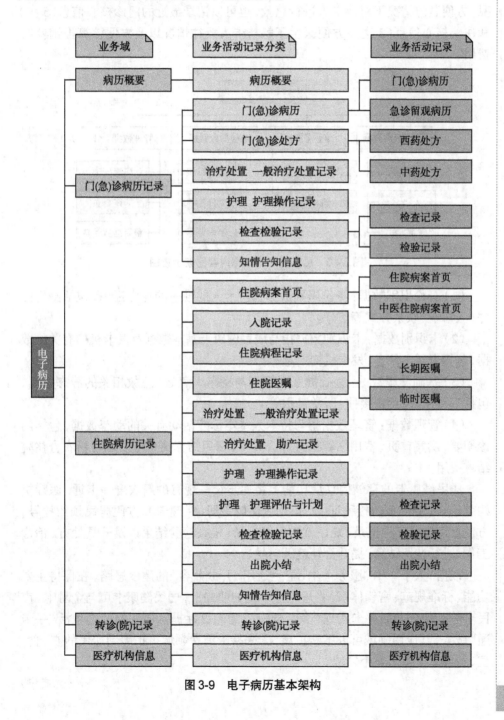

图 3-9　电子病历基本架构

　　《居民健康卡技术规范》统一制定了居民健康卡号编码规则、卡介质规范、卡面规范、卡数据规范、读卡终端要求、数据安全、卡应用等七个方面内容,确立了居民健康卡技术框架,为居民健康卡在全国各地发行提供了统一的标准,确保居民健康卡在全国范围的互认识别和互联互通。

　　居民健康卡数据分为身份识别数据、卡识别数据、基础健康数据、管理数据四大类(图3-10),可以记录居民血型、过敏反应、凝血紊乱、联系人信息等情况,方便紧急情况下对持卡人进行急救,也可以记录最近的门诊核心信息(5次)和住院核心信息(3次),方便医生了解持卡人既往情况以及方便核算报销就医费用。

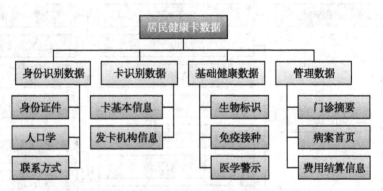

图3-10　居民健康卡数据内容框架示意图

　　(1)身份识别数据:身份识别数据指持卡人的唯一的身份标识,包括身份证件、人口学、联系方式等信息。

　　(2)卡识别数据:卡识别数据指与居民健康卡基本数据及发卡机构有关的数据,包括卡基本信息、发卡机构信息等。

　　(3)基础健康数据:基础健康数据指与持卡人急诊、急救相关的静态数据,包括生物标识、免疫接种、医学警示等。

　　(4)管理数据:管理数据指与持卡人基本诊疗活动有关的动态数据,包括门诊摘要、病案首页、费用结算信息等。其中,费用结算信息可以填写新农合住院结算费用。

　　居民健康卡的存储信息从功能上将逐步统一现有的新农合一卡通、医疗机构就诊卡、免疫预防接种证、妇女儿童保健手册(保健卡),方便居民预约挂号,方便查询疫苗接种记录、既往就诊保健记录、检查检验结果以及开具处方、治疗工作,进行费用结算,提升百姓就医感受。

　　根据"人手一卡、服务一生、卫生通用、开放兼容"的建设思路,在保持主要功能、标准规范、密钥体系、管理主体不变的前提下,居民健康卡可与金融卡、市民卡等其他公共服务卡实现"多卡合一",为老百姓提供便利的社会生活"一卡通"服务,其应用领域可以不断扩展,未来持卡消费领域可扩展到居民的衣、食、住、行等日常生活各个领域。

(沈丽宁)

本 章 小 结

标准是指为在一定的范围内获得最佳秩序,经协商一致制定并经一个公认机构的批准,共同使用和重复使用的一种规范性文件。信息标准作为标准的一个重要组成部分,是专门为信息科学研究、信息产生、信息管理等信息领域所制定的各类规范和行动准则。其有狭义和广义之分,且具备五个基本特征:标准对象的特定性、标准制定依据的科学性、标准的本质特征是统一性、标准应用的时效性、标准执行的法规特性。按标准的约束性分类,将标准分为强制性标准和推荐性标准两类。按照标准的适用范围,将我国标准分为四级标准,即国家标准、行业标准、地方标准和企业标准。

标准化是指为了在一定范围内获得最佳秩序,对现实问题或潜在问题制定共同使用和重复使用的条款的活动。信息标准化是研究、制定和推广应用统一的信息分类分级、记录格式及其转换、编码等技术标准的过程,以实现不同层次、不同部门信息系统间的信息共享和系统兼容。信息标准化具有标准化的四个基本特征:①标准化是一项制定条款的活动;②条款的特点是共同使用和重复使用;③条款的内容是现实问题或潜在问题;④制定条款的目的是在一定范围内获得最佳秩序。标准化原理是标准化工作中具有普遍意义的基本规律,它以标准化的大量实践为基础,并为其实践所验证。标准化原理是标准化理论的重要组成部分。国内有关学者较多关注"四原理",即简化原理、统一原理、协调原理与最优化原理。

卫生标准是标准的重要组成部分,是指为实施国家卫生法律法规和有关卫生政策,保护人体健康,在预防医学和临床医学研究与实践的基础上,对涉及人体健康和医疗卫生服务事项制定的各类技术规定。卫生信息标准是指在医学事务处理过程中,对其信息采集、传输、交换和利用时所采用的统一的规则、概念、名词、术语、代码和技术。狭义的卫生信息标准即卫生信息表达的标准。广义的卫生信息标准包括处理卫生信息的各种标准。标准体系是一定范围内的标准按其内在联系形成的科学有机整体。标准体系具有目的性和协调性。卫生信息架构旨在通过建立一个分类指导,促进卫生信息标准之间的协调、沟通和兼容。

卫生信息标准化指信息标准化在卫生领域的具体应用,主要包括卫生信息本身表达的标准化、卫生信息交换与传输的标准化和卫生信息技术实现的标准化。卫生信息标准的制定遵循着基本流程,即标准制(修)订立项申请及审查、接受标准制(修)订项目、标准起草、标准草案征求意见、标准审查、标准报批。

笔记

统一标准是信息化建设的一项重要的基础性工作。当前,一些主要的国际机构在制定和统一行业标准。各国政府、行业都有相应的机构和组织正在引导、推动、制定本国的或本行业的标准。主要有国际标准化组织／技术委员会215(ISO/TC 215)、欧洲标准化委员会／技术委员会251(CEN/TC 51)、美国HL7组织等。国际上常用的医学术语标准有国际疾病分类标准(ICD)、观测指标标识符逻辑命名与编码系统(LOINC)、医学系统命名法－临床术语(SNOMED CT)等。常用的传输与交换标准有HL7卫生信息传输交换标准、医学影像传输标准(DICOM)、医疗企业集成规范(IHE)等。

信息标准化成为信息化建设和发展过程中的一项关键的基础性工作。标准化实现数据共享,为卫生信息化建设提供"软件"保障。信息化带动了标准化的创新、深入和完善,标准化继而提升了信息化的品质和水平,信息化正是借助标准化之手引导促进卫生管理与服务水平的提升。

数据元是通过定义、标识、表示和允许值等一系列属性进行规范描述的基本数据单元,在特定的语义环境中可认定为不可再细分的最小数据单元。数据元概念与表示类词结合才能组成一个数据元。一个数据元概念是由对象类和特性两部分组成,是能以一个数据元形式表示的概念,其描述与任何特定表示法无关。一个数据元是由对象类、特性及表示三部分组成。

近年来,我国积极探索解决卫生信息资源开发与整合问题。初步建立了卫生信息标准的业务体系和组织管理体系。我国卫生信息标准体系主要分为基础类标准、数据类标准、技术类标准和管理类标准等四大类。当前,我国卫生信息标准化工作取得的主要成果有卫生信息四项基础类标准、卫生信息数据元目录及值域代码、卫生信息共享文档规范、区域卫生信息平台和医院信息平台技术规范、居民健康档案和电子病历基本数据集、居民健康卡技术规范等标准与规范。

关键术语

1. 信息标准(information standard)
2. 卫生信息标准(health information standard)
3. 标准化(standardization)
4. 数据元(data element)
5. 标准体系(standard system)

讨论题

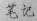
笔记

1. 设计一个关于卫生信息标准应用情况的调查表对医院展开调查,了解实际情况，并分析存在的问题。

    2. 谈谈卫生信息标准化工作在国家卫生信息化建设中所处的地位与作用。

思考题

    1. 什么是卫生信息标准？其有哪些基本特征？

    2. 什么是数据元、数据集？

    3. 卫生信息标准制定的主要程序有哪些？

    4. 简述医改与卫生信息标准化的关系。

    5. 试分析区域卫生信息平台与卫生信息标准的关系。

笔记

第四章 ◄◄

卫生信息管理技术

学习目标

通过本章的学习,你应该能够:

掌握 信息技术的定义与内涵,国内外对信息产业的结构分类及计算机网络、数据库技术的特点,能运用工具开展数据库系统的概念设计。

熟悉 卫生信息网络类型,通过常用多媒体信息处理软件能编辑多媒体文本、音频、图形与图像。

了解 虚拟现实的研究现状与发展,虚拟现实技术的医学应用;智能信息技术的特征及智能信息技术在卫生信息处理中的应用。

章前案例

南京移动助力"智慧医疗"建设

2012 年 3 月 2 日,《南京日报》报道一则新闻:日前,南京移动和南京市卫生信息中心签订了"智慧医疗"信息化建设战略合作协议。据了解,去年,南京移动承建了南京市卫生数据专区(第一期),全市卫生数据专网亦已布设至 20 多家三级医院和 4 个区县的社区卫生服务中心,为市民卡在医疗行业的应用、移动结算平台和自助智能医疗系统的建设发挥了积极作用。

据介绍,此次"智慧医疗"项目建设包括热线互通、卫生专网、远程医护、公共云服务等诸多子服务。南京移动和南京卫生局也将共同建设覆盖全市医疗卫生机构、社区卫生服务机构的卫生专网,为市民健康档案和电子病历两大数据库提供网络平台。今后,市民在全市各医疗卫生机构就诊,还可在网站、自助智能终端系统进行预约挂号、多种方式支付等服务。

信息技术是人类在生产斗争和科学实验中认识自然和改造自然过程中所积累起来的获取信息、传递信息、存储信息、处理信息以及使信息标准化的经验、知识、技能,以及体现这些经验、知识、技能的劳动资料有目的的结合过程。

信息技术代表着当今先进生产力的发展方向,其广泛应用使信息的重要生产要素和战略资源的作用得以发挥,使人们能更高效地进行资源优化配置,从而提高社会劳动生产率和社会运行效率。

笔记

126

第一节　信息技术概述

一、信息技术内涵

（一）信息技术的发展历史

信息作为一种社会资源自古就有，人类也是自古以来就在利用信息资源，只是利用的能力和水平很低而已。

信息技术（information technology）的发展历史悠久。指南针、烽火台、风标、号角、语言、文字、纸张、印刷术等作为古代传载信息的手段，曾经发挥过重要作用。望远镜、放大镜、显微镜、算盘、手摇机械计算机等则是近代信息技术的产物。它们都是现代信息技术的早期形式。

迄今为止，人类社会已经发生过四次信息技术革命。第一次革命是人类创造了语言和文字，接着出现了文献。语言、文献是当时信息存在的形式，也是信息交流的工具。第二次革命是造纸和印刷术的出现。这次革命结束了人们单纯依靠手抄、篆刻文献的时代，使得知识可以大量生产、存储和流通，进一步扩大了信息交流的范围。第三次革命是电报、电话、电视及其他通信技术的发明和应用。这次革命是信息传递手段的历史性变革，它结束了人们单纯依靠烽火和驿站传递信息的历史，大大加快了信息传递速度。第四次革命是电子计算机和现代通信技术在信息工作中的应用。电子计算机和现代通信技术的有效结合，使信息的处理速度、传递速度得到了惊人的提高，人类处理信息、利用信息的能力达到了空前的高度。

信息技术发展之大事记：

1642 年，法国数学家帕斯卡（B. Pascal）用齿轮式加法器制成第一台机械计算机。

1746 年，英国工程师沃森（Watson）在两英里长的电线上传递了电信号。

1890 年，赫尔曼·霍尔瑞斯（Herman Hollerith）借鉴巴贝奇的差分机设计，用穿孔卡片存储数据和程序，并制造了处理机器，结果该机器仅用 6 周就得出了人口普查的统计分析结果，远远快于 1880 年普查所用的 10 年统计时间。

1906 年，美国的 Lee De Forest 发明了电子管。在这之前的计算机，都基于机械运行方式，而在这之后，计算机开始进入电子时代。

1924 年，IBM 公司成立。从那时起，IBM 公司始终在计算机工业界占据着重要地位。

1939 年，加利福尼亚的休利特和帕卡德在汽车房里造出了 Hewlett-Packard 计算机。这两个人后来成立了著名的 HP 公司。

1946 年，出现了被称为第一代计算机的 ENIAC，它是第一台真正意义上的数字电子计算机。

1959 年，联合国教科文组织在巴黎主办了第一届国际计算机会议，成立国际信息处理联盟（IFIP）的筹备工作正式开始。

笔记

1970 年, Ken Thomson 和 Dennis Ritchie 开始研制 UNIX 操作系统。

1975 年, 比尔·盖茨和保罗·艾伦创办了 Microsoft 公司。

1994 年, Netscape1.0 浏览器发布。

2001 年, Intel 公司又向业界推出了工作频率高达 2G 的 Pentium 处理器。它不仅是 CPU 工作频率的新界标, 而且也用事实抹去了世人对摩尔定律的犹豫和怀疑。

2001 年, 美国 IT 业的两大公司 HP 和 Compaq 以 220 亿美元的价格合并。

2002 年, Microsoft 公司发布了 .NET, 开始与 Java 阵营展开全面竞争。

(二) 信息技术的定义

人们对信息技术的定义, 因其使用的目的、范围、层次不同而有不同的表述: 中国公众科技网认为, 信息技术是指有关信息的收集、识别、提取、变换、存储、传递、处理、检索、检测、分析和利用等的技术。孟广均著《信息资源管理导论》中提出信息技术是在计算机和通信技术支持下用以获取、加工、存储、变换、显示和传输文字、数值、图像以及声音信息, 包括提供设备和提供信息服务两大方面的方法与设备的总称, 是管理、开发和利用信息资源的有关方法、手段与操作程序的总称。大卫·霍克里奇著《教育中的新信息技术》一书对信息技术的阐述是"应用在信息加工和处理中的科学, 技术与工程的训练方法和管理技巧; 上述方法和技巧的应用; 计算机及其与人、机的相互作用, 与人相应的社会、经济和文化等诸种事物。"赵祖华主编的《现代科学技术概论》定义信息技术为"包括信息传递过程中的各个方面, 即信息的产生、收集、交换、存储、传输、显示、识别、提取、控制、加工和利用等技术"。

综上所述, 所谓信息技术就是人类开发和利用信息资源的所有手段的总和。信息技术既包括有关信息的产生、收集、表示、检测、处理和存储等方面的技术, 也包括有关信息的传递、变换、显示、识别、提取、控制和利用等方面的技术。

具体而言, 信息技术包括软件开发技术、通信网络技术、微电子技术、信息处理技术和多媒体技术, 而传感、自控和新材料技术等是信息技术的相关技术。信息技术是目前各领域高新技术的关键和核心, 更是信息产业的基础。

现代信息技术包括四大类: 一是电子信息技术, 指电子感测技术、电子通信技术、电子计算机、电子控制技术; 二是量子信息技术, 指量子计算机; 三是激光信息技术, 指激光遥感、光导纤维通信、激光全息存储、激光控制技术、激光计算机; 四是生物信息技术, 指生物开关器件、生物存储器件、生物逻辑器件、生物计算机等。

(三) 信息技术的特征

现代信息技术是一个发展的技术体系。现阶段, 信息技术已经成为社会技术体系的主导技术和关键技术, 是现代社会文明的技术基石。

1. 一般特征 信息技术具有科学技术的一般特征, 在资源构成、能力范畴、技术特性、集成机制、使用方式、工作机制、生产功用和时代特色等方面具有明确的社会技术效应。同时, 与其他科学技术领域相比, 信息技术尤其是现代信

笔记

息技术具有更加强大的社会功能,其突出表现在:人机共生性,技术与人相伴而生,相辅而存,相融互补;能动发展性,信息技术在改变社会的产业结构和生产方式的同时,也对人类的思想观念、思维方式和生活方式产生着重大而深远的影响。

2. 发展特征　现代信息技术已经成为 21 世纪推动社会生产力发展和经济增长的重要因素,它首先表现在技术层面上的特性是数字化、网络化、高速化、智能化与个性化。其次是具有强大的社会功能,其社会特征更加明显。第一,发展支撑性,由于信息技术的基础作用和带头作用,信息、知识、智慧日益成为社会发展的决定力量。第二,经济联结性,由于信息技术对生产力要素的改造,信息劳动者、脑力劳动者、知识分子的作用日益增强,网络成为社会发展的基础设施,新的社会经济形态逐渐形成,即数字经济和网络经济。第三,投入风险性,信息技术是知识、人才和资金密集型的新兴技术体系,高额的资金投入、及时的人才投入和丰富的知识投入,加上发展势头的十分迅猛、应用效果的不确定性,使信息技术的投入具有高风险性。

二、信息技术产业化

在人类社会的发展历程中,随着生产力的不断进步,社会分工逐渐完善起来,从而形成了从事不同生产活动的部门。所谓信息产业,就是从事信息技术设备制造及信息产品生产开发与流通服务的新兴产业群体。信息产业化有两层含义:一是信息技术的产业化;二是信息产品与服务的产业化。信息技术的产业化是从第二产业萌发并独立出来的新的电子信息技术设备制造产业,为传统产业改造和第三、第四产业的发展提供了物质技术基础;信息产品与服务的产业化使第三产业中出现了新兴的信息服务业,为带动传统信息产业的发展和第四产业的形成开辟了道路。

(一) 国内外信息产业的结构分类

信息产业(information industry)是一个行业多、领域宽、涉及面广的大产业。不同的国家在不同的时间段基于不同的角度对信息产业的结构划分也有较大分歧。下面是几种比较有代表性的信息产业结构的划分方法。

1. 美国的信息产业分类(图 4-1)
2. 欧盟的信息产业分类(图 4-2)

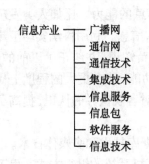

图 4-1　美国的信息产业分类

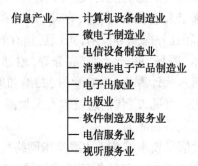

图 4-2　欧盟的信息产业分类

3. 日本的信息产业分类（图4-3）

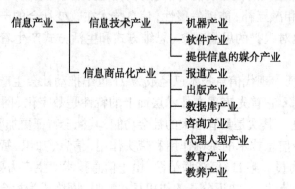

图4-3　日本的信息产业分类

4. 中国的信息产业分类（图4-4）

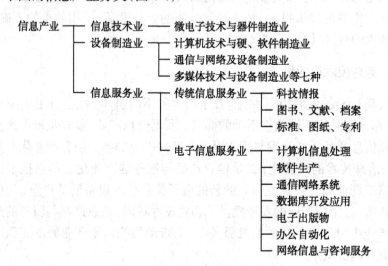

图4-4　中国的信息产业分类

（二）信息技术的核心

20世纪中叶以来，随着生产社会化极度的空前提高，人类在信息处理方面进入了一个全新的阶段。科学家们把现代传感、通信、计算机、自动控制、网络等技术手段，形象地比作人的眼、耳、鼻、舌、身、神经、大脑等信息器官的延长和加强。现代信息的发展，已经在许多方向大大突破了自身信息器官的局限，极大地增强了人们获取、传递、存储、加工和利用信息的能力。比如人类发现了雷达、激光和红外探测等技术，可以更加有效地获取信息。利用科学实验卫星研究宇宙天体、磁场、激光、大气成分等，增加了许多新知识，并纠正了以前的认识。再比如第六代计算机，具有学习、归纳和思维等功能，能在更大的程度上代替人脑的功能。可见，现代信息技术大大加深了人类对客观世界的认识，提高了人类改造客观世界的能力。

现代信息技术的核心主要是指网络技术、数据库技术和多媒体技术。

1. 网络技术　计算机和通信的结合对于计算机系统的组织方式产生了深远

的影响。把一台大型的计算机放在一个单独的房间中，然后用户带着他们的处理任务去房间里使用，这种"计算机中心"的概念现在已经完全过时了。由一台计算机来处理整个组织中所有的计算需求，这种老式的模型已经被新的模型所取代。在新的模型下，由大量独立的但相互连接起来的计算机来共同完成计算任务。这些系统称为计算机网络（computer networks）。计算机网络无疑是当今世界最为激动人心的高新技术之一。它的出现与迅速发展正在改变人们的传统生活方式，给人们带来了新的工作、学习以及娱乐的方式。

2. 数据库技术　20世纪50年代中期至60年代末，随着计算机硬件性能的改进和软件技术的发展，一个应用程序独享一台计算机资源的情况显然是一种极大的浪费。于是出现了多道程序和分时系统、文件管理系统。尽管这些文件包含了别的应用程序所需的数据，但是这些数据仍很难为别的用户或应用程序所使用。因此，计算机的软件工作者针对文件管理方式存在的缺点，经过长期不懈的努力，提出了数据库的概念。数据库技术为数据管理提供了一种较为完善的高级管理方式。它克服了文件管理方式下分散管理数据的弱点，对所有的数据实行统一、集中的管理，使数据的存储独立于使用它的程序，从而实现数据共享。

3. 多媒体技术　在当今以数字化、信息化为特征的时代，"多媒体"可算得上是久盛未衰的时髦名词之一，它的问世引起了专业界乃至普通百姓的关注。无论通信网络、广播电视或者计算机领域等，都可以在前面冠以"多媒体"的形容词，如多媒体计算机、多媒体通信网络等。在市场上，出于商业目的，形形色色的多媒体产品和设备纷纷亮相，有些甚至成为热销产品。

多媒体技术是一种基于计算机的综合技术，包括数字信号处理技术、音频和视频技术、计算机硬件和软件技术、人工智能和模式识别技术、网络通信技术等。因此，多媒体技术几乎覆盖了计算机技术和数字音频、视频技术的绝大部分领域，而且随着科学技术水平的不断提高和社会需求的不断增长，其覆盖范围和应用领域还会继续扩大。

（三）当前信息技术的新发展及其在我国的应用前景

《国务院关于加快培育和发展战略性新兴产业的决定》（国发〔2010〕32号）中列了七大国家战略性新兴产业体系，其中包括"新一代信息技术产业"。新一代信息技术分为六个方面，分别是下一代通信网络、物联网、三网融合、新型平板显示、高性能集成电路和以云计算为代表的高端软件。

国家工业和信息化部（简称工信部）信息化推进司司长徐愈在《当前信息技术的新发展及其在我国的应用前景》中提到，纳米微电子技术、CPU多核技术、平板显示技术、半导体照明技术和下一代互联网技术成为我国信息产业的主要应用推广技术。

1. 纳米微电子技术　纳米微电子技术对于IT产业来说，这是在微电子技术上最核心、最基础的技术。就微电子技术来说，一直是追求尺寸更小、能耗更低、速度更快的晶体管。从发展来看，晶体管的尺寸越来越小，目前已投入商用的、基于硅晶体管技术的芯片工艺已经达到45纳米了。

另外一方面是以碳纳米管材料制作的新兴晶体管技术正在不断地发展。碳

笔记

纳米晶体管大有以后取代纳米硅晶体管的趋势。因为碳纳米晶体管在运算速度方面比纳米硅晶体管要快 10 倍,而功耗要低得多。2008 年 2 月,美国普林斯顿的研究人员发现了一种方法,可以实现将碳基板快速量产的方法,即将很多张小面积的碳基板拼接在一张传统的硅基板材料上。硅基板用作逻辑电路的安放,碳基板用作制造晶体管,这样就相当于传统的硅技术与碳晶体管技术的混合,从而可以实现快速的商业化生产。可以想象,将来更小的空间上能集成更多的功能,这将是纳米微电子技术的发展态势。

2. CPU 多核技术　30 多年来,CPU 一直按照摩尔定律预定的速度快速发展,但是随着特征尺寸的不断减小和集成度的提高,工艺技术遇到了越来越多难以克服的困难,功耗和主频难以兼顾的问题也越来越明显。所以,在低功耗晶体管技术还不成熟的情况下,多核的 CPU 作为解决方案已经逐渐成为通用 CPU 市场的主流。可以说,处理器的竞争从钟频的竞争转为处理器核心数目的竞争。有关专家认为,多核芯片的发展目标是在每个芯片上集成多达 1000 个处理器,利用多核技术实现每秒千万亿次的浮点计算,而且这样的发展对智能化技术发展的影响也是不可估量的。

同时我们还要认识到,对产业界很重要的一点是,多核技术发展的关键不仅在于微处理技术和材料,而且对软件也提出了很大的挑战,传统的操作系统将被改造或者是重新构建,而操作系统的功能需要新的软件设计技术来实现。

3. 平板显示技术　目前,不管是电视机、计算机,还是手机都广泛应用了平板显示技术。2000 年以前,CRT 显示技术还占据着显示领域的主流。从 20 世纪 90 年代中期开始,以液晶显示特别是 TFT-LCD 即薄膜液晶显示为代表的新型平板显示技术和产业迅速发展。在平板显示的各个分支当中,TFT-LCD、PDP(等离子)和 OLED(有机发光二极管),这些技术都是受到关注的重点。我国的平板显示技术和产业经过几十年尤其是最近五年的努力取得了一定的突破和发展,但总体来讲与全球平板显示技术领先的日本、韩国和我国台湾等地区相比仍然有较大的差距。

新型平板显示技术包含多个方面,目前的关注热点主要有 OLED、电子纸、LED 背光、高端触摸屏和平板显示上游材料等。OLED 的全称是有机发光半导体,该技术和 TFT-LCD 相比,具有显示效果好、轻薄省电、可柔性弯折等优势,被公认为是替代 TFT 的下一代显示技术。电子纸也是新型显示技术的一大发展方向,其采用的原理是通过反射环境光线来进行显示,由于其轻薄省电、可卷折以及更接近自然印刷品的观看体验,未来将主要用于替代纸质媒体。由于 LCD 材料本身不发光,LCD 显示设备普遍使用冷阴极荧光灯管(CCFL)作为背光源。随着 LED 白光技术的发展,发光效率进一步提高,其显色性能和能耗指标都已大大高于 CCFL,因此未来 LED 背光技术将逐渐取代 CCFL 作为 LCD 显示设备的背光源。触摸屏和平板显示设备的关系密切,很多技术具有高度通用性,目前电容式触摸屏是发展的主流方向,具有高精度、耐用和多点触摸等优点。

4. 半导体照明技术　半导体照明技术是采用半导体材料进行光电转换,由于在节能环保方面的独特优势,半导体照明的应用领域也正在被迅速地拓展。

笔记

作为一种全新的照明技术，半导体发光二极管（LED）使用低压电源，能效高、节能效果显著。在同样亮度下，耗电量只是普通白炽灯的 1/4，寿命在 5 万～10 万小时之间，远远超过了普通光源。此外，LED 本身不含汞、铅，没有紫外、红外灯污染，作为低压灯具，安全性能也很突出，这些都是 LED 的特点。现在全球都非常看重 LED 这一新兴产业，美国、日本和欧盟都推出了半导体照明计划：美国能源部先后设立了 12 个国家重点实验室，还有企业参与的半导体照明国家项目；欧盟是 2007 年开启的，其中一个是"彩虹计划"；日本有"21 世纪光计划"等。同时，像通用、飞利浦等集团也都启动了大规模的商用开发计划，纷纷进军半导体照明。我们国家很多新兴的企业也在朝这方面努力。

从我国的市场来看，我国是世界最大的光源和灯具出口国，具有巨大的照明工业和照明市场。随着半导体照明技术的快速发展和新兴应用的不断出现，在特殊照明领域的节能效果已经开始显现出来了。这项技术最适合在我国推广，因为与国家在节能方面的政策高度一致，而且半导体照明产业也是一种技术密集型加劳动密集型的产业，比较适合我们的国情。从目前研发的情况来看，在芯片以及装备方面，实现半导体照明行业的自主创新的突破和国产化、实现半导体照明产业的跨越式发展是非常有希望的。

5. 下一代互联网技术　下一代网络是指建立在 IP 技术基础上的新型公共电信网络，它能够容纳各种形式的信息，在统一的管理平台下，实现音频、视频、数据信号的传输和管理，提供各种宽带应用和传统电信业务，是一个真正实现宽带窄带一体化、有线无线一体化、有源无源一体化、传输接入一体化的综合业务网络。下一代通信网络中光网络的建设、软交换以及 3G 的建设尤为关键。

（1）IPv6 核心路由器：目前发达国家下一代互联网研究计划的重要内容之一就是建设大规模的下一代互联网试验网，美国、亚太这些地区都有非常著名的互联网计划组织试验网。我国在国家 863 计划的支持下，像清华、国防科大与华为公司一起研制出了 IPv6 的核心路由器，对于攻克下一代互联网关键技术、支持下一代互联网建设工程来讲是非常有意义的。

（2）物联网：是通过射频识别（RFID）、红外感应器、全球定位系统、激光扫描器等信息传感设备，按约定的协议，把任何物品与互联网相连接，进行信息交换和通信，以实现对物品的智能化识别、定位、跟踪、监控和管理的一种网络。从 2009 年无锡物联网产业基地的设立到 2010 年温总理提出感知中国，物联网已经成为市场最关心的话题。物联网典型应用或者发展相对较快的应用包括：智能交通、智能监控、手机支付、公共安全、工业监测、智能医疗等。在智能交通领域，有效地结合了导航定位与视频监控，具有代表性的公司包括大华股份和海康威视以及银江股份。手机支付是最为看好的一个应用，从目前看最主要的是确定支付标准，完善支付体系。2011 年 11 月 16 日～21 日，为期六天的第十三届中国国际高新技术成果交易会在深圳会展中心举行，以物联网、云计算为代表的新一代信息技术成为本届高交会的热点，国内领先的医疗信息化解决方案提供商们携带"医疗物联网平台"、"远程无线监护平台"、"远程无线健康监护平台——远程动态血压监护系统"、"医疗物联网平台——智能婴儿管理系统"等产

笔记

品盛装亮相，吸引大量的国内外嘉宾驻足参观、咨询。

（3）三网融合：电信网、移动互联网以及广播电视网的融合，此融合并非三网的物联融合，而是应用上的有机融合。

（4）云计算：是指将计算任务分布在由大规模的数据中心或大量的计算机集群构成的资源池上，使各种应用系统能够根据需要获取计算能力、存储空间和各种软件服务，并通过互联网将计算资源的免费或按需租用的方式提供给使用者。由于云计算的"云"中的资源在使用者看来是可以无限扩展的，并且可以随时获取，按需使用，随时扩展，按使用付费，这种特性经常被称为像水电一样使用 IT 基础设施。根据研究机构 IDC2010 年预测，全球云计算发展速度是传统 IT 行业的 6 倍以上；而当前中国正处于移动互联网发展的初期、两化融合（工业化和信息化融合）政策讨论期，云计算概念刚刚兴起，未来的潜能巨大，可以说中国将迎来云计算发展的黄金十年。

第二节 计算机网络技术

当今信息时代的特点是以计算机科学技术发展为核心。信息作为一种战略资源，其处理的速度和质量，已成为一个国家科学技术水平和社会经济发展的基本标志，成为衡量一个国家信息化水平的重要标志。因此，对计算机网络的研究、开发和应用正越来越受到世界各国的重视。

计算机网络经历了萌芽、初建、发展等阶段。目前，计算机网络已渗透到政治、经济、军事与科学技术等诸多领域，对社会的发展、生产结构和人类的生活方式等均产生了深刻的影响和冲击。它在社会信息化的进程中扮演着重要角色，它的基本功能是资源共享、信息交换、分布式处理和提高计算机应用的可靠性。我国四大互联网骨干网是指中国科技网、中国公用计算机互联网、中国教育和科研计算机网及中国金桥信息网。其中，中国科技网与中国教育和科研计算机网主要为科研、教育提供非营利性互联网服务，而中国公用计算机互联网和中国金桥信息网则对公众提供经营性互联网服务。

中国公用计算机互联网（ChinaNET）是中国最大的互联网服务提供商。它是在 1994 年由前邮电部（现为信息产业部）投资建设的公用互联网，现由中国电信经营管理。它是中国第一个商业化的计算机互联网，为中国的广大用户提供互联网服务。

中国金桥信息网（China golden bridge network，ChinaGBN）也称作国家公用经济信息通信网。它是中国国民经济信息化的基础设施，是始建于 1993 年的金桥工程业务网，支持金关、金税、金卡等"金"字头工程的应用。由吉通通信为业主，该网是以卫星综合数字网为基础，以光纤、微波、无线移动等方式，形成空地一体的网络结构，是一个连接国务院、各部委专用网，与各省市、大中型企业以及国家重点工程联结的国家公用经济信息通信网，可传输数据、话音、图像等，以电子邮件、电子数据交换（EDI）为信息交换平台，为各类信息的流通提供物理通道。

笔记

中国教育和科研计算机网(the China education and research network，CERNET)是由国家投资建设，教育部负责管理，清华大学等高等学校承担建设和管理运行的全国性学术计算机互联网络。CERNET分四级管理，分别是全国网络中心、地区网络中心和地区主结点、省教育科研网、校园网。

中国科学技术网(CSTNET)始建于1994年，由中国科学院建设和管理，其目标是将中国科学院在全国各地的分院的局域网互联，同时连接中国科学院以外的中国科技单位。它是一个为科研、教育和政府部门服务的网络，主要提供科技数据库、成果信息服务、超级计算机服务、域名管理服务等。

一、计算机网络传输与交换技术

（一）计算机网络的分类

从不同的角度对网络有不同的分类方法，每种网络名称都有特殊的含义。几种名称的组合或名称加参数就可以看出网络的特征，如千兆以太网表示传输率高达千兆的总线型网络。了解网络的分类方法和类型特征，是熟悉网络技术的重要基础之一。

1. 按地理有效范围分类　局域网(local area network，LAN)一般限定在较小的区域内，小于10cm的范围，通常采用有线的方式连接起来。城域网(metropolitan area network，MAN)规模局限在一座城市的范围内10～100cm的区域。广域网(wide area network，WAN)网络跨越国界、洲界，甚至全球范围。广域网采用的技术、应用的范围和协议标准都与局域网不同，在广域网中常常采用的是各种公用交换网，它使用的主要技术是存储转发。

2. 按传输技术分类　广播式网络(broadcast network)通常使用一条共享的信道，当某台计算机在信道上发送数据包时，网络中的每台计算机都会收到这个数据包，收到数据包的计算机会将自己的地址和分组中的地址进行比较，如果相同则接收该数据包，反之则丢弃该数据包。点到点网络是两台计算机之间的线路连接。如果两台计算机之间要经过多个节点才能将数据发送到目的地，这样选择路由就非常重要。

3. 按网络传输介质分类　有线网络通常是指采用双绞线、同轴电缆以及光缆等有线传输介质组建的网络。无线网络就是使用无线传输介质进行传输的网络。它主要包括微波、红外线和无线电短波。微波通信系统可以分为地面微波系统和卫星微波系统，红外线利用墙壁或房屋反射，从而形成整个房屋内的通信。

4. 按网络的拓扑结构分类　网络的拓扑结构是指网络中通信线路和站点(计算机或设备)的几何排列形式。按网络的拓扑结构，网络分为星型、环型、总线型等几种。网络拓扑结构的选择往往与传输媒体的选择及媒体访问控制方法的确定紧密相关。在选择网络拓扑结构时，应该考虑的主要因素有下列几点：

（1）可靠性：尽可能提高可靠性，以保证所有数据流能准确接收；还要考虑系统的可维护性，使故障检测和故障隔离较为方便。

（2）费用：建网时需考虑适合特定应用的信道费用和安装费用。

135

（3）灵活性：需要考虑系统在今后扩展或改动时，能容易地重新配置网络拓扑结构，能方便地处理原有站点的删除和新站点的加入。

（4）响应时间和吞吐量：要为用户提供尽可能短的响应时间和最大的吞吐量。

（二）数据交换技术

数据交换是网络实现数据交换的重要技术。数据在从源节点传送到目的节点的过程中，节点不关心数据的内容，只关心的是数据的准确传输。实现数据交换的3种基本技术是电路交换、报文交换和分组交换。

1. 电路交换 电路交换把源站和目的站通过一条链路直接连通。当发送方请求与接收方建立一条链接并开始通信时，在发送方和接收方之间就会建立一条临时的专用线路，其他的用户就不能再使用该线路，直到通话结束才会释放该链接。电路交换时建立链接需要较长的时间，链接建立后通路是专用的，这种交换方式适合传输大量的数据，传输少量数据时，效率不高。

2. 报文交换 报文交换不需要在发送方和接收方之间建立专用通路。节点把发送的信息组织成一个数据包（报文）进行传输，报文中含有目标地址，节点将报文在网络中一站一站地向前传送。每个节点都要检查目标地址，每个节点对所收到的数据包要先存储，再进行转发。由于报文交换是先存储后转发，这样就增加了传送时延，电子邮件系统比较适合报文交换方式。

3. 分组交换 分组交换中数据包有固定的长度，交换节点只需要开辟一个小的缓冲区，分组交换再对要传送的信息进行分组编号，加上分组头，其中分组头含有源地址和目标地址。所有分组在网络中传输又有两种方式，即数据报（datagram）和虚电路（virtual circuit）。

（三）数据交换的技术指标

数据的成功传输主要依赖于两个主要的因素：要传输信号的质量和传输媒体的性能。模拟或数字数据都既能用模拟又能用数字信号来传输。这些信号在传输过程中都会发生衰减、变形，尤其是在长距离传输后会发生严重的畸变。数据传输的好坏，还取决于发送和接收设备的性能。数据交换的主要技术指标是衡量数据传输的有效性和可靠性的参数。有效性主要由数据传输的数据速率、调制速率、传输延迟、信道带宽和信道容量等指标来衡量；可靠性一般用数据传输的误码率指标来衡量。常用的数据通信的技术指标有以下几种：

1. 传输速率 数据传输速率是描述数据传输系统的重要技术指标之一。数据传输速率，是指通信系统单位时间内传输的二进制代码的位（比特）数。数据传输速率的高低，由每位数据所占的时间决定，一位数据所占的时间宽度越小，则其数据传输速率越高。数据传输速率在数值上等于每秒钟传输数据代码的二进制比特数，单位为比特/秒（bit/second）记做 bps。

2. 调制速率 调制速率又叫波特率或码元速率，它是数字信号经过调制后的传输速率，表示每秒传输的电信号单元（码元）数，即调制后模拟电信号每秒钟的变化次数，它等于调制周期（即时间间隔）的倒数，单位为波特（baud）。

3. 误码率 误码率是衡量通信系统在正常工作情况下传输可靠性的指标，

误码率是指二进制码元在传输过程中被传错的概率。显然，它就是错误接收的码元数在所传输的总码元数中所占的比例。在计算机网络通信系统中，一般要求误码率低于 10^{-6}，系统对误码率的要求应权衡通信的可靠性和有效性两方面的因素，误码率越低，对设备的要求就越高。

4. 带宽　模拟信道的带宽就是信道能通过的最高频率和信道能通过的最低频率的差。信道的物理特性就决定了信道的带宽。

数字信道传输的是离散的数字信号。信道的带宽决定了信道中传输脉冲序列的最高速率。一个数字脉冲就是一个码元，码元速率就是指单位时间传输码元的个数。码元的速率单位是波特，码元速率也常常称为波特率。

（四）计算机网络组成

网络系统由计算机、网络接口卡等网络硬件及网络操作系统等网络软件构成。

1. 网络硬件　常见的网络硬件有计算机、网络接口卡、通信介质以及各种网络互联设备等。网络中的计算机又分为服务器和网络工作站两类。

（1）计算机：①服务器，主要功能是为网络工作站上的用户提供共享资源、管理网络文件系统、提供网络打印服务、处理网络通信、响应工作站上的网络请求等；②网络工作站，是通过网络接口卡连接到网络上的计算机。

（2）网络接口卡：网络接口卡简称网卡，又称为网络接口适配器，实现网络数据格式与计算机数据格式的转换、网络数据的接收与发送等功能。

（3）通信介质：是计算机之间传输数据信号的重要媒介，它提供了数据信号传输的物理通道。有形介质包括双绞线、同轴电缆或光缆等；无形介质包括无线电、微波、卫星通信等。它们的参数包括：传输容量、信号衰减、抗干扰能力、安装难度、价格等。

（4）网络互联设备：利用网络互联设备可将两个或两个以上相同或不同的网络互联在一起，以形成一个较大规模的网络，实现不同网络中的用户相互通信和资源共享。不同网络的物理结构、传输协议、网络操作系统等都可能有区别，因而，根据其具体情况的不同，实现网络互联的设备可分为：中继器、集线器、网桥、路由器、交换机和网关等。

1）中继器（repeater）：是一种信号放大器，数据信号在网络传输介质上传输时，由于衰减和噪音使有效数据信号变得越来越弱，中继器将接收到的弱信号中的数据进行整形和放大，使输出信号比原信号的强度大大提高了。

2）集线器：是一种特殊的多口中继器，它作为网络传输介质间的中间节点，克服了介质单一通路的限制。集线器不仅起到集线和复制信息的作用，还能承担部分网络管理功能。集线器能自动检测"冲突"后发出阻塞信号（jam），以强化冲突；集线器还能自动指示和隔离有故障的站点并切断其通信。

3）网桥：网桥（bridge）也叫桥接器，是在数据链路层实现两个或两个以上LAN互联的一种存储转发设备。它能将一个较大的 LAN 分割为多个网段，或将两个以上的 LAN 互联成一个逻辑 LAN，使 LAN 上的所有用户都可访问服务器。网桥扩展网络范围的功能类似于中继器，但它还能提供智能化连接服务，即根据

笔记

数据帧的目的地址所处的网段进行帧的转发和滤除。因此,网桥必须具备帧格式的转换和路径选择功能。

4)路由器:路由器(router)是工作在 OSI 第三层上的互联设备。因此,在互联的 LAN 数目很多或要将 LAN 与 WAN 互联时,就要用到路由器。因为路由器的互联功能更强,因而能获得更多的信息,为到来的数据分组找到最佳路径。路由器与网络协议有关,利用互联网络协议,可以为网络管理员提供整个网络的信息,以便管理网络。因路由器功能比网桥强大,也比网桥复杂,所以更具灵活性,有更强的异构网络的互联能力。

5)网关:网关(gateway)是在传输层及以上层次上实现网络互联的设施。之所以称为设施,是因为网关可以是一台设备,也可能是在一台主机中实现网关功能的一个软件。网关的基本功能是实现不同网络协议之间的转换。因为网关要提供从传输层到应用层的全方位转换服务,其复杂性来自于互联网间传输的帧、分组、报文及控制协议的差异,以及差错控制算法、参数及服务类别的不同等,因此网关也是互联设施中最复杂的。

2. 网络软件　网络软件包括网络操作系统(network operating system)、网络协议软件、网络应用软件。

(1)网络操作系统:网络操作系统是运行在网络硬件基础之上的,为网络用户提供共享资源管理服务、基本通信服务、网络系统安全服务及其他网络服务的软件系统。网络操作系统必须对用户进行控制;网络操作系统需要通过软件工具对网络资源进行全面的管理,进行合理的调度和分配,如 WinNT、Unix 等。

(2)网络协议软件:连入网络的计算机依靠网络协议实现互相通信,而网络协议是靠具体的网络协议软件的运行支持才能工作。凡是连入计算机网络的服务器和工作站上都运行着相应的网络协议软件,如 IPX/SPX、TCP/IP 等。

(3)网络应用软件:为某一应用目的而开发的网络软件。网络应用软件为用户提供访问网络的手段及网络服务,资源共享和信息的传输,如远程教学软件、电子图书馆软件、火车站售票系统软件等。

(五) 计算机网络体系结构

计算机的网络结构可以从网络体系结构、网络组织和网络配置三个方面来描述。网络体系结构是从功能上来描述计算机网络结构;网络组织是从网络的物理结构和网络的实现两方面来描述计算机网络;网络配置是从网络应用方面来描述计算机网络的布局、硬件、软件和通信线路。

1. 网络体系结构中的几个概念

(1)网络协议:指为进行网络中的数据交换而建立的规则、标准或约定。协议包括三个要素:语法,即数据与控制信息的结构或格式;语义,即需要发出何种控制信息、完成何种动作以及作出何种应答;同步,即事件实现顺序的详细说明。

在计算机网络中,为了保证数据通信双方能正确有效地进行通信,针对通信过程的各种问题,制定了一整套约定,这就是网络系统的通信协议。通信协议代

笔记

138

表着标准化,规定了计算机信息交换中消息格式和意义的协定,是通信双方都必须遵循的一系列规则。

(2)协议分层:由于通信过程比较复杂,为了简化协议设计,采取把通信问题划分为多个小问题,然后为每个小问题设计一个单独的协议的方法。各层协议之间能高效率地相互作用,协同解决整个通信问题。分层结构的优点:各层之间是独立的;灵活性好;结构上可分割开;易于实现和维护;易于标准化工作。

(3)网络体系结构:指计算机网络各个层的层次结构和在各层上所使用的协议集合。

2. ISO 的 OSI 七层参考模型　国际标准化组织(International Standardization Organization,ISO)提出的开放式系统互联(open system interconnection,OSI)参考模型(reference model,RM)。它将数据从一个站点到达另一个站点的工作按层分割成七个不同的任务,如图4-5所示。

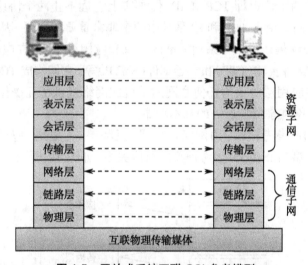

图 4-5　开放式系统互联 OSI 参考模型

ISO/OSI RM 中各层的主要功能:

(1)物理层(传送二进制位流):是实现系统通信媒体的物理接口,数据以 bit 或 byte 为单位传输;提供物理连接、物理服务数据复原服务、顺序化服务。

(2)数据链路层(传送帧):提供简单的通信链路,数据以帧(frame)为单位传输;提供链路层的连接和释放,数据单位和服务质量的控制。

(3)网络层(传送分组):在网络节点间提供路由选择和数据交换等操作,为传输层提供整个网络范围内两个终端用户之间数据传输的通路。

(4)传输层(传送报文):解决"端"到"端"的通信,提供面向联结的服务,传输的数据单元为报文;将传输层的传输地址映射到网络层的网络地址。

(5)会话层(传送报文):建立和释放对话连接;进行正常和专门的数据交换;交互对话管理;对话连接同步;特殊情况汇报;数据发送确认;对话服务数据单元顺序编号;将信息分类作多帧传送。

(6)表示层(OSI 内部语法):信息表示方法的转换、数据的加密和解密,为信

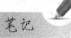

139

息传递提供表示方法。

（7）应用层（为用户使用网络提供接口）：为网络用户之间的通信提供专用的程序，如WWW服务、电子邮件、OICQ聊天、FTP等。

有人把ISO/OSI RM中的各层比喻为：应用层比喻为"做什么"；表示层比喻为"对方看起来像什么"；会话层比喻为"该谁讲话，从哪儿讲起"；传输层比喻为"对方在哪儿"；网络层比喻为"走哪条路可以到达对方"；数据链路层比喻为"每一步该怎么走"；物理层比喻为"怎样利用物理媒体"。

3. TCP/IP参考模型

（1）TCP/IP：1969年11月，美国国防部高级研究计划管理局（Advanced Research Projects Agency，ARPA）开始建立一个命名为ARPAnet的网络，从此诞生了TCP/IP协议组。TCP/IP虽然不是国际标准，但已被世界广大用户和厂商所接受，成为当今计算机网络最成熟、应用最广的互联协议。从名字上看TCP/IP，似乎只包括了两个协议即TCP和IP，但事实上它远不止两个协议，而是由100多种协议组成的。由于TCP和IP是其中两个非常重要的协议，因此就以它们命名。TCP/IP协议集还包括一系列标准的协议和应用程序，如在应用层上有远程登录（telnet）、文件传输（FTP）和电子邮件（SMTP）等，它们构成TCP/IP的基本应用程序。这些应用层协议为任何联网的单机或网络提供了互操作能力，提供了用户计算机入网共享资源所需的基本功能。

（2）TCP/IP参考模型：由网络接口层、互联层、传输层、应用层四层组成。TCP/IP参考模型与ISO/OSI参考模型的对应关系，如图4-6所示。

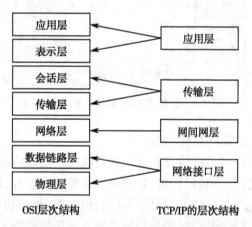

图4-6 ISO/OSI参考模型与TCP/IP参考模型对应关系

网络接口层对应于OSI的数据链路层和物理层，该层位于TCP/IP的最底层，包含各种逻辑链路控制和介质访问协议，实现不同网络如局域网、广域网、X.25、数据通信网间的物理层连接。网间网层负责相邻计算机之间的通信，其功能主要是路径选择、流量控制、拥塞、差错报告。传输层提供应用程序之间端到端的通信，并把数据分组可靠地传给下一层。应用层向用户提供一组常用的应用程序，使用户在需要时调用该程序就可以完成对TCP/IP互联网络的访问，并与传输层协议协调工作发送或接收数据流。

二、计算机网络安全技术

（一）网络安全定义及常见安全问题

网络安全是指网络系统的硬件、软件及其系统中的数据受到保护，不因偶然或者恶意的原因而遭到破坏、更改、泄露，系统连续、可靠、正常地运行，网络服务不中断。从其本质上来讲，就是网络上的信息安全，它涉及的领域相当广泛，这是因为在目前的公用通信网络中存在各种各样的安全漏洞和威胁。从广义来说，凡是涉及网络上信息的保密性、完整性、可用性、真实性和可控性的相关技术和理论，都是网络安全所要研究的领域。具体包括：

1. 运行系统安全　即保证信息处理和传输系统的安全，包括计算机系统机房环境的保护，法律、政策的保护，计算机结构设计上的安全性考虑，硬件系统的可靠安全运行，计算机操作系统和应用软件的安全，数据库系统的安全，电磁信息泄露的防护等。它侧重于保证系统正常的运行，避免因为系统的崩溃和损坏而对系统存储、处理和传输的信息造成破坏和损失，避免由于电磁泄漏，产生信息泄露，干扰他人（或受他人干扰），本质上是保护系统的合法操作和正常运行。

2. 网络上系统信息的安全　包括用户口令鉴别，用户存取权限控制，数据存取权限、方式控制，安全审计，安全问题跟踪，计算机病毒防治，数据加密。

3. 网络上信息传播的安全　即信息传播后果的安全，包括不良信息的过滤等。它侧重于防止和控制非法、有害的信息进行传播的后果，避免公用通信网络上大量自由传输的信息失控，本质上是维护道德、法律或国家利益。

4. 网络上信息内容的安全　即我们讨论的狭义的"信息安全"。它侧重于保护信息的保密性、真实性和完整性。避免攻击者利用系统的安全漏洞进行窃听、冒充、诈骗等有损于合法用户的行为。本质上是保护用户的利益和隐私。

（二）安全技术

1. 物理安全　网络安全首先要保障网络上信息的物理安全。物理安全是指在物理介质层次上对存储和传输的信息的安全保护。目前，常见的不安全因素（安全威胁或安全风险）包括四大类：一是自然灾害，如由雷电、地震、火灾、水灾等引起的网络物理损坏（如硬盘损坏、设备使用寿命到期、外力破损等）、设备故障（如停电断电、电磁干扰等）和意外事故。二是电磁泄漏，如侦听微机操作过程产生信息泄露，干扰他人或受他人干扰，趁机而入（如进入安全进程后半途离开）和痕迹泄露（如口令密钥等保管不善，易于被人发现）。三是操作失误，如删除文件、格式化硬盘、线路拆除等和意外疏漏（如系统掉电、"死机"等系统崩溃）。四是计算机系统机房环境的安全。

2. 操作系统的安全控制　操作系统的安全控制方法主要有隔离控制和访问控制。

（1）隔离控制：隔离控制的方法主要有物理隔离、时间隔离、加密隔离和逻辑隔离四种。物理隔离，如把不同的打印机分配给不同安全级别的用户。时间隔离，如以不同安全级别的程序在不同的时间使用计算机。加密隔离，如把文

笔记

件、数据加密,使无关人员无法阅读。逻辑隔离,如把各个进程的运行限制在一定的空间,使得相互之间不感到其他进程或程序的存在。

(2)访问控制:操作系统的安全控制最核心的问题是访问控制。访问控制是确定谁能访问系统,能访问系统的何种资源,以及在何种程度上使用这些资源。访问控制就是对系统各种资源的存取控制,它既包括对设备(如内存、虚拟存储器或磁盘等外存储器)的存取控制,也包括对文件、数据的存取控制。

(三)网络安全的管理策略

网络安全可以采用多种技术来增强和执行,但是很多安全威胁来源于管理上的松懈及对安全威胁的认识。安全威胁主要来自系统实现存在的漏洞、系统安全体系的缺陷、使用人员的安全意识薄弱和管理制度的薄弱四个方面。良好的网络管理有助于增强系统的安全性,能及时发现系统安全的漏洞;审查系统安全体系;加强对使用人员的安全知识教育;建立完善的系统管理制度。能否制定一个统一的安全策略,在全网范围内实现统一的安全管理,对于信息网来说是至关重要的。

安全管理主要包括三个方面:

1. 内部安全管理 内部安全管理主要是建立内部安全管理制度,如机房管理制度、设备管理制度、安全系统管理制度、病毒防范制度、操作安全管理制度、安全事件应急制度等,并采取切实有效的措施保证制度的执行。内部安全管理主要采取行政手段和技术手段相结合的方法。

安全管理策略需要人来执行,即使是最好的、最值得信赖的系统安全措施,也不能完全由计算机系统来完全承担安全保证任务,因此必须建立完备的安全组织和管理制度。

计算机信息系统的安全管理主要基于多人负责、任期有限、职责分离等3个原则。

2. 网络安全管理 在网络层设置路由器、防火墙、安全检测系统后,必须保证路由器和防火墙的 ACL 设置正确,其配置不允许被随便修改。网络层的安全管理可以通过网管、防火墙、安全检测等一些网络层的管理工具来实现。

3. 应用安全管理 应用系统的安全管理是一件很复杂的事情。由于各个应用系统的安全机制不一样,因此需要通过建立统一的应用安全平台来管理,包括建立统一的用户库、统一维护资源目录、统一授权等。

知识链接

卫生信息网络现状

随着卫生事业的发展及卫生改革的深入,人们已越来越意识到科学管理的重要意义,而要做到科学管理与决策,势必会打破传统的管理模式,更多地依赖完整、科学、有效的卫生信息系统。

笔记

　　我国卫生信息化建设在国家信息化进程中虽不居于领先地位,但由于卫生事业关系到社会全体居民的健康利益,因而卫生信息化的发展备受社会关注。近10年来,医院信息网络、社区卫生服务机构信息网络、新型农村合作医疗信息网络、疾病预防控制信息网络、卫生监督机构信息网络、妇幼保健信息网络、卫生统计信息网络和区域卫生信息网络等不同程度地得到了大力发展。

　　2012年6月6日,卫生部、国家中医药管理局发布《关于加强卫生信息化建设的指导意见》,文中强调了卫生信息化建设的重要性,描绘了卫生信息化建设的总体框架:"3521"信息化发展框架。到2015年,初步建立全国卫生信息化基本框架。到2020年,建立完善实用共享、覆盖城乡的全国卫生信息化网络和应用系统,为实现人人享有基本医疗卫生服务的目标提供有力的技术支撑。

第三节　数据库技术

一、数据库技术相关概念

　　20世纪60年代末以来,计算机的应用更为广泛,数据量急剧增长,出现了大容量和快速存取的磁盘。这些变化都促进数据管理手段的发展,数据库技术应运而生,出现了专门统一管理数据的软件系统,即数据库管理系统。

　　1. 数据库　数据库(database,DB)是统一管理的相关数据的集合。数据库中的数据按一定的数据模型组织、描述和存储。其主要特点是:数据能够为各种用户共享,具有最小冗余度、数据对程序的独立性以及由数据库管理系统统一管理和控制等。

　　2. 数据库系统　数据库系统(database system,DBS)包括和数据库有关的整个系统,数据库、数据库管理系统、应用程序以及数据库管理员和用户等。允许用户用数据定义语言建立新的数据库;允许用户用数据操作语言或者查询语言对数据库中的数据进行查询和更新;支持存储量大的数据,保证对数据的正确及安全使用;控制多用户的并发访问,保证并发访问不相互影响,不损坏数据。

　　由于数据模型是数据库系统的基础,因此人们就按数据模型来命名数据库系统,如数据模型为层次模型、网状模型或关系模型,则相应的数据库系统就称为层次数据库系统、网状数据库系统或关系数据库系统。

　　3. 数据库管理系统　数据库管理系统(database management system,DBMS)是专门用于建立和管理数据库的一套软件,介于应用程序和操作系统之间。DBMS不仅具有最基本的数据管理功能,为用户或应用程序提供访问数据库的方法,还能保证数据的完整性、安全性,提供多用户的并发控制,当数据库出现故障时对系统进行恢复。数据库管理系统是数据库系统的核心。

笔记

二、数据库管理系统的组成与功能

从数据库管理系统的角度来看,数据库系统的体系结构可以分为三个层次:从外到内依次为外模式、模式、内模式。从数据库的最终用户角度看,数据库系统的结构分为单用户数据库系统、主从式结构的数据库系统、分布式结构的数据库系统、客户/服务器结构的数据库系统。

(一)数据库系统的三级模式结构

数据库的三级模式结构是数据的三个抽象级别,用户只要抽象地处理数据,而不必关心数据在计算机中如何表示和存储。

1. 外模式 外模式(external schema)又称为用户模式,是数据库用户可以看见和使用的局部数据的逻辑结构和特征的描述,是与某一应用有关的数据的逻辑表示。一个数据库通常都有多个外模式。当不同用户在应用需求、保密级别等方面存在差异时,其外模式描述就会有所不同。一个应用程序只能使用一个外模式,但同一外模式可为多个应用程序所使用。外模式是保证数据库安全的重要措施。每个用户只能看见和访问所对应的外模式中的数据,而数据库中的其他数据均不可见。

2. 模式 模式(schema)又可分为概念模式和逻辑模式,是所有数据库用户的公共数据视图,是数据库中全部数据的逻辑结构和特征的描述。一个数据库只有一个模式,它以某种数据模型为基础,综合考虑所有用户的需求而形成,模式可用实体-联系(E-R)模型来描述。模式不但要描述数据的逻辑结构,比如数据记录的组成,各数据项的名称、类型、取值范围,而且要描述数据之间的联系、数据的完整性、安全性要求。

3. 内模式 内模式(internal schema)又称为存储模式,是数据库物理结构和存储方式的描述,是数据在数据库内部的表示方式。一个数据库只有一个内模式。内模式描述记录的存储方式、索引的组织方式、数据是否压缩、是否加密等。但内模式并不涉及物理记录,也不涉及硬件设备。如对硬盘的读写操作是由操作系统来完成的。

在数据库三级模式结构中,模式是数据库的核心与关键,外模式通常是模式的子集。数据按外模式的描述提供给用户,按内模式的描述存储在硬盘上,而模式介于外、内模式之间,既不涉及外部的访问,也不涉及内部的存储,从而起到隔离作用,有利于保持数据的独立性。

(二)数据库系统的二层映像功能

为了实现三个抽象级别的联系和转换,数据库管理系统在三级模式结构之间提供了两层映像:外模式/模式映像和模式/内模式映像,三级模式结构如图4-7所示。

1. 外模式/模式映像 通过外模式和模式之间的映像把描述局部逻辑结构的外模式与描述全局逻辑结构的模式联系起来。由于一个模式与多个外模式对应,因此对于每个外模式都有一个外模式/模式映像用于描述该外模式与模式之间的对应关系。外模式/模式映像通常放在外模式中描述。

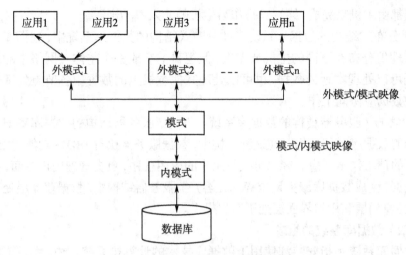

图4-7　数据库系统的三级模式结构

有了外模式/模式映像,当模式改变时,比如增加新的属性、修改属性的类型,只要对外模式/模式映像做相应的改变,使外模式保持不变,则以外模式为依据的应用程序就不受影响,从而保证了数据与程序之间的逻辑独立性,也就是数据的逻辑独立性。

2. 模式/内模式映像　通过模式与内模式之间的映像把描述全局逻辑结构的模式与描述物理结构的内模式联系起来。由于数据库只有一个模式,也只有一个内模式,因此模式/内模式映像也只有一个。通常就放在内模式中描述。

有了模式/内模式映像做相应的改变,使模式保持不变,则应用程序就不受影响,从而保证了数据与程序之间的物理独立性,也就是数据的物理独立性。

可以看出,由于有两层映像,在内模式发生变化,甚至模式发生变化时,都可以使外模式在最大限度上保持不变。由于应用程序是在外模式所描述的数据结构的基础上编写的,外模式的稳定性就保证了应用程序的稳定性。而这正是数据库结构采用三级模式、两层映像为系统提供高度的数据独立性所得到的结果。

（三）数据库系统的体系结构

数据库系统的体系结构与计算机系统的体系结构有关,一般指在数据库系统中,数据的存储层、应用层、用户界面层以及网络通信之间的布局和分布关系。

1. 单用户数据库系统　单用户数据库系统适合于个人计算机,所有的应用程序、DBMS、数据等都装在一台计算机中。尽管它在数据的完整性、安全性以及并发性上存在一些缺陷,但已经基本实现了DBMS的基本功能。在单用户数据库系统中,由于它被一个用户独占使用,所以在一个部门中的各机器之间不能共享数据,部门内的数据冗余量较大。

2. 主从式结构的数据库系统　主从式结构的数据库系统包括一个主机和多个与此相连的终端。其中主机内集中了操作系统、应用程序、数据等,系统所有的处理都由主机来完成,终端只是作为主机的输入/输出设备。

3. 分布式结构的数据库系统 在分布式结构的数据库系统中,数据库中的数据物理地分布在不同的主机节点上,但逻辑上组成一个整体。网络中的任一节点既可以处理本地的数据,也可以处理其他主机上的数据。各节点处理数据库中的数据应协同工作。

4. 客户/服务器结构的数据库系统 客户/服务器结构的数据库系统是目前流行的数据库系统结构。在这种结构中,数据服务器执行 DBMS 功能,以便对客户机的请求作出回应。客户机执行用户的应用程序,负责管理用户界面,接收用户数据,生成数据库服务请求等。在客户/服务器结构中,数据存储层处于服务器上,应用层和用户界面层处于客户机上。

(四)数据库系统的组成

数据库系统是指安装和使用了数据库技术的计算机系统,数据库系统由硬件平台、软件平台及数据库用户组成。

1. 硬件平台 考虑到数据库的信息量很大,处理数据的数据库管理系统也会随着管理功能的增加不断加大规模,整个系统对硬件的要求也不断提高,这体现在对内存的需求、对外存空间的需求、系统的数据通道能力。

2. 软件平台 数据库系统的软件主要包括:为数据库的建立、使用和维护所配置的软件系统 DBMS;支持 DBMS 和数据库运行的操作系统,如 Windows、Unix 等;相关数据库接口的高级语言和编译系统,如 Visual C、Visual Basic 等;以 DBMS 为核心的应用开发工具,如 PowerBuilder、Delphi 等,为数据库系统的开发和使用提供了良好的环境;为特定应用环境开发的数据库应用系统。

3. 数据库用户 数据库系统的主要用户包括:数据库管理员、系统分析员和数据库设计人员、应用程序员和最终用户。

(1)数据库管理员:其主要任务是在专门的管理机构监督和管理数据库系统。负责决定数据库中的数据和结构,如数据库中存放的内容、表的结构等;决定数据库的存储结构和存储策略,如提高存取效率和存储空间的利用率的方法;保证数据库的完整性和安全性,这点对任何一个数据库都是十分重要的;监控数据库的运行和使用,如当出现数据库遭遇黑客攻击并被非法使用,或者被损坏等情况时,管理员必须以最快的速度恢复数据;数据库的改造升级和重组,如空间利用率、处理效率低等。

(2)系统分析员和数据库设计人员:负责应用系统的需求分析和规范说明,确定系统的配置和数据库系统的概要设计。

(3)应用程序员:主要任务是负责设计和编写应用系统的程序模块,并进行调试和安装,将设计好的管理系统实施,主要承担编写程序的任务。

(4)终端用户:通过浏览器、表格、菜单、图形和报表等接口方式使用数据库,其中包括专业的和非专业的、简单的和复杂的用户。

三、数据库概念设计

数据库系统生存期是数据库应用系统从开始规划、设计、实现、维护到最后

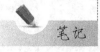

被新的系统取代而停止使用的整个时期。它分为定义、设计、实现与运行三个环节，定义是指规划和需求分析；设计是指概念、逻辑、物理设计。

（一）数据库设计概述

1. 数据库设计的特点　数据库设计是指对于一个给定的应用环境，构造最优的数据库模式，建立数据库及其应用系统，使之能够有效地存储数据，满足各种用户的应用需求（信息要求和处理要求）。数据库设计过程是结构设计和行为设计的密切结合，结构设计是设计数据库结构，行为设计是设计应用程序、事务处理等。数据库建设是硬件、软件和干件（技术与管理的界面）的结合，它的特点是"三分技术、七分管理、十二分基础数据"。

2. 数据库设计的基本步骤　数据库设计分为四个步骤。需求分析阶段，综合各个用户的应用需求；概念设计阶段，形成独立于机器特点，独立于各个DBMS产品的概念模式（E-R图）；逻辑设计阶段，E-R图转换成具体DBMS支持的数据模型，形成数据的外模式；物理设计阶段，根据DBMS特点和处理的需要，进行物理存储安排，建立索引，形成数据库内模式。

（二）数据库设计

1. 需求分析的任务、方法与步骤

（1）规划阶段的三个步骤：系统调查，对企业组织作全面的调查，画出组织层次图，以了解企业的组织结构；可行性分析，从技术、经济、效益、法律等方面对建立数据库的可行性进行分析，写出可行性分析报告，组织专家讨论其可行性；确定数据库系统的总目标和制订项目开发计划，详见图4-8。

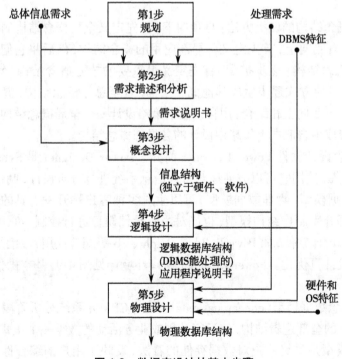

图 4-8　数据库设计的基本步骤

（2）需求分析的目标：分析用户的需要与要求，充分了解原系统的工作概况；明确用户的各种需求；确定新系统的功能；考虑今后可能的扩充和改变。

（3）需求分析的重点：信息要求、处理要求、安全性与完整性要求。

（4）需求分析的难点：用户无法准确地表达自己的需求；所提出的需求往往不断地变化；设计人员缺少用户的专业知识，不易理解用户的真正需求，甚至误解用户的需求；新的硬、软件技术的出现也会使用户需求发生变化。

（5）需求分析的方法：调查研究与分析表达。调查研究的步骤为4步，第一是调查组织机构情况，包括组织部门的组成情况和职责等。第二是调查各部门的业务活动情况，包括各个部门输入和使用什么数据、如何加工处理这些数据、输出什么信息、输出到什么部门、输出结果的格式是什么等。第三是协助用户明确对新系统的各种要求，包括信息要求、处理要求、完全性与完整性要求。第四是确定新系统的边界，人机完成的功能分解。

分析表达采用SA（structured analysis）方法，自顶向下入手逐层分解：第一，分析用户活动，产生业务流程图；第二，确定系统范围，产生系统范围图；第三，分析用户活动涉及的数据，产生数据流图；第四，分析系统数据，产生数据字典。

（6）需求分析的常用调查方法：跟班作业，通过亲身参加业务工作了解业务活动的情况；开调查会，通过与用户座谈来了解业务活动情况及用户需求；请专人介绍；询问，对某些调查中的问题，可以找专人询问；设计调查表请用户填写；查阅记录，查阅与原系统有关的数据记录。

2. 概念结构设计的方法与步骤　整个数据库设计的关键，通过对用户需求进行综合、归纳与抽象，形成一个独立于具体DBMS的概念模型，可以用E-R图表示。

设计概念结构的四类方法：自顶向下，首先定义全局概念结构的框架，然后逐步细化；自底向上，首先定义各局部应用的概念结构，然后将它们集成起来，得到全局概念结构；逐步扩张，首先定义最重要的核心概念结构，然后向外扩充，以滚雪球的方式逐步生成其他概念结构，直至总体概念结构；混合策略，将自顶向下和自底向上相结合，用自顶向下策略设计一个全局概念结构的框架，以它为骨架集成由自底向上策略中设计的各局部概念结构。

3. 概念设计软件 Power Designer 简介　Power Designer 是 Sybase 公司的 CASE 工具集，使用它可以方便地对管理信息系统进行分析设计，制作数据流程图、概念数据模型、物理数据模型，可以生成多种客户端开发工具的应用程序，还可为数据仓库制作结构模型，也能对团队设计模型进行控制。它可与许多流行的数据库设计软件，如 PowerBuilder、Delphi、VB 等配合使用，以缩短开发时间和使系统设计更优化。Power Designer 窗口环境详见图 4-9，基本操作命令详见图 4-10。

（1）概念数据模型（conceptual data model，CDM）：系统分析阶段的工具，它表现数据库的全部逻辑结构，给运行计划或业务活动的数据一个正式表现方式。概念数据模型是最终用户对数据存储的看法，反映了用户的综合性信息需求。不考虑物理实现细节，只考虑实体之间的关系。

笔记

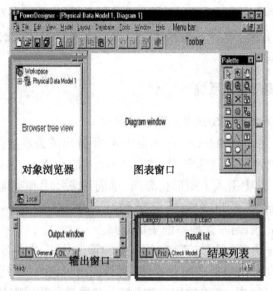

图 4-9　Power Designer 环境示意图

图形	名称	操作	图形	名称	操作
	指针	选择符号		联合连接	插入联合连接符号
	套索	一个区域的选择符号		文件	插入一个文件符号
	整体选择	选择全部符号，一起设置大小		注释	插入注释符号
	放大	放大视野范围		连接/扩展依赖	在图表中的符号之间画一个图形连接，在注释和一个对象之间画一个注释连接，在两个支持扩展依赖的对象间画一个扩展依赖
	缩小	缩小视野范围		主题	插入主题符号
	打开包图表	显示选择包的图表		文本	插入文本
	属性	显示选择的符号属性		线条	插入一条线
	删除	删除符号		圆弧	插入一个圆弧
	包	插入包符号		长方形	插入一个长方形
	实体	插入实体符号		椭圆	插入一个椭圆
	关系	插入关系符号		圆角矩形	插入一个圆角矩形
	继承	插入继承符号		折线	插入一条折线
	联合	插入联合符号		多边形	插入一个多边形

图 4-10　Power Designer 基本操作

（2）物理数据模型（PDM）：系统设计阶段的工具，它把 CDM 中建立的模型生成特定的 DBMS 脚本，产生数据库中保存信息的储存结构，保证数据在数据库中的完整性和一致性。

（3）面向对象模型（OOM）：包含一系列包、类、接口和它们的关系。这些对象一起形成所有的（或部分）一个软件系统的逻辑的设计视图的类结构。

笔记

（4）业务程序模型（BPM）：描述业务的各种不同内在任务和内在流程，而且客户如何以这些任务和流程互相影响。BPM 是从业务合伙人的观点来看业务逻辑和规则的概念模型。

四、常见数据库管理系统

（一）Visual FoxPro 数据库管理系统简介

Foxbase 是美国 FOX Software 公司自 1987 年推出的关系数据库管理系统，是20 世纪 80 年代流行的数据库管理系统。FoxPro 是 FOX Software 公司推出的又一个杰出的产品，其中引入了图形化界面、面向对象技术和查询优化技术。1992年，Microsoft 公司收购了 FOX Software 公司，先后推出了 FoxPro 的高级版本以及Visual FoxPro 产品，数据库管理系统更加成熟。

Visual FoxPro 是一个比较有特色的数据库管理系统，它将非过程化的数据库操作语言和过程化的高级语言融为一体，支持面向对象的程序设计方法，支持与其他应用程序共享数据、交换数据，支持与大多数后台数据库的客户机 / 服务器应用程序相连，使 32 位的开放数据库连接驱动程序连接多种数据库系统的数据。

（二）Access 数据库管理系统简介

Access 数据库是 Microsoft office 套件的成员之一，也是一种关系数据库管理系统。它可以管理从简单的文本、数字字符到复杂的图片、动画、音频等各种类型的数据。它提供了大量的工具和向导，即使没有任何编程经验，也可以通过可视化的操作来完成大部分的数据库管理和开发任务。而对于数据库开发人员，Access 提供了 VBA（visual basic application）编程语言，可用于开发高性能、高质量的桌面数据库系统。

（三）MS-SQL Server 数据库管理系统简介

Microsoft SQL Server 是基于客户端 / 服务器模式的新一代大型关系数据库管理系统。它在电子商务、数据仓库和数据库解决方案等应用中起着重要的核心作用，为企业的数据库管理提供强大的支持，对数据库中的数据提供有效的管理，并采用有效的措施实现数据的完整性和安全性。

SQL Server 采用 C/S 体系结构把所有的工作负荷分解为服务器上的任务和客户端上的任务。客户端应用程序负责商业逻辑和向用户提供数据，服务器负责对数据库数据进行操作和管理。

客户端（又称为前台）应用程序包含显示与用户交互的界面，而对数据库中数据进行的处理描述成 Transact-SQL 语句（简称 T-SQL 语句），并将 T-SQL 语句送至服务器端（又称为后台），后台的 SQL Server 执行该 T-SQL 语句后，产生查询结果，并将结果返回给客户端的应用程序。T-SQL 是 SQL Server 使用的一种数据库查询和编程语言，它除了包含标准的 SQL 语句外，还增加了一些非标准的 SQL语句，使其功能更强大。使用 T-SQL 语言可以建立、修改和管理关系数据库。

（四）Oracle 数据库管理系统简介

Oracle 公司成立于 1977 年，是一家著名的专门从事研究、生产关系数据库管理系统的专业厂家。1979 年推出的 ORACLE 第一版是世界上首批商用的关

笔记

系数据库管理系统之一。ORACLE 当时就采用 SQL 语言作为数据库语言。自创建以来的 20 年中,不断推出新的版本。1986 年推出的 ORACLE RDBMS5.1 版是一个具有分布处理功能的关系数据库系统。1988 年推出的 ORACLE 第 6 版加强了事务处理功能。对多用户配置的多个联机事务的处理应用,吞吐量大大提高,并对 ORACLE 的内核作了修改。1992 年推出的 ORACLE 第 7 版对体系结构做了较大调整,并对核心做了进一步修改。1997 年推出的 ORACLE 第 8 版则主要增强了对象技术,成为对象 – 关系数据库系统。目前 ORACLE 产品覆盖了大、中、小型机几十种机型,成为世界上使用非常广泛的、著名的关系数据库管理系统。

（五）MySQL 数据库管理系统简介

MySQL 由瑞典 MySQL AB 公司开发,目前属于 Oracle 公司。MySQL 软件采用了双授权政策,它分为社区版和商业版,由于其体积小、速度快、总体拥有成本低,尤其是开放源码这一特点,一般中小型网站的开发都选择 MySQL 作为网站数据库,搭配 PHP 和 Apache 可组成良好的开发环境。

目前流行的网站构架方式是 LAMP（Linux+Apache+MySQL+PHP/Perl/Python）和 LNMP（Linux+Nginx+MySQL+php/perl/Python）,即使用 Linux 作为操作系统,Apache 和 Nginx 作为 Web 服务器,MySQL 作为数据库,PHP/Perl/ Python 作为服务器端脚本解释器。由于这四个软件都是免费或开放源码软件,因此使用这种方式不用花一分钱（除开人工成本）就可以建立起一个稳定、免费的网站系统。

第四节　多媒体技术

一、多媒体及多媒体技术

从 20 世纪 80 年代中后期开始,多媒体成为人们关注的热点之一。它是一种迅速发展的综合性电子信息技术,给传统的计算机系统、音频和视频设备带来了方向性的变革,对大众传媒产生深远的影响。从某种角度讲,多媒体作为一种新技术加速了计算机进入家庭和社会等各个领域的进程,给人们的工作、生活和娱乐带来深刻变革。

（一）媒体种类与多媒体技术定义

1. 媒体种类　媒体是传递信息的中介物,包括表现信息的载体和存储传递信息的实体。根据国际电信联盟（International Telecom United,ITU）的定义,媒体分为 5 种类型:感觉媒体、表示媒体、显示媒体、存储媒体和传输媒体。

（1）感觉媒体:是指能直接作用于人的感官,使人能直接产生感觉的一类媒体,如人类的各种语言、音乐,自然界的各种声音、图形、静止和运动的图像等。感觉媒体分为视觉媒体、听觉媒体、触觉媒体、嗅觉媒体和味觉媒体。

（2）表示媒体:是为了加工、处理和传输感觉媒体而人为地研究、构造出来的一种媒体。表示媒体主要有图像（image）、图形（graphics）、文本（text）、视频（video）、动画（animation）、波形声音（wave）、合成语音、MIDI 音乐（MIDI）和 MP3

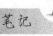
笔记

音乐等常见形式。每种表示媒体都拥有时间属性、空间属性和生成属性，它们有各种编码方式如语音编码、文本编码、静止和运动图像编码等。

（3）显示媒体：是指感觉媒体与用于通信的电信号之间转换用的一类媒体。它包括输入显示媒体（如键盘、摄像机、话筒等）和输出显示媒体（如显示器、喇叭和打印机等）。

（4）存储媒体：是用来存放表示媒体，以方便计算机处理加工和调用，这类媒体主要是指与计算机相关的外部存储设备。

（5）传输媒体：是用来将媒体从一个地方传送到另一个地方的物理载体。传输媒体是通信的信息载体，如双绞线、同轴电缆、光纤等。

2. 多媒体技术　对于"多媒体"这个术语，从不同的角度有着不同的定义，目前对它的定义主要有两种类型。一种是从媒体的角度来定义的，另外一种是从技术角度来定义的。

从媒体的角度来看，"多媒体"是指融合两种以上媒体的人机交互式信息交流和传播媒体。从技术的角度来看，"多媒体"是指能够同时获取、处理、编辑、存储和展示两个以上不同类型信息媒体的技术，这些信息媒体包括：文字、声音、图形、图像、动画、视频等。从这个意义中可以看到，我们常说的"多媒体"最终被归结为是一种"技术"。

我们现在所说的"多媒体"，常常不是指多种媒体本身，而主要是指处理和应用它的一整套技术。因此，"多媒体"实际上就常常被当作"多媒体技术"的同义语。另外还应注意到，现在人们谈论的多媒体技术往往与计算机联系起来，这是由于计算机的数字化及交互式处理能力，极大地推动了多媒体技术的发展。通常可以把多媒体看作是先进的计算机技术与视频、音频和通信等技术融为一体而形成的新技术或新产品。

多媒体技术是指把文字、图形、图像、视频图像、动画和声音等表现信息的媒体结合在一起，并通过计算机进行综合处理，将多种媒体信息进行有机集成，在计算机的控制下完成一系列随即性交互式操作的信息技术。

（二）多媒体的特性

1. 多维化　计算机中信息表达的方式、方法不再局限于文字与数字，而广泛采用图像、图形、视频、音频等信息形式，使得人们的思维表达有了更充分、更自由的扩展空间。

2. 集成性　相对于独立的单一媒体而言，多媒体将多种不同的媒体有机集成为一个完整的统一体。多媒体的集成性是指以计算机为中心综合处理多种信息媒体，它包括信息媒体的集成和处理这些信息媒体设备与软件的集成。一方面，多媒体技术将各种不同的媒体信息有机地进行同步组合，成为一个完整的多媒体信息；另一方面，是把不同的媒体设备集成在一起，形成多媒体系统。

3. 交互性　多媒体的交互性是指用户可以与包括计算机在内的多媒体信息进行交互式操作，以便能更有效地控制和使用多媒体信息。例如用户可以从数据库检索声音、文字、图像资料，完全进入一个与信息环境一体化的虚拟信息空间自由遨游等。

笔记

二、多媒体关键技术

由于多媒体系统需要将不同的媒体数据表示成统一的结构码流,然后对其进行变换、重组和分析处理,以进行进一步的存储、传送、输出和交互控制。所以,多媒体的传统关键技术主要集中在以下四类中:数据压缩技术、大规模集成电路制造技术、大容量的光盘存储器、实时多任务操作系统。因为这些技术取得了突破性的进展,多媒体技术才得以迅速发展,而成为像今天这样具有强大的处理声音、文字、图像等媒体信息的能力的高科技技术。

(一)数据压缩编码技术

数字化时代,数据的存储容量相当庞大,这给存储器、通信干道以及计算机的处理速度带来了极大的压力。解决这个问题,单纯靠扩大存储容量和增加传输带宽会使成本大大提高,所以对多媒体数据进行压缩编码是解决存储和传输的有效途径。采用恰当的编码算法对图像、音频和视频进行压缩,既能节省存储空间又能提高通信介质的传输效率,同时也使计算机实时处理和播放多媒体信息成为可能。

远程医疗中需要传送大量的图片及音视频信息,由于这些信息占用的存储空间巨大,需要对这些数据进行有效压缩才能传输,常用的压缩标准如下:

1. 静态图像压缩标准　医学图像要求有较高的图像分辨率(典型值为2048×2048,或更高)。对于一个中等规模的医院每年产生的 X 线胶片数量为60 000 张,CT 数量在 4000 张,每年产生的有诊断价值的影像数量达数百 GB。大量的图片资料必须进行压缩才能有效传递并存储。目前,应用较多的远程医疗系统采用的是 JPEG2000 压缩方式。JPEG2000 是静态图像压缩技术,是由联合图像专家组定制的,是 JPEG 的升级,支持有损压缩和无损压缩。与 JPEG 压缩相比具有更高的压缩比(比 JPEG 高 20%~40%),并且支持感兴趣区压缩。由于 CT 片和 X 线片都是连续灰度的医学图像,使用 JPEG2000 的无损压缩有较好的压缩效果。

2. 视频压缩标准　目前,医学视频常用的压缩标准有两种:第一,MPEG 标准(moving pictures experts group),如 MPEG-1、MPEG-2、MPEG-4,其中 MPEG-2用于高带宽(1.5MHz 以上)的应用。第二,H 系列,如 H.261、H.263,它们覆盖了低带宽(2Mbit/s 以下)的应用。后来二者联合起来定制了一个统一的图像编码压缩标准 H.264/MPEG-4AVC,用于改善图像质量,覆盖所有的带宽。互联网上的实时传输一般使用较低码率的 H.261/H.263 编码标准、运动 JPEG 及 MPEG-4。

3. 音频压缩标准　电话质量的 G.711、G.721、G.723、G.728;调幅广播质量的 G.722;高保真立体质量的 MPEG 音频。其中,G.723 可以将语音信息压缩到6.3Kbps,MOS 值为 3.98,即一般人无法听出压缩后的语音失真。

(二)多媒体信息的存储技术

对于多媒体应用来说,多媒体对象数据一般都非常大,具有并发性和实时性,对它们的检索也有专门要求。所以,既要考虑存储介质,又要考虑存储策略。

医学数字化图像不允许使用有损压缩算法，所以占用存储空间非常大，且数字化图像数量多、增量大。例如一个较大规模的三级甲等医院每天的产片量约为 CT 1000MB、HR 750MB、CR 2199MB、DSA 6000MB、US 63MB、胃肠 19MB、乳腺机 5MB，按每年 312 天计算，年数据量接近 2T。

图像存储与通讯系统(picture archiving and communication system，PACS)具有存储容量大、信息保存时间长、安全性高的特点，因此非常适合医学图片的存储。PACS 系统中的核心部分是数据库和存储服务器，它有三个面向用户的单元：①面向诊断医生的医学影像工作站；②面向医院内临床医生的 Internet web 服务器；③面向院外用户的 Tele web 服务器。其中②③是局域网或远程用户以身份登录方式进行访问的网络服务器，用户可通过网络浏览器浏览医学图像并使用 PACS 上的资源。

PACS 存储的数据是海量的，为了保证数据的安全，并能在必要时进行有效地数据恢复，现在逐渐形成了保障数据存储安全的三级数据存储的方案：在线存储、近线存储、离线存储。三种存储方式有着不同的特点，适用于不同的应用和环境，同时对应每种存储方案产生了各自存储的产品：磁盘阵列、光盘库、磁带库。

（三）多媒体数据库技术

由于多媒体信息是非结构型的，致使传统的关系数据库已不适用于多媒体的信息管理，需要从以下几个方面研究数据库：多媒体数据模型、数据压缩和解压缩的格式、多媒体数据管理及存取方法、用户界面。

目前，很多数据库管理系统(如 SQL Server、Oracle、Sybase)围绕 MDBMS 管理多媒体数据的要求进行扩充。常用的做法是将大二进制对象作为新的数据类型，看作二进制和自由格式文本进行管理。但实际上只包括大二进制对象的位置信息，而多媒体数据实际存放在数据库外部独立的服务器中。

医疗系统的数据库包含的数据类型有：结构化数据和非结构化数据。结构化数据结构简单、处理方便，如包含数字、符号的病理诊断报告等，这种数据主要采用结构化查询；而非结构化数据无法用数字或统一的结构表示，如图片、声音、视频、网页等，图片往往采用基于内容的图像检索技术。医学图像信息在每次使用时要求能够快速的检索出来，传统的结构化数据检索在图像搜索方面显现出了很大的局限性，而基于内容的图像检索技术在医学图像数据库中得到了广泛的关注。基于内容的图像检索，即对图像中的颜色、纹理，或视频中的场景、片段进行分析和特征提取，并基于这些特征进行相似性匹配，建立图像的特征索引。在存储排序时按照图像内容的相似性排列，并非按照图片的大小排序。

（四）多媒体网络通信技术

对于多媒体通信网络有着特殊的要求：第一，支持综合业务。多媒体的传输包括图像、声音、视频和数据，不同数据有不同的特点。第二，具备较强的实时数据传输能力。连续的媒体数据是多媒体的重要组成部分，如音频和视频，实时通信是一个非常重要的要求，尽可能少的发生延迟。第三，能够完成多媒体同步。在多媒体内部，各媒体对象之间存在着时间约束关系，而这种约束关系如被破坏,会在一定程度上妨碍对多媒体数据所含内容的理解,如视频画面与音频的同步。第四,支持多种通信模式。可以是点对点、点到多点、多点到多点等多种通信模式。

为了解决这些问题,下一代基于 IPv6 的远程医疗系统正在研究进行网络通信技术是保证远程医疗系统能够正常运行的关键技术。目前生产的 B 超、CT、磁共振、PET 等常用的检查设备采用 DICOM3.0 标准,通过 DICOM 接口可以实现对医学图像的数字化采集,为其配置 IPv6 地址后,可以直接进入 IPv6 网络进行数据的采集、传输和存储。基于 IPv6 的远程医疗系统具有良好的组播技术和"永远在线"功能,既可降低网络负担,又具有可扩展、松散耦合的特点,能将异地分布且动态变化的医生或多个医疗点组织起来,实现远程医疗系统分布式多站点交互协同工作的目的,提高工作效率、诊断质量和资源利用率。

三、多媒体信息处理技术

(一)多媒体信息的主要元素

1. 文本　文本是指各种文字、符号和数字,包括各种字体、尺寸、格式及色彩的文本。文本数据主要通过文本编辑软件制作而成,如 Word,另外可以通过扫描仪获得文本文件。文本文件获得后要对其进行多样化处理:格式(如粗体、斜体)、对齐方式(如左对齐、居中、右对齐等)、字体大小(如四号、五号等)、字体样式(如宋体、隶书等)。常用的文本文件格式有:.DOC、.RTF、.TXT。

2. 图形　图形是指通过一系列指令来表示一幅图,也称矢量图,如点、线、面、直线、矩形、曲线、圆等。图形适合描述轮廓不复杂,色彩不是很丰富的对象,如工程图纸、几何图形等。常用的编辑软件有 CorelDraw、Flash 等,可以对矢量图形及图元独立进行移动、缩放、旋转和扭曲等变换,并且不会产生失真,存储占用的空间小。

3. 图像　图像是指由像素点阵组成的画面,也称点位图或位图,它是把一幅彩色图像分成许多的像素,每个像素用若干个二进制数来指定该像素的颜色、亮度和属性。由扫描仪、摄像机等输入设备捕捉实际的画面产生数字图像。图像适合表现含有大量细节的对象,如轮廓色彩丰富、场景复杂、有明暗变化的画面,通过常用的图像软件可以进行复杂图像的处理得到预期的效果。常用的图像处理软件有 Paint、Brush、Photoshop 等,图像处理软件对输入的图像进行编辑处理主要是对相应的调色板进行加工和编辑。

4. 音频　音频包括音乐、语音、自然声和各种音响效果。运用声音可以使人们更加直观、感性地认识和理解多媒体信息所表达的含义。音频分为模拟音频和数字音频。模拟音频一般是采用模拟元部件(如晶体管、变压器、电阻等)对模拟音频信号进行处理;数字音频是以二进制的方式记录的音频,是模拟音频的数字化表达。将模拟音频转换为数字音频需要通过采样、量化和编码。多媒体计算机中处理和播放的音频是数字音频,对声音的处理是指对声音的编辑、存储及格式的转换。声音的存储格式目前常见的有 WAV、MP3、AU、AIF、VOC、FLAC、WMA 等。

笔记

5. 视频 视频是图像数据的一种,若干有联系的图像数据连续播放便形成了视频。计算机中的视频可以来自摄像机、录像机、影碟机等。但是,这些设备输出的视频信号是彩色全电视信号,一般是模拟信号,如果要将其输入的视频在计算机中播放出来,必须要进行视频捕捉实现模拟视频向数字视频的转换,并进行压缩和解压缩,同时在计算机中播放时需要相应的软硬件设备。

6. 动画 动画是利用人眼的视觉残留特性,快速播放一系列静态图像,在人的视觉上产生平滑流畅的动态效果。动画和视频是有区别的,动画是由计算机生成的二维或三维的连续矢量图,视频则是由影像设备输入的真实场景的连续图像画面。计算机动画是综合计算机图形生成技术、视频显示技术、视觉生理学、生物学、人工智能、艺术等多个领域实现二维和三维造型的真实显现。它的发展方向是能够结合可视化技术、交互技术、多媒体技术实现虚拟现实世界。常见的二维动画制作工具有:Flash、Animator 等;三维动画制作软件有 3D MAX、Maya 等。

(二)常用多媒体技术简介

1. 音频的采集与处理技术及常用软件介绍 常见的音频编辑软件有:

(1) Windows 录音机:可以进行录音,还可以对 WAV 格式音频文件进行混音、改变音量、改变播放速度、添加回音、反转等处理。

(2) CoolEdit:可以高质量地完成录音、编辑、合成等任务,还能够记录的音源包括 CD、卡座、话筒等,并且可以对它们进行降噪、扩音、剪接等处理,并给它们添加立体环绕、淡入淡出、3D 回响等奇妙音效。

(3) GoldWave:是一个集音频播放、录制、编辑、转换多功能于一体的音频制作处理软件,使用 GoldWave 可以录制音频文件;可以对音频文件进行剪切、复制、粘贴、合并等操作;可以对音频文件调整音量、调整音调、降低噪音、进行静音过滤等操作;提供回声、倒转、镶边、混响等多种特效;可以在多种音频格式之间进行转换。

2. 平面图形与图像处理技术及常用软件介绍 图像类型可以分为两类,位图和矢量图。位图(bitmap images)由许多点(像素)组成,是目前最常用的图像表示方法,与分辨率有关。放大或缩小位图图像将出现图像失真现象,因为在变化过程中,像素的数量没有发生变化,只是增大或缩小了单位像素,这样就导致了图像分辨率的降低。通过数码相机和扫描仪获取的图像都属于位图。矢量图(vector graphics)由一些用数学方式的矢量来记录图像内容的,其基本组成单元是锚点与路径。矢量图与分辨率无关,放大或缩小矢量图不会出现图像失真现象,但其缺乏丰富的色彩,适用于线性图的表示。

(1)适于处理位图的工具

1) Ulead Photo Express:是一个功能强大的照片和图像编辑软件,拥有各种特效工具和直观的用户界面,操作简单,能够创作出极具个性魅力的图像、生日卡、日历及海报等。

2) Photoshop:是目前公认的最好的通用平面美术设计软件,它的功能完善,性能稳定,使用方便,几乎所有的广告、出版、软件公司,Photoshop 都是首选的平面工具。

3）ACDSee：能够轻松处理数码影像，拥有去红眼、剪切图像、锐化、浮雕特效、曝光调整、旋转、镜像等功能，还能进行批量处理。

4）Paint Shop Pro：是与 Photoshop 媲美的绘图软件。除了支持三十多个文件格式外，它也提供 Layer 功能，可以让每个 Layer 都拥有不同的特殊效果，方便操作，修改时可以仅针对某个 Layer 进行修改而不必全图重新制作。

（2）适于处理矢量图的工具

1）CorelDraw：是最流行的矢量图制作软件，图像软件包包括 CorelDraw 插图、页面排版和矢量绘图程序，Corel photo-paint 数字图像处理程序和动画创建程序，使用户的工作效率成倍地提高，并且还具有位图图像处理功能。

2）Fireworks：它的优化工具可在最佳图像品质和最小压缩大小之间达到平衡。它与 Macromedia Dreamweaver 和 Macromedia Flash 共同使用可以创造出更完美的图像。

3）AutoCAD：是一款计算机辅助绘图和设计软件，它以强大而又完善的功能，以及方便快捷的操作在很多领域得到了极为广泛的应用，如辅助设计、机械设计、装饰设计等。

4）Illustrator：提供了广泛的强大绘图和着色工具，其中包括刷子工具、椭圆工具、徒手素描工具、刀子工具、自动跟踪工具、斜变工具、路径图案过滤器、混合工具、颜料桶、滴管、对齐工具及墨水笔过滤器等。Illustrator 有强大的图像处理功能，支持所有主要的图像格式，其中包括 PDF 和 EPS。与 Adobe 的另一软件 Photoshop 配合使用，可以创造出让人叹为观止的图像效果。

5）FreeHand：它是美国 Macromedia 公司出品的矢量作图软件，功能强大，支持导出 txt、ai、bmp、eps、gif、jpg、swf、pdf、png、psd、rtf 等格式，结合 HTML 更是出众至极，也是广告业和多媒体制作业广泛使用的一种矢量图处理软件。

3. 视频的采集与处理技术及常用软件介绍

（1）Movie Maker：windowsXP 系统自带的一个一站式的影音制作工具，操作简单，功能比较强大，可以方便地实现视频编辑、视频特效、视频转场等功能。Movie Maker 视频的捕获一般有两种方式：①通过视频捕获设备将视频捕获到计算机上，可以使用的音频和视频捕获设备以及捕获源包括：数字视频（DV）摄像机、模拟摄像机、数字摄像头或麦克风等。②导入 Movie Maker 支持的现有数字媒体文件作为视频文件的素材。

（2）Adobe Premiere：Adobe 公司推出的基于非线性编辑设备的视音频编辑软件。现在被广泛地应用于电视台、广告制作、电影剪辑等领域，成为 PC 和 MAc 平台上应用最为广泛的视频编辑软件。最新版本的 Premiere7.0 完善地解决了 DV 数字化影像和网上的编辑问题，为 windows 平台和其他跨平台的 DV 和所有网页影像提供了全新的支持。

4. 动画技术及常用软件介绍

（1）Flash：Macromedia 公司开发的平面动画制作软件，它制作的动画是矢量格式，具有体积小、兼容性好、直观、互动性强、支持音乐等优点。目前广泛应用于 Web 网站,同时也是开发多媒体应用软件和游戏的好工具。

(2)Animator:美国 Autodesk 开发的制作平面动画的软件,它能够进行平面图形处理和动画设计,并能进行音乐编辑合成。

(3)GIF Construction Set:加拿大 Alchemy Mindworks Inc 开发的创建和处理 Gif 格式动画的软件,它将事先准备好的每帧画面组织在一起,形成 GIF 动画。

(4)3DS MAX:AutoDesk 公司开发的三维动画制作软件,它能够使我们方便地创建各种三维模型,添加各种材质、布光等产生电影的效果。

(5)Maya:Alias 公司开发的三维动画制作软件,在模型的建立、材质处理、渲染和动画特技支持方面功能非常强大。

5. 网页技术及常用软件介绍　构成一个网页的最基本元素是文字、图像和动画。此外,网页的元素还可以包括视频、音乐等。我们可以简单地理解为:网页是一页书,网页是一张报;与书和报不同的是上面有一些特殊的字和特殊的区,当用鼠标点击这些字或者区时,就可以快捷方便地跳转到另外一个网页。

(1)Adobe Dreamweaver CS5:是一款集网页制作和管理网站于一身的所见即所得网页编辑器,是第一套针对专业网页设计师特别发展的视觉化网页开发工具,利用它可以轻而易举地制作出跨越平台限制和跨越浏览器限制的充满动感的网页。

(2)FrontPage:是微软公司出品的一款网页制作入门级软件。它使用方便简单,会用 Word 就能做网页,所见即所得是其特点,该软件结合了设计、程式码、预览三种模式。

案例 4-1

多媒体技术的医学应用

一、图像处理技术在医学中的应用

医学影像如 CT、MRI、PET 图片是医生诊断患者病情的重要依据,画面质量的优劣、分辨率的高低以及对图片的读释力,直接影响着诊断的准确性。因此,需要有图像处理工具对这些图片做简单的处理,能够使画面更清晰、病灶处更突出。

无论哪种医学影像图片,其灰度分布都是由人体组织特征参数的不同而决定的。由于某些组织之间的这种特征差异很小导致图像上的对比度也很小,因此相邻灰度的差别就很小。以 CT 图片为例,如 CT 值从 −1000H 到 +1000H,即有 2000 个不同灰度等级,显示器只能显示 256 个灰阶,而人眼能识别的灰度等级更少,一般为十几个,即便是训练有素的人最多能分辨三十多个灰阶。因此,对医学影像的后处理是很有必要的。

在医学中有专门处理医学图片的软件,一般是医学影像设备公司在出售其设备时配有的读片和处理图片的软件工具,这类软件由于要购买其设备才能得到,因此使用范围是有限的。目前,大众化图像处理工具也很多,如 PhotoShop、Fireworks 等,具备调整画面亮度、对比度、图像的增强、图像的锐化、图像的平滑、分割、伪彩色处理、进行几何变换、代数变换等功能。由于软件的易得性和

笔记

使用时的强大功能，得到了广大医学影像工作者的欢迎，尤其是得到了那些对影像医学感兴趣的学习者和爱好者的青睐。

二、动画技术在医学中的应用

随着信息技术的迅猛发展，医学远程教育的需要，医学网络课程中包含了大量的音频、动画、视频等多媒体素材，但是受到目前网络带宽的限制，这类素材不利于在线学习。动画处理软件 Flash 在这方面具有独特的优势，Flash 软件是 Macromedia 公司开发的动画制作软件，它采用了流媒体技术 shockwave，一个由 Flash 制作的动画就是一个流媒体文件，在线学习时它可以边下载边播放，不需要等文件全部下载完成再播放。对于传统的视频文件也可以导入到 Flash 中，转换为 Flash 动画后，同样具有"流媒体"的特性，这在一定程度上突破了网络带宽限制的瓶颈。此外，Flash 还能导入各种类型的声音和图片，对这些素材进行简单的编辑，如声音的淡入淡出、图片的透明度的改变、动画对象的颜色渐变、遮罩、动作、变形等，并可以将其有效的整合到一起，它的这种编辑功能超越了普通多媒体课件的制作工具。

Flash 生成的动画数据量小，因其能对导入的音频和视频进行有效压缩，压缩后只有原来的 10%，而且支持强大的网络发布功能，能生成 html 格式的文件，直接用于网络传输。

利用动画交互功能设计出具有强大人机交互功能的动画，甚至结合 ActionScript 脚本函数设计虚拟医学实验室，使学习者参与到自主学习的环境中来。

三、网络视频技术在医学教学中的应用

目前，很多医学院校建立了网络视频教学系统，实现多校区广播和点播教学，这些视频内容重点在手术实况、临床示教等方面。

四、现代多媒体综合技术在医学中的应用——远程医疗

多媒体技术可以帮助远离服务中心的患者通过多媒体通信设备、远距离多功能医学传感器和微型遥测接受医生的询问和诊断，为抢救患者赢得宝贵的时间，并充分发挥名医专家的作用，节省各种费用开支，这便是多媒体远程医疗系统。

多媒体远程医疗系统的应用功能根据多媒体远程医疗的设计目标不同，大致可以分为四类：以检查诊断为目的的多媒体远程医疗诊断系统、以咨询会诊为目的的多媒体远程医疗会诊系统、以教学培训为目的的多媒体远程医疗教育系统、以家庭病床为目的的多媒体远程病床监护系统。

由于其应用目的和需求不同，在多媒体远程医疗系统中配置的设备和使用的通信网络环境也是不同的。多媒体远程医疗诊断系统主要配置各种数字化医疗仪器和相应的通信接口，例如能在医院内部的局域网上运行数字血压器、X 射线、CT、MRI、超声、数字听诊器等数字化检查仪。多媒体远程医疗会诊系统是面向各医院的同行专家进行交流咨询各类疑难杂症的网络化系统，其终端用户设备包括电子扫描仪、数字摄像机以及话筒、扬声器等。多媒体远程医疗教育系统与医疗会诊系统很相似，也是采用视频会议方式在宽带网上运行，但其应用软

笔记

件的功能更加灵活多样，如在电子教室利用课件授课，或者在病房个别临床指导。多媒体远程监护系统则要求考虑到家庭病房的条件，用户设备比较简单，例如只有数字血压仪、数字体温表还有心电图仪等，通过调制解调器和公众电话交换网传输。

第五节　虚拟现实技术

一、虚拟现实的发展历程与特征

（一）虚拟现实的发展历程与研究现状

20世纪，由于把人的想象力与电子学结合在一起，为虚拟现实（virtual reality，VR）的飞速发展建立了牢固的基础。换言之，电子学支持了电话、视频技术以及计算机的发展，而今天，计算机又把这些技术组合在虚拟现实的环境中。现在，市场上已经出现了许多虚拟现实终端产品，既有以个人计算机为平台的低档系统，也有以并行和分布式结构为基础的高性能系统。

LINK飞行模拟器是虚拟现实的先驱之一。1929年，Edwin Link设计了一种竞赛乘坐器，它使得乘客有一种乘坐飞机飞行的感觉。这种乘坐器后来发展成为飞行模拟器，作为飞行员的训练设备，像Wright-Patterson空军基地的Supercockpit这类飞行模拟器都是现代虚拟现实的最初体现。

20世纪60年代初期，由Motton Heiling研制的Sensorama摩托车模拟器是虚拟现实技术的另一个先驱，使参与者像坐着一台摩托车在街道上行驶，感觉到耳边的风声，马路边的电线杆在后退，座位在摇动，甚至闻到从食品店散发出来的阵阵诱人的香味。

稍后的几项发明对虚拟现实终端的发展做出了很大的贡献。1965年，美国APPA信息处理技术办公室（IPTO）主任Jvan Sutherland发表了一篇题为"The Ultimate Display（终极的显示）"的论文。在论文中描述了如何把计算机显示屏幕作为"观看虚拟世界的窗口"，提出了观察客观世界的新方法和新设想。他认为计算机生成的图像应该非常逼真，以至于计算机生成的场景与真实生活的场景完全一致。后来，人们把这篇经典论文看作虚拟现实技术研究的开端。

1967年，在Frederrick Brooks指导下，北卡罗来纳大学的学者开始了Grope计划，探讨力的反馈。力的反馈可以将一个物体的压力通过用户接口引向参与者，使他感到虚拟环境对他有一种力的作用。

1968年，Sutherland主持设计和开发了第一个计算机图形驱动的头盔显示器（HMD）和头部运动跟踪系统。当参与者的头部运动时，显示器的显示画面随之变化，以匹配改变了的参与者的观察点。直到1970年，才研制出第一个功能较齐全的HMD系统。

1972年，Nolan Bushnell开发了第一个交互式电子游戏，称为Pong。它允许玩游戏的人在电视屏幕上操纵一个弹跳的乒乓球。由于交互性是虚拟现实技术的一个关键特征，因而这一交互式游戏的开发具有重要的意义。

笔记

20世纪80年代以后,随着技术的进步,陆续地研制出较实用的头盔显示器、能提供六个自由度的数据手套、立体声耳机及相应的计算机硬件系统,为虚拟现实的研究奠定了良好的硬件基础。美国国防部高级项目计划局(Defence Advanced research Project Agency)成功开发了Simulation Networking(模拟器网络计划),简称SIMNET,它最初企图将分散在不同地点的地面车辆(坦克、装甲车)仿真器用计算机网络联系起来,形成一个整体战场环境,进行各种复杂任务的训练和作战演习。到1990年,SIMNET从计算机仿真技术(distributed interactive simulation, DIS)扩展到包括陆、海、空各种武器平台的综合环境,并实现了体系对抗仿真。后来,DIS又进一步发展为HLA(high-level architecture,高层体系结构)。SIMNET是虚拟现实技术在军事领域成功应用的典范。

因为虚拟现实系统的成本太高,无法推广和普及,进入20世纪90年代中期以后,随着技术进步、相关软硬件产品性能提高和价格下降,虚拟现实的应用出现了全新局面,突破了传统的军事和空间开发等应用,开始在科学计算可视化、建筑设计漫游、产品设计(特别是汽车设计、碰撞仿真等)以及教育、培训和娱乐等方面获得富有成效的应用。

1. 美国的研究状况　美国是VR技术的发源地,美国VR研究技术的水平基本上就代表国际VR发展的水平。目前,美国在该领域的基础研究主要集中在感知、用户界面、后台软件和硬件四个方面。美国宇航局(NASA)已经建立了航空、卫星维护VR训练系统,空间站VR训练系统,并且已经建立了可供全国使用的VR教育系统。NASA研究的重点是空间站操纵的实时仿真,正致力于一个叫"虚拟行星探索"(VPE)的试验计划,这一项目使"虚拟探索者"利用虚拟环境来考察遥远的行星。

2. 欧洲的研究状况　欧共体(CEC)认为VR是一门新兴技术,已经组织了几次评价VR的专题活动。

德国计算机图形学研究所开发一种名为"虚拟设计"的VR组合工具,可使得图像伴随声音实时显示,它允许生成多达5万个以上三角形的复杂景物。

德国国家数学与计算机研究中心(GMD)专门成立了一个部门,研究科学视算与VR技术。研究课题有VR表演,冲突检测,高速变换以及运动控制。GMD的另一个项目是利用二维卫星云图,对地球环境进行多维演示模型的虚拟重构。另外,他们还对声音以及其他一些人机工程学课题的作用展开研究。

英国发现VR应用的焦点应该集中在软件与整体综合技术。他们在软件研究和硬件开发的个别方面在世界上处于领先地位。他们将VR分成三大类别:实际环境检测、虚拟环境控制、虚拟环境显示。

3. 日本的研究状况　在当前实用虚拟现实技术的研究与开发中,日本是居于领先位置的国家之一,主要致力于建立大规模VR知识库的研究,另外在虚拟现实的游戏方面的研究也做了很多工作,但日本大部分虚拟现实硬件是从美国进口的。

东京技术学院精密和智能实验室研究了一个用于建立三维模型的人性化界面,称为SPIDAR系统。

NEC公司计算机和通信系统研究实验室开发了一种虚拟现实系统,它能让操作者都使用"代用手"去处理三维CAD中的形体模型。该系统通过VPL公司的数据手套把对模型的处理与操作者手的运动联系起来。

4. 国内虚拟现实技术的研究现状　VR技术是一项投资大,具有高难度的科技领域,和一些发达国家相比,我国还有一定的差距,但已引起政府有关部门和科学家们的高度重视。根据我国的国情,制定了开展VR技术的研究,如九五规划、国家自然科学基金会、国家高技术研究发展计划等都把VR列入了研究项目。在紧跟国际新技术的同时,国内一些重点院校,已积极投入到了这一领域的研究工作。

北京航空航天大学计算机系是国内最早进行VR研究、最有权威的单位之一,他们首先进行了一些基础知识方面的研究,并着重研究了虚拟环境中物体物理特性的表示与处理,可以提供实时三维动态数据库,提供虚拟现实演示环境,提供用于飞行员训练的虚拟现实系统,提供开发虚拟现实应用系统的开发平台,并将要实现与有关单位的远程连接。

浙江大学国家重点实验室开发出了一套桌面型虚拟建筑环境实时漫游系统,该系统采用了层面叠加的绘制技术和预消隐技术,实现了立体视觉。另外,他们还研制出了在虚拟环境中一种新的快速漫游算法和一种递进网格的快速生成算法。

哈尔滨工业大学计算机系已经成功地虚拟出了人的高级行为中特定人脸图像的合成、表情的合成和行动的合成等技术问题,并正在研究人说话时头势和手势动作、语音和语调的同步等。

清华大学计算机科学和技术系对虚拟现实和临场感的方面进行了研究,例如球面屏幕显示和图像随动、克服立体图闪烁的措施和深度感实验等方面都具有不少独特的方法。他们还针对室内环境水平特征,提出了获取物体三维结构的新颖算法。

北方工业大学CAD研究中心,制作了中国第一部完全使用计算机动画技术的科教片《相似》,还完成了体视动画的自动生成部分算法与合成软件处理,完成了VR图像处理演示系统的多媒体平台及相关的音频资料库,制作了一些相关的体视动画光盘。

（二）虚拟现实系统的特征

1. 沉浸性　沉浸性是指计算机操作人员作为人机环境的主导者存在于虚拟环境中。多媒体技术虽然为人们提供了丰富虚拟现实的特征图信息,但是在使用过程中人们十分清晰地感觉到自己独立处于界面之外;而对于虚拟现实,参与者全身心地沉浸在计算机所生成的三维虚拟环境中,产生身临其境的感觉,将人与环境融为一体。

2. 交互性　交互性是指操作者与虚拟环境中所遇到的各种对象的相互作用的能力,它是人机和谐的关键性因素。交互性包含对象的可操作程度、用户从环境中得到反馈的自然程度及虚拟场景中对象依据物理学定律运动的程度等。虚拟现实是自主参考系,即以用户的视点变化进行虚拟交互,计算机能够响应用户的输入并立即改变虚拟场景的状态。

3. 构想性　通过虚拟现实,可以从定性和定量两个方面来形成综合集成环境,引导人们去深化概念和萌发新意,抒发人们的创造力,所以虚拟现实不仅仅是一个用户与终端的接口,而且可使用户沉浸于此环境中获取新的知识,提高感性和理性认识,从而产生新的构思。这种构思结果输入到系统中去,系统会将处理后的状态实时显示或由传感装置反馈给用户,如此反复,虚拟现实就是启发人的创造性思维的活动。

二、虚拟现实系统的组成

(一)虚拟现实的输入系统

虚拟现实系统通过输入系统接收来自用户的信息。用户基本输入信号包括用户的头、手位置及方向、声音等。其输入设备主要有:

(1)数据手套:用来监测手的姿态,将人手的自然动作数字化。将手的位置与方向用来与虚拟环境进行交互。

(2)三维球:用于物体操作和飞行控制。

(3)自由度鼠标:用于导航、选择及与物体交互。

(4)生物传感器(biosensor):用于导航、选择及与物体交互。

(5)头部跟踪:通常装在头盔上跟踪头部位置,以便使显示的图像随头部运动而变化。

(二)虚拟现实的输出系统

1. 三维图像生成与显示　利用图形处理器、立体图像显示设备、高性能计算机系统将计算机数字信号变成三维图像。计算机监视器加上一副立体眼镜,是最简单的虚拟现实系统显示输出设备,计算机在监视器上同时产生两个独立的图像,用户戴上立体眼镜后就看到一个立体图像;另一种比较先进的显示输出设备是头盔显示器 HMD。在双眼的前面各装有一个微型显示器,对同一景物,计算机在每个微型显示器上分别产生一个独立图像,以 60 次/秒以上的频率交替出现,人的大脑将两幅图像组合成一幅立体视图。

2. 三维声音处理　虚拟现实系统的声音效果包括音响和语音效果。通过有关的声音设备使电子信号变成立体声,并提供识别立体声源和判定其空间方位的功能。给虚拟物体配上声音,人的耳朵根据声音可判断其大致距离和方向,这样与眼睛所看到的虚拟物体图像信息同时传到大脑,大大增强沉浸效果。

三维虚拟立体声音与普通立体声音是不同的:三维立体声是有方向及距离远近的,比如说我们在屏幕上看到一个球从这头跳到那头时,其跳动的声音也应从这个方向转向另一个方向,其声音的强度也应随距离的变化而减弱或增强,如当我们在侧面听到一虚拟的声音时,我们一扭头声音应从背后传来,根据人耳对真实声音的感知原理产生三维立体虚拟声音是关键所在。

3. 触觉、力觉反馈　触觉提供手握物体时获得的丰富感觉信息,包括分辨表面材质及温度、湿度、厚度、张力等。用户的手是与虚拟环境进行自然交互时

笔记

的重要途径。当手与虚拟物体发生碰撞时,我们自然希望有接触感和压力感。然而,由于这种碰撞机制十分复杂,因此现今的触觉界面还很不成熟。目前,反应式游戏杆、外骨骼手臂等采用了带有压力板的手套来获得触觉信息,压力板可动态膨胀从而控制佩戴者的手指末端。虽然这可提供某种形式的触觉反馈,却不能完全反映我们从真实世界中获得的感觉。

4. 生物传感器 生物传感器(biosensor)对生物物质敏感并将其浓度转换为电信号进行检测的仪器。是由固定化的生物敏感材料作识别元件(包括酶、抗体、抗原、微生物、细胞、组织、核酸等生物活性物质)与适当的理化换能器(如氧电极、光敏管、场效应管、压电晶体等等)及信号放大装置构成的分析工具或系统。生物传感器具有接收器与转换器的功能。对生物物质敏感并将其浓度转换为电信号进行检测的仪器。生物传感器具有接收器与转换器的功能。

(三)虚拟环境数据库

虚拟环境数据库存放的是整个虚拟环境中所有物体的各方面信息。在高性能图像发生器中,虚拟环境数据库的管理由实时软件自动进行,以保证活跃数据库部分一直保持最小,只加载用户可能看见的部分,其余的留在库中,需要时再导入。在数据库中利用开放格式来描述虚拟物体及其属性,如约束、物理性质、行为、几何、材质及物体间的层次关系等,对于不同用户共享虚拟环境是很重要的。

(四)虚拟现实软件

在虚拟现实系统中,计算机系统除了具备一般所需的系统软件支持环境外,还要提供产生虚拟环境的虚拟现实软件。虚拟现实软件的主要任务是设计参与者在一种虚拟境界中会遇到的景和物。这些软件工具应具有以下功能:①能接受和识别各种高性能传感器送来的信息,如手势信息、头盔跟踪信息等信息,用于对虚拟空间景物施加影响与变换。②能实时生成三维的虚拟空间场景、声音以及触觉和力感的反馈。③能通过调用和互联把各种数据库(如地形地貌数据库、物体形状数据库)和各种CAD软件包集成一个虚拟现实的开发和运行环境。

建立一个完整的虚拟环境,一般需要两个步骤:三维物体的建模;虚拟场景的建立和三维物体在虚拟场景中的集成。

1. 三维物体的建模 利用建模软件将现实世界各组成部分的物体进行三维表示,形成一个三维模型库,供虚拟现实工具包集成时调用,完成虚拟环境的集成。虚拟物体的三维模型包括物体的几何形状及其表面信息(如纹理、表面反射系数、颜色等)、物体所对应的真实物体的重量、可塑性、粗糙程度等属性。

建模软件包括AutoCAD、3DS、Wavefront、Multigen、Modelgen和Computer Vision等,这些软件一般提供了广泛的图形库支持,有些建模系统为加速渲染过程,还要对物体进行排序以便直接决定物体的可见性。Superscape公司的虚拟现实环境构造软件平台VRT支持物体建模功能,还引入了动态顶点的概念以支

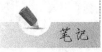

持动画。

2. 虚拟场景的建立和三维物体在虚拟场景中的集成 虚拟现实软件工具用来将三维物体与虚拟环境组合在一起,并赋予它们某些特性,可以完成运动建模、动画、物理仿真、碰撞检测、操作检测、实时反馈、控制模块、交互模式用户界面等各种功能。如一个虚拟现实软件工具包可以处理在虚拟环境中开门、拿电话、挪动物体、旋转开关等动作的基本功能。

(五)虚拟现实技术在医学中的应用范围

1. 医学图像的可视化 医学图像的可视化是医学虚拟现实的基础。医学图像的可视化属于三维标量数据场可视化技术范畴,目前在虚拟手术领域,医学图像的三维重建及可视化主要采用表面绘制方法,如果要表现器官内部的结构需要使用体绘制方法,将对象分解为四面体,利用诸如填充等方法加以补充。

2. 医学图像分割 虚拟手术中需要获得局部的人体的器官组织,这就涉及图像的分割技术,目前常用的是二维轮廓提取法和体数据分割法。二维轮廓提取法采用人工辅助方法可以获得较为精确的分段,但花费的时间较长、速度慢;体数据分割法可以进行局部的自动分割,但是精度略差。

3. 动态模型 在虚拟手术过程中,人体的组织器官是通过三维重建获得的虚拟图像,由于要被力的牵引、挤压、切除等操作产生动态的模型变化,则会带来几何面片项点数量、几何形状、位置等的改变,从而影响实习医生的视觉反馈。这一技术的难点在于实时、动态计算几何模型改变后的结构重建。

4. 虚拟人体(virtual human)组织器官的物理建模 虚拟人体组织器官的物理建模不同于计算机动画领域中的物理建模,动画中的建模是简单的刚体物理模型,而人体组织器官是非刚体建模,人体的组织器官在外力的作用下,软组织产生变形,这种变形因不同的组织器官而变化。目前经常采用的方法是自由体变形方法和基于物理学的变形模型。

案例 4-2

虚拟现实技术的医学应用

一、虚拟现实在临床医学中的应用

VR 技术和现代医学快速发展,已开始对生物医学领域产生重大影响。目前正处于应用 VR 的初级阶段,其应用范围主要涉及建立合成药物的分子结构模型、各种医学模拟以及进行解剖和外科手术等。在此领域,VR 应用大致有两类:一类是虚拟人体的 VR 系统,也就是数字化人体,这样的人体模型使医生更容易了解人体构造和功能;另一类是虚拟手术的 VR 系统,可用于指导手术的进行。

1. 外科手术仿真 美国北卡罗来纳大学(UNC)是进行 VR 研究最早最著名的大学之一。目前,他们主要研究分子建模、航空驾驶、外科手术仿真、建筑仿真等,他们从 1970 年就开始研究分子建模,并已用于药物等方面研究。在显示技术上,UNC 开发了一个帮助用户在复杂视景中建立实时动态显示的并行处理

笔记

系统。

2. 虚拟现实儿科治疗法 美国 Loma Linda 大学医学中心是一所经常从事高难度医学研究的单位。该单位的 David W. M. 博士和他的研究小组成功地将计算机图形及 VR 设备用于探讨与神经疾病相关的问题。他们以数据手套为工具，将手的运动实时地在计算机上用图形表示出来。他们还成功地将 VR 技术应用于受虐待儿童的心理康复之中，并首创了虚拟现实儿科治疗法。

3. 虚拟人体 在我国"863 计划"的支持下，2001 年 11 月由中科院计算所、首都医科大学、华中科技大学和第一军医大学等 4 家单位协作攻关，共同承担中国数字化虚拟人体中的"数字化虚拟人体若干关键技术"和"数字化虚拟中国人的数据结构与海量数据库系统"项目，在 2003 年 3 月，研究小组初步完成了具有中国人生理特性的女虚拟人的三维重建。

二、虚拟现实在医学教学中的应用

1. "虚拟人"解剖课堂 在医学课堂教学过程中，教师经常会遇到一些内容生涩难懂的章节，如果利用板书等传统教育手段，教学效果往往不近如人意。事实上，教师可以通过虚拟课堂来丰富教学内容，将"虚拟人"应用于教学过程是虚拟课堂的一个典型实例。"虚拟人"是指把人体形态学、物理学和生物学等信息，通过大型计算机处理而实现的数字化虚拟人体。"虚拟人"的主要工作是选取一具尸体并将其冷冻，用精密切削刀将尸体横向切削成一系列厚度为 0.2mm 的切片，利用相关技术最终合成人体的三维结构。实验证明，学生在课堂上能以三维的形式看到人体数千个解剖结构的形状、位置及器官间的相互空间关系等，学习兴趣和效果显著提高。

2. 诊断学虚拟实验室 目前，高等医学院校实验教学中普遍存在着资源有限和教学效果不佳等现象。为缓和这一矛盾，虚拟实验室是近年来被证明行之有效的做法之一。虚拟实验室是指在计算机系统中采用虚拟现实技术营造各种虚拟实验环境，实验者可以像在真实的实验环境中一样完成各种实验项目。

诊断学虚拟实验室是一个基于 C/S 模式的虚拟实验室系统。系统以虚拟病人患者为主体，建立起各种疾病相关的患者模型。每个单元均包括问诊、体格检查、心电图和化验检查 4 个单元。实验证明，诊断学虚拟实验室打破了传统实验教学的时空限制，为学生提供逼真的诊断学实验，在调动学生学习积极性和实现实验教学的跨越式方面具有重要作用。

3. 虚拟静脉穿刺培训 传统的临床培训模式主要以教师口述为主，由于培训往往停留在书本上，缺乏实战演练，因此效果往往差强人意。静脉穿刺是临床护理的基本技能，穿刺引起的疼痛常常使患者因恐惧而不能配合治疗。实际应用中，可以利用虚拟现实技术，模拟患者的这种因恐惧而产生的抗拒反应，以提高静脉穿刺的训练质量。将虚拟现实技术应用在临床培训中，在保障学生安全的基础上，不仅能使学生身临其境，增加真实感，而且还能缩短培训时间，减少培训成本。

笔记

第六节　智能信息技术

一、智能理论概述

（一）智能的概念

"智能"一词可以用作名词，也可以用作形容词。如果用作名词，它是指人类所能进行的脑力劳动，包括感觉、认知、记忆、学习、联想、计算、推理、判断、决策、抽象、概括……如果用作形容词，它的意义是：与人一样的、聪明的、灵活的、柔性的、自学习的、自组织的、自适应的、自治的……

人类的智能实际上可以反映到两个方面，一是关于信息和知识的描述与存储，即智能的记忆能力；二是关于信息和知识的处理与更新，即智能的思维能力、学习能力和适应能力等。人工智能就是试图在机器上来实现知识表示与知识运用的能力。

智能理论的研究也分为两个方面，一方面是对智能的产生、形成和工作机制的研究；另一方面是研究如何用人工的方法模拟、延伸和扩展智能。前者称为自然智能理论，主要是生理学和心理学研究者所从事的工作；而后者称为人工智能理论，主要是理工学研究者所从事的工作。

（二）人工智能理论

人工智能的研究开始于 1956 年，主要目标是应用符号逻辑的方法模拟人的问题求解、推理、学习等方面的能力，实现诸如故障诊断、定理证明、模糊判断、专家系统等功能。

1. 机器学习理论　机器学习的目的就是将数据库和信息系统中的信息自动提炼和转换成知识，并自动加入到知识库中。机器学习的一般过程是建立理论、形成假设和进行归纳推理。

2. 模式识别理论　计算机对事物的认识和辨别被称为模式识别。模式这一术语是对被认知事物的概括，它既包括具体事物，如文字、声音、图像、人物；也包括抽象的事物，如机器的运行状态、国民经济状况等。模式识别的基本原理是，将一个输入模式与保存在系统中的多个标准模式相比较，找出最近似的标准模式，将该标准模式所代表的类名作为输入模式的类名输出。根据比较输入模式与标准模式的方法的不同，模式识别被划分为模式匹配法、统计法和结构法三种。

3. 人工神经网络（artificial neural network）　人工神经网络是一种应用类似于大脑神经突触连接的结构进行信息处理的数学模型。1982 年，美国加州工学院物理学家 J. J. Hopfield 提出了 Hopfield 神经网格模型，引入了"计算能量"的概念，给出了网络稳定性判断。1984 年，他又提出了连续时间 Hopfield 神经网络模型，为神经计算机的研究做了开拓性的工作，开创了神经网络用于联想记忆和优化计算的新途径，有力地推动了神经网络的研究。1985 年，又有学者提出了波耳兹曼模型，在学习中采用统计热力学模拟退火技术，保证整个系统

笔记

趋于全局稳定点。1986年，进行认知微观结构地研究，提出了并行分布处理的理论。

神经网络具有以下一些重要特征：

（1）具有并行的处理机制，不但各个神经元的输入被并行处理，而且网络内各个神经元之间也是并行工作，从而具有高速的信息处理能力。

（2）信息分布存储在神经元的权值上，并且权值可以改变，因此具有可塑性和自适应能力。

（3）输入输出关系是非线性的，具有非线性信息处理能力。

（4）可以组成大规模的复杂系统，可以进行复杂问题的求解。

模型研究是人工神经网络研究的主要内容之一。目前人们已经提出了众多的模型，从结构特征或应用场合上看，它们有各自的特点。但按照对生物神经网络的不同组织层次和抽象层次的模拟，神经网络模型可分为如下五类：神经元层次模型、组合式模型、网络层次模型、神经系统层次模型和智能型模型。

4. 知识发现和数据挖掘　从人工智能角度来看，知识工程师从专家那里获取知识的方式仍然带有很强的个体性和随机性，没有统一的方法。因此，人们开始考虑以数据库作为知识源，自动地处理数据库中大量的原始数据，抽取出具有必然性的、富有一般意义的规律和结论，作为帮助人们实现工作目标的知识，或帮助人们找出对问题的解答，这整个过程就是知识发现。知识发现有数据驱动、模型驱动、理论驱动以及概念聚类等方法。

数据挖掘就是从大量的、不完全的、有噪声的、模糊的和随机的数据中，提取隐含在其中的、人们事先不知道的、但又是潜在有用的信息和知识的过程。数据挖掘涉及的学科领域和方法很多，有多种分类法。根据挖掘的任务可分为：分类和预测模型发现、数据总结和聚类、关联规则发现、序列模式发现、相似模式发现和混沌模式发现等。根据挖掘对象分，数据挖掘方法有面向关系数据库、空间数据库、时态数据库、文本数据源、多媒体数据库、面向对象数据库、异质数据库、遗产数据库的方法。根据数据挖掘方法可粗分为机器学习方法、统计方法、神经网络方法和数据库方法。

其中，机器学习方法可细分为归纳学习方法、基于范例学习、遗传算法等；统计方法可细分为回归分析、判别分析、聚类分析、探索性分析等；神经网络方法可细分为前向神经网络、自组织神经网络等；数据库方法主要是多维数据分析方法，另外还有面向属性的归纳方法。

5. 分布式人工智能　20世纪70年代以来，随着计算机网络及并行程序设计技术的发展，分布式人工智能的研究逐渐成为热点。分布式人工智能技术的应用越来越成为信息系统、决策系统和知识系统成功的关键。

分布式人工智能系统具有三个特点：一是系统中的数据、知识以及控制不但在逻辑上，而且在物理上是分布的；二是各个求解机构通过网络互联；三是系统中各机构以协同工作的方式解决单个机构难以解决的问题。

分布式人工智能系统具有明显的优点，分布处理提高了问题求解能力和系统的可靠性;并行工作提高了问题求解效率;多专家协同扩大了系统应用范围;任务分解降低了软件的复杂性。

近10年来,多智能体(multipleagents)系统的研究成为分布式人工智能研究的热点。多智能体系统主要研究自主的智能体之间智能行为的协调,为了一个共同的全局目标(也可能是关于各自的不同目标)共享知识,协作进行问题求解。基于智能体的概念,人们提出了一种新的人工智能定义:"人工智能是计算机科学的一个分支,它的目标是构造能表现出一定智能行为的智能体。"所以,智能体的研究应该说是人工智能的核心问题。

6. 遗传算法　大多数生物体通过自然选择和有性生殖实现进化。自然选择的原则是适者生存,它决定了群体中哪些个体能够生存和继续繁殖,有性生殖保证了后代基因中的混合和重组。

自然进化的这些原理在20世纪60年代便引起了人工智能研究者的注意,人们将这些原理引入学习算法中。在这种算法中,以繁殖许多候选策略,优胜劣汰为基础,进行策略的不断改良和优化。由于这种思路源于遗传进化,因此被称为遗传算法。

通过对自然进化的抽象,人们发现许多复杂的结构可以用简单的位串表示,并且可以通过一些简单的变换来逐步改进这些位串的结构,使之逐步趋向理想的目标。这就是遗传算法的基本思想。

遗传算法利用简单的编码技术和繁殖机制来表现复杂的现象,解决困难的问题。它不受搜索空间的限制性假设的约束,不要求连续性、单峰等假设,能以很大的概率从离散的、多极值的、含有噪声的高维问题中找到全局最优解,并且它具有并行性,适合于大规模并行计算。由于存在这些优点,遗传算法目前已经在优化机器学习等领域中得到了广泛的应用。

二、智能信息技术

(一)智能通信技术

1. 智能网技术　智能网技术是为了满足快速灵活地提供智能电话新业务的需求而产生的。计算机控制的交换机可以通过修改交换机程序来实现诸如缩位拨号、呼叫转移、遇忙通知等业务。这种方法虽然可以实现智能业务,但是它依赖于基础通信网络,而基础通信网络的种类和形态很多,分别修改网上各类交换机的程序,这是非常复杂和艰巨的工作。

为了快速灵活地提供智能业务,就必须使智能业务的提供与基础通信网络相独立。为此,国际电信联盟(ITU)于1992年提出了智能网的概念,它是在基础通信网络之上的一个附加网络层。它将网络的交换功能与控制功能相分离,把原来要由基础通信网中的交换机实现的"智能"集中到了新设的功能部件——智能网业务控制点(SCP)上,而让交换机仅完成基本的接续功能。由于对网络的控制功能已不再分散于各个交换机上,一旦需要增加或修改新业务,只需在SCP中增加或修改新的业务逻辑,并在数据库内增加新的业务数据和用户数据即可,不会对正在运营中的业务产生影响。

笔记

智能网体系结构为快速灵活地提供智能业务提供了很好的基础,越来越多地应用语音合成、语音识别、机器翻译等智能技术,诸如被叫付费业务、电话记账卡业务、虚拟专用网业务、电话投票业务等一批智能业务已经实际开通使用。

2. 智能化网络管理技术 网络管理技术是网络有效、可靠、安全、经济地运行的保障。国际标准化组织(ISO)的 OSI 系统管理模型的核心是一对系统管理实体——管理者(manager)和代理者(agent),被管资源被描述为被管对象(逻辑数据)后放入分散在各处的管理信息库(MIB)中。管理者和代理者通过管理通信协议相互联系,管理者需要对远程被管对象进行操作时,向被管对象所在处的代理者下达操作命令,由代理者具体进行对被管对象的访问。访问结果由代理者通过通信协议报告给管理者。这样的模型实现了远程监控、逻辑操作,为网络管理提供了合理的、有效的框架。

但是随着管理的深入和实时性要求的提高,这一模型存在的问题也逐渐暴露出来了。那就是,代理者的管理操作完全由远程的管理者控制,管理操作命令和操作结果的传递造成了网络业务量的升高,同时网络管理的实时性也受到了限制。解决这一问题的一个有效方法是采用分布式人工智能中的智能代理者来代替现有模型中的管理者和代理者,使得各个管理实体都自治地、主动地、实时地,同时又相互协同地工作。因此,人们提出了基于智能代理者的网络管理与控制体系结构,为网络管理的智能化提供基础和平台。

专家系统在网络管理中已经发挥了重要作用,出现了用于维护、开通、管理等多种目的的专家系统。目前,网络管理专家系统正在由脱机工作方式向联机工作方式过渡,以期发挥更加重要和及时的作用。此外,在高速网的业务量控制、路由控制,大容量光纤传输网络的故障自愈控制方面,人工神经网络、模糊控制、遗传算法等方法也越来越受到重视。

3. 网络信息智能搜索技术 网络智能化的另一个重要方面是网络信息检索的智能化。随着互联网的高速发展,网络上的信息越来越多,如果没有一个有效的工具,在网络中查找信息就会如同大海捞针。网络搜索引擎的产生为解决这一问题提供了一个非常有效的手段,因此已经成为网络信息检索的关键技术。搜索引擎能够帮助检索者是因为它预先对网络的信息进行了分类、索引和摘要。早期搜索引擎的上述工作是靠人工完成的,信息发布者要向搜索引擎进行登记,选择主题分类,提供关键词和摘要,并报告自己信息站点的地址。随着信息站点数迅速增加,这种人工搜索引擎的工作方式已经很不适应,相当多的站点碍于手续繁琐而不能及时向搜索引擎登记,因此人工搜索引擎的信息查全率难以达到很高的水平。在这种背景下,人们开发了自动搜索引擎技术。

自动搜索引擎通过专门设计的网络程序自动发现网络上新出现的信息,并对其进行自动分类、自动索引和自动摘要。因此,自动搜索引擎的关键技术是自然语言理解,包括自动分词、自动句法分析、自动关键词提取、自动摘要等。除此之外,自动搜索引擎还要为信息检索者提供更强的检索功能,如模糊

笔记

检索、概念检索等。这类检索功能能够对用户提供的检索关键词进行分析和理解，实现语义级而不仅仅是词法（字面）级的检索，从而提高查全率和查准率。由此可见，自动搜索引擎的关键技术带有明显的智能特征，因此也被称为智能搜索引擎。

（二）智能计算机技术

智能计算机技术包括两个方面的内容：一是从计算机的体系结构入手，从根本上打破现有的冯诺依曼式计算机体系结构，构造新一代的智能计算机。另一方面是智能的人机接口，使计算机在理解自然语言的基础上，构建智能的人机接口界面，使人们能够更加方便、更加自然地与计算机打交道。

1. 文字识别　随着计算机应用的普及，向计算机输入信息的工作越来越多。与计算机内部的高速处理相比，信息输入已经成为瓶颈。因此，文字识别也是一种极有应用价值的技术。特别是在中国、日本、韩国等国家，由于本国文字不易通过标准键盘输入，文字识别技术的应用价值更大。目前，文字识别技术已有脱机 OCR、联机笔输入、笔迹鉴别三大技术体系，文字识别系统的性能指标主要有识别率和识别速度。

脱机文字识别是对已经印刷或书写完成的文字进行识别。由于构成系统后通常采用光学输入设备，因此被称为 OCR（optical character reader）。联机文字识别是在书写文字的同时进行识别，一般是通过专用的书写板和笔将文字书写时笔尖的运动轨迹实时地记录下来，以此为根据进行识别，因此联机文字识别系统也被称为笔输入系统，如掌上电脑、电子记事本、袖珍翻译器等。

2. 语音识别　语音识别技术经过 40 多年的研究，目前已经发展到了比较成熟的阶段，在实验室环境下，对大词汇量、朗读式连续口语语音，平均识别率可以达到 90% 以上，语音识别技术正在向实用化迈进。语音识别系统包括孤立词识别系统、连接词识别系统、连续语音识别系统。以 IBM 的 VIAVOCE 为代表的几个听写机系统的出现，使许多人了解了语音识别技术。除听写机外，语音识别技术也被用在一些有限词汇的特定任务上，如数字串的识别、面向特定领域的对话系统等。在这些系统中，当输入语音符合系统要求、比较规范，并且其声学环境同训练数据的声学环境相近时，识别性能甚至可以接近 100%。词汇表、输入方式和服务对象是一个语音识别系统的重要特征。

影响语音识别技术走向实用的主要问题有两个：一是缺乏通用性，即当系统应用场合的声学环境同训练语料的声学环境差异较大时，误识率将显著增加；二是缺乏灵活性，即当人讲话比较自由随意时，识别性能明显下降。因此，在语音识别研究的前沿领域中，自然口语语音识别、人机口语对话系统、广播电视新闻自动记录系统等直接解决通用性和灵活性问题的研究项目吸引了人们的注意力。

3. 自然语言理解（natural language understanding）　自然语言理解是人工智能早期研究的领域之一。从计算机诞生之日起的 40 多年后，自然语言理解的理论和技术取得了长足的进展，在句法和语义的自动分析、语言的自动生成、语言模型等方面取得了丰富的成果，对于汉语来说，还包括自动分词技术，已经成为

笔记

人工智能的重要的、活跃的分支。自然语言理解的重要应用为机器翻译和自动文摘。

（1）机器翻译：从翻译手法上分，机器翻译有直接法、转换法和际语法3种。直接法是把源语的词或短语直接用目标语的相应的词或短语来替换，必要时再进行一些词序的调整。转换法是先将源语句子经过一些语言学分析，转换为某种与源语种相关的中间表示，再将这种中间表示通过某种规则映射到与目标语相关的另一种中间表示上，最后将另一种中间表示按照语言学的规则生成目标语。际语法就是将转换法中的两个中间表示合二为一，变成一个中间表示际语，即首先完成源语到际语的转换，再完成际语到目标语的转换。

（2）自动文摘：自动文摘是自然语言理解理论和技术的另一个重要的应用领域。所谓自动文摘就是利用计算机自动提取出一篇文章的主旨和要点，提高人们选择和获取信息速度的技术。对于身处浩瀚信息海洋之中的现代人来说，它无疑是一种重要的提取所需信息的手段。

案例 4-3

智能信息技术在卫生领域的应用

1. 卫生保健领域的智能标识　俄罗斯、巴西、英国电子商务中心与世界卫生组织在英国伦敦召开了一次题为"卫生保健领域的智能标识技术"会议，议题集中于对人员、药物、医疗设备与医疗资产的智能标识技术。智能标识技术包括射频识别、防偷窃标签、有声标签以及可以显示病原体、病毒与疫苗过期的智能墨水等项技术。智能标识技术可以提高医疗保健品的可追踪性，可以跟踪、储存信息，可以提供商标保护与产品实时定位功能，也可以减少药品分发错误以及防止药品伪造。对于其企业来说，智能标识技术可以提高企业的运作效率并节省花费，对患者来说，也可以从高效的医疗服务中获益，并减少出现威胁生命的严重错误的可能性。

在会议上公布了许多智能标识在卫生保健领域中应用的案例，例如 Matrics 公司的关于射频识别技术在供应链领域中应用的案例；AstraZenzca 公司的关于麻醉药品工业领域中应用射频技术的案例；麻省中心医院的关于射频技术在安全输血中应用的案例。

2. 医学专家系统　医学专家系统是一个具有大量专门知识与经验的程序系统，它应用人工智能技术，根据某个领域一个或多个人类专家提供的知识和经验进行推理和判断，模拟人类专家的决策过程，以解决那些需要专家决定的复杂问题。

1972 年，Domabl 研发了"急性腹痛鉴别诊断系统"。1976 年，Shortliffe 完成"传染性疾病鉴别诊断系统（MYCIN）"，该系统可以对血液传染病的诊断治疗方案提供咨询意见，专业鉴定结果表明，它对细菌血液病、脑膜炎方面的诊断和提供治疗方案的水平已超过了这方面的专家。

中国中医界相似的研究从 20 世纪 80 年代起也开展得如火如荼，大约有 140

个以经验为主的中医专家系统相继研发。医学专家系统可以解决的问题一般包括解释、预测、诊断、提供治疗方案等。高性能的医学专家系统也已经从学术研究开始进入临床应用研究。

3．移动医疗　国际医疗卫生会员组织给出的定义为，移动医疗就是通过使用移动通信技术——例如掌上电脑（**PDA**）、移动电话和卫星通信来提供医疗服务和信息。它为发展中国家的医疗卫生服务提供了一种有效方法，在医疗人力资源短缺的情况下，通过移动医疗可解决发展中国家的医疗问题。移动医疗突出体现的就是"以患者为中心，以患者诊疗过程为主线"的理念。目前在全球医疗行业采用的移动应用解决方案，可基本概括为：无线查房、移动护理、药品管理和分发、条形码患者标识带的应用、无线语音、网络呼叫、视频会议和视频监控。"移动信息化系统"表现出其灵活、快捷、实时等多项优势，对固定信息站的工作起到了必不可少的补充作用。

（1）无线查房服务：无线网络的部署，可以使医生通过随身携带的具有无线上网功能的平板电脑或 PDA，随时查询患者的相关信息，免除了医护人员携带一大堆病例记录本查房诊断的麻烦，帮助他们更加准确、及时、全面的了解患者的详细信息，使医生的查房工作变得简单轻松，而患者也能够得到及时、准确的诊治。移动临床信息系统可实现护士每天的工作实时记录，实现床边的三查一对，包括医嘱执行、护理评估等。

（2）无线婴儿防盗系统：母、婴的腕带配对，医生可以拿手持读取终端设备，分别读取母、婴的腕带标签信息，验证两个腕带的配对正确性，不匹配则阅读器会有提示，让母亲彻底放心确实是自己的孩子。避免了抱错婴儿而出现的家属与医院官司问题。一旦设备被非法移动或离开限制区域，或电子标签遭到破坏，系统将会提示并报警，最大程度降低孩子遗失的可能性。

（3）移动门诊输液系统：以患者身上的二维条码来确认患者身份以及输液座位号等信息，保证药物信息、患者信息的正确匹配；护士随身携带的移动设备可以随时随地的接受患者的呼叫信息，保证了服务的高质量。结合移动计算技术和移动识别技术，给予患者人性化的服务，不仅提升了医院信息化建设，也提高了医院的社会声誉。

（4）无线定位服务：由于医疗场所以及工作业务的特殊性，医院需要对患者位置、药品以及医用垃圾进行跟踪。确定患者位置可保证患者在出现病情突发的情况下能够得到及时抢救治疗；药品跟踪可使药品使用和库存管理更加规范，防止缺货以及方便药品召回；定位医用垃圾的目的是明确医院和运输公司的责任，防止违法倾倒医疗垃圾，造成医院环境污染。无线定位则为这些工作提供了快速、准确的服务。带有射频识别标识（**RFID**）腕带的患者、贴有 RFID 标签的药瓶和医用垃圾袋，均可通过无线网络的无线定位功能被随时跟踪其位置。

移动医疗是医院信息系统的一个有力而且有效的延长线，它促使医院信息化和病患之间的联系更为密切。通过信息有效的延伸，让医疗服务无处不在。随着医保机制的不断完善和健全，与我们每个人的健康都息息相关的医疗行业

笔记

面临着新一轮的挑战：优化现有的业务流程结构，建立统一的信息化标准，加深加广信息化在医院中的运用，这些都是需要我们来解决的重点问题。未来完善的医院信息化管理系统的实施，才能使医院的管理更加的规范科学，从而提高行业的工作效率和技能水平，体现出医院整体高质量的服务。

（李　彬）

本 章 小 结

信息技术是人类开发和利用信息资源的所有手段的总和，它既包括有关信息的产生、收集、表示、检测、处理和存储等方面的技术，也包括有关信息的传递、变换、显示、识别、提取、控制和利用等方面的技术。具体而言，信息技术包括软件开发技术、通信网络技术、微电子技术、信息处理技术和多媒体技术，而传感、自控和新材料技术等是信息技术的相关技术。信息技术是目前各领域高新技术的关键和核心，更是信息产业的基础。

信息产业就是从事信息技术设备制造及信息产品生产开发与流通服务的新兴产业群体。信息产业化有两层含义：一是信息技术的产业化；二是信息产品与服务的产业化。《国务院关于加快培育和发展战略性新兴产业的决定》（国发〔2010〕32号）中列了七大国家战略性新兴产业体系，其中包括"新一代信息技术产业"，分别是下一代通信网络、物联网、三网融合、新型平板显示、高性能集成电路和以云计算为代表的高端软件。

目前，计算机网络已渗透到政治、经济、军事与科学技术等诸多领域，对社会的发展、生产结构和人类的生活方式等均产生了深刻的影响和冲击。它的基本功能是资源共享、信息交换、分布式处理和提高计算机应用的可靠性。我国四大互联网骨干网是指中国科技网、中国公用计算机互联网、中国教育和科研计算机网和中国金桥信息网，它们在我国社会信息化的进程中扮演着重要角色。了解网络的分类方法、类型特征及网络安全的管理策略，是熟悉网络技术的重要基础，更是卫生管理者以网络为平台进行管理工作的重要手段。安全威胁主要来自系统实现存在的漏洞、系统安全体系的缺陷、使用人员的安全意识薄弱和管理制度的薄弱四个方面。

数据库设计是指对于一个给定的应用环境，构造最优的数据库模式，建立数据库及其应用系统，使之能够有效地存储数据，满足各种用户的应用需求。数据库设计分为四个步骤：需求分析阶段，综合各个用户的应用需求；概念设计阶段，形成独立于机器特点，独立于各个 DBMS 产品的概念模式（E-R 图）；逻辑设计阶段，E-R 图转换成具体 DBMS 支持的数据模型，形成数据的外模式；物理设计阶段，根据 DBMS 特点和处理的需要，进行物理存储安排，建立索引，形成数据库内模式。

笔记

多媒体是一种迅速发展的综合性电子信息技术,给传统的计算机系统、音频和视频设备带来了方向性的变革,给人们的工作、生活和娱乐带来深刻变革。媒体分为5种类型:感觉媒体、表示媒体、显示媒体、存储媒体和传输媒体。多媒体信息的主要元素是文本、图形、图像、音频、视频和动画。充分利用多媒体技术利于更好地开展卫生服务,比如本章第四节所涉及的图像处理技术在医学中的应用案例、动画技术在医学中的应用案例、网络视频技术在医学教学中的应用案例、现代多媒体综合技术在医学中的应用——远程医疗案例。

掌握虚拟现实系统的沉浸性、交互性、构想性特征,知晓虚拟现实系统的组成,可以更好地从管理层面理解并促进医学图像的可视化、医学图像分割、虚拟手术、虚拟人体等虚拟现实技术在卫生领域的研究与应用。

人工智能的研究开始于1956年,主要目标是应用符号逻辑的方法模拟人的问题求解、推理、学习等方面的能力,实现诸如故障诊断、定理证明、模糊判断、专家系统等功能。目前,智能理论主要有机器学习理论、模式识别理论、人工神经网络、知识发现和数据挖掘、分布式人工智能和遗传算法。了解这些理论有助于从管理层面促进智能技术在卫生领域的研究与推广应用。

关键术语

1. 信息技术(information technology)
2. 信息产业(information industry)
3. 中国公用计算机互联网(ChinaNET)
4. 中国教育和科研计算机网(The China Education and Research Network,CERNET)
5. 数据库管理系统(database management system)
6. 概念数据模型(conceptual data model)
7. 生物传感器(biosensor)
8. 虚拟人体(virtual human)
9. 人工神经网络(artificial neural network)
10. 自然语言理解(natural language understanding)

讨论题

1. 请根据卫生领域的卫生行政机构、公共卫生机构、医疗机构三大机构体系的特点及信息技术应用现状,阐述卫生信息化评价的主体框架。
2. 请搜索多媒体技术在卫生领域的应用案例,并加以分析。

笔记

思考题

1. 目前最新兴的信息技术有哪些？在卫生领域的应用如何？
2. 不同等级医院的计算机网络应如何接入互联网？
3. 我国社区卫生服务中心的信息系统应满足哪些需求？
4. 请以卫生领域的应用案例来说明虚拟现实系统有哪些组成部分？

第五章

卫生信息获取与组织

学习目标

通过本章的学习，你应该能够：

掌握 卫生信息获取的原则、方法及质量评价标准；卫生信息组织的作用、原则与内容。

熟悉 卫生信息获取的过程与工具；卫生信息组织的方法与现代技术。

了解 卫生信息源的类型及常用的网络卫生信息源；卫生信息获取的途径。

章前案例

不容忽视的信息获取

　　65 岁的王先生吸烟已 40 多年了，每天抽烟 1～2 包。家里人和周围的亲戚朋友曾多次跟他讲抽烟有害健康，劝他戒烟，他一直不以为然，还说"隔壁的张老伯伯 80 多岁了，抽烟抽了一辈子，身体不是很好吗？"今年春天，他出现了声音嘶哑。王先生的爱人叫他到医院耳鼻喉科看病，但王先生说没关系，说喉咙哑吃点胖大海就会好的。儿子听说后通过网络检索得知，声音嘶哑是喉部疾病特有的症状之一，轻者发音时音质失去圆润、清亮，音调变低、变粗，重者发声明显嘶哑，只能作耳语，甚至完全失声；造成声音嘶哑的疾病很多，可能是一般的喉炎，也可能是喉部肿瘤，甚至可能是肺癌造成的；与吸烟有一定关系。发现问题的严重性，儿子赶紧强制性地带着王先生到当地医院耳鼻喉科就诊，到医院检查后吓了一大跳：喉部长了恶性肿瘤。多亏儿子提前获取相关信息，并带着王先生及时就诊，若再耽误几个月就需要把整个喉部全部切除，后果不堪设想。

　　卫生信息管理过程由一系列连贯环节组成，主要包括卫生信息获取与组织、卫生信息传播与交流、卫生信息分析与决策、卫生信息服务与评价等。信息获取是信息利用的第一步，俗话说"巧妇难为无米之炊"，没有信息，或不能获取相关信息将导致无法实现信息利用。由于卫生信息的复杂性及卫生服务的被动性，使得卫生信息管理较之企业信息管理，无论从信息获取还是信息分析利用都存在很大的差距。信息获取的准确程度也直接影响了卫生决策的科学程度。卫生事业管理者重视卫生信息管理与利用，必须首先重视信息获取与组织这两个连贯的过程，在获取大量准确信息的基础上，按照一定规则与方法，将信息组织起来便于共享与利用。

笔记

第一节　卫生信息源

一、卫生信息源的内涵

从字面上理解，信息源（information sources）即信息的来源。联合国教科文组织出版的《文献术语》中将其定义为：个人为满足其信息需要而获得信息的来源，称为"信息源"。信息是物质的普遍属性，一切物质的状态变化、分裂、组合、生生灭灭，人类社会的各种活动、每个人或组织都会形成某种信息，所以都是信息源。

卫生信息源（health information sources）即借以获取卫生信息的源泉。卫生信息从产生到被利用经过了数次传播与交流，这一过程中的卫生信息产生源、卫生信息持有源及卫生信息传播源都属于卫生信息源的范畴。卫生信息源的范畴非常广泛，既可以是相关的人、物、机构，也可以是涉及卫生行业的各种活动等。包括各种卫生信息相关的原始记录及加工产品，所有与卫生信息生产、发布、传播、存储等相关的活动及参与这些活动的机构或个人，所有如各类卫生信息统计报告及对其进行编写、审查与收藏的机构，发布、传播、存储卫生信息的网站，医药卫生领域科研人员等，都属于卫生信息源的范畴。

分析卫生信息源是进行卫生信息获取与组织的基础，其目的在于掌握卫生信息的分布状况及明确卫生信息的获取方向。

二、卫生信息源的类型

对卫生信息源进行分类，了解各自的特征有助于我们更有效地从各类卫生信息源获取恰当的卫生信息。卫生信息源的类型可依据不同的标准划分如下：

1. **按照卫生信息的可保存性**　可分为正式记录的卫生信息源和非正式记录的卫生信息源。前者指以可以保存的形式记录下来的信息源，如各类卫生信息出版物、疾病预防报告、网络卫生信息资源等；后者指没有正式记录的卫生信息源，如药物、专家会诊、就诊预约电话交流等。

2. **按照信息源产生的时间顺序**　可分为先导卫生信息源、实时卫生信息源、滞后卫生信息源。先导卫生信息源指产生时间先于卫生活动的信息源，如药品市场规划、疾病治疗展望、人群健康预测、突发公共卫生事件预警等；实时卫生信息源指在卫生活动过程中产生的信息源，如临床诊疗过程中获取的体温、血压等机体信息、健康讲座、医疗仪器展览、口述的卫生事件现场回忆等；滞后信息源指卫生活动完成之后产生的反映这一活动的信息源，如会议报道、实验论文等。

3. **按照信息存在形式**　可分为记录型卫生信息源、实物型卫生信息源和思维型卫生信息源。

记录型卫生信息源指用文字或代码记录的卫生信息源，可按记录方法、记录

笔记

形式、载体形式、记录信息的出版形式等进一步划分。记录型卫生信息源因其便于广泛传播、系统积累、长期保存和直接利用等特点,使其成为目前最常用的卫生信息源,也是了解其他种类卫生信息源的前提和基础。常用的记录型卫生信息源有:①与卫生主题相关的文献。包括医药卫生类图书、期刊、报纸、专利文献、学位论文、研究报告、标准文献,医药品的产品说明、动物实验数据、临床使用评价、毒理药理研究结果,临床诊疗图像,病案,医药企业行业名录等,如《中国卫生统计年鉴》、《常用国家基本药物手册》等。②卫生信息系统。包括医院信息系统、公共卫生信息系统、社区卫生信息系统、妇幼保健信息系统、医疗保障管理信息系统、医药企业管理信息系统、中国疾病预防控制信息系统、国家卫生统计网络直报系统等。③医药卫生数据库。包括药物综合数据库、PubMed 数据库、DIALOG 系统医药卫生特色数据库、中国生物医学文献数据库(CBM)、中国中医药文献数据库、中国医院知识仓库期刊库、万方数据知识服务平台、维普医药信息资源系统、中国医药卫生知识资源总库等。④网络卫生信息。网络中蕴含着大量卫生信息,类型丰富,包括与医药卫生主题相关的数据库、电子出版物(电子期刊、电子图书、电子报纸)、新闻(医药卫生行业新闻、商业新闻、临床实验进展、疾病防治新技术、新进展等)、医学教育资源(医学继续教育与培训资源、患者教育等)、医药市场信息资源、生物医学软件资源、虚拟医学图书馆、循证医学资源(evidence based medicine,EBM)及其他医药卫生信息资源等。

实物型卫生信息源指以物质实体形式存在的卫生信息源,无论是自然物质、人工合成物质,还是事件发生或活动现场都是实物型信息源。如各类卫生监测设备、临床诊疗仪器、人体组织标本、谈话现场等。实物型卫生信息源的主要特点是直观、真实、分布零散且具有一定的隐蔽性,需要通过观察、分析才能够得出潜在的价值信息。

思维型卫生信息源指存在于从事卫生工作的个人头脑中的信息源,如卫生行业领导者、业务专家等,这类信息源中的信息常以口头形式表现,价值巨大,但需要通过交流、访谈等形式才能获得。

4. 按照卫生信息获取的对象　　可分为个人卫生信息源、组织机构卫生信息源。个人卫生信息源主要指从事卫生及相关领域工作的个人,由于从事工作的性质,使他们成为了卫生信息主要的生产者、管理者和传播者,从而成为重要的卫生信息源。个人卫生信息源的信息获取方式主要是口头交流,包括个人直接交谈与通信、专题讲座、学术会议与讨论会等。其主要特点是及时、新颖,但也可能带有一定的主观随意性。组织机构卫生信息源指产生、存储、提供各种卫生信息的组织机构,包括各级各类卫生保健组织和卫生信息服务机构。卫生相关组织机构是卫生信息的生产者,是卫生信息的主要来源。无论是国际性卫生组织和机构,还是国内的卫生行政组织和职能部门及社会专职的卫生信息服务机构都蕴藏着大量权威优质的信息。这些信息具有全面、可信、权威、开放、内容独特、链接广泛、相对稳定性等特性。组织机构卫生信息源范畴框架如图 5-1 所示。

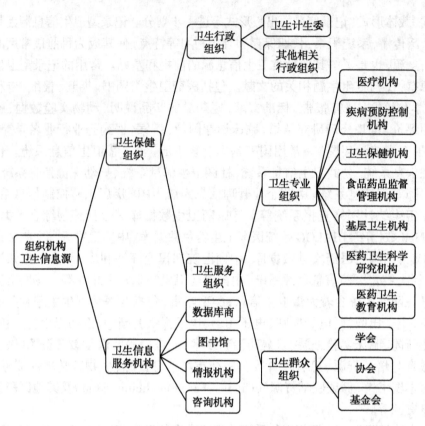

图5-1 组织机构卫生信息源范畴框架图

卫生保健组织机构提供的信息主要包括以下几种类型：①新闻和动态信息。网上卫生管理组织发布的动态新闻是卫生管理组织的信息窗口，与其他网页相比，信息具有绝对的可靠性。通过新闻和动态信息我们一方面可以了解卫生领域新信息如学科最新进展等，另一方面可以获取机构的管理资讯。新闻和动态信息按内容可分为管理机构或相关学术或研究机构的会议资讯、重要的卫生医疗活动信息、机构的专题论坛、机构的信息通报、疾病暴发和疫情、医疗卫生统计信息、医疗保健资讯及倡议、政府/组织/机构的卫生保健举措以及组织管理性事务通告，如人力资源的调配和资金的使用、政府/组织/机构新政策法规通告等。这类信息虽然缺乏系统性、有序性，主要起时事发布的作用，但其中也有很多对学术研究有价值的参考信息。②政策与管理信息。与其他卫生学术机构的信息相比，卫生管理机构的政策与管理信息更具有政策性和指导性，通过这一类信息，我们可以获取如医疗卫生标准、卫生政策与指南、卫生法律法规等权威信息。③专题概述信息。这是卫生保健组织提供信息的重要组成部分。如世界卫生组织（World Health Organization，WHO）的网站上的健康主题（health topic）栏目下提供了各卫生专题的综述性知识，如癌症、金融危机与全球卫生、糖尿病等主题，各主题的网页都含有按卫生和发展主题组织的 WHO 项目、行动、活动、信息产品以及联系人的链接。我国卫生计生委网站上提供的专题区包括艾滋病防治、血吸虫防治、SARS 防治、卫生法制宣传教育等专题。④数据和统计数字。卫生保健组织网页上会通过提供统计文件、建立检索系统等方式提供相关的卫生数据如出生率、死亡率、服务普及率、卫生资源数量等的查询,供进行卫生决策与科研教学等使用。如 WHO 网页上提供了 WHO194 个会员国卫生统计数据的年度报告、提供监测全球卫生状况的数据访问和分析及来自 WHO 区域办事处的统计信息;我国卫生计生委网页上有卫生统计专栏,其中含有历年我国卫生事业发展统计公报、全国医疗服务情况、统计提要、统计年鉴等统计数据集文件;我国疾病预防控制中心网页提供突发公共卫生事件、法定传染病报告等统计数据。⑤出版物。许多卫生保健组织都主持编辑出版各种形式的出版物,有电子出版物和传统的纸质出版物,包括图书、期刊、报纸等类型。这些出版物集中了大多数卫生领域成果及卫生保健知识,在促进卫生事业发展、加强学术交流、提高人群健康等方面起到了重要的推动作用。如 WHO 出版的《世界卫生报告》、《国际卫生条例》、《国际管制药物需要量估算指南》,我国卫生计生委主办的《中国卫生信息管理杂志》、《中国卫生监督杂志》等期刊。⑥数据库。一些卫生保健组织会根据机构工作内容和特点建立数据库,借助网络进行卫生信息及相关信息的传播与交流。如 WHO 图书馆数据库、维生素和矿物质营养信息系统、我国卫生计生委的数据查询系统等。⑦医药卫生教育与继续教育信息。医药卫生科研机构、医药卫生教育机构、各卫生群众组织等机构提供有关医药卫生教育教学科研信息及与新理论、新知识、新技术、新方法相关的继续教育信息,为医药方面教学和自学服务,如精品课信息、讲义、学科标准、指南等内容。⑧疾病健康信息。有关于健康与疾病的相关知识,一般以"为非专业人员"的形式表达。⑨科研资助和求职信息。许多大型的医药卫生学会、协会都为用户提供科研资助和培训及求职信息,以促进医药卫生教育、科研、医疗卫生发展和人才的培养。此外,我们也可以获得基金资助和相关研究工具如软件等其他类信息。

　　卫生信息服务机构提供的信息包括:①医药卫生类专业文献。如学术性期刊、会议文献、参考工具书等。②医药卫生专业数据库、检索系统及使用信息。包括各种光盘数据库、联机数据库、网络数据库、检索软件,同时提供整理开发的书目数据库、学科数据库和检索平台、特色数据库、网络资源导航等,为用户提供所需信息的指引和检索。③医药卫生主题分析及评价报告。对医药卫生信息进行智力加工后,形成的增值信息产品,可以用于了解某个特定主题的存在及发展状况。这类信息源提供的卫生信息内容丰富,系统性、稳定性及服务功能性强,且多途径提供信息利用,便于获取与使用。

　　5. 按信息产生过程　可分为原始信息源和加工信息源。原始信息源又称一次信息源,它没有经过信息机构的加工处理,是在实践活动中产生的。加工信息源指由信息机构对原始信息进行加工、处理、改编和重组而形成的各种信息源。按加工的方式和深度,又可分为二次信息源和三次信息源,前者主要是指各种中介性检索工具,如目录、索引、文摘性检索刊物和书目数据库等;后者则是在原始信息和二次信息源的基础上,通过分析、综合、浓缩和提炼而形成的高层次的信息源,是对原始信息的深层揭示和报道,如年鉴、手册、书评、进展报告、百科

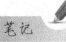

笔记

全书等。

此外，还有多种划分类型的方法，不一一赘述。综合多种卫生信息源类型，在进行卫生信息获取活动时，人们常常借助的是个人卫生信息源、组织机构卫生信息源、文献卫生信息源、数据库卫生信息源和网络卫生信息源。

三、常用网络卫生信息源简介

互联网上有大量的卫生信息源，如卫生政策法规、开放获取（open access，OA）学术资源、电子图书、电子数据库、统计信息资源、生物医学图像资源、网络参考工具等，存在于各数据库与网站之中，等待我们去识别与发现。

（一）网络文献数据库

网络文献数据库是网络文献信息的集大成者，汇总了大量不同类型的文献数据。数据库按照收录范围可分为综合性文献数据库和专业性文献数据库。综合性文献数据库与医药卫生专业数据库都是卫生信息的主要来源。这里介绍几种常用的中英文网络卫生数据库。

1. MEDLINE 医学文献联机数据库（medlars online，MEDLINE）是美国国立医学图书馆（The National Library of Medicine，NLM）生产的医学文献分析与检索系统（medical literature analysis and retrieval system，MEDLARS）中世界公认的最重要、发展最早、最具权威性且使用频率最高的生物医学文献数据库之一，收录范围包括美国《医学索引》（index medicus，IM）的全部内容和《牙科文献索引》（index to dental literature）、《国际护理索引》（international nursing index）的部分内容，主要提供有关生物医学和生命科学领域的文献，内容涉及基础医学、临床医学、环境医学、营养卫生、职业病学、卫生管理、医疗保健、微生物学、药学、社会医学等领域。

MEDLINE 收录 1946 年以来来自世界各地 39 个语种的文献数据，涵盖的出版物大多数是学术期刊，期刊绝大多数由文献选择技术评审委员会（Literature Selection Technical Review Committee，LSTRC）推荐。截至 2011 年 5 月，MEDLINE 收录了 5516 种期刊上发表的 1800 万篇文献，这些文献大部分在美国发表，并有作者撰写的英文摘要。此外，还有少数报纸、杂志、通讯等文献类型。MEDLINE 的产品包括光盘版与网络版，网络检索平台主要有 PubMed、OVID、CSA、ISI Web of Knowledge、EBSCO 等，但只有 PubMed 在网上提供免费检索服务。

2. Web of Science Web of Science 是原美国科学信息研究所（Institute for Scientific Information，ISI）1997 年推出的科学引文索引网络版，是全球最大、覆盖学科最多的核心期刊引文索引数据库。由以下几个重要部分组成：科学引文索引（science citation index-expanded，SCIE，1900-）、社会科学引文索引（social sciences citation index，SSCI，1900-）、艺术与人文引文索引（arts&humanities citation index，A&HCI，1975-）、会议论文引文索引（conference proceedings citation Index，CPCI，1990-）、化学反应数据库（current chemical reactions，CCR，1840-）、化学物质索引（index chemicus，IC，1993-）、图书引文索引（book citation index），以 ISI Web of Knowledge 作为检索平台。

笔记

Web of Science 数据库收录了 12 000 多种世界权威的、高影响力的学术期刊，内容涵盖自然科学、工程技术、生物医学、社会科学、艺术与人文等领域，最早回溯至 1900 年。Web of Science 收录了论文中所引用的参考文献，并按照被引作者、出处和出版年代编成独特的引文索引。其中图书引文索引截至 2011 年底共收录了 28 000 多种由编辑人员选择的图书，并将每年增加 10 000 种新书。

Web of Science 作为全球权威的引文数据库，广泛收录了世界一流的学术研究成果。其强大的分析功能，能够帮助研究人员快速锁定高影响力论文，发现国内外权威所关注的研究方向，揭示课题的发展趋势等，从而使研究人员能够更好地把握相关课题，寻求研究的突破与创新点。

知识拓展

引文索引小知识

"引文索引"即可以将一篇文章、一篇会议论文、一个专利号或者一个著作的名字作为检索词，通过收录其所引用的参考文献和跟踪其发表后被引用的情况来掌握该研究课题的来龙去脉，从而迅速发现与其相关的研究文献。其基本思想是：一项工作的质量是由它对所在领域的影响程度来衡量的。一篇文章的引用率越高，它的影响力就会越大。通过独特的引文索引，可以轻松的回溯某一研究文献的起源与历史，或者追踪其最新的进展及其对交叉学科和新学科的发展研究的重要参考价值，可以发现该课题的发展脉络，从而全面地了解和把握科学发展动态。引文索引在科学研究中的重要意义在于，它揭示了科学技术之间引证与被引证的关系，从而进一步展示了科学技术文献内容主题之间的相互联系。

3. Ovid 全文期刊数据库　美国 Ovid 公司（Ovid Technologies INC.）隶属于全球五大出版集团之一的荷兰威客（Wolters Kluwer）集团旗下的健康出版事业集团，是世界著名的数据库提供商之一。目前有包含人文、科技等多领域数据库300 余个，包括电子期刊全文、二次文献、电子图书等多种类型，绝大多数数据库是在 Ovid SP 平台上为用户提供服务。

Ovid 全文期刊数据库（ovid full text）共收录了多家出版商和协会提供的 2300余种生物医学期刊，最早的可回溯至 1993 年，数据库的文献每天更新，保证用户获取最新出版的期刊论文。

4. PubMed　PubMed 是由 NLM 下属的国家生物技术信息中心（National Center for Biotechnology Information，NCBI）开发研制的一个网络生物医学文献检索系统（其网址为 http://www.ncbi.nlm.nih.gov/pubmed/），是 NCBI 整合检索系统 Entrez 的一个组成部分，通过 PubMed 可以访问其他 Entrez 系统的分子生物学资源和相关网站。PubMed 收录了 1946 年以来的医学、护理学、牙科学、兽医学等领域的 2200 余万篇文献，提供 MEDLINE、PreMEDLINE、Publisher Supplied Citations 等数据库的检索，免费提供题录和文摘，并提供与原文的网址链接（部

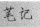
笔记

分免费获取）。

PubMed 有两个检索界面，即简单界面和高级界面。任意界面都有许多链接，包括相关资源链接、其他功能链接、检索结果显示链接、NCBI 其他数据库链接等。PubMed 为用户提供个性化服务，用户可免费注册获取 My NCBI 账户，登录后进行检索式保存、检索记录收藏、检索结果过滤、个性化显示等设置。保存检索式时可选择是否需要用 E-mail 定期发送最新检索结果，设置后系统会按照用户的设定自动运行已保存的检索式并向用户发送检索结果，为用户提供个性化定题服务。

5. 中国生物医学文献数据库（CBM）　中国生物医学文献数据库（China biology medicine，CBM）是由中国医学科学院医学信息研究所研制开发的综合性中文医学文献数据库，报道、揭示国内生命科学研究进展，是获取传统中医药文献和研究资料的核心信息源。首版发行于 1994 年 9 月，该数据库收录了 1978 年以来 1800 余种中国生物医学期刊以及汇编、会议论文的文献题录，总计约 540 万条记录，年增长量约 40 万条，每月更新。1989 年以后的题录与维普中文科技期刊全文数据库链接。CBM 注重数据的规范化处理和知识管理，所收录的题录均按美国国会图书馆（The Library of Congress，LC）最新版的《医学主题词表》（medical subject heading，MeSH）及中国中医科学院中医药信息研究所《中国中医药学主题词表》进行主题标引，按《中国图书馆分类法·医学专业分类表》进行分类标引，涉及基础医学、临床医学、预防医学、药学、中医学、中药学、医院管理、医学情报学等与生物医学相关的各个领域。

CBM 有光盘版和网络版之分，对应的检索系统或平台称为 CBMwin 和 CBMweb，检索界面和功能基本相同，具有检索入口多，检索方式灵活，以及主题、分类、期刊、作者等多种词表辅助查询功能，可满足简单检索和复杂检索的需求，与 PubMed 具有良好兼容性。可获得良好的查全率和查准率。

6. CNKI　国家知识基础设施（national knowledge infrastructure，CNKI）的概念由世界银行于 1998 年提出（其网址为 http://cnki.net/）。CNKI 工程是以实现全社会知识资源传播共享与增值利用为目标的信息化建设项目，由清华大学、清华同方发起，始建于 1999 年 6 月。在党和国家领导以及教育部、中宣部、科技部、新闻出版总署、国家版权局、国家计委的大力支持下，在全国学术界、教育界、出版界、图书情报界等社会各界的密切配合和清华大学的直接领导下，CNKI 工程集团经过多年努力，采用自主开发的具有国际领先水平的数字图书馆技术，建成了世界上全文信息量规模最大的"CNKI 数字图书馆"，并正式启动建设《中国知识资源总库》及 CNKI 网格资源共享平台，通过产业化运作，为全社会知识资源高效共享提供最丰富的知识信息资源和最有效的知识传播与数字化学习平台。

目前，CNKI 的资源总库包括源数据库、特色资源、国外资源、行业知识库、作品欣赏及指标索引等，其中源数据库中又分为期刊、学位论文、报纸、会议等类型；特色资源中包括中国年鉴网络出版总库、中国经济社会发展统计数据库、各类工具书专利、标准文献等；行业知识库中包括医药、农业、教育等模块。各类资源中都按学科领域进行了聚类，与卫生密切相关的有生物学、医药

笔记

卫生等门类。

7. 万方数据库 万方数据库是由万方数据股份有限公司开发的,涵盖期刊、会议纪要、论文、学术成果、学术会议论文的大型网络数据库,面向不同用户群提供信息服务。万方数据股份有限公司开发的产品与提供的服务主要有万方数据知识服务平台(wanfang data knowledge service platform)、万方医学网、中国学术搜索网、中小学图书馆、万方视频等。

万方数据知识服务平台(http://www.wanfangdata.com.cn)集品质知识资源、先进的发现技术、人性化设计于一身,是国内一流的品质知识资源出版、增值服务平台。目前平台出版的资源总量超过 2 亿条,全面覆盖各学科、各行业。基于海量高品质的知识资源,运用科学的方法和先进的信息技术,构建了多种增值服务。

万方医学网独家收录中华医学会、中国医师协会等权威机构主办的 220 余种中外文医学期刊,拥有 1000 余种中文生物医学期刊、4100 余种外文医学期刊、930 余部医学视频等高品质医学资源。万方医学网镜像版是万方数据联合国内医学权威机构共同推出的,是为广大医院、医学院校等机构用户提供的信息解决方案。

(二)搜索引擎

互联网中隐藏着众多有价值的卫生信息,为了发现获取这部分被淹没在海量网络信息资源中的卫生信息,我们可以通过浏览门户网站如 Sohu、Yahoo 等的分类栏目或分类体系,但更多的需要借助网络搜索工具——搜索引擎来完成。搜索引擎将根据用户检索需求,自动从互联网上搜集信息,经过一定整理后提供给用户,解决用户面临的网络信息迷航问题。搜索引擎按其收录范围可分为综合性搜索引擎和专业性搜索引擎。

1. 综合性搜索引擎 收录范围涵盖各学科,涉及生活的各个领域,在搜索时不受主题和数据类型的限制,通用性强,适合所有人使用。如我们经常用到的 Baidu、Google 都属于综合性的搜索引擎。

2. 专业性搜索引擎 收录范围涵盖某一特定学科,具有特定的功能,拥有特定的用户,适用于专业人员查找专业信息。医药卫生专业搜索引擎专门用于搜索网络医学信息资源,有明确的标引准则,只收录有价值、高质量的专业信息,充分利用这些医药卫生专业搜索引擎可以在互联网上迅速、准确地获得所需信息。

(1)Medical Matrix(http://www.medmatrix.org/):由美国医学信息学会 1994 年创办,现由 Medical Matrix L. L. C. 主办。它是由概念驱动的全文智能型医学搜索引擎。主要服务对象是工作在一线的临床医务人员,致力于提高他们利用网上临床资源的效率。其使用方法与其他搜索引擎的方法基本相同,提供分类目录搜索和关键词搜索。分类目录主要有专业(specialties)、疾病种类(diseases)、临床实践(clinical practice)、文献(literature)、教育(education)、健康与职业(healthcare and professionals)等八大类。每一大类下根据疾病和临床医学学科特点分为 120 个小类,每一小类下再根据内容性质分为新闻(news)、全文

笔记

和多媒体(full text/multimedia)、摘要(abstract)、教科书(textbooks)、主要网址和主页(major sites/home pages)、实用指南(practice guidelines/FAQS)、影像学和病理切片(images、path/clinical)、患者教育(patients education)、教育资源(education materials)、继续医学教育(CME)等三级类目。关键词检索是在检索框中输入检索词并配合适当的条件限定的检索方式,分为简单检索和高级检索两种方式。

Medical Matrix 还在主页左侧提供特色链接,包括教科书、继续医学教育、Medline、新闻、期刊、患者教育等。

(2)MedHunt(http://www.hon.ch/MedHunt/MedHunt_cn.html)、HONselect(http://www.hon.ch/HONselect/):MedHunt 与 HONselect 都是瑞士日内瓦国际性非盈利组织健康在线基金会(Health On the Net Foundation, HON;http://www.hon.ch)推出的全文医学搜索引擎。此外,HON 制定了 HON 行为准则,用于评价网络医学信息的权威性和可靠性。HON 起源于 1995 年 9 月 7 日在瑞士日内瓦召开的"使用互联网与万维网进行远程卫生保健"的会议,会议上来自 11 个国家的远程医学领域的 60 名著名专家一致赞成建立一个常设机构,宗旨为"在全球范围内,促进信息技术在远程医疗保健领域的有效和可靠的使用。"HON 网站在之后 6 个月内建立。1996 年 3 月 20 日,www.hon.ch 成为了最早的既为普通用户又为医学专业人员提供可靠的在线健康护理信息的网站之一。早期提供英语和法语两种语言的界面,现已提供含中文在内的 6 种语言界面。MedHunt 提供对医学网站网页全文的关键词搜索,检索时可通过限定信息类型(医院、事件)或网页所属国家或区域等进行检索词限定。HONselect 是一个针对医药卫生领域的不同种类的网络信息资源的多语种搜索引擎,功能强大。不仅允许用户查询 LC 的医学主题词表 MeSH 中 3.3 万多个医学主题词的树状等级结构和释义,而且使用 MeSH 来组织网络信息资源,将 MEDLINE 通过 MeSH 标引的医学图像和视频信息(HONmedia)、医学新闻(NewsPage)以及 HON 开发的医学全文搜索引擎(MedHunt)四个分散的数据库整合在一起,提供整合的信息资源,提供主题词分类检索和医学术语检索两种途径。

互联网上的医药卫生专业搜索引擎还有很多,如 Medscape(http://www.med-scape.com/)、@Life(http://www.atlife.com/life/)、Oncolink(http://www.oncolink.org/)、Healthlinks(http://www.healthlinks.com/)等,收录的范围各有侧重,我们可以根据需要进行选择,随着网络与信息技术的发展,搜索引擎也必将日益智能化、精确化,为我们检索专业信息提供便利。

(三)卫生机构与团体网站

卫生组织机构官方网站是我们从组织机构卫生信息源获取所需信息的主要途径,也是比较便捷的途径,但前提必须是相应的组织机构重视网络工程建设,及时补充完善更新网络资源。

1. 世界卫生组织 WHO(http://www.who.int/zh/index.html)是联合国系统内卫生问题的指导和协调机构,也是国际上最大的政府卫生组织,于 1948 年 4 月 7 日成立,总部设在瑞士日内瓦。它负责对全球卫生事务提供领导,拟定卫生研究议程,制定规范和标准,阐明以证据为基础的政策方案,向各国提供技术支

笔记

持,以及监测和评估卫生趋势。根本宗旨是使全世界人民获得尽可能高水平的健康。官方网站上提供有关世界卫生事业、预防医学研究、重大疾病防治、各种标准、全球卫生统计数据及有关医疗技术的合作交流等方面的信息,设有健康主题、数据和统计数字、媒体中心、出版物、国家、规划和项目等栏目,有含有中文在内的 6 种语言的文字界面可选。从该网站还可以及时获得 WHO 发布的最新消息,同时网站建有 WHO 政策信息检索系统,能方便快捷地检索 WHO 政策性文件。

2. 美国国立卫生研究院　美国国立卫生研究院(National Institutes of Health, NIH; http://www.nih.gov/)创建于 1887 年,是美国医学信息资源的中心,也是世界一流的生物医学研究中心,不仅拥有世界上收集医学信息最全的国立医学图书馆,还有国立癌症研究所等 28 个生物医学研究所、中心和办公室,均收集了医药卫生专业的大量信息。NIH 的主页信息丰富,设有卫生信息(health information)、基金资助(grants & funding)、新闻与事件(news & events)、研究与培训(research & training)、NIH 机构(institutes at NIH)、NIH 介绍(about NIH)等栏目,栏目下有丰富的内容链接,可根据需要选择合适的资源类型与检索方式。

3. 中国医学生物信息网　中国医学生物信息网(CMBI, http://cmbi.bjmu.edu.cn/)是由北京大学心血管研究所、北京大学人类疾病基因研究中心和北京大学医学部信息中心协作、赞助和开发的综合性、非商业化、非盈利性医学生物信息网。CMBI 建立的目的在于结合我国实际情况,全面、系统、严格和有重点地搜集、整理国际医学和生物学的研究信息,并加以分析、综合,为我国医学和生物学的教学、科研、医疗和生物高技术产业的开发提供信息服务。

中国医学生物信息网所采集、整理的资料和信息,科学性、实用性、时效性和前瞻性强,内容包括基因与疾病的研究动态和研究方法、基础医学和临床医学新闻、医学方面的特别报道和最新综述文献资料以及专业英文的阅读资料等,设有医学新闻、最新文献、特别报道、Insight、专题网页、今日临床、常用数据库、相关信息、导航系统、网络资源等栏目。"最新文献"以医学学科的综述文献为主,"特别报道"中选择了一些目前的研究热点,"常用数据库"中包含了心血管病、生物活性多肽等多个医学数据库,种类多,链接方便。每一栏目下面又有若干细类,如专题网页下包括了非典型肺炎、干细胞、基因治疗、蛋白质组、人类基因组计划等丰富新颖的内容。CMBI 为医学和生物学的教学、科研、医疗和生物高技术产业的开发及卫生决策提供了科学依据和信息咨询参考。

4. 中华人民共和国国家卫生和计划生育委员会(简称国家卫生计生委,原卫生部)　中华人民共和国国家卫生计生委(http://www.moh.gov.cn/, http://www.chinapop.gov.cn/)是我国医药卫生行业的最高行政机构,是国家发布国家卫生政策、法律法规等的窗口。其主页上设置了业务频道栏目,其中下设综合管理、人事管理、规划信息、财务管理、卫生应急、疾病防控、医政医管、妇幼健康等子栏目。子栏目下又根据不同标准划分不同类别,便于有针对性查找。最新新闻动态、政府公开信息、下属机构链接、重点专题、数据查询等均在主页显示,一目了然,方便利用。

5. 中国疾病预防控制中心　中国疾病预防控制中心（Chinese Center for Disease Control and Prevention, http://www.chinacdc.cn/）是由政府举办的、实施国家级疾病预防控制与公共卫生技术管理和服务的公益事业单位。其使命是通过对疾病、残疾和伤害的预防控制，创造健康环境，维护社会稳定，保障国家安全，促进人民健康；其宗旨是以科研为依托、以人才为根本、以疾控为中心。主页上设置了机构信息、国际合作、科技管理、招生招聘、培训会议、技术服务、法律法规、卫生标准等栏目，为我们提供了大量与疾病预防控制和公共卫生相关的法律法规、规章、政策、标准，各重大疾病与卫生事件发生、发展和分布的状况，疫苗应用效果和免疫规划，传染病、妇幼保健等健康主题介绍，全国重大疾病和公共卫生各类调研数据，有关医药卫生文献信息等信息，权威性、精确性、针对性强。

第二节　卫生信息获取

获取的意思是获得、取得，近义词包括采集、收集、搜集等。卫生信息获取（health information acquisition）指卫生信息使用者根据自身需求或者卫生信息服务者根据用户需求，利用有关的知识，通过一定的方式和方法，借助一定的工具，将分散在不同时空领域的相关信息汇集起来的过程。卫生信息获取是卫生信息得到充分开发和有效利用的基础，也是卫生信息管理工作的前提。根据卫生组织机构的性质和工作特点，卫生信息获取的基本内容主要包括基本医疗、公共卫生等层面，涵盖了开展预防、医疗、保健、康复、健康、教育及计生技术指导等卫生服务活动各过程产生的主要信息。

卫生信息获取不是一件盲目的工作，是有规律可循的。随着现代科技与网络的快速发展，卫生信息数量急剧增加，信息载体类型与卫生信息需求日益多样化、复杂化。面对全新的信息环境，卫生信息获取工作必须做到与时俱进，明确信息获取的原则、方式方法，根据环境的变化及时调整思路与对策，保证信息获取的质量，提高信息获取的效率。

一、卫生信息获取的过程与原则

（一）卫生信息获取的过程

虽然卫生信息需求不同，卫生信息源特点各异，但卫生信息获取的思路是基本相同的。一般来说，卫生信息获取的过程主要包括以下几个环节：

1. 选择恰当的卫生信息源　确定恰当的卫生信息源是最基本也是比较重要的环节，决定了后续各环节工作价值的大小。首先分析信息需求，了解所需信息的时间、地域及内容范围，然后展开所有能了解到的信息源线索，对众多卫生信息源内容的特点如价值性、可及性、易用性、经济性等进行比较分析，结合自身具备的条件，从中选择出最恰当的一个或几个。

不同活动领域的人，对卫生信息的需求方向各不相同，即使是同一卫生需求

笔记

主题,出于不同的目的,所需的信息源也不尽相同。因此,选择有针对性的信息源尤为重要。如需要了解关于糖尿病的一般性、相对浅显的信息,网络卫生信息源是最便捷的选择;面临如"糖尿病的手术治疗的研究进展"等方面的研究性问题,则专业文献、学术数据库等卫生信息源是最佳的选择。

2. 选择合适的信息获取策略 一个好的信息获取策略可以在很大程度上减少获取过程中可能遇到的因有用信息不足、业务知识欠缺、时间不足、他人不配合等问题带来的困难。在初步确定了卫生信息源范围之后,要确定获取途径,选择获取方法与工具。这一环节要广泛听取意见,综合考虑多个因素,探索多种获取策略,用动态的眼光处理问题,适当变换思维的角度,避免定式思维。

3. 对所获取的卫生信息进行质量评价 通过信息获取策略在选定卫生信息源中获取信息后,需要借助一定的评价指标,对所获取的信息进行质量评价。如果满足信息需求,则表示该获取工作完成,若不能较好地满足信息需求,则需要对某个环节的工作进行调整或者重新开始信息获取过程,重复上面各环节工作,直到获取目标信息。

(二)卫生信息获取的原则

原则是观察问题、处理问题的准则和观点。卫生信息获取工作,无论是突击性的还是渐进累积性的,无论是个人行为还是组织机构行为,在获取信息过程中都必须遵循一定的基本原则。

1. 针对性原则 针对性原则是指根据卫生信息需求有的放矢、有所选择、量力而行地获取信息。获取信息的最终目的是为了"用",因此要有目的、有重点、分主题、按计划、按步骤地获取信息,将有限的物力、财力和时间用于获取最关键的信息,以最大程度、最大效率地满足信息需求为目标。

2. 系统性原则 系统性原则体现为空间上的完整性和时间上的连续性。卫生信息获取的系统性原则,要求用系统的观点来考虑问题,一方面把与某一问题相关的散布在不同卫生信息源的信息获取齐全;另一方面对某一问题在不同时期、不同阶段的发展变化情况进行跟踪获取,尽可能将某一问题的信息搜集完整、全面、系统。

3. 及时性与主动性原则 信息的时效性与动态性要求信息获取应能及时反映事物最新动态、最新水平和最新发展趋势,这样才能使信息的效用得到最大发挥。尤其在卫生突发事件问题上,及时准确的最新动态信息及数据统计将保障科学决策的制定,一定程度上控制事件的扩大与恶化。为了更好地做到及时,要求相关人员有高度的自觉性,积极主动的获取信息。例如,同是参观医疗器械新品展销会,主动与参展方交谈,加上眼看、手记,比走马观花相比,所获取的信息价值肯定不同。

4. 可靠性原则 可靠性原则指获取的卫生信息要真实与准确,这是进行卫生科学决策的重要保障。尤其在网络环境下,由于信息发布的自由性与随意性,使得虚假信息、垃圾信息大量存在,更需要遵循可靠性这一原则。可靠性原则要求在获取卫生信息时要有科学严谨的作风与实事求是的态度,注意卫生信息源的可靠性与真实性,层层筛选,全方位、多层次进行检验,保证获取信息的

笔记

客观真实。

5. **计划性原则** 计划性是落实信息获取策略的保障。要求在信息获取过程中要分层次、按步骤进行，既要满足当前急需，又要着眼于未来。善于发现和抓住有发展前途的信息，并在组织、资金、人员和时间等方面作出适当安排。

6. **守德合法性原则** 这要求在进行卫生信息获取时要遵循道德和法律规范。信息获取必须要在法律允许的范围内进行，一些没有法律规定但属于"灰色地带"的敏感信息的获取，也要用道德自律加以约束。

二、卫生信息获取的方法与工具

由于卫生信息及卫生信息源范畴广泛，其表现方式、存储载体与其他属性存在较大的差异性，所以获取不同的卫生信息需要选择不同的途径。一般来说，对于实时卫生信息源或实物卫生信息源，常常通过观察描写途径来获取其所包含的信息；对于思维型卫生信息源，一般通过调查、走访等人际交往途径获取信息；对于记录型卫生信息源，根据具体类别通过大众传媒途径、出版发行途径、邮政部门途径、信息系统途径、卫生组织机构途径、互联网途径等来获取信息。不同的卫生信息获取途径对应不同的卫生信息获取方法与工具。

（一）卫生信息获取的方法

卫生信息获取的方法是指从选定的卫生信息源处获取信息的方法。主要有以下几种：

1. **总结法** 总结法指信息获取者将自身经历的事件、亲身感悟的体会用文字或语音记录下来的方法。此方法最早来源于美国陆军的"事后总结"（after action reviews，AAR）法。AAR法指团队和个人可以通过从总结自身过去的成功经验和失败教训中来获取信息。总结法是一个简单有效地获取信息的方法，有利于个人将头脑中的隐性知识转化为可以传播的显性知识，不仅有益于知识的积累与传承，而且通过其他人对总结后结果的学习与评价，还有利于知识的创新。总结法对于信息获取者的要求比较高，需要具备较多的专业知识、较高的思维能力与较强的表达能力。

2. **观察法** 观察法指按照一定的计划，为实现一定的目标，围绕研究主题对研究对象进行系统全面的查看，从中获取各种现象资料的方法。在观察过程中，观察者不直接向被研究对象提问，只是凭借视觉、听觉、感觉和基于上述感知的思维，以及借助于显微镜、录音机、摄像机等设备客观记录观察到的信息。观察是一种有目的、有计划、系统的知觉活动，利用观察法获取信息时，需要掌握科学的观察方法，事先制定观察方案，明确观察对象、时间、地点等条件，在观察过程中不带任何个人偏见，客观的反映被观察对象，反复观察，客观及时记录下来，这样才能提高所获取的信息的质量。观察法在卫生领域科学研究、市场调查、疾病诊断等方面有广泛的应用，主要对象是实物型卫生信息源，有参与式观察法、旁观式观察法、直接观察法、间接观察法等多种类型。在实际卫生信息获取过程中，可根据不同情况灵活选择。

3. **社会调查法** 社会调查法指通过询问与交谈等方式有目的、有计划、有系统地对客观实际进行深入细致的了解,从中获取信息的方法。通过社会调查法不仅可以获得记录型卫生信息,还可以获得实物型信息与思维型信息。社会调查的主要目的在于收集充分的一手数据,以解决拟研究的问题。社会调查的方式主要有普遍调查、典型调查和抽样调查三种。调查的方法主要有访谈调查、会议调查、通信调查和问卷调查四种。

(1) 访谈调查:访谈调查又称访问调查或谈话调查,是信息获取者与调查对象的直接交谈和个别访问,是一种最古老、最普遍的信息获取方法。访谈调查适用范围广阔,不同性别、不同年龄、不同职业、不同文化水平的人,只要具备一定的语言表达能力,就可以用访谈的方法进行调查。访谈调查带有研究性,是一种有计划、有准备的谈话,谈话过程始终围绕研究主题进行,针对性强;访谈调查是以口头提问形式来获取信息的,整个访谈过程调查者与被调查者直接见面,调查对象的态度、性格、情绪可以一目了然,得到的信息真实具体,可以获得在公开场合下得不到的信息。

(2) 会议调查:会议调查法是指信息获取者通过召集一定数量的调查对象举行调查会议,让调查对象就调查的内容进行发言,从中获取信息的调查方法。进行会议调查,要注意每次参加会议的人数不宜过多,一般5~8人比较合适,讨论的议题要集中,调查对象的身份和知识结构要与议题密切相关。另外,信息获取者要善于主持会议,提前做好充足的准备,撰写调查提纲,座谈时要口问手写,及时记下调查对象发言的主要内容,会议议题方向发生偏离时要能及时意识到并予以纠正。

(3) 通信调查:通信调查是信息获取者借助于信函、电话、E-mail 或网络进行的调查,是一种十分方便的调查方法。进行电话调查时,需要注意,必须公开信息获取者的身份和意图,且谈话内容必须简单明了,同时随时做好调查结果记录。随着网络的普及,网络调查是目前越来越普遍的调查方式,网络调查最大的优点是简单易行,调查样本丰富,实施手段快捷经济,且回收率高。

(4) 问卷调查:问卷调查是信息获取者将要调查的内容设计成一种调查问卷,提出若干问题,由被调查者填写后回收,从而获取信息的一种调查方法。对调查数据进行统计分析,可以得出许多对研究有意义的结论,调查问卷可以现场发放回收,也可以借助电话、信函、网络等通信方式将调查问卷发往各地。目前借助网络平台进行问卷调查逐渐兴盛起来,有很多免费的网络调查平台,如知己知彼调查网、问卷星调查网等,也有一些为填写调查问卷人支付报酬的网络调查平台,如题客有奖调查网、AIP 埃尔贝有奖调查网等。网络调查平台可以帮助信息获取者设计问卷、发送问卷,提供调查结果统计分析,还设有质量控制,确保回收数据的真实有效。

4. 阅读法　阅读法是通过阅读来获取信息的方法。阅读法的开展要以阅读材料为支撑。因此,阅读法的关键是获取阅读材料。获取阅读材料主要有以下方式:

(1) 采购:是一种经常性的、稳定的、系统的获取阅读材料的方式。采用订购、现购、邮购、代购等具体方式购买与获取目的和需求相关度高的图书、报刊、专利文献、光盘数据等。

（2）索取：指发现有价值的信息线索后向信息的作者或出版者发出信函，向对方索取相关信息。如对于有价值的外文论文等信息，在国内不易获得，可以通过索取的方式向作者申请。

（3）交换：指利用本单位或个人所拥有的信息源（如出版物等）与其他单位或个人进行交换，交换物一般为内部报刊资料或国外的不易得到的某些出版物等。但与国外单位或个人进行信息源交换时，要注意国家机密的保护。

（4）检索：指通过手工方式或计算机方式从各类不同的数据库、信息系统及网络中查询所需要的信息。手工检索主要通过各类书目、索引或检索工具获得信息源的线索，之后再通过购买、复制等方式获取原始文献；计算机检索不仅可以获得信息源线索，有的还可以直接获得原始信息，如全文数据库、网络免费资源等。检索是一门专门的学问，涉及专业的理论、方法与技术。相同的信息源，不同检索水平的信息获取者会得到不同价值的信息，检索能力需要信息获取者在实践中不断积累提高。

（5）复制：指通过自我复制和委托复制的方式获取有价值的信息线索。复制的方式有静电复制、缩微复制、照相复制、音像复制、电子复制等。

（6）网络下载：指将计算机与网络相连，通过浏览、检索和下载获得互联网上有价值信息。互联网上有丰富的免费卫生信息，方便我们进行下载与存储，是卫生信息获取的便捷方式。

（二）卫生信息获取的工具

卫生信息获取的工具指卫生信息获取过程中借助的器具与手段。仅靠人类的感觉器官获取的卫生信息是非常有限的，在各类卫生信息成指数增长的今天，要高效获取所需信息，必须针对不同的卫生信息源类型，采用不同的获取工具。按揭示信息的特征，可将其分为如下类型：

1. 文献信息获取工具　按照用途，文献信息获取工具可以分为两类：①提供线索的指示型检索工具。这类检索工具只提供文献信息源的线索，不提供具体信息或事实本身，包括目录（catalogs）、书目（bibliographies）、索引（indexes）、文摘（abstracts）等类型，如美国《医学索引》、荷兰《医学文摘》、我国的《中文科技资料目录》（医药卫生）、《中国药学文摘》等。②提供具体内容的检索工具。这类检索工具用于各种事实和数据的查询，如查找新型冠状病毒感染的解释、2012年职业病发病情况、北京市三级甲等医院名录等。包括年鉴（yearbooks、almanacs）、手册（handbooks、manuals）、卫生组织机构名录（health organization directories）、百科全书（encyclopedias）、表谱（genealogy）、人物传记检索工具（biographical sources）、卫生统计资料（health statistics sources）等类型。

2. 计算机信息获取工具　计算机信息获取工具主要指各类软件系统，包括系统管理软件、检索系统应用软件。系统管理软件指组织控制计算机硬件资源协调工作的操作系统，当前常用的操作系统有 Windows 系统、UNIX 系统等。信息检索软件通常是基于不同操作系统开发的。检索系统应用软件是管理数据库及完成检索工作的应用程序，也称为数据库管理系统，主要作用是提供各种检索

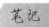
笔记

途径,根据用户检索指令完成信息检索,从海量信息中提取符合要求的信息供用户使用。

3. 网络信息获取工具　网络信息获取工具是在互联网上提供信息检索服务的工具,其检索对象是存于互联网中的各类卫生信息。包括网络指南、网络资源目录、搜索引擎、组织机构网站、参考咨询工具网络版、专用网络软件等。由于网络发展迅猛,网络信息检索工具层出不穷,在使用过程中根据实际需要选择合适的检索工具。

4. 语音信息获取工具　言语是日常生活中最为常见的信息表现形式,尤其在进行访谈信息、会议信息等信息获取时,存在大量的有价值的语音信息。语音信息的获取工具主要包括采访机、录音笔、速录机、各种类型的声纳设备等。

5. 图像信息获取工具　图像信息获取工具包括数字照相机、扫描仪、磁共振成像设备、数字化 X 线成像设备、智能手机、监控录像软件等。

知识链接

现实社会中的"障眼法"

由于信息形成与传播途径多样,不同的个体对于同一信息有着不同的认知,因此造成众多的信息失真现象,更有有意进行虚假信息传播的传播者。现实社会中经常会发生被虚假信息迷惑的事件。如 1999 年北约军队在轰炸前南斯拉夫期间,前南斯拉夫人制造了许多模具坦克、飞机,引诱北约轰炸,北约的卫星摄像器材拍照之后,将有关信息传输回北约,北约军队就大上其当。可见,当信息获取人员不能亲临现场时,借助机器进行远程照相和传输或安装窃听设备进行录音等方式方法虽然可以弥补其不足,但不是万能的,更容易被假象所迷惑。因此,为避免因获取错误信息而影响管理决策,在获取过程中,要通过多样化途径方法获取有关同一信息对象的信息,并加上主观分析判断,综合做出准确决策。

三、卫生信息获取质量评价

通过一定途径,借助多种工具和方法,从不同的卫生信息源中获取大量信息后,还有一项非常重要的工作要做,那就是要对获取的信息质量进行评价,以便去粗求精,去伪存真,在此基础上进行开发利用。评价卫生信息获取质量可以从4 大标准入手,即可靠、新颖、全面、适用。

1. 可靠　可靠有真实、准确和完整三层含义。真实指的是信息的有无,要求获取的信息反映的必须是真正发生了的客观事件;准确指的是信息内容的表达,要求所获取的信息是对客观事件准确无误的表达;完整指的是信息内容的构成,要求所获取的信息在保证真实、准确的基础上,在构成上要是完整无缺的。不真实、不准确、不完整的信息会导致决策失误,给个人和组织带来损失。

评判获取信息是否可靠,可以从信息的外部特征和信息的内容特征两方面入手。

（1）从获取信息的外部特征评判：信息的外部特征是指信息的物理载体直接反映的信息对象，构成信息外在的、形式的特征，如信息载体的物理形态、大小尺寸开本，或者文献题名、作者、出版或发表日期，又或者流通或传播的标记等方面的特征，如内部交流、中国大陆内流通等标识。①根据获取信息的类型判断。不同类型的信息，其可靠程度不一，即使同一类型信息也会因创作者不同而有所区别。一般来说，出版文献中的信息较之网络新闻和消息可靠性更强，机构官方网站较之一般网站可靠线性要强一些。在各文献类型中，保密文件、内部资料、教科书、专著、年鉴、百科全书、技术标准、专利文献、核心期刊、综述性文献的内容较为真实可靠；普通期刊次之；阶段性研究报告、会议论文、实验报告等具有一定的科学性，但不够成熟、完整；产品广告可靠性较差。②根据获取信息的责任者判断。责任者即发布或发表信息的个人、集体和团体。一般来说，团体责任者较之个人责任者，其创作的文献更具可靠性。国家政府部门、国内外著名出版社、著名学术团体与组织、知名高等院校和科研机构出版的文献可靠性最强，著名科学家和学者发表的文献质量也很高。③根据获取信息被引用情况判断。被引用指文献被文摘型刊物摘引或被其他文献作为参考文献引用。一般来说，被摘引次数和被引用次数越多，其可靠性越强。④通过试验验证来判断。指通过临床实践、实地考察和数据审核等方式确定获取信息的可靠性。

（2）从获取信息的内容特征评判：信息的内容特征就是信息包含的内容，反映具体的学科内容，它可以通过关键词、主题词或者其他知识单元表达。从获取信息的内容特征评判其可靠性，首先要看信息报道的结果是否真实，真实的信息具有明确的前提，叙述应与实验数据一致；其次要看对主题的阐述是否深刻、完整，是否具有深度和广度，即对主题的详细细节是否作了具体的阐述、对主题是否进行了全面的叙述；再次要看论点、论据和结论是否一致，逻辑推理是否正确。

要保证获取信息的可靠，首先保证信息源的真实可靠；其次，在获取过程中，力求获取路径最短，避免信息传播过程中的信息失真；再次，在表达信息时力求做到清楚、明白、准确，尽量少使用大概、可能等模糊语言。

2. 新颖　新颖有两层含义：时间上的及时与内容上的先进。表现为两种情形：一是指信息自发生到被获取的时间间隔短，这种情形就是新闻传播界所追求的时效；二是指获取信息的内容水平领先。

判断获取的信息是否新颖可以从以下几点入手：①观察获取的信息是否都是刚刚发生或最近出现的新事件、新概念、新理论、新原理、新应用领域、新技术方法；②将获取的信息的内容与其他国家和地区的同类信息进行横向对比，从比较中判断信息的先进性；③从国家和地区判断，一般情况下，学科理论研究和科技水平处于领先地位的国家或地区，其地域内产生的相关信息也较为领先。

3. 全面　全面既是指所获取信息的数量，也是指获取信息内容的系统与连续。数量上是指获取到的与主题相关的信息数量多，能够很好地解决信息需求。"系统、连续"一是指获取的若干信息是自成系统、连续的，二是指信息获取工作

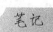
笔记

是系统、连续的。信息的系统性、连续性越强,其使用价值就越大。评判获取信息的全面性主要由用户根据需求进行评判。

4. 适用　适用即强调获取信息的可利用性,指的是所获取信息的内容与获取目的和信息管理工作的需求密切相关,针对性强,包括适用与相关两层含义。在卫生信息获取过程中要尽量做到适用,但在实际的信息获取过程中,有时当场判断信息是否"适用",存在一定的困难。所以,获取时还应该以"相关"为要求。相关是指内容上相关。一般而言,相关度越高,针对性就越强,就越"适用"。

信息的适用性受多种因素的影响,包括用户需求、地域环境、科技发展水平、经济能力、科研条件等。一般认为,在科学技术发展水平上处于同一高度、同一发展阶段的国家和地区,其智力资源、教育水平、人员素质及经济条件也大体相同,往往可以互相参考和使用彼此的技术和成果。地域环境或科研条件相近者,其科学技术或科研成果也可以相互借鉴。

案例 5-1

兼职调查员

1950 年,朝鲜战争爆发后,美国五角大楼把所有的军用物资购买计划列为保密文件,这可急坏了一些投资家们。因为许多投资家都想预测备战计划对股市的影响,而要正确预测这一影响就必须知道美国政府对原材料的需求量,特别是铝、铜、钢材的需求量。美国国家工业联合会也想知道这些,可是在高度保密的情况下,想知道这些简直比登天还难。就在美国国家工业联合会一筹莫展的时候,却有一个 24 岁的年轻人自告奋勇要求尝试解决这个问题。他就是后来美国历史上罕见的 18 年 4 次连任美联储主席的艾伦·格林斯潘,当时他还没有从纽约大学毕业,只是为了支付高昂的学费,才来到这个投资机构做兼职调查员。他首先花大量的精力研究 1949—1950 年的新闻报道和政府公告,基本确认美国1950 年和 1949 年的空军规模、装备基本一致,他从 1949 年的记录中获得每个营的战机数量、型号并计算损耗量。然后,找来各种型号战斗机制造的技术报告和工程手册,研读并计算铝、铜和钢材的需求量。在此基础上,他写出了《空军经济学》等两篇长篇报告,并在《经济记录》上发表,由于他计算出的数据与美国政府保密文件里的数字相当接近,给许多投资者带来了丰厚的回报。

第三节　卫生信息组织

信息组织(information organization)也称信息序化或信息整序,是指依据一定的规则和方法,通过对信息外部特征和内容特征的描述和序化,将大量自然状态下分散无序的信息组织成一个有序集合的过程。信息组织是随着信息数量的增长和信息需求的变化而产生和不断发展的。从两千多年前的图书分类到近现代信息组织工具的创建与发展,再到今天网络信息组织技术方法的日益成熟,表明信息组织是我们有效利用信息的重要环节,是现代信息管理的基本范畴之一,是建立信息系统的重要条件,也是信息服务的基础。

笔记

一、卫生信息组织的作用

卫生信息组织是信息组织的一个分支,是进行卫生信息管理的必要环节。卫生信息组织(health information organization)即将医药卫生信息组织有序的过程,从而促进卫生信息的有效传播,保证各级用户对卫生信息的有效获取与利用,主要包括卫生文献信息组织和卫生信息系统信息组织。卫生文献信息组织主要指对各种医药卫生文献等相关信息进行特征分析,并按规则进行著录、标引、整序等二次信息活动;卫生信息系统信息组织主要指根据卫生医疗工作的特点和需要,建立卫生信息管理标准,简明、科学地进行实体关系分析和建立规范化的数据结构等基础工作。

卫生信息组织的作用主要体现在以下几点:

1. 揭示卫生信息的多种特征,实现卫生信息顺序有致　卫生信息组织的主要内容就是将医药卫生信息组织有序,便于有效管理和利用。通过科学地描述卫生信息的形式特征,全面地揭示卫生信息的内容特征,再按照各种排序方法依据特征词对卫生信息进行排序整理,使分散无序的信息组织成有序的信息系统,实现卫生信息的顺序有致。

2. 建立不同卫生信息之间的联系,实现卫生信息增值　未经组织的卫生信息之间往往处于彼此毫无联系的自然离散状态,大量卫生信息由于缺乏组织加工,不具备科学稳定的框架机构,难以形成一个提供有效查询、充分实现其信息价值的有序信息集合体。利用一定的逻辑方法组织加工后,能够发现各卫生信息之间潜在的关联,在一定程度上揭示了不同主题的运动规律,实现卫生信息的增值。

3. 控制卫生信息流向与流速,实现科学卫生决策　在人类社会实践活动中存在着人流、物流、资金流、信息流,其中信息流起着主导与支配作用。大量杂乱无章的卫生信息和不断加快的卫生信息流速会造成卫生信息流的混乱,妨碍人类对卫生信息的开发利用,干扰正常的管理与决策。进行卫生信息组织,能够揭示卫生信息的特征及相互之间的联系,可以根据信息环境的发展变化,不断调整信息流动的方向,控制信息流动的速度,把握信息传递的时机,使卫生信息在恰当的时候传递给最需要的人。

4. 促进方便有效地提供卫生信息服务　卫生信息组织以卫生信息用户多元化需求为核心,以方便用户使用为原则。卫生信息组织的过程就是卫生信息检索系统建设及卫生信息产品生产的过程。通过卫生信息组织,形成面向用户查询的信息检索系统,将大大提高卫生信息服务的效用与效率。

二、卫生信息组织的原则

卫生信息组织的原则是指在进行卫生信息组织活动中为了有效性必须遵循的准则。尽管不同的卫生信息组织活动的对象、方法、过程可能不同,但是都必须遵循以下基本原则:

1. 客观性原则　客观性原则是指在卫生信息组织过程中,描述和揭示的卫

笔记

生信息的外在特征和内容特征必须客观而准确。要根据信息本身所反映的各种特征科学地加以序化。在揭示外部特征时要按照一定准则做到实事求是，在进行主题内容分析时要建立在对信息本身客观地了解和判断的基础上，不能歪曲也不能肢解信息本身，不能毫无根据地、人为地添加一些不准确的思想和观点，要完整、全面、准确地反映信息的客观特征。

2. 系统性原则　系统性原则要求在进行卫生信息组织过程中，要从整体目标出发，系统全面地考虑这一过程中涉及的各个因素。为实现卫生信息组织的系统性，必须把握好宏观信息组织与微观信息组织、信息组织部门与其他部门、信息组织工作各个环节之间、不同信息处理方法之间、不同信息处理时空之间五个层面的关系。用系统论的观点和方法进行卫生信息组织工作，有助于发挥信息组织的整体优势，有助于实现信息组织的整体功能。

3. 目的性原则　卫生信息组织具有鲜明的目的性——为用户提供更好的卫生信息服务。因此，在进行卫生信息组织工作时，必须充分围绕卫生信息用户的信息需求展开，采用用户认可和习惯的方式实施。卫生信息组织工作必须积极开展卫生信息用户研究，充分了解用户需求，使信息组织成果便于为用户选择与利用。目的性原则还要求为了实现信息组织的目标，必须注重信息工作的计划性和长期性，以及与信息机构本身性质、特点和能力的适应性。

4. 现代化原则　卫生信息组织的现代化主要表现在两个方面：思想观念现代化和技术手段现代化。思想观念现代化集中体现在标准化上，卫生信息组织标准化主要表现在卫生信息组织工作的统一性、卫生信息组织方法的规范性、卫生信息组织系统的兼容性和卫生信息组织成果的通用性，包括基本医学术语标准、有关信息技术标准（如信息交换格式、程序设计与数据库语言、网络标准与协议等）、信息组织技术标准（如信息描述规则、信息代码、信息标引规则、信息组织成果编排规则等）及其他相关标准等；信息组织的技术手段现代化已经充分证明，现代信息技术在信息组织中的应用形成了信息组织的自动化发展方向，自动标引、二次信息的自动生成、主题数据库建设已成为目前比较成熟的信息组织自动化成果，技术手段现代化改变了传统的手工方式，极大地提高了工作效率和工作质量，更好地满足了用户多样化的信息需求，推动了卫生信息化建设，并符合卫生信息管理的发展趋势。

三、卫生信息组织的内容

依据信息组织环节，可将卫生信息组织的基本内容概括为卫生信息选择与分析、卫生信息描述与揭示、卫生信息序化与存储。卫生信息选择与分析是整个卫生信息组织过程的第一步，对卫生信息特征的描述与揭示及序化是信息组织的中心内容，对卫生信息序化集合的存储代表整个卫生信息组织过程的结束。

（一）卫生信息选择与分析

卫生信息选择的目的就是从获取到的、处于无序状态的信息中甄别出有用的信息，剔除无用的信息。为了保障卫生信息组织的成果有价值，必须先对信息进行选择，从信息海洋中去粗取精，选择其中符合用户需求的有用、准确、前沿的信息。

笔记

卫生信息分析是按照一定的逻辑关系从语义、语用和语法上对选择的卫生信息内、外部特征进行细化、挖掘、加工整理并归类的信息活动。在选择恰当信息的基础上,对所选信息进行合理分析,抓住其所反映出的主题与知识。这一环节很重要,后续两部分都要在准确分析的基础上进行。只有分析恰当,才能保证卫生信息组织工作结果有效。

（二）卫生信息描述与揭示

卫生信息描述与揭示是指根据卫生信息组织和检索的需要,对卫生信息的主题内容、形式特征、物质形态等进行分析、选择、记录的活动。这一部分是卫生信息组织工作的主体,通过这一环节客观反映卫生信息原貌,准确分析出的信息实质。这一部分可以细化为两个环节:描述与标引。

1. 描述　信息描述(information description)是指根据信息组织和检索的需求,对信息的形式特征和内容特征等进行分析、选择、记录的活动。在传统信息组织与检索系统的编制中,信息描述称为文献著录或书目著录。信息描述的目的是形成对信息的描述记录即款目,也叫元数据。什么是元数据?简单理解,元数据(metadata)就是关于数据的结构化的数据,英文定义是 data about data。在图书馆与信息管理领域,元数据被定义为:提供关于信息资源或数据的一种结构化的数据,是对信息资源的结构化的描述。元数据是组织信息的基本工具,最开始是为了标引和著录网上信息资源而产生的结构化数据,它是用来描述网上信息资源,加强对网上信息资源的搜集、开发、组织与利用的网络数据集合。现在元数据含义逐步发展,范围逐渐扩大,已由原来专指网络信息资源的描述扩大到适用于各种类型信息资源的描述记录。网络信息资源的描述数据是元数据,各种电子信息资源的描述数据是元数据,传统形式的编目数据也是元数据。元数据是信息的缩影,可以用来代替信息组织检索系统,是进行信息组织和检索的依据。

为了一致、有效地对信息进行描述,便于不同机构之间进行信息共享,信息工作者进行了许多大量的探索和实践,建立了一系列信息描述的规范和标准。主要包括:①文献著录标准。国际上影响最大、使用最广泛的文献著录标准主要有《国际标准书目著录》(international standard bibliographic description, ISBD)、《英美编目条例第 2 版》(anglo-American cataloging rule:2, AACR2)。我国正在使用的文献著录标准有国家标准局于 1983 年以来批准的 GB3792 系列和《中国文献编目规则》。②计算机编目标准规范。机读目录(machine readable catalogue, MARC)是目前国际上使用最广泛的计算机编目的标准规范,其特点是伸缩性强,适应面广,包括 001～999 个字段,字段内容著录详尽。美国国会图书馆最早开始探索 MARC 试验,制定了美国国会图书馆机读目录通信格式(USMARC),国际图书馆协会和机构联合会(International Federation of Library Associations and Institutions, IFLA)在 USMARC 基础上,制定了《通用机读目录格式》(universal MARC format, UNIMARC),各国又在 UNIMARC 的指导下,分别建立各自的机读目录系统。例如英国的 UKMARC、加拿大 CANMARC、我国的 CNMARC 等。③网络信息描述标准。元数据是目前在图书馆界和信息界最受关注的网络信息资源描述标准,其中应用最广的是《都柏林核心集》(dublin core,DC),DC 是描述网络信息资源的一种简单元数据,其目的是提供一种网络资源的描述规范,以便发掘西文电子资源,包括题名(title)、创建者(creator)、主题及关键词(subject and keyword)、说明(description)、出版者(publisher)、发行者(contributor)、时间(date)、类型(type)、格式(format)、标识(identifier)、来源(source)、语言(language)、相关资源(relation)、范围(coverage)、权限(rights)等 15 个数据单元(element),特点是通俗易懂、运用灵活、国际通用、具有可扩展性。④网页信息描述通用标准。国际上广泛用于网页信息描述的相关标准主要有通用置标语言标准(standard generalized markup language,SGML),网络中大量使用的超文本置标语言(hypertext markup language,HTML)是 SGML 在网络领域控制网页显示的一个应用,而可扩展的置标语言(extensible markup language,XML)是根据使用的需要在 SGML 的基础上发展的一个重要子集。随着网络的发展,HTML 过于简单的弱点严重阻碍了用它表现复杂形式,而 XML 能以方便的形式发展和配置新的标识,分解和处理网络数据,对网络信息有更强的描述和处理能力,表现出强大的生命力。

2. 标引　标引是指分析信息的内容特征及相关外部特征,并用特定语词表达分析出的信息的属性或特征,从而赋予信息检索标识的过程。

(1)标引工作程序:标引工作主要包括四个环节,即查重、主题分析、转换标识、审核。查重指查明待标引信息是否已经标引过,以便区别情况分别处理;主题分析是直接概括信息中有参考和检索价值的单元内容的概念,重点指向所论及的核心事物或论题,采用概念分析的方法,在弄清主题对象的同时,对主题类型及其构成成分进行分析,对具有标引价值的主题概念进行概括、提炼和选择;转换标识是将主题分析结果即主题概念的自然语言表述转换为规范的标引语言表述,最主要的标引语言有分类语言和主题语言两种;审核是对上述步骤尤其是主题分析和转换标识进行考察和把关,审核的主要内容包括主题分析是否充分、主题概念提炼是否准确、选用的标识是否正确和完整、检索标识的构成是否符合要求等。

(2)标引类型:依据标引语言种类,可将信息标引分为不同的类型,其中最主要的两种类型就是分类标引和主题标引。

1)分类标引:分类标引指对信息进行主题分析后,用分类语言(分类法)表达分析出的主题,赋予主题分类标识(分类号)的过程。分类标引适合对信息的整体内容进行标引,侧重于从学科角度进行族性揭示,将信息主题归入不同的学科门类中,可直接对照分类表查找对应的学科代码予以表述,分类标识是由数字或字母数字组合构成。借助分类标识,不同信息主题间的从属、并列等关系一目了然。常用的医药卫生领域分类法有《中国图书馆分类法·医学专业分类表》、《国际疾病分类》第 10 版(ICD-10)等。

2)主题标引:主题标引指对信息进行主题分析,用主题语言(主题法)表达分析出的主题,赋予主题标识(主题词)的过程。也就是按照主题词表和标引规则,对信息进行主题揭示的方法。主题标引直接对信息所论述的事物进行个性

笔记

揭示,与分类标引相比,专指度高,主题表述更加具体,转换标识时需要借助主题词表,选择规范的受控主题词进行标引。常用的主题词表有《汉语主题词表》、MeSH表等。

(3)标引的质量控制:标引的质量直接影响着信息的管理、检索与利用的效率,因此必须努力提高标引的质量。标引质量可以从正确度、专指度、标引深度、一致度等4个方面进行控制。正确度指主题标识与信息内容的符合程度,在主题分析与转换标识时要尽量与信息内容相符;专指度指主题标识与信息主题概念的相符程度;标引深度指对信息内容进行标引的完备程度,具体表现为所标引主题数量的多少,这取决于主题分析水平,专指度和标引深度都要保持在一个恰当的范围内,过高或过低都不利于提高检索效率;一致度指标引人员对同一主题内容的信息标引的一致程度,既可以指不同标引人员之间标引的一致度,也可以指同一标引人员本身的前后一致度,提高标引一致度,有助于集中同一主题内容的信息,提高检索效率。

(三)卫生信息序化与存储

对原始卫生信息的描述与标引形成了零散的互不相关的记录个体,为了实现卫生信息的有效利用,需要按照一定的规律和排序标准对这些记录个体进行科学排列和组织存储。如对于传统文献信息的序化与存储可按照主题词字顺、时空类别或分类号等特征进行排序存放,可按照不同信息载体分区存放,也可按照用户的利用率进行排列;对于数据库记录,可按照顺排文档和倒排文档的方式进行存储,为了提高数据库的检索效率,可以依据不同性质的主题标识词建立不同的倒排文档,如关键词倒排文档、题名倒排文档、责任者倒排文档等。

四、卫生信息组织的方法

信息组织的方法是按照一定的科学规律对信息进行不同层次、各个侧面序化的方法。卫生信息组织的方法沿用信息组织的方法,我们主要从信息组织的一般方法、印刷型文献信息组织方法和网络信息组织方法三个方面介绍一下卫生信息组织的方法。

(一)信息组织的一般方法

信息是事物运动的状态和状态改变的方式,相对认识主体而言,它具有形式、内容和效用三个层面。基于这三个逻辑层面,我们把信息分为语法信息、语义信息和语用信息。对这三种信息进行组织,是信息组织的基本方法。

1. 语法信息组织方法 语言学中的语法学是研究语言符号之间的结构规则的,主要包括词的构成和变化、词组和句子的组织。研究的语言内容属于形式的范畴。信息组织借用了"语法"二字,是指按照形式特征组织信息。最常见的语法信息组织方法有如下4种:

(1)字顺组织法:字顺组织法是历史最悠久、使用最广泛的一种信息组织法。中文字顺组织法是以一定的汉字排检法为依据。汉字排检法主要有义序排检法、形序排检法和音序排检法等3种类型。其中,音序排检法占据主导地位。

1)义序排检法:是中国古代字书的一种编排法,它将汉字按字义归类排比,

笔记

《史籀》、《尔雅》、《小尔雅》、《方言》、《释名》、《广雅》等书皆用此法。由于汉字存在一字多义现象，义序排检法一般不用作正规的排检法。

2）形序排检法：根据汉字形体结构进行排列的方法，主要有部首法、笔画笔顺法、号码法等。部首法按汉字部首笔画由少至多顺序排列；笔画笔顺法是先按汉字的笔画数由少至多进行排列，笔画数相同再按笔形顺序排列；号码法是把汉字的各种笔形用号码表示，再按各个汉字号码的大小顺序编排。主要有四角号码法、中国字庋法、起笔笔形法、起笔末笔法等，其中以四角号码法较为普遍。

3）音序排检法：按字音排检汉字的方法，主要有韵部顺序法、注音字母顺序法和汉语拼音字母顺序法等。以汉语拼音字母顺序法最为普遍，一般以《汉语拼音方案》拼写的每个字的音节顺序排列，辅以笔画笔形。

（2）代码法：某种信息用代码集约，既易于接受又便于管理，所以随着信息量的激增和信息多样化，这种方法也从无到有，日益显示出其重要地位。代码一般采用拉丁字母和阿拉伯数字，如专利代码、ISBN 号、ISRC 号等。

（3）时空组织法：指按照时间、空间概念组织单元信息的方法。这种方法以信息的产生、传播或涉及的地点等因素为依据组织排序，因此用户可了解到有关事物发生发展的过程，以及某一地理区域的有关信息。在组织中，可按世纪、年、月、日的数值排列，以及以国家、省、市、县等为标志排列。

（4）随机组织法：指按照信息加工过程中产生的某种顺序组织单元信息的方法。如信息流水号、赋予信息的代号及存储地址等，排序时以这些标识为依据组织成一个检索系统，用户可根据相关规定要求检索相关信息。

2. 语义信息组织方法　语义信息中的"语义"取之于语义学（semantics），具有研究语言符号与它代表的对象之间的结构关系之义。语义信息组织方法是依据表达信息内容特征的标识来组织信息的一种方法。最常见的语义信息组织方法有分类组织法和主题组织法。

（1）分类组织法：依据反映信息主题特征的分类号顺序来组织信息的方法。分类法特有的标识系统使得分类组织法具有很好地层次性和系统性，信息按照知识分类顺序组织排列，相同类别和相近的信息排列在一起，便于用户从学科类别角度浏览检索，便于扩检和缩减，并常常会发现原来不了解的相关信息。同时，分类组织法也是网络信息组织的一种基本方法。

（2）主题组织法：以反映信息主题特征的规范主题词为基础，借助字顺组织法排列信息的方法。它既采纳了字顺组织法直截了当、便于检索的优点，又兼顾了相同内容聚焦的特点，是人们从内容角度更直接获取信息的有效方法。

3. 语用信息组织方法　语用信息是借助于语用学的特有含义来研究随环境与使用者的不同而不断变化的这样一些信息群。语用信息组织法的主要特征是能够反映和满足用户的信息需求，属于一种应用型信息组织方法，在实际工作中的运用极为广泛和多样。常见的语用信息组织法有以下两种：

（1）权值组织法：就是按照信息的重要性组织信息的方法。即根据不同信息的重要程度赋予不同的权重值，然后通过复杂的计算，以权值大小为依据来组织信息的方法。如报纸版面安排总是把最重要的信息放在头版头条，其他如决策

笔记

方案的选择、教学质量的评估等都常用到这种方法。

（2）概率组织法：这种方法是在未全知信息情况下，即根据事件发生的概率大小对信息进行组织的方法。如预测文体活动胜负、期货交易等。

综上所述，从主体的认识层次出发对信息进行组织，有其特殊的意义。事实上，事物的多向成族性使得人们很少简单地运用某一层次或某一个方法，因此常常使用结合了不同层次信息组织方法的综合信息组织法。

（二）印刷型文献信息组织方法

印刷型文献信息指以纸张为记录载体的文献信息，其组织方法跨越语法信息组织方法和语义信息组织方法，包括上述的字顺组织法、时空组织法、音序法、分类组织法和主题组织法等，以分类组织法和主题组织法为主。在实际应用中，常根据不同情况综合使用这些方法，以形成不同序列的信息集合，增加信息的检索途径。

（三）网络信息组织方法

网络环境下，信息的"质"与"量"都发生了巨大变化，信息组织方法也发生了根本的改变。网络信息多以数据库、信息库、知识库的形式存在，信息组织的对象从各种类型的文献、数据发展到具有丰富内容的信息单元、知识单元。因此，网络信息组织需要采用全新的方法。

1. 一次网络信息的组织方法 一次网络信息指在网络环境下没有经过加工、处理的原始信息，其范围包括网络电子书刊、网络学术期刊、网络会议论坛、网络新闻组等。任何一次网络信息，都有其独立存在的标志，即唯一的统一资源地址（uniform resource locator，URL，互联网上 WWW 服务程序上用于指定信息位置的表示方法）。一次网络信息的组织方法主要包括：

（1）超文本、超媒体方法（hypertext，hypermedia）：超文本是一种文本，与纸质文献上的文本是一样的。但与传统的文本文件相比，它们之间的主要差别是，传统文本是以线性方式组织的，而超文本是以非线性方式组织的。它以节点为信息单元，节点间以超链接的方式相连，将文本信息组织成立体网状结构，用户可以很方便地浏览这些相关内容。这种文本组织方法与人们的思维方式和工作方式比较接近。超文本中带有链接关系的文本通常用下划线和不同的颜色表示。超媒体方法是超文本方法的补充，与超文本的区别是，超文本主要以文字的形式表示信息，建立的链接关系主要是文句之间的链接关系，超媒体除了使用文本外，还使用图形、图像、声音、动画或视频等多种媒体来表示信息，建立的链接关系是文本、图形、图像、声音、动画或视频等媒体之间的链接关系。这种方法是目前网络信息组织的主要方式。

（2）自由文本方法（free-text）：自由文本方法主要用于全文数据库的组织，是对网络中非结构化的文本信息进行组织和处理的一种方式。它不同于二次文献数据库的组织，无需前控，不需要用规范化语言对信息进行复杂的前处理。它不是对信息特征的规范化描述，而是用自然语言深入揭示信息的知识单元，并以此为据，按信息全文的自然状态直接设置检索点，它能够完整地反映出一次信息的全貌，通过计算机自动进行信息处理和组织，基于全文数据库的全文检索可以将任意字符作为检索标识,这样,用户用自然语言即可直接检索未经标引的信息。

(3)主页网站方法(home page):这是一种类似于档案卷宗的组织方式,它将有关某机构、个人或专题的各种信息集中在一起,是对某机构、个人或专题等各类对象的全面介绍。

(4)数据库方法(database):数据库是对大量的规范化数据进行管理的技术。利用数据库技术对网络信息资源进行管理,可极大地提高信息的有序性、完整性、可理解性和安全性,可以有效地处理大量结构化的数据。数据的最小存储单位是信息项(字段)。可以根据用户的需求灵活地改变查询结果集的大小,从而大大降低了网络数据传输的负载。目前以数据库技术为基础建立了大量的信息系统,形成了一整套系统分析、设计与实施的方法,为人们建立网络信息系统提供了经验和模式。数据库技术与网络技术的融合,极大地方便了用户利用和开发信息资源,提高了效率。尤其是对象数据库(object database)方式,它在通常情况下是用户在指引库中检索,再将检索结果对应到对象数据库中索取原始信息。这样不仅可以提高用户的查询效率,而且可以减少网上数据流量,提高网络服务能力。

2. 二次网络信息的组织方法　二次网络信息是对一次网络信息进行描述、揭示、分析和存储后,形成的有序的、系统的信息集合。二次网络信息的组织方法主要有以下几种:

(1)搜索引擎(search engine)方法:搜索引擎是网络上专门提供查询服务的一类工具,是网络环境中的信息检索系统,它利用 Robot、Spiders、Worm 等自动搜索程序定期或不定期地在网上跟踪访问网络中公开区域的每一个站点,对网络信息进行搜集,然后利用索引软件对搜集的信息进行自动标引,创建一个详尽的可供用户进一步按关键词或目录查询的 Web 页索引数据库。这种数据库的内容一般有标题、摘要或简短描述、关键词和 URL、文件大小、语种以及词出现的频率和位置等。搜索引擎方法是目前网络上对二次信息进行组织的主要方式之一。

(2)主题树(theme tree)方法:主题树方法是一种将信息资源按照某种事先确定的概念体系分门别类地逐层加以组织,用户先通过浏览的方式层层遍历找到所需要的信息线索,再通过信息线索链接到相应网络信息资源的信息组织方法。主题树方法提供了一个基于树浏览的简单、易用的网络检索界面,用户可以在规定的范畴分类体系内逐级查看,目的性强,查准率高,且树型目录结构具有严密的系统性和良好的可扩充性,但也存在一些缺点,最突出的就是必须事先建立一套完整的范畴体系,用户要全面了解这个范畴体系才能快速准确地获取信息,增加了用户的智力负担。此外,为了保证主题树的可用性和结构的清晰性,范畴体系的类目不宜过多,这也大大限制了主题树体系所能容纳的信息资源的数量。

(3)指示数据库(referral database)方法:指示数据库存储的是有关一次网络信息的名称、地址及相关信息的描述信息,即对网上的信息资源进行分类编目,并存储其 URL 或 IP 地址,这类似于图书馆中的书目信息数据库。通过这种方法进行检索,首先在数据库中获得地址,然后在浏览器的地址栏中输入地址进行查找。这种方式最大的优点是入库记录都经严格选择,具有较强的针对性和较高的可靠性,检索结果适应性强。因此,指示数据库方法常用来组织专题性的或专用二次网络信息。

(4)菜单(menu)方法:这种方法主要组织用于浏览的二次网络信息。以菜单方法组织的二次网络信息本来是一个超文本文件,一般是围绕某一专题,采用分类法、主题法等方法,将与该专题有关的一次网络信息的线索(一般是其地址)和有关描述信息依次罗列,供用户浏览选择,用户若对其中一项感兴趣,直接用鼠标点击即可。这种方法类似于手工检索在某一专题下对款目的浏览。由于菜单方法组织的二次网络信息专题性较强,且能较好地满足族性检索要求,受到用户普遍欢迎。

3. 三次网络信息组织方法 三次网络信息以元搜索引擎最为典型。三次网络信息的生成原理与二次网络信息的生成原理相同,即对二次网络信息的搜集和对已获取的二次网络信息的组织。

元搜索引擎(meta search engine)是一种基于搜索引擎的搜索引擎,用于提供与查询需求相关的信息线索或者全文。元搜索引擎通过自己定制的检索界面,接收并处理用户的查询提问,在进行实际的查询时,调用一个或者多个独立搜索引擎的数据库,搜索结果是来自独立搜索引擎的检索结果或者是这些结果集合的综合,结果呈现既可以是引用原始的独立搜索引擎的页面,也可以是由元搜索引擎重新定制后的形式。元搜索引擎一般是采用品牌知名、检索效果较好的主流搜索引擎数据库,一次提问同时检索多个数据库,提高了检索的效率,同时也起到了对检索工具的推荐和指南的作用。另一方面,元搜索引擎的检索模式还为各个搜索引擎的集成检索提供了可能,具有一定的先进性和实用价值。如 InfoGrid(http://www.infogrid.com/)、ProFusion(http://www.profusion.com)、Kartoo(http://www.kartoo.com/)等,都是常用的元搜索引擎。

五、现代卫生信息组织技术

现代卫生信息技术在卫生信息组织领域中的应用促进了卫生信息组织的不断发展。现代卫生信息组织的技术基础主要有计算机技术、网络技术和智能技术(在第四章中有所探讨),主要应用包括自动标引和自动分类技术、元数据技术、数据库技术、数字图书馆技术、语义网、知识发现、数据仓库、信息可视化技术、人工智能技术等。

1. 自动标引和自动分类技术

(1)自动标引技术:指借助计算机程序对信息内容进行自动标引,包括关键词自动提取(又称自动抽词标引)与自动赋词标引两种类型。网络环境下,网络信息大量出现,自动标引成了网络产业的必然和迫切要求,在这种产业化的运作下,自动标引获得了较大成功。在国外的研究报道中,根据理论已经划分自动标引的主要方法有统计法、概率法、语言法、书目引文法和人工智能法。我国汉语文献的自动标引根据其实现手段可分为词典标引法、切分标记法、统计标引法、

笔记

单汉字标引法、句法分析标引法、语义分析标引法、人工智能法。

目前主要有三个领域的研究者对自动标引进行了不同角度的研究。图书情报领域主要从资源构建角度进行研究，为主题标引提供了丰富的词表资源；语言学领域从语言分析的角度进行研究，使得自动标引的技术与理论得到了较快发展，在一定程度上出现了由分词研究向实际标引研究的转移；人工智能领域主要从机器学习的角度对自动标引进行了大量的研究，如利用启发式知识、标记数据的机器学习、无标记的机器学习、集成学习等方法的运用。随着相关研究与技术的推动，自动标引将不断被赋予新的含义和特定任务。

（2）自动分类技术：自动分类一般包括自动聚类和自动归类。自动聚类是指由计算机系统按照被考察对象的内部或外部特征，按照一定的要求（如类别的数量限制、同类对象的亲近程度等），将相近、相似或者相同特征的对象聚合在一起的过程；自动归类是指计算机系统按照一定的分类标准或分类参考，将被考察对象划归到不同类目的过程。

基于关键词匹配的机器学习算法是目前国际上对电子文本自动分类研究的主流。国内对自动分类的研究，一种是主要基于词表的，以知识库、语料库为判断的依据；一种以建立数学模型为主，结合词表进行判断。目前的自动分类技术主要是基于向量空间模型和基于 Agent 的超文本分类方法。国内的研究基本上是这些技术算法的改进或结合汉字特点的改进。从整体上看，自动分类的精度和速度都还不能令人满意，离高效实用的自动分类系统还有不少距离。

知识链接

软件生成的数学论文被开放期刊接受

一篇用软件 Mathgen 随机生成的数学论文《Independent, Negative, Canonically Turing Arrows of Equations and Problems in Applied Formal PDE》（PDF）被开放获取数学期刊《Advances in Pure Mathematics》接受。

利用软件 Mathgen，只需要输入作者名字，它就能自动生成一篇 tex 格式、语句优美、语法正确，但内容胡说八道的论文。北达科他州大学数学教授 Marcie Rathke 于 8 月 3 日递交了论文，8 月 12 日期刊编辑就通知她论文已在审稿人人工审议后接受。

---

2. 数据仓库技术　数据仓库（date warehouse，DW）是一个面向主题的（subject oriented）、集成的（integrate）、相对稳定的（non-volatile）、反映历史变化（time variant）的数据集合，用于支持管理决策。这个定义体现了数据仓库作为信息组织技术和工具的鲜明特征，如主题性、有序性等。数据仓库是数据库技术的最新进展，它把整个组织的各种数据库（源数据库），无论其地理位置、格式和通信要求统集成为一个统一的数据仓库（目标数据库），提供给用户一个用于决策支持的环境。

笔记

3. 信息可视化技术 信息可视化技术(information visualization)指利用计算机支持的、交互的、对抽象数据的可视化表示,扩大人们对抽象信息的认知能力。信息可视化起源于图形学、计算机图形学、人工智能、科学可视化以及用户界面等领域的相互促进和发展。信息可视化技术的关键是用有意义的图形来显示非空间信息,帮助人们解释信息,加深对信息的理解,从而发现更有价值的信息,作出正确的判断与决策。信息可视化技术一经出现立刻获得了普遍关注。在信息组织方面,运用信息可视化技术不仅可以将信息以更直接、更形象、更易理解的方式提供给人们使用,而且还有利于揭示信息间的多维关系。

案例 5-2

屠呦呦与青蒿素

2011 年 9 月 23 日,有诺贝尔奖"风向标"之称的国际医学大奖美国拉斯克奖,将其 2011 年临床研究奖授予 81 岁的中国科学家屠呦呦,以表彰她"发现了青蒿素——一种治疗疟疾的药物,在全球挽救了数百万人的生命"。这是中国科学家首次获得拉斯克奖,也是迄今为止中国生物医学界获得的世界级最高大奖。

屠呦呦是如何发现青蒿素的呢?

20 世纪 60 年代初,全球疟疾疫情难以控制。此时,正值美越交战,两军深受其害。拥有抗疟特效药,成为决定美越两军胜负的重要因素。美国不惜投入,筛选出 20 多万种化合物,最终也未找到理想的抗疟新药。越南则求助于中国。毛主席和周总理下令,启动一个旨在援外备战的紧急军事项目,目的要集中全国科技力量,联合研发抗疟新药。批准于 1967 年 5 月 23 日在北京召开"全国疟疾防治研究协作会议",并以"523"为其代号。"523"就成了当时研究防治疟疾新药项目的代号。1969 年,中国中医研究院中药研究所的一位年轻的实习研究员屠呦呦应邀接受任务加入"523"。

屠呦呦面临的首要问题是怎么找药。她首先从系统整理历代医籍入手,她查阅经典医书、地方药志,四处走访老中医,收集汇总出包括内服、外治、植物、动物和矿物等 2000 多个治疟方药,然后精选出 640 个,编成《疟疾单秘验方集》,供研究者进一步发掘。1971 年,经过反复筛选、试验,屠呦呦领导的研究小组将目光锁定青蒿。青蒿是一种菊科草本植物,植株有香气,一岁一枯荣。公元 340 年,东晋的葛洪在其撰写的中医方剂《肘后备急方》一书中,描述了青蒿的退热功能;李时珍的《本草纲目》则说它能"治疟疾寒热"。在众多中草药中,研究小组发现青蒿对疟疾的抑制率相对较高,能达到 68%。然而,之后的重复试验中,青蒿的抑制率反而降低了。"我们祖先早有用青蒿治疗疟疾的经验。我们为什么就做不出来呢?"屠呦呦再次翻阅古代文献寻找答案。《肘后备急方》中的几句话引起了她的注意:"青蒿一握,以水二升渍,绞取汁,尽服之。"绞汁使用的办法,和中药常用的煎熬法不同。这是不是为了避免青蒿的有效成分在高温下被破坏?屠呦呦受到启发,想到用沸点较低的乙醚制取青蒿提取物。经过 190 多次失败后,终于用乙醚制取的 191 号样品,对鼠疟、猴疟的抑制率达到了 100%。在屠呦呦 2007 年出版的专著《青蒿及青蒿素类药物》的前言中指出,1972 年即

笔记

收获 30 例抗疟临床全部有效的成功，1972 年 11 月 8 日，从中分离提取得到抗疟有效单体，命名为青蒿素。一年后，也就是 1973 年，屠呦呦研发出青蒿素第一个衍生物双氢青蒿素，抗疟的疗效一下子提高了 10 倍。至此，她非常出色地完成了党和国家交给她的重任。几年后，有机化学家完成了结构测定；1984 年，科学家们终于实现了青蒿素的人工合成。

（于微微）

本章小结

卫生信息源即借以获取卫生信息的源泉，卫生信息从产生到被利用的过程中出现的卫生信息产生源、卫生信息持有源及卫生信息传播源都属于卫生信息源的范畴；依据不同的标准，可将卫生信息源划分为多种类型；常用的网络卫生信息源主要包括网络文献数据库、搜索引擎、卫生机构与团体网站等三种类型。

卫生信息获取指卫生信息使用者根据自身需求或者卫生信息服务者根据用户需求，利用有关的知识，通过一定的方式和方法，借助一定的工具，将分散在不同时空领域的相关信息汇集起来的过程。卫生信息获取是卫生信息得到充分开发和有效利用的基础，也是卫生信息管理工作的前提；卫生信息获取主要包括选择恰当的卫生信息源、选择合适的信息获取策略、对所获取的卫生信息进行质量评价等三个主要环节；在卫生信息获取过程中需要遵循针对性、系统性、及时性与主动性、可靠性、计划性、守德合法性等基本原则；卫生信息获取的方法主要有总结法、观察法、社会调查法、阅读法等，不同的卫生信息类型适用不同的获取方法；针对不同的卫生信息源类型，可以采用不同的获取工具；卫生信息获取质量可以从可靠、新颖、全面、适用等方面进行评价。

卫生信息组织是进行卫生信息管理的必要环节，即将医药卫生信息组织有序的过程，从而促进卫生信息的有效传播，保证各级用户对卫生信息的有效获取与利用，主要包括卫生文献信息组织和卫生信息系统信息组织。卫生信息组织的作用主要体现在揭示卫生信息的多种特征，实现卫生信息顺序有致；建立不同卫生信息之间的联系，实现卫生信息增值；控制卫生信息流向与流速，实现科学卫生决策；促进方便有效地提供卫生信息服务等方面。卫生信息组织遵循客观性、系统性、目的性、现代化等基本原则。卫生信息组织的基本内容包括卫生信息选择与分析、卫生信息描述与揭示、卫生信息序化与存储。卫生信息组织的方法沿用信息组织的方法，信息组织的一般方法包括语法信息组织方法、语义信息组织方法、语用信息组织方法；网络信息组织方法可根据信息类型分为一次网络信息的组织方法、二次网络信息的组织方法、三次网络信息组织方法。卫生信息组织研究是不断发展的综合领域，新理论、新技术不断应用其中，现代卫生信息组织技术主要包括自动标引技术、自动分类技术、数据库技术、数据挖掘、数据仓库、信息可视化技术等。

笔记

关键术语

1. 卫生信息源(health information sources)
2. 卫生信息获取(health information obtain)
3. 卫生信息组织(health information organization)

讨论题

1. 如何从众多无序信息中获取你所需要的卫生信息?
2. 某妇幼保健站工作人员想进行一次关于手足口病的防控讲座,需要查找关于手足口病的流行病学数据,如国内外的发病率、死亡率等,如何获取这些数据?

思考题

1. 常用的记录型卫生信息源包括哪些?
2. 卫生信息获取需要遵循哪些原则?
3. 如何评价卫生信息获取质量?
4. 为什么要进行卫生信息组织?
5. 卫生信息组织需要遵循哪些原则?
6. 网络信息的组织方法有哪些?

笔记

第六章

卫生信息传播与交流

学习目标

通过本章的学习,你应该能够:

掌握 卫生信息传播交流的内涵、基本要素;卫生信息传播交流的主要手段及各自的特点;医患卫生信息传播交流的障碍及疏通措施。

熟悉 卫生信息传播交流的基础模式、专业模式和网络环境下卫生信息传播交流模式。

了解 卫生信息传播交流的类型;网络卫生信息传播交流的新问题。

章前案例

甲型 H1N1 流感事件

2009 年 3 月底至 4 月中旬,墨西哥、美国等多国接连暴发甲型 H1N1 流感疫情,100 余人疑似因该流感而导致死亡。5 月 11 日,我国内地第一例甲型流感患者确诊。之后,北京、四川、山东、广东、福建、浙江、湖南、上海、湖北、河南、天津、江西等地陆续出现确诊病例,广东、福建、四川、北京等地出现二代病例。针对该疫情,卫生部发出通知,从 5 月 3 日起,对甲型 H1N1 流感密切接触者实施隔离观察情况,实行日报告和零报告制度,各地要在每日 9 时前将前一日工作情况报至卫生部。6 月 11 日,世界卫生组织宣布把甲型 H1N1 流感警戒级别提升至 6 级,全球进入流感大流行阶段。2010 年 8 月,世界卫组织宣布甲型 H1N1 流感大流行期已经结束。

在上述事件过程中,国内媒体及时对疫情的各个方面进行了跟踪报道,为社会公众提供了疫情的最新动态。让民众在甲型 H1N1 流感疫情暴发期间,及时调整自己的心态与生活,避免了像 SARS(severe acute respriratory syndrome)暴发期间因信息闭塞而出现的担心和恐慌。

卫生信息传播与交流是卫生信息管理的一个重要环节。近年来,随着人们对健康需求的不断提升以及突发性公共卫生事件的频频发生,卫生信息传播与交流受到医药学及相关领域的广泛关注,很多学者从不同的角度对卫生信息传播与交流的内容进行了探讨和研究。本章主要介绍卫生信息传播交流的基本概念、卫生信息传播交流的模式、手段以及卫生信息传播交流的主要障碍等。

笔记

第一节　卫生信息传播交流概述

一、卫生信息传播交流的概念

（一）传播与交流的概念

1. 传播　传播是一个古老的概念。在古汉语中，传播一词是分开使用的。通常，"传"表示纵横地传播，"播"表示广泛地传播。与其相近的词还有"布"、"流"、"宣"、"扬"等。"传"与"播"合成为"传播"一词，始见于《北史·突厥传》一书中的"传播中外，咸使知闻"，其含义为长久而广泛地宣布、传扬。在现代传播学中，传播是指人类通过符号和媒介交流信息，以期发生相应变化的活动。这个定义指出了传播的含义，即传播是人类的活动；是信息的交流；传播离不开符号和媒介；传播的目的是希望发生相应的变化。由此可见，传播不仅包括信息的传递还包括信息的反馈，具有双向性和互动性。

2. 交流　交流是个极其广泛的概念，它的使用也相当普遍，如物资交流、文化交流、思想交流、工作经验交流等。关于什么是交流，有多种不同的定义。根据《汉典》解释，交流是"彼此间把自己有的信息提供给对方；相互沟通"。《辞海》的解释，交流是"沟通；流通"。周文骏在其所著的《文献交流引论》一书中认为："从交流的特殊性出发，可以把交流解释成思想与情报的运送，它的最基本形式是通过形象（视觉）和声音（听觉）来进行。"由此可见，交流的含义比较丰富，从普遍意义上说，它应该具有交换、交往、沟通、传播的意思。

从上述传播和交流的概念可以看出，现代汉语中，传播在强调多向发散传递的基础上，也注重传递的双向性和互动性。而交流在强调传递的双向性和互动性的同时，也包含了多向传递过程。而传播和交流都译自英文"communication"，其含义主要有传递、交流、通信、传达、交往、沟通、传染等，凸显了传者与受者之间的相互关系和平等地位。因此，从一定程度上，我们可以认为传播和交流在含义上是两个基本等同的概念。本章中将传播和交流作为两个含义等同的概念并列出现。

（二）卫生信息传播交流的内涵

简单地说，卫生信息传播交流是人们通过各种方式和渠道所进行的与人类生命健康有关的信息传递与反馈活动。具体而言，卫生信息传播交流就是人们借助于某种符号系统，通过一定的渠道或方式而实现的卫生信息的传递、交换与分享行为。

二、卫生信息传播交流的基本要素

卫生信息传播交流（health information communication）作为信息传播交流的一个分支，它是一般信息传播交流行为在卫生信息领域的具体和深化，与一般信息传播交流的基本过程一致，具有一般信息传播交流的基本要素。

1. 传播者（communicator，C）　指卫生信息的生产者或拥有者，它是卫生信息传播交流的引发者,卫生信息的传播交流活动通常由他们发动,传播交流的对象和目的通常也由他们决定。一般而言,传播者的权威性、经验以及可值得信赖等因素都会影响整个传播交流的过程及效果。例如,患者及家属更相信专家型医生传递的卫生信息,更相信大医院传递的卫生信息等。

2. 媒介(medium,M)　媒介是信息传播交流活动中运载和传递信息的中介物。面对面的交谈,传递口头语言的人体就是传播媒介。同样,书信往来、刊物、报纸、图书、广播、电视、录音、录像等都是信息传播媒介。信息传播媒介是多种多样的,卫生信息传播者应根据卫生信息的性质和接收者的需求、特征与规模,来选择相应的、最有效的传播媒介。在传播媒介越来越发达的今天,传播者更应注意传播媒介的选择。

3. 接收者(receiver,R)　接收者也称受传者,它是信息传递者或发送者的作用对象。任何信息包括卫生信息只有被接收者所接收,才有可能被理解,从而达到传播交流的效果。否则就会造成传播交流的失败。

4. 信息(information,I)　这里的信息指的是卫生信息,它是卫生信息传播交流的基础,也是卫生信息传播交流的实质内容。离开了信息,传播交流也就无从谈起;当然,没有实际意义和价值的信息传播交流,也就失去了传播交流的意义。

5. 符号(sign,S)　符号是信息在传播交流过程中的表现形式。卫生信息传播交流的符号包括语言、文字、手势、表情、标本、图像等。

6. 环境(environment,E)　任何信息传播交流活动都不是孤立存在的,总是置身于一定的氛围条件之中,这种条件或氛围就是信息传播交流的环境。卫生信息传播交流环境包括自然环境、经济环境、科技环境、医疗环境、文化环境等。这些环境因素互相依存,互相作用,共同影响着卫生信息传播交流的方式和效果。

三、卫生信息传播交流的特点与原则

(一)卫生信息传播交流的特点

1. 传播者具有一定专业素质　从传播交流的一般意义上讲,人人都具有传播交流的能力。但卫生信息的传播者通常需要有一定的医学背景,拥有丰富的医药卫生知识,是专业技术人才,有其特定的专业素质。负有卫生信息传播或医疗卫生服务职能的机构和人员是卫生信息传播交流的主体。

2. 传播交流的内容是卫生信息　卫生信息泛指一切与人类生命健康有关的任何形态的信息,它是反映医药卫生系统的活动特征及其发展变化情况的各种消息、情报、数据和资料的总称。既包括卫生系统内部的管理信息、业务信息、医疗活动记录、医学科技信息、医学图像信息和医学标本信息等,也包括卫生系统外部的医学科技文献信息、卫生政策信息及通过有组织、有目的的调查获取的各种医药卫生信息。

3. 接收者的广泛性　卫生信息是与生命健康有关的一切信息,生命健康与每一个人息息相关,因此卫生信息的传播交流涉及每一个人,而不是仅针对某一

笔记

群体或某一特定组织,传播交流的对象是不特定的多数人,具有广泛性的特征。

(二)卫生信息传播交流的原则

1. 目的性原则　卫生信息传播交流应该是一项有目的的活动。只有目的明确,才能提高传播交流的效果,从而促进卫生信息的利用和再生,最终实现其价值。

2. 真实性原则　真实可靠是卫生信息传播交流的基本要求。卫生信息通常关乎人们的生命健康,因此在卫生信息传播交流过程中应尽可能减少信息的失真,否则,不仅达不到接收者的预期目的,而且还可能导致接收者做出错误的决策,甚至威胁到人的生命。

3. 针对性原则　卫生信息传播交流的内容要针对传播交流对象的兴趣和需要来进行,否则,就无法达到传播交流的效果,实现其最终的目的。

4. 适时性原则　适时性是任何信息传播交流的关键。适时性原则要求在适当的时间以最快的速度将卫生信息传递给需要它的受众。只有遵守适时性原则,才能最大限度地发挥卫生信息的价值。

5. 实效性原则　实效性是衡量卫生信息传播交流效果的标准。在根据一定的目的,有针对性地及时传播交流真实的卫生信息的基础上,我们还要考虑采用什么样的策略,通过什么渠道使卫生信息的传播交流达到预期的效果,甚至比预期的效果更好。

四、卫生信息传播交流的类型

一般来说,与社会信息传播交流类型相对应,卫生信息传播交流类型主要有四种:卫生信息的自我传播交流、卫生信息的人际传播交流、卫生信息的组织传播交流、卫生信息的大众传播交流。

(一)卫生信息的自我传播交流

卫生信息的自我传播交流是指人体内"主我"(I)与"客我"(me)之间进行的卫生信息的传递与讨论活动。这种活动既是人们的自我需求,也是人们的社会需求,是人们对自己或他人身体健康变化及周围其他卫生健康活动做出的自我反应和自我调节。它主要通过人们的感觉器官,结合人们大脑中已储存的相关知识,对健康变化及相关活动进行回顾、记忆、推理、判断并得出相应的结论或作出相应的决策。如当一个人的健康状况发生明显变化时,人们通常会通过内向传播交流进行分析判断并做出初步的决策,即自行解决或就医等。这种发生于人体内部的卫生信息传播交流活动是其他卫生信息传播交流活动的前提和基础。人们在生活中对一切生命健康问题的反映及思考,最终通过自我传播交流使之系统化、明确化,从而形成一种认知、经验。这种卫生信息的自我传播交流的积累使人们能够认识自身的卫生健康状况、认识社会调节人们卫生健康状况的方法、技术等,并形成人们对外进行卫生信息传播交流时所表现的各种观点、态度。

卫生信息的自我传播交流表现出如下一些特征:

1. 传播交流发生的随时性　自我传播交流对发生时间没有要求,只要个人需要,在其意识清醒的情况下随时都可以发生,并且可以和主体的其他活动同时进行。当主体进行与医药卫生有关的活动并需要迅速决策时,主体会同时进行激烈的自我传播交流。当自我传播交流的要求超过主体的现实活动时,主体会表现出"心不在焉"或"走神"。这实际上就是主体正在进行自我传播交流活动。

2. 传播交流过程的隐秘性　自我传播交流在人体内进行,不可能有第二者、第三者参与,只要主体不对外泄露,他人就无法了解和干预,具有高度的隐秘性。如有些患者,出于某种原因,向医生和家属隐瞒自己病痛的真实感觉或原因。

3. 传播交流结果的暂时性　自我传播交流的结果是个人思考的结论,只能凭借记忆来加以保存。但是,任何人的记忆力都是有限的,难以永久保留,只有极少数的自我传播结果能够被主体永远记住。当然,人们可以通过其他手段将自我传播交流的结果记录下来。即使如此,自我传播的主体仍旧会忘记记录的内容,只有在看到记录之后才能将记录的内容再投入自我传播交流过程。

4. 传播交流符号的特殊性　自我传播交流使用的媒介符号,既有主体掌握的社会通用符号,也有其个人使用的专有符号,尤其是那些只可意会不可言传的符号,在自我传播交流中使用甚多。

(二)卫生信息的人际传播交流

卫生信息的人际传播交流是两个或两个以上的个体之间借助某种符号系统进行的卫生信息的传递、分享与讨论活动。其既可以是一对一、一对多,也可以是多对多。不论人数多少,只要没有组织参与,就属于人际传播交流的范畴。

卫生信息的人际传播交流与自我传播交流既有区别,又紧密联系。如果说卫生信息的自我传播交流是卫生信息传播交流的前提和基础,那么卫生信息的人际传播交流则是整个卫生信息传播交流过程的基本形态。

卫生信息的人际传播交流特点表现在以下几个方面:

1. 传播交流反馈及时,互动频率高　在卫生信息的人际传播交流过程中,传、受双方主要是面对面地表达自己的意见,信息反馈及时,角色变换频繁,询问、解释、讨论等不断地进行,从而达到及时了解、相互启发、相互补充的效果。

2. 传播交流方法灵活,渠道多样　在人际传播交流中,既可以通过面对面的方式进行,也可以通过电话、网络等方式进行,而且人际传播交流的媒介虽然主要是语言,但是又不仅限于语言。尤其是在进行医疗卫生专业信息的传播交流时,为了便于更好的交流,交流双方会运用大量的表情、手势、动作等,甚至还会借助于一些图片、实物等。

3. 传播交流内容具有一定的针对性　卫生信息的人际传播交流不同于一般的人际信息传播交流,通常具有一定的针对性。传播者可能主要针对某种卫生健康问题进行信息的交流与讨论,以期获得一定的帮助或为他人提供一定的帮助。

(三)卫生信息的组织传播交流

卫生信息的组织传播交流主要是指医药卫生类组织与组织之间或组织成员之间借助某种符号系统进行的卫生信息传递与交流活动,主要包括两个方面:一是组织内部的卫生信息传播交流,如组织成员、部门之间相互进行的卫生信息传播、交换和讨论活动;二是组织外部的信息传播交流,如组织向外输出各种卫生信息或从外界输入各种卫生信息的活动。

1. 组织内部的卫生信息传播交流　组织内部的卫生信息传播交流主要是组织内为了工作的需要而进行的卫生信息传递、分享和交流行为。根据其信息的流向,又可分为纵向卫生信息传播交流和横向卫生信息传播交流。

(1) 纵向卫生信息传播交流:纵向卫生信息传播交流是组织内具有不同权力、地位、职能等级的上下级之间进行的卫生信息传播交流活动。这种传播交流包括自上而下和自下而上两个方面。一般来说,自上而下的传播交流在组织中占主导地位,是上级领导贯彻卫生政策、布置组织卫生工作和发布指令的主要渠道,也是组织内专家型的医护人员和相关人员进行业务经验传授与交流的主要渠道。它对于保持组织的整体性、实现组织的功能具有决定作用,通常以文件、指令、会议、讲座等形式进行。自下而上的传播交流是组织成员向领导或下级向上级汇报情况,反映部门或自己的具体情况以及提出工作建议等的主要渠道。通常以口头请示、座谈会、汇报会等形式进行。通过这种信息传播交流方式,领导可以掌握组织情况,了解组织成员状况,并以此为依据及时调整组织的状态、完善组织的管理和加强组织的民主决策等。

(2) 横向卫生信息传播交流:横向卫生信息传播交流是组织内不同成员或部门之间为了业务能力的提高或业务协作等进行的卫生信息传播交流活动。一般而言,横向卫生信息传播交流和纵向卫生信息传播交流是相互补充的,纵向传播交流的内容要靠横向互动来消化。如果说纵向传播交流是组织卫生信息传播交流的大循环,那么横向传播交流则是组织卫生信息传播交流的小循环,这两种传播交流在组织中同步交叉进行,从而形成一个组织内卫生信息传播交流的网络。

2. 组织外部的卫生信息传播交流　组织外部的卫生信息传播交流就是组织与外部环境之间的卫生信息传递、交换行为,具体包括组织从外界获取卫生信息和组织向外界输出卫生信息两个方面。

(1) 组织从外界获取卫生信息:组织从外部获取各类医药、卫生、健康等信息,并根据这些信息调整组织的策略,提高组织的应对能力。一般情况下,不同的部门根据其任务需要,从外部获取相关的信息。如药品采购部门必须了解国家的药物政策,加强对药品市场的调研,掌握各种药品的价格、药效等;人力资源部门则要掌握国家人事政策、外界卫生人力资源需求和供给状况;行政部门要了解国家相关政策法规的情况等。

(2) 组织向外界输出卫生信息:组织通过向外界输出卫生信息,让外界了解组织、认同组织,扩大组织的影响。组织向外输出卫生信息的主要方法和手段一般有公关宣传、广告宣传和标示系统宣传等。比如医院通过其门户网站向外界介绍其医疗水平、医疗团队等。

3. 卫生信息的组织传播交流的特点

(1) 传播交流活动主要是以组织或团体的名义进行:任何一个组织都是一个

系统,都形成了一定的领导与被领导、管理与被管理的统属关系和各种规范。这些关系和规范一经形成,就对组织中成员的活动具有约束力和强制力。因此,组织的传、受双方通常是在不同程度的制约状态下进行信息的传递和接收活动。

(2)传播交流的范围是有界限的:组织是一个有明确目标的群体,其结构和分工都是为有效实现这一目标而设置的。因此,组织传播交流的有些内容有保密要求,不能随便散布,即使没有保密要求的内容,传播交流的范围仍然是有限的。

(3)传播交流活动具有一定的规模:组织是一个至少由数人组成的团体,所以组织传播交流活动的参加者少则几人、几十人,多则上百人,甚至成千上万人。

(四)卫生信息的大众传播交流

卫生信息的大众传播交流是专业化的媒体组织以社会上一般大众为对象进行的大规模的卫生信息传递、扩散和分享活动。卫生信息的大众传播交流主要以报纸、杂志、广播、电视以及网络为媒介。这些大众媒介是卫生信息传播交流的主要渠道,而且它们在现代健康传播中也扮演着非常重要的角色,因此大众媒体的卫生信息传播交流成为人们研究的重点。

卫生信息大众传播交流的主要特点表现为以下几个方面:

1. 传播者是专业化的媒体组织　大众传播不像人际传播具有很强的随意性,它是一种制度化的传播交流方式。它是由专门的组织在遵循一定的规范的基础上,根据一定的目的,有计划、有步骤、分层次地进行的传播交流活动。

2. 传播媒介日益复杂化和现代化,具有批量生产和复制信息的能力　随着现代科学技术的发展,大众媒介的先进化程度越来越高,承载和传播信息的能力也越来越强。利用各种现代信息技术,更广、更快的传递信息已成为大众信息传播交流的趋势之一。

3. 传播交流对象数量巨大,分布广泛　大众传播面对的是不定量多数的一般社会成员,其人数之多令人难以计数。比如报纸、广播、电视,其受众可达数百万甚至数亿人。他们具有不同的年龄、不同的职业、不同的性别、不同的文化程度、不同的兴趣爱好等,是一个复杂的聚合体。

4. 缺乏及时而广泛的信息反馈　大众传播也有信息反馈机制(如读者来信、热线电话、电子邮箱等),但这种反馈多数是延时的,受众对传播过程缺乏即时的干预能力。大众传播基本上是信息的单向流动,受众是匿名的,信息反馈也是有限的。

5. 对受传者的健康意识、观点、就医行为、生活方式等方面产生积极或消极的影响　客观报道事实、积极引导受众是大众传播的职责。但在卫生信息的传播中,由于缺乏专业知识、把关不严等多方面因素的影响,所传递的卫生信息可能存在歪曲事实甚至错误的情况,这样就会给受众带来一些消极影响。比如张悟本的"万能"食疗方——绿豆水,确实有清热解毒、消暑利水的作用,也曾经一度受到大众的广泛推崇,但并非他说的能治百病,而且据《成都商报》报道,有人因喝绿豆汤而导致胃痛、痛经等问题。

笔记

第二节 卫生信息传播交流模式

模式是对某一事项或实体的内在机制与外部联系进行的一种直观的、简洁的描述。从本质上说,模式是通过对现实世界提出理论化与简洁化的参考构架来帮助我们把握系统内各因素之间的关系,了解实体的结构、强度、方向等,避免陷于纷繁的细节而看不清实体的本质。这种方法具有双重性质:一是模式与现实事物具有对应关系,但又不是对现实事物的单纯描述,而是具有某种程度的抽象化和定理化性质;二是模式与一定的理论相对应,又不等于理论本身,而是对理论的一种解释或素描。因此,一种理论可以有多种模式与之对应。在对传播交流的研究过程中,学者们根据自己对传播交流理论的理解及实践,在全面分析和总结传播交流现象和方式的基础上,提出了各种信息传播交流模式(model of information communication)。

一、卫生信息传播交流的基础模式

卫生信息传播交流作为信息传播交流的一个分支,它首先符合一般信息传播交流的基本规律。因此,信息传播交流的基本模式是构建卫生信息传播交流模式的基础。

(一)拉斯维尔模式

1948年,美国政治学家拉斯韦尔(H. D. Lasswell)在他发表的《传播在社会中的结构与功能》一文中,首次以建立模式的方法对人类社会的传播交流活动进行了分析,提出了信息传播交流过程中的五个基本要素,即谁(who)、说什么(say what)、通过什么渠道(in which channel)、对谁说(to whom)、产生什么效果(with what effect),这便是著名"5W"模式,见图6-1。

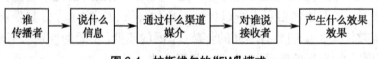

图6-1 拉斯维尔的"5W"模式

拉斯韦尔提出的五要素揭示了信息传播交流过程的本质,也成为后来传播学研究的五个基本内容,即控制研究(control studies)、内容分析(content analysis)、媒介分析(media analysis)、受众分析(audience analysis)和效果研究(effect studies)。

尽管拉斯韦尔的"5W"模式首次准确描述了构成"传播事实"的各个元素,为后来传播交流的进一步研究奠定了基础,但是它也存在一些缺陷。具体表现在两个方面:一是拉斯韦尔的信息传播交流模式是直线的、单向的,没有考虑到反馈这个要素,忽视了传播者与接收者之间的双向互动性;二是该模式没有考虑周围环境对信息传播交流过程的影响,忽略了信息传播交流过程中干扰因素的存在。

拉斯韦尔介绍

拉斯韦尔是美国著名的政治学家,是美国现代科学的创始人之一。他一生勤勉耕耘,著述甚丰,共发表了 600 万字以上的学术著作,内容涉及政治学、社会学、宣传学和传播学等许多领域,所以也称得上是一位社会学家、心理学家和传播学者。传记学家形容他为"犹如行为科学的达尔文"。他毕业于芝加哥大学,获博士学位后在母校和耶鲁大学任教,曾任美国政治学会主席。他最早在宣传研究领域拥有很大的影响,1927 年,他出版了博士论文《世界大战时期的宣传技术》一书,全面地分析了第一次世界大战中的宣传策略及其效果。他和贝雷尔森提出的内容分析法,成为传播学的主要研究方法之一。此外,拉斯韦尔还对传播学的许多基本理论问题进行过深入研究。在1948 年发表的被誉为传播学经典论文的《传播在社会中的结构与功能》中最早总结了传播行为过程的五要素:谁?、说些什么、通过什么渠道、对谁说、有什么效果,这被称为传播学的"5W"模式,这个模式明确勾勒出了传播学研究的五个主要领域,并论述了传播的社会功能。这些成果对架构传播学的理论体系具有重要意义。

(二)申农 - 韦弗模式

1949 年,数学家申农(C. E. Shannon)和韦弗(W. Weaver)在他们的著作《通信的数学理论》中提出了信息传播交流的通信系统模式,即申农 – 韦弗模式,见图 6-2。

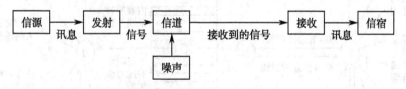

图 6-2 申农 - 韦弗模式

申农 – 韦弗模式由五个主要功能单元和一个非功能单元构成。五个主要功能单元即信源、发射器、信道、接收器和信宿,一个非功能单元即噪声。在信息传播交流过程中,由"信源"发出讯息,经过"发射器"转变为信号,然后通过"信道"进行传递,信道中有噪声的存在,信号在"噪声"的干扰下传送到"接收器"并转换成讯息,直接到达信宿。申农 – 韦弗模式中,"噪声"概念的引入是其最突出的贡献。它表明信息传播交流不是在真空中进行的,这个过程通常会受到来自外界环境的影响。

不难看出,申农 – 韦弗模式仍然是单向直线模式,它将发送者和接收者的角色固定化,忽视了人类信息传播交流过程中两者之间的转化;同样也没有体现信息传播交流过程中的"反馈"环节,也就无法体现这一过程中的双向互动性,因此也不能完整地解释人类信息传播交流的全部过程。

笔记

（三）奥斯古德 - 施拉姆模式

1954 年，传播学家施拉姆（Schramm）在其论文《传播是怎样运行的》中提出了信息传播交流的循环模式，即施拉姆模式。由于该模式是施拉姆在另一个学者奥斯古德（C. E. Osgood）的观点启发的基础上提出来的，所以也有人称这一模式为奥斯古德 - 施拉姆模式，见图 6-3。

奥斯古德 - 施拉姆模式突破了先前学者传播交流研究的单向直线性，体现了信息传播交流的循环性。在该模式中，没有固定的传播者和接收者，交流的双方都是传播行为的主体，他们的

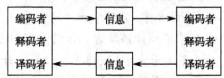

图 6-3　奥斯古德 - 施拉姆模式

角色是随着信息传播交流的延续不断相互转换的，在不同的情况下分别扮演着编码者、释码者和译码者的身份，充分体现了信息传播交流的互动性，更符合人类社会信息传播交流的实际状况，尤其符合面对面人际信息传播交流的特点。

当然，尽管奥斯古德 - 施拉姆模式在体现人类信息传播交流的双向互动方面有了新的突破，但该模式同样也存在一些缺陷。该模式没有反映出信息传播交流双方所处的社会环境、地位等方面对其信息传播交流的影响，也就无法体现信息传播交流双方在传播交流内容、能力、方式等方面存在的差异。

（四）马莱兹克模式

1963 年，德国学者马莱兹克（G. Maletzke）在他的《大众传播心理学》一书中提出了大众信息传播交流的系统模式，即马莱兹克模式，见图 6-4。

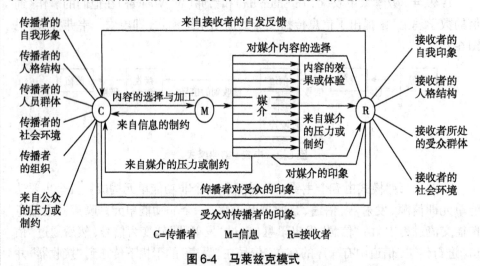

图 6-4　马莱兹克模式

该模式表明，大众信息传播交流是一个极其复杂的过程，在这一过程中存在一个包括社会心理因素在内的各种社会影响力交互作用的"场"。在这个"场"中，信息传播交流的要素即传播者、接收者、媒介与信息，都受到不同社会影响力和心理因素的制约。传播者和接收者在这些影响力和因素的共同作用下，进行着互动的、双向的信息传播交流。

由此可见，马莱兹克的大众信息传播交流系统模式是将整个信息传播交流

过程放置于一个非常复杂的社会系统中进行研究的,这种研究方法既有助于我们深化社会系统对传播交流过程影响的认识,又有助于深化心理过程对传播交流影响的认识。

(五)门泽尔-米哈依洛夫模式

20世纪中叶,美国社会学家门泽尔(H. Menzel)对科学信息交流过程进行了系统研究,提出了著名的"正式交流"和"非正式交流"理论。这一理论被前苏联情报学家米哈依洛夫采纳,并在其著作《科学交流与情报学》中提出了体系严密的、广义的科学信息传播交流系统模式,见图6-5。

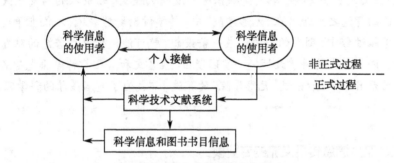

图6-5　门泽尔-米哈依洛夫模式

该模式表明,从科学信息传播交流的角度看,信息传播交流可以归纳为两个基本过程:一个是非正式传播交流过程,是指不借助任何中介,由科学家之间通过个人接触或其他方式所进行的信息传播交流过程。这类信息传播交流具有传递速度快、针对性强、反馈迅速、易于理解、便于表达等优势,在信息传播交流体系中占有重要的地位。另一个是正式传播交流过程,是指通过科学文献系统或"第三方"的控制,以科学文献为基础而进行的信息传播交流过程。这类信息传播交流由于存在中介环节,所以传递速度慢、反馈不及时,但其可靠性高,并且较为系统、全面。在信息传播交流的实践中,人们常把非正式交流与正式交流相结合,灵活运用,扬长避短,以取得最好的传播交流效果。

知识拓展

"无形学院"——一种非正式交流组织

无形学院(invisible college)作为一种科学的社会表现形式,最早产生于17世纪初的英国。当时,英国自然科学家异常活跃,经常聚会讨论自然科学问题,并约定把神学与政治排除在讨论范围之外。这个自发的、非正式的科学团体,被化学家波义耳等人称为"看不见的学院"即"无形学院"。闻名世界科苑的"无形学院"有意大利伽利略首创的"山猫学会";德国物理学家劳厄喜欢的"卢茨咖啡馆";爱因斯坦为"院长"的"奥林匹亚科学院";日本科学家汤川秀树组织的"混沌会";美国剑桥的"三一中心"和"卡文·迪许实验室"等。"无形学院"的特征之一是学术上有共同的语言。主要表现在科技工作

笔记

者研究的各学科、各方向中共同的思维方式、共同的研究方法,也表现在各学科间相通、相关或类似的理论倾向。"无形学院"的特征之二是结构上呈现开放性和非正式性。"无形学院"既无高楼深院,也无校牌校徽,名为"学院",实无师生之分、资格资历之别、地域派别之差异,在探索科学技术奥秘与真理面前人人平等。"无形学院"研讨的学科与专业,取决于爱好和兴趣,没有条条框框的束缚,研讨问题的自由度很宽广。"无形学院"的成员热爱科学,淡泊名利,潜心研讨,来去自由,没有任何的规章与限制。人们在良好的学术辩论环境中,能更好地打开思路,激发潜藏很深的发明创造力,让别人的启发之火星点燃自己的智慧之火炬。在"无形学院"中,科学讨论蔚然成风,人们在争论和探讨的思维过程中,别人的一句话或一条设想,就可能使你冥思苦想的难题茅塞顿开。许多杰出的科学大师——爱因斯坦、索洛文和哈比希特等原先是名不见经传的无名小卒,后经过"无形学院"的深造,都成为了大名鼎鼎的科学家。

二、卫生信息传播交流的专业模式

和普通信息相比,卫生信息的专业性较强,是与人类生命健康息息相关的一类信息。它的传播交流除了具有一般信息传播交流的共性外,还具有其专业特点。因此,一些学者完全以卫生信息为基础,从不同的角度出发,构建了卫生信息传播交流的模式,以便更好地揭示卫生信息传播交流的基本规律,服务于卫生信息管理及医疗服务活动。

(一)牛场大藏 - 津田良成的典型标本模式

1980 年,日本情报界的专家牛场大藏和津田良成等人在日本科学技术厅的委托下编辑出版了《科学技术情报工作现状和展望丛书》第二卷,该书比较全面地阐述了卫生及卫生医疗信息的产生和传播利用过程,见图6-6。

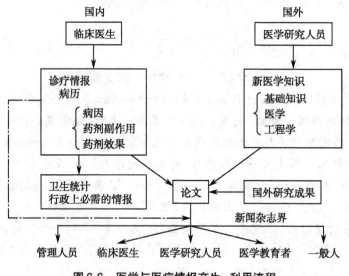

图6-6 医学与医疗情报产生 - 利用流程

从上图可以看出，情报的产生来自国内外医学研究人员的研究工作和临床医生的医疗工作，利用情报的则是临床医生、医学研究人员、医学教学人员、卫生行政管理人员和一般群众。

同时，他们还指出，诊断的目的在不同时代虽然有一定差别，但都是为了使治疗获得正确的情报，即首先把收集到的情报根据正确的诊断理论进行判断，大多是提出病名和病态像，然后对照典型"标本"，即根据已体系化了的知识，选择最适宜的疗法与预后。在情报判断和治疗各阶段中，若情报不足，可根据该系统的反馈进行修订，见图6-7。

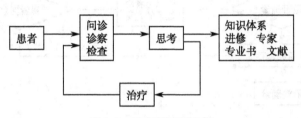

图6-7　诊断的情报流程

此外，在不断使用该系统的同时，对典型"标本"进行不断的改进。因此，医生在诊断时所用的理论基本上就是与典型"标本"的对照。但是，对照典型"标本"，对每个患者进行分析判断是十分困难的，这种分析判断是根据治疗控制理论进行的，见图6-8。

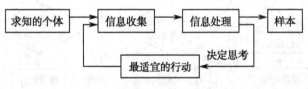

图6-8　决定思考的信息流程

（二）穆尔的医患信息交流模式

1970年，弗雷德里克·穆尔（F. J. Moore）在《内科学文献》杂志上发表了《信息技术与医疗》一文，认为患者才是卫生、医疗情报的发生源，并分别从医生和患者两个方面来描述医患之间的信息交流过程。

穆尔认为，作为临床医生所从事的情报活动有：①获取患者病历、家族病史、患者身体与精神异常情况的情报；②从患者获取到的各种情况与已存储的知识进行对比分析；③在此基础之上，判断还需要获取哪些有关患者的资料，应作哪些处理；④进行必要的处理（治疗）之后，患者发生了哪些变化；⑤进行经验的汇总、积累和存储。其具体流程见图6-9。

另外，穆尔还认为患者是最早发觉自己身体异常现象的人，所以患者是医学信息的发生源，此时，患者可以根据病情选择自己处理或请医生诊治。具体流程见图6-10。

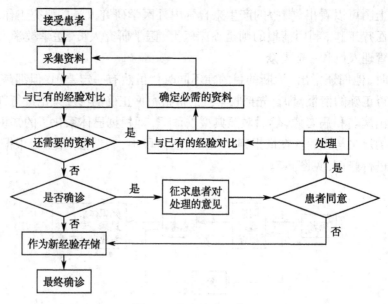

图6-9 医生诊治程序图

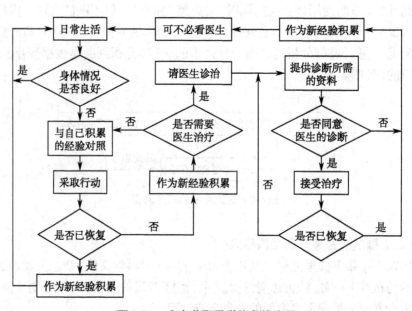

图6-10 患者获取医学信息的流程

（三）贝梅尔-穆森的诊疗循环模式

贝梅尔（J. H. van Bemmel）和穆森（M. A. Musen）认为，在几乎所有的人类行为中，我们都能分辨出三个阶段：观察、推理和处理。在科学研究中也同样存在着三个阶段：首先，调查者观察并收集资料（测量值或数据），得出一个基于假设的结论，然后在理论知识和推理基础之上得出一种解释，否决或修订这一理论，最后制定一个新的科研或试验计划以拓宽其知识，具体见表6-1。

笔记

表6-1　各领域人类活动的三个阶段

阶段	人类活动领域			计算机处理
	普通行为	科学研究	医疗卫生	
1	观察	测量	患者数据采集	数据输入
2	推导	理论形成	诊断	数据处理
3	行为	实验	治疗	输入生成

贝梅尔等人认为,在医学信息交流中存在着一个诊疗循环,其中包括观察、诊断和治疗三个阶段,见图6-11。

1. 观察阶段　观察阶段的主要任务就是获取数据,更确切地说,是获取数据中的信息。利用该信息能够减少关于患者疾病的不确定性。在许多病例中,这种不确定性可以通过参考患者的病史数据(既往病史)得以减少;在另外的一些病例中,则必须通过患者体

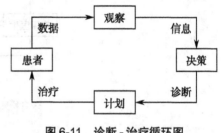

图6-11　诊断-治疗循环图

检、血样分析或生物学信号的记录(如心电图)等途径收集相关的生理或生化数据。诊疗循环的过程,实际上是医生获取患者或病程数据的过程。在绝大多数情况下,医生可以通过各种方式和途径获得相关数据,从而尽可能多地获得关于患者状况的全貌。

2. 诊断阶段　准确诊疗的先决条件是诊疗医生的周密思考。医疗卫生与科学研究不同,面对的不是解决抽象的一般化问题,而是要解决与患者有关的问题。这些问题只有部分能被一般化,可以利用计算机处理;而对于患者独特的和个体的问题,临床医生必须尽可能使用在科学研究中已经肯定的方法,根据获取的实际数据,与存储在大脑中的理论知识、临床知识、经验相对比,做出判断。

3. 治疗阶段　治疗阶段需要的临床知识和经验,与诊断阶段不同。治疗的特点是人类行为的实践性,它较多地受决策控制,而较少地受理论思维控制。治疗阶段依赖于前阶段的结构,即诊断和决策分析中所提示的可能预后(即患者将来最可能的结果)。

(四)基于证据的诊疗决策模式

所谓基于证据的诊疗决策模式就是从现代循证医学(evidence-based medicine, EBM)出发进行医疗诊治决策的模式。循证医学是近10余年来在临床医学实践中发展起来的一门新兴临床学科。就其本义而言,指的是临床医生对患者的诊治,都应该有充分的科学依据,任何决策都需建立在科学证据的基础之上,而这种证据也应是当前最佳的证据。根据这个概念,循证医学在临床实践中,至少应该包括三个组成部分:一是患者,患者生了病要去找医生诊治;二是医生,医生要正确地诊疗患者,除了自己的临床经验和已掌握的医学理论知识外,要卓有成效地解决患者的若干疑难问题,还必须不断地更新与丰富自己的知识以及掌握新技能;三是最佳证据,要去发掘和掌握当前研究的最佳证据。三者

笔记

有机结合才能作出最佳的诊疗决策,最终取得对患者诊治的最佳效果。其具体的诊疗决策模式见图6-12。

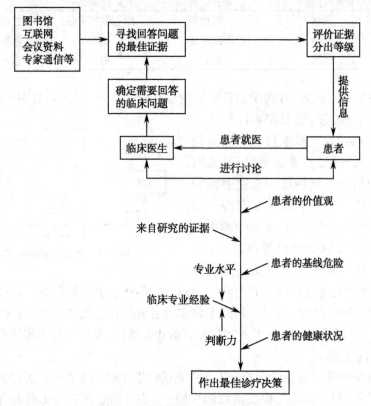

图 6-12　基于证据的诊疗决策模式

图 6-12 表示,医生基于循证医学的临床实践大致可分为四个步骤:第一步,根据就诊的患者的情况,形成临床问题;第二步,进行文献检索,寻找可以回答临床问题的最佳证据;第三步,评价证据的可靠性和实用性,通常根据证据的性质分为 A、B、C、D、E 五个等级;第四步,将证据信息提供给患者,通过和患者的共同讨论,结合实际情况做出最佳的诊疗决策。需要指出的是,医生在做治疗决策时,要受到多种因素的影响,包括来自研究的证据、医生的临床专业经验、患者的价值观、患者的基线危险和患者的健康状况等。

三、卫生信息的网络传播交流模式

计算机和网络技术的普及和发展为人类社会提供了一种全新的信息传播交流方式——网络传播交流,这种传播交流方式与传统的传播交流方式相比,具有传播交流主体多元化,传播交流内容、符号个性化,传播交流范围全球化,传播交流空间虚拟化,传播交流受外界环境影响最小化等特征。可以说,它是人类有史以来功能最强大、服务最全面的传播交流手段。这种全新的传播交流方式对卫生信息传播交流的影响是多方面的。它改变了卫生信息传播交流的空间结构,出现了所谓的虚拟社区、虚拟医院、虚拟医生、虚拟部门等,使人们有了自主与能动的卫生信息传播交流参与权和选择权。借助网络,人们有条件全面地了解各种与卫生健康相关的信息,包括各种卫生政策、法律法规信息等。因此,仅用传统的传播交流模式来解释卫生信息的网络传播交流过程,无法得到较为完整、准确的结论,有必要构建相应的卫生信息网络交流模式来解释其传播交流的复杂过程。

(一)卫生信息网络传播交流的一般模式

网络就是把一些分散的"节点"通过某种"手段"连接起来形成的一个整体。具体而言就是一个将地理位置不同并具有独立功能的各种终端设备通过线路连接起来,在完善的网络软件(即网络通信协议、信息交换方式及网络操作系统等)支持下,实现彼此间信息的传递、交流和共享的系统。卫生信息网络传播交流的一般模式见图6-13。

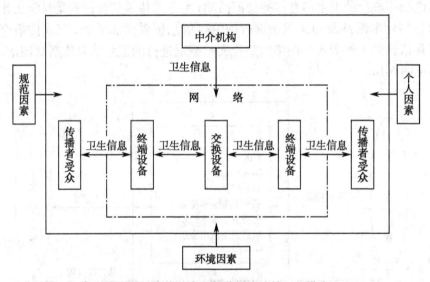

图6-13　卫生信息网络传播交流的一般模式

上图中,网络指的是通信网络,包括局域网、广域网(包括互联网)、移动通信网、无线通信网、数字卫星通信网等通信系统。中介机构指的是对卫生信息进行采集、控制、组织、存储、发布和管理的各种医药卫生类组织或机构。

在卫生信息的网络传播交流中,传播交流的主体既可以是人(包括个体、群体和组织),也可以是机器。具体而言,卫生信息的网络传播交流包括3种情况:人与人的传播交流,如远程诊断、患者之间的交流等;人与机器的传播交流,如人们在网络上进行医药卫生信息的检索;机器与机器的传播交流,如通过网络进行的机器之间的数据传递。

卫生信息在网络传播交流过程中受到多种因素的影响。除了受传播者、受众、卫生信息内容、终端设备、网络环境、所用符号等这些主体要素本身的影响,还会受到网络传播交流的规范因素、个人因素(如个人经验、身体健康状况、经济情况等)、医疗环境因素等的影响。但总体而言,由于网络空间的虚拟化特点,使得网络传播交流受外界因素影响的程度要远远小于传统信息传播交流方式。

（二）卫生学术信息的网络传播交流模式

卫生学术信息也称为卫生科技信息,是卫生信息的重要组成部分,是卫生科学工作者经过研究和思索所形成与人类健康有关的认识,凝聚着人类智慧的结晶。它只有进入传播交流渠道,被人们有效的利用,才能真正实现其价值。网络作为一种新的传播交流媒介,已经受到众多科学工作者的青睐,越来越多的科学工作者热衷于通过网络进行科学信息的传播交流。因此,构建卫生学术信息的网络传播交流模式,将对促进相关学者、科研工作者进行卫生学术信息交流具有重要指导意义。

我们根据网络医药卫生学术信息的正式程度,将卫生学术信息的网络传播交流过程分为非正式传播交流过程、半正式传播交流过程和正式传播交流过程。非正式传播交流过程是指科学工作者通过网络即时通讯工具、电子邮件、学术论坛等进行的卫生信息传播交流活动;半正式传播交流过程是科学工作者通过各类学术网站及相关网站进行的卫生信息传播交流活动;正式传播交流过程是指科学工作者通过网络数字化文献系统进行的卫生信息传播交流活动。具体见图6-14。

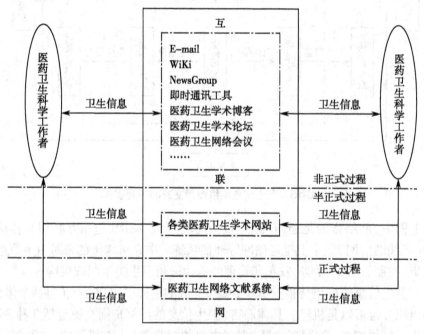

图 6-14　卫生学术信息的网络传播交流模式

第三节　卫生信息传播交流手段

卫生信息传播交流手段(health information communication method)是指卫生信息传播交流依附的媒介与载体。卫生信息是无形的,必须借助于一定的媒介才能表现出来,而且必须借助媒介才能够传播交流。随着现代传播技术的发展,可利用的媒介日益多样化,不同的传播媒介都因自身的特点而对卫生信息的传播交流产生不同的效果。因此,在传播交流卫生信息的过程中,合理使用传播交流媒介有利于增强和扩大卫生信息传播交流的效果,从而实现卫生信息价值的最大化。

一、人体语言传播交流手段

人体语言传播交流手段是以人体为媒介进行信息传播交流的方式,具体是以口语、动作为符号,以人体为载体,在传授双方之间进行卫生信息的传播交流活动。

(一)人体语言传播交流的类型

以人体为媒介的卫生信息传播交流主要包括有声语言传播交流和无声语言传播交流两方面。

1. 有声语言 即口头语言,又称口语,口语传播专指传播者通过口腔发声并运用特定的语词和语法结构及各种辅助手段和受传者进行的一种信息传递交流活动。有声语言在卫生信息传播交流活动中尤其是在医患信息交流沟通方面的运用是有技巧可言的。主要包括听话技巧、说话技巧和提问技巧三个方面。①听话方面要十分注意聆听的艺术。聆听艺术是言语传播的重要技巧。首先,医务人员必须耐心、专心地倾听讲述,并有所反应;其次,要无条件地接受患者,不能有任何拒绝、延误、嫌弃和不耐烦的表现;最后,要肯定患者感受的真实性,切不可妄加否定。②在说话方面,首先,医务人员要认真、诚恳地向患者准确描述有关疾病的诊断结果和相应的治疗方案;其次,用语要通俗易懂,尽可能少用或不用专业术语;第三,要礼貌用语,多用安慰性、鼓励性、劝说性的语言,忌用伤害性语言;最后,语速要适宜,不要过快,也不要过慢,急缓适宜的语速能够吸引患者的注意力,使患者易于吸收信息。③在提问方面,首先,提问要简洁;其次,提问要及时,恰当及时的提问可以帮助医务人员澄清问题;第三,应恰当应用开放式提问和封闭式提问;第四,当患者在交流过程中欲言又止时,可以用提问来鼓励对方。

2. 无声语言 又称为非语言传播交流,它主要借助人的表情、动作、姿态、服饰等非语言来传递信息,表达感情。在卫生信息的传播交流活动中,无声语言的应用是非常广泛和重要的。首先,在医学技能的传播交流中,传者通过亲身的示范来明确语言所表达的意思,往往会收到事半功倍的效果。还有中医按摩、针灸等穴位的找准、急救措施的具体操作示范等,可以说在卫生信息的传播交流中,肢体语言是不可或缺的一个重要手段。其次,在医患沟通中,医护人员如果能正确地使用肢体语言,不仅可以降低医患纠纷发生的概率,还有利于患者疾病的诊治效果。如医患交流沟通过程中,医生面带微笑,不仅会消除患者的陌生感和恐惧感,为沟通创造亲切和谐的气氛,而且还会使患者增加对医务人员的信任感与安全感。

(二)人体语言传播交流手段的特点

1. 是人际传播交流的主要手段 不论是在面对面的,还是非面对面的人际

笔记

传播交流中,口语都是其主要的传播手段,而且在面对面的人际传播交流中除了运用口头语言之外,还会大量使用表情、姿势、动作等肢体语言作为传播交流的辅助手段,以达到更好的传播交流效果。

2. 转瞬即逝,只能靠记忆保持　不论是有声语言还是无声体语,只是在传播交流的那一瞬间存在,之后就只能靠人脑的记忆功能来保持,而人脑的记忆和存储都是有限的,这样就在很大程度上制约了人类智慧成果的广泛传播。

3. 传播交流范围小、数量少、速度慢　以人体语言为手段传递信息主要靠的是人体的视力和听力功能,而人体的视力和听力是受距离限制的,超出一定的距离范围,就会出现信息失真或者完全接收不到。因此,对于那些要求在大范围内快速传播的信息不适用,比如重要的疫情信息、卫生政策信息等的传播。

4. 反馈及时,便于传播交流内容、策略等的迅速调整　以人体语言为手段的传播交流是在面对面或其他直接交流的情境下进行的,传受双方都容易积极主动地进行交流,因而反馈的速度非常快。事实上,反馈在信息传播交流过程中可以发挥巨大的作用。一方面,从传播者的角度看,反馈可以检验传播效果,并且可以据此调整、规划目前及未来的传播行为。另一方面,从受众的角度看,反馈是受众意见、需要及态度等的表达。受众可以据此更加积极、主动地介入信息传播过程中,主动搜集并使用信息。

5. 便于人际关系的建立　以人体语言为手段进行信息的传播交流,传受双方能够亲身体验对方的态度、情感等,所以特别容易建立起一定的人际关系。一般而言,如果双方交流顺畅、密切,那么就会建立起良好的人际关系;反之,可能建立起不和谐的关系,影响进一步的交流沟通。

二、印刷媒介传播交流手段

印刷媒介传播交流手段是以印刷品为载体进行信息传播交流活动的方式。印刷媒介指的是印刷类传播交流媒介,它是一类以文字、图片形式将信息印刷在纸张上进行传播交流的中介物。印刷媒介传播交流手段既可以用于人际间和小团体范围内的传播交流,也可用于大众传播。由于印刷媒介借助印刷技术可以快速而大量的复制,所以它是大众传播的主要媒介之一。

(一)印刷媒介的类型

1. 报纸　报纸是卫生信息传播交流的载体之一。由于报纸发行量大,且成本低廉,是大家比较容易接触到的一类印刷型媒介,所以报纸在卫生信息传播中发挥着不可忽视的作用。报纸对卫生信息的传播包括两种形式,一种是分布在综合性报纸的各个版面,比如健康版、医药版、科技版、法制建设版等,或者综合性报纸定期或不定期的以专版的形式传播卫生类信息,比如一些都市报每周末出一期健康专版;另一种是以卫生信息类专业性报纸的形式进行卫生信息的传播,比如《农村医药报》《健康文摘报》等。

2. 期刊　期刊是一种有固定名称,并以某种频次无限期出版的一种连续出版物。卫生类期刊包括专业性和科普性两种。专业性卫生类期刊主要是传播交流卫生领域的学术思想、沟通情报信息,对推动卫生科学的发展具有重要意义。

笔记

科普性卫生类期刊是对普通公众进行卫生政策宣传和医学健康知识教育的重要载体,它主要是以通俗易懂的方式为读者提供有效的卫生信息服务,它在提高公众健康意识、改变健康行为、了解国家医药政策等方面发挥着举足轻重的作用。

3. 图书　图书先于报纸和期刊,是人类历史上的第一种大众媒介。图书在人类社会发展过程中,对于传播思想、普及知识、积累文化具有重大影响。中医中最早的一部经典著作《黄帝内经》就是以图书形式向世人展示了中医的思想体系和精华,为后人在医学方面的进一步研究奠定了基础。尽管近年来图书阅读率持续走低,但据有关资料显示,市场上医学健康类图书的销售量却强劲上涨。这说明在经济较为发达的现代社会,图书也是人们实现卫生信息传播交流的重要媒介之一。

（二）印刷媒介的特点

1. 读者拥有主动权　读者在接触印刷媒介时,可以自由选择阅读的时间和地点,这一点上它优于电子媒介(主要指广播电视)。电子媒介的受众处于一种被动的地位,受众必须在一定的时间或地点才能接触到其内容。由于电子媒介的传播方式是线性的,所以受众如果想回头再看,必须付出额外的代价,比如将电视节目录下来。可以说,印刷媒介较为充分地照顾到了受众的选择性。

2. 印刷媒介具有便携性和易存性　电子媒介如广播电视的传播内容是稍纵即逝的,若不经过专门录制,就会很快消失。而印刷媒介如报纸、图书等却能将信息有效地保存下来。正因为这样,印刷媒介更能达到使受众获得反复接触的积累效果。

3. 印刷媒介更能适应分众化的趋势　除了一些综合性的报纸以外,印刷媒介不像其他媒介那样强调以标准化的内容来适应大部分受众的共同兴趣。电子媒介为了争取最大数量受众,都力求能适应大众的口味,强调老幼皆宜,雅俗共赏,这就导致了内容上的同一化趋势。而专业化、专门化的报纸、杂志、图书等印刷媒介往往以其具有针对性的内容而拥有特定的读者群,并对他们在某一方面施加特殊影响,这就适应了专业化、专门化受众的特殊需要。

4. 时效性不强　印刷媒介不能像广播电视那样进行实时报道,而要经过一个制作周期。另外的一个缺点是印刷媒介的使用需要识字能力,因而受到文化程度的制约,文盲和文化程度较低的人无法或不能充分使用这种媒介。

三、电子媒介传播交流手段

电子媒介传播交流手段是以电子媒介为载体进行信息传播交流活动的方式。电子媒介是需要运用专门的电子发送设备和接收设备来传播交流信息的媒介。电子媒介包括广播、电影、录音、录像等。其中广播和电视是两种最主要的电子传播交流媒介。

（一）电子媒介的类型

1. 广播　是指通过无线电波或导线向广大地区传送声音符号的传播媒介,是最先普及的大众电子传播媒介。据相关调查显示,在电视、互联网异军突起之后,作为中国传统主流媒介之一的广播虽一度失语,但经过近年来的不断改

笔记

革、调整，中国广播终于再次"找回了自己的声音"。《中国广播研究报告（2010-2011）》显示，2010年中国广播的受众规模达6.6亿人，而且随着私家车移动受众的增加，广播的受众规模还会继续扩大。因此，通过广播进行卫生信息政策和科普类健康知识的传播交流将会收到良好的效果。

2. 电视 是用电子技术传递声音和活动图像的传播媒介。电视第一次将人的视听结合在一起，在较以往任何传媒都真实的程度上传递信息，它既作用于人的听觉，又作用于人的视觉，是一种较全面的传播方式，比其他媒介更生动、传神、直观、迅速。电视作为现今最普及的大众媒介之一，社会各阶层都乐于接受和使用，因此利用电视进行普及类卫生信息的传播应受到重视。

（二）电子媒介的特点

1. 跨时空性 电子媒介的出现使人类渴望拥有两只"顺风耳"、一对"千里眼"的梦想得以实现。信息传播交流突破了时空上的限制，达到了瞬息万里的速度，迅速传到四面八方。

2. 即时性 电子媒介可以在突发性新闻事件发生时同步进行报道，比如对于突发性公共卫生事件的报道，电子媒介就明显要优于印刷媒介。

3. 易接收性 电子媒介是以声音或声像并茂的方式传播信息，对接收者没有识字能力的要求，因而能够适应各种文化程度的受众。可以说，电子媒介为人类提供了一种跨越文字障碍的信息传播交流工具。

4. 稍纵即逝，无法重复 不论是广播还是电视，其节目的播放都是按预先安排好的顺序进行，不受受众的控制，不能随意调整和重复，节目选择性较差。在这一方面，印刷媒介明显优于电子媒介。印刷媒介可由读者随意选择，反复阅读。

四、网络传播交流手段

网络传播交流手段就是指通过电脑和网络，以声音、文字、图像等为符号进行信息传播交流活动的方式。现在大部分机构、组织都通过网上门户发布信息，而且越来越多的个体包括医生、患者、普通大众都习惯通过网络获取和交流有关的卫生政策信息、医疗保健信息、疾病防治信息等。可以说，网络为卫生信息的传播交流开辟了新渠道。

（一）网络信息传播交流的类型

网络信息传播交流的类型或者称之为方式有很多，人们既可以通过电子邮件、BBS（bulletin board system）论坛、博客、即时通讯工具等方式进行非正式的卫生信息传播交流活动，也可以通过各类医药卫生类的网站进行半正式的卫生信息传播交流活动，还可以通过网络上的医药卫生文献信息系统进行正式的卫生信息传播交流活动。随着网络技术的进一步发展，将来可能会有更多的网络信息传播交流工具或者软件供我们选择和利用。

（二）网络信息传播交流的特点

1. 个性化 网络为信息的传播交流提供了一个广阔的平台，世界上任何一个组织和个人，借助网络平台都可以方便地发布和接收信息，这就为个性化的信息需求提供了无限可能。受众可以根据自己的兴趣爱好或需求进行信息的获取和传递，从而达到良好的信息传播交流效果。

2. 交互性　交互性是网络媒介最具代表性、最具影响力的特征。传统的印刷媒介和广播电视媒介对信息的传播基本是单向的，公众只能被动地接收内容。而网络传播打破了由传播者决定的单向模式，实现了非线性的传播交流。网民不再只是被动接收信息，而是主动检索获取信息，并且还可以自主发送和反馈信息，表达自己的意见和要求，这种方式将明显改善信息的传播交流效果。特别是对于特殊卫生健康信息受众的观念、行为的改变，有着无可比拟的优势。

3. 同步性和非同步性相结合　传统的大众媒介可以说鱼和熊掌不可兼得。比如广播电视，虽然具有实时性，但由于有着特定的播出时间，受众必须遵循传播者的安排，定时守候才能接收到信息；而印刷媒介，接收信息虽然可以自由选择，但又无法实现受众特殊的实时信息需求。而作为现代化的新媒介，网络兼具实时性和非同步性的特点。受众既可以通过网络获取某种实时信息，也可以随意选择自己合适的时间接收非实时性信息，可谓鱼和熊掌兼得也。

4. 经济性和高效性　国际互联网的开通，使得"不出门而知天下事"成为可能。正是由于互联网前所未有的广覆盖性，使得传播者和接收者只需要花费与过去同样多的钱、甚至更少的钱就可以实现远距离、大范围的信息传播和获取，大大节省了开支。

5. 信息质量良莠不齐　网络作为新兴媒介，有着传统信息传播交流媒介无法比拟的优势，但是它也有其致命的缺陷，就是网络信息的质量良莠不齐。由于网络媒介具有收发信息的自主性和随意性，使得网络信息资源质量参差不齐，真假难辨。这在一定程度上增加了网络卫生信息鉴别的难度，影响了卫生信息传播交流的效果。

综上所述，不同的传播交流媒介各有优势和劣势，在卫生信息的传播交流实践中，充分利用媒介资源，注意媒介渠道的选择与综合运用，相信不仅会提高卫生信息传播交流的效果，同时还可以减少投入，提高卫生信息传播交流产生的效益。

第四节　卫生信息传播交流障碍

一、卫生信息传播交流障碍的基本内涵

在信息传播交流过程中，由于各种因素和环境的影响，使得传播交流的信息发生损耗或产生偏差，形成信息传播交流的障碍。具体而言，卫生信息传播交流障碍（health information communication barrier）就是指在卫生信息传播交流过程中，由于受卫生信息本身、传播交流双方、传播交流通道及传播交流环境等多种因素的共同作用而产生的阻碍卫生信息合理流动、导致卫生信息传播交流效果偏差的一切现象和行为。

信息传播交流障碍将导致信息变异，也称信息失真。信息失真具体表现为

笔记

物理失真、语义改变和语用衰减。

1. 物理失真　所谓物理失真是指信息传递所依赖的物质系统（包括载体及符号）在传递信息时发生失真。例如声波传播时距离越远，声音就越弱，以致最后完全消失。又如在特别嘈杂的环境中，以声波为载体传送信息，那么信宿接收到的信号将多于发送者发出的信号。

2. 语义改变　语义改变是指信息传递过程中，由于或多或少都要经过语义的转换，比如信息经过编辑、翻译、教师或是图书馆员等信息人员的语义转换，即使是面对面谈话也离不开语义的转换，从而导致信息语义的改变。

3. 语用衰减　所谓的语用衰减是指信息在传递过程中，相对信息产生时的客观价值而言，由于时间、地点或者接收者本身的能力等因素而造成的信息价值的降低。比如一条信息，由于时间上的延误，使得它对于接收者的可利用价值减小。

二、卫生信息传播交流障碍分析

信息传播交流障碍贯穿于信息传播交流的全过程。从整个卫生信息传播交流系统来看，卫生信息传播交流障碍主要来自于发送者、传播交流渠道、接收者及传播交流过程中所处的环境。具体表现在以下方面：

（一）发送者障碍

发送者障碍是来自于信息发送端的障碍，指信息生产者或拥有者在传递信息过程中受各种因素的影响和干扰而造成的阻碍卫生信息合理流动，导致其传播交流效果发生偏差的一切行为和现象。

1. 发送者主观因素障碍　发送者是信息的生产者或拥有者，也是信息传播交流的引发者，他们在信息传播交流过程中起着主导者的作用。通常，发送者在发送信息时，会从自己或自己所代表的组织利益出发，对要发送的信息进行选择组织，甚至有些发送者有意操纵信息、修改信息、篡改信息等，使发送的信息对发送者更为有利。例如，媒体中关于特效药的广告信息。

2. 发送者客观因素障碍　在信息的生产传递过程中，由于受发送者自身客观因素（包括发送者的知识、语种、职业等）的制约，将其生产传递的信息作为信息源，必然会在分布、性质和形式等方面表现出一定的特性，这些特性在一定程度上会影响信息的传播交流，导致信息传播交流效果的偏差。具体表现在 4 个方面：①信息源分布的分散性，导致某些信息处于"传播交流"渠道之外；②有些信息，特别是组织的内部信息，往往限制在一定的范围内流通，导致信息传播交流不畅；③信息源的语种结构多样性，使传播交流受阻；④某些信息源在表达上含糊不清，模棱两可，很容易使人产生误解，从而引起失真，影响信息传播交流效果。

对于信息传播交流发送端障碍，不可能仅依赖于信息发送者一方就能达到消除或减小的目的，如发送者客观因素引起的障碍，需要信息发送者和信息接收者双方的共同努力；而对于信息发送者主观因素引起的障碍，则需要加强信息政策法律的建设，从一定程度上规范信息发送者发布信息的行为，同时辅以信息伦

笔记

理道德的约束。总之,信息传播交流发送端障碍需要从多方面、多角度、综合运用多种方法才可能将其降低到最小限度。

(二)传播交流过程障碍

信息传播交流过程障碍是指信息从生产到接收这一过程中,影响其有效传播流通的一切因素、现象和行为。换而言之,信息的传播交流,既可以通过双方面对面、QQ、邮件等方式直接实现,也可以通过编辑部、图书馆等中介机构以某种形式间接实现。在这一过程中会受到多种因素的影响,从而引起信息失真或有效度不足的问题。

1. 传播交流过程中因渠道选择不当造成的障碍　不同的传播交流渠道有着不同的优势和劣势。发送者和接收者在传播交流信息时都有选择传播交流渠道的问题,如果选择不当就会影响传播交流的效果。例如选择以手机短信的方式与老年人进行信息的传播交流,必然会事倍功半。

2. 传播交流过程中因渠道技术造成的障碍　信息技术的飞速发展使信息传播交流方式发生了翻天覆地的变化,从口头传播交流发展为口头、印刷、广播、电视、网络等多种方式并存。尽管技术在信息传播交流方面有着很多优势,但由于技术原因影响信息传播交流有效进行的情况也很多。例如,信息在编码和解码的过程中,由于机器设备问题发生偏差;信息在传输时因线路原因而损耗,或因噪声影响而无法正确解码;尤其在网络环境下,因线路故障而使通信中断,或因网络上的某一台服务器、交换机关闭而使用户无法及时获取所需信息的情况时有发生。

3. 传播交流过程中因管理不善造成的障碍　在卫生信息传播交流系统中,绝大部分卫生信息是通过一定的组织机构实现其传播交流的。比如卫生部门、医疗机构、医药类图书馆等,这些都是卫生信息传播交流系统的主体。这些机构在实现医药卫生信息的传播交流过程中,因管理不善也必然会造成传播交流的不畅。如医院的病案管理,如果不严格按照规则编制,一方面容易降低工作质量和效率,使信息渠道堵塞或流通不畅;另一方面还可能干扰医生的诊疗工作,影响医生对患者病情的正确判断。

4. 传播交流过程中因环节之间不协调造成的障碍　编辑和印刷出版是出版发行过程的两个重要环节。由于种种原因,文稿从编辑到印刷发行,往往需要很长时间,通常期刊文献的出版周期为 6 个月左右,图书的出版周期为 1 年左右。这从一定程度上造成信息价值的衰减。另外,由于发行部门更多地从经济效益考虑图书的发行量,这样就使一些科学价值高、专业性强的文献由于受众范围小而很难进入信息流通渠道,而一些科学价值不高、专业性不强的畅销书大量流通于传播交流渠道,造成信息传播交流渠道的堵塞,影响高价值的专业文献的传播交流。

克服信息传播交流过程中的障碍,一是缩短信息传递链。一般而言,信息传递链越短,信息失真的可能性越小。二是要根据传播交流的内容、性质、缓急采用合适的媒介进行信息传播交流。比如,对于一个临危的疑难病症,可能需要分布在各地的相关方面的专家进行会诊,我们可以采用电话会诊或视频会诊等方式,而不能采用电报或书信的方式。三是加强文献情报中心的管理规范化。四是制定并贯彻正确的出版方针。五是积极引进出版发行新技术,加快出版周期。

(三)接收障碍

接收障碍是指来自于信息传播交流的终端——信息接收者方面的障碍。在信息传播交流过程中,信息接收者能不能很好地接收、理解并利用信息将直接影响信息传播效果的好坏。因此,对信息传播交流接收障碍的分析和把握是十分重要的。

1. 接收需求障碍　接收需求障碍主要是由受众对卫生信息需求的多样性和无序性引起的。首先,不同受众的卫生信息需求是不同的,如获取信息主题范围的不同;获取信息具体内容的不同;获取信息基本目的的不同等。其次,同一接收者的卫生信息需求也不是恒定不变的,在不同的时间、地点、环境下,同一接收者会有不同的信息需求。这样就使得特定的信息在与特定的受众结合的过程中出现障碍,从而形成卫生信息交流的接收需求障碍。

2. 接收技能障碍　接收技能障碍包括技术设备操作能力障碍和选择运用信息能力障碍。技术设备操作能力障碍是用户不能熟练地利用现代信息技术设备获取所需信息的一种技能障碍。近年来,以计算机为代表的现代技术设备在卫生信息管理领域的广泛应用,使信息用户应懂得计算机基本知识,能使用计算机方便、快捷地获取信息,然而现实中能够熟练运用这些现代化设备获取信息的用户还是微乎其微的。另一方面卫生信息专业性强,信息源众多,信息内容庞杂,用户需具备一定信息鉴别能力,才能从大量信息中选出真正有用的信息。但是真正具备相应的信息鉴别能力的用户又为数不多,这些都给卫生信息传播交流造成了一定的障碍。

3. 接收语言障碍　不管是通过口头还是文献进行信息的传播交流,语言都是其最重要的工具。因此,语言文字上的差异是信息有效传播交流中最直接的障碍之一。随着医药卫生科学的发展,卫生信息的语种结构、专业术语等发生了极大的变化,使卫生信息传播交流中的语言障碍日益严重,主要概括为以下三个方面:

(1)自然语言障碍:自然语言障碍又称语言间障碍,是指因语种不同而造成的传播交流障碍。据德国出版的《语言学及语言交际工具问题手册》记载,目前世界上共有 5651 种语言,其中比较常用的有 12 种。而在信息传播交流过程中,双方只能以自己熟悉的文字语言来传递和接收信息。尤其对接收者而言,查询阅读信息时也会倾向于使用自己熟悉的语言文字进行信息的查询阅读。据联合国教科文组织统计,现在世界上的全部科学文献中,有半数以上是用 50% 以上的科学家没有掌握的语言出版的。技术领域的文献则有 2/3 的用英语出版的,而世界上有 2/3 的工程技术人员不能阅读英语文献,不能阅读其他语种文献的则更多。而医药卫生信息则更是如此。卫生信息是与人类生命健康密切相关的信息,每个人都会成为其用户,阅读非母语信息方面的困难就更严重。尤其在网络环境下,网络上的信息资源 90% 是英语信息,5% 为法语信息,2% 为西班牙语信息,而中文网络信息资源的比例还不到 1%,这种状况将进一步扩大用户接收信息的自然语言障碍。

（2）学科专业语言障碍：专业语言障碍又称语言内障碍，是指因不熟悉学科和专业的名词、术语而造成的信息传播交流障碍。现代医学发展的一个重要特征就是在高度分化的基础上，在不同层次上走向综合。由于现代医学分科分类越来越细，每一学科应用的术语、词汇也随之越来越多，越来越专；同时医学综合化趋势也愈来愈明显，综合性研究课题越来越多，这一特点使得医学卫生信息在传播交流中的专业语言障碍更加明显。尤其是在医学卫生的学术研究领域，科技工作者往往需要利用许多相关学科的学术信息，这就出现了各学科之间以及同一学科内部专业语言的交流和沟通问题。这种障碍在网络环境下同样存在。

（3）检索语言障碍：检索语言是一种根据文献信息检索需要创造的人工语言，它既是信息管理人员用来标引信息、建立信息检索系统的工具，同时也是信息用户查找信息的工具。卫生信息用户要想充分自如地驾驭和利用各类卫生信息资源，就必须熟悉和掌握检索语言，了解医药卫生信息的概念表达方式，才能从浩如烟海的信息海洋中获得所需信息或信息的线索、文摘或全文。尤其是在网络时代，网络已经成为人们获取信息的首选信息源，而网络信息的特点就是数量庞大，种类繁多。而现实中很多信息用户不懂检索语言，或者是对检索语言的使用不够熟悉，从而给其查找和利用信息带来不便，造成信息传播交流的障碍。

克服信息传播交流接收障碍需要从多方面入手：一是开展全民信息素养教育，具体内容包括信息意识的培养和信息能力的提高两个方面；二是加强计算机语言的研制，通过计算机语言处理系统，结合人工实现多语种的统一；三是提高全民文化教育水平，使大多数人都能使用目前公认的世界语——英语进行简单的阅读、交流；四是全面展开健康教育活动，提高全民的医药卫生知识。

（四）传播交流环境障碍

卫生信息传播交流效果与其所处的传播交流环境密切相关。和谐的传播交流环境可以促进传播交流行为的有效进行，同时有效的传播交流行为又推动着传播交流环境的不断变迁。通常，在一定的时间和空间条件下，信息传播交流环境和信息传播交流行为并不是完全相适应的，因此造成了一定的信息传播交流障碍。具体表现在以下几个方面：

1. 政治因素造成的障碍　个人有隐私，国家有秘密。不同时期不同阶段，国家出于各种政治上的需要，可能会对某些信息的传播流通进行一定的限制。比如，对于一些突发性的公共卫生事件，在没有弄清事件的起因或来龙去脉之前，出于社会稳定的需要，可能暂时在一定程度上限制这类信息的广泛传播流通。

2. 法律法规因素造成的障碍　一个国家的法律法规是维护社会安定和有序化的一种手段。然而，它和其他任何事物一样具有双面性，即在维护社会安定的同时也具有一定的负面影响。例如社会法律所规定的著作权、发明权、专利权、商标权等的保护条例，在促进信息传播交流的同时，也在不同程度上限制了信息

笔记

传播交流的范围和方式,造成了信息传播交流的障碍。

3. 经济因素造成的障碍 信息快速而有效的传播流通从某种程度上依托于一定的经济基础。经济越发达的地区或国家,就越有能力提供更多的人力、物力、财力来促进和保障信息传播交流活动的顺利和有效进行。而经济落后的地区或国家,则不可能把较多资金投向信息技术方面的研制,从而导致社会信息需求单一、传播交流手段落后、信息获取困难、信息保障贫乏等状况,阻碍信息传播交流的有效进行。

4. 科技因素造成的障碍 科技发展水平与信息传播交流的水平息息相关。在古代,由于科学技术水平低下,远距离的和广泛的信息传播交流是非常困难的,有时甚至是不可能的。而在信息技术高度发达的今天,信息的传播交流变得非常容易和快捷。由此可见,科技水平的发达程度将直接影响信息传播交流的效果。

信息传播交流环境障碍是一个复杂的问题,涉及多个方面,需要全社会的共同努力。经济建设是社会其他建设的基础,因此要解决信息传播交流中的社会环境问题,首要任务就是加速经济建设,提高本国的综合竞争实力,这样才能从根本上解决问题,为信息传播交流营造一个良好的社会环境。

三、医患信息传播交流障碍

(一)医患信息传播交流障碍分析

1. 医患信息不对称障碍 信息不对称障碍是指传播交流双方由于所拥有或占有的信息极不均匀而引起的阻碍其信息传播交流畅通的现象。一般而言,在临床诊疗过程中,医方和患方之间共同拥有的知识、信息资料越多,交流沟通就会越畅通。然而在临床实践中,由于医学是高度专业化的学科和技术,医方和患方所拥有的医学信息知识往往比较悬殊。医方无论在获得信息的渠道还是社会专业分工上,都占有绝对的优势,而患者作为医疗服务对象,在这一方面的信息知识通常是有限的。这必然会引起诊疗过程中医患信息传播交流的阻碍或不畅,例如医患双方在疾病的发生、发展、症状等方面交流沟通上的困难和偏差。

2. 医患语言障碍 语言障碍是指医护人员和患者在进行医疗卫生信息交流过程中,由于双方语言上的差异所引起的一切信息失真现象。医患语言障碍主要表现在以下方面:一是自然语言障碍,它是医患双方在卫生信息交流过程中由于使用不同语种而造成的信息失真或偏差现象。例如在实际医疗中,很多来自农村的患者,由于交流中使用地方语言,从而给医护人员在确诊疾病、制定治疗方案及了解治疗效果等方面造成一定的干扰甚至误导。二是专业语言障碍,它主要来自于医方,是医护人员在和患者交流沟通过程中,由于使用专业性语言而引起的患者对自己疾病、治疗、护理等方面的理解偏差和错误。三是语言表达不当和错误造成的障碍,它来自于医患双方。在临床诊疗过程中,医患双方可能受多种因素的影响出现语言表达不当或错误,有时甚至出现争执,从而影响交流的效果。

案例 6-1

语言交流障碍对确诊的影响

2000 年 5 月,一位平素体格健壮的 25 岁韩国登山者,在海拔约 7000m 的喜马拉雅山区,突发严重腹痛,3 天后在尼泊尔加德满都德医院就诊。由于患者英语、尼泊尔语均不会说,故病史无法采集。通过体语,医护人员似乎觉得患者说他的右下腹疼痛已 3 天。体检:无发热,意识清楚,腹部有严重广泛的压痛、反跳痛,血压 18.7/10.7 kPa,脉搏 70 次 / 分,呼吸 21 次 / 分,氧饱和度 96%。辅助检查显示:白细胞计数 $14.2×10^9$/L,血细胞比容 47%,血钠 144mmol/L、钾 4.8mmol/L,血糖 5mmol/L,血肌酐正常,心电图及胸片亦正常。根据检查结果与患者的临床症状及体征,将该患者诊断为阑尾穿孔并进行手术。术中见阑尾正常,但发现肠系膜上静脉分支充血明显、肠壁水肿但无明显梗死,诊断为肠系膜上静脉血栓形成,遂关腹。

术后患者似主诉复视,因语言交流障碍,不能确定其复视是否术前既有。颅神经检查发现患者左眼外直肌麻痹,MRI 发现右横上矢状窦及乙状静脉窦内血栓形成。术后第 1 天起即给予充分肝素化,术后 3 天转至韩国医院治疗。数月后患者视力及腹痛明显改善,进一步检发现其为抗磷脂综合征。每日口服华法林 5mg。2001 年 4 月随访时,患者康复良好。

3. **医患时间障碍** 医患沟通不仅依靠语言和技巧,还必须有时间的保障。当前,我国医疗资源相对短缺,所以医院都是人满为患,大医院更是如此。由于医生每天要看大量的患者,这使得医生花在每一个患者身上的时间非常有限。如按上午工作四个小时计算,如果该医生接待 20 个患者的话,那么每个患者平均只能得到 10 分钟多点的时间。医生要完成询问、检查、告知、处方等一系列活动,明显受到时间上的限制。有的患者形容个别的医生为"三句话医生",即"怎么了"、"去检查吧"、"下一个"。由此可见,信息交流时间的不足在很大程度上堵塞了医患之间交流沟通的大门,导致医患信息传播交流的不畅。

4. **医患心理障碍** 心理障碍是指医方和患方在交流过程中由于受某些心理因素的影响而不愿意坦白地、完全地交流信息的行为或现象。主要表现为两个方面:一方面是对患者而言,患者在就医过程中,可能由于某些原因致使患者对医生不完全信任,这样就导致患者在和医生进行信息交流时,故意隐瞒一些事实或者含糊其辞、答非所问,尤其是当交流触及到患者的某些心理障碍或隐私的时候,更不愿意向医生坦白引起病痛的真正原因。另一方面是对医生而言,首先,医生由于工作强度大,一直忙于紧张地思考和判断,而患者医疗基本知识匮乏,沟通困难,费时费力,所以导致一些医生不耐烦,不愿意与患者多交流;其次,就是在当前医疗纠纷事件此起彼伏的情况下,有些医生担心自己的言论会产生有害后果并承担责任,所以也不愿与患者多交流;再次,可能患者患有某些绝症时,医生出于同情或者其他人道主义的原因,不愿向患者说明真实情况。上述这些情况不同程度地造成医患之间信息交流的不畅。

笔记

（二）医患信息传播交流障碍的疏通措施

医生和患者之间的信息传播交流是医院工作的一个重要环节，也是医疗诊治过程中的一个重要组成部分。医患之间信息传播交流的畅通与否，一方面关系到医患关系的和谐问题，另一方面也关系到患者病情的诊断和治疗问题。目前，医患信息传播交流不甚理想，如何疏通医患信息传播交流渠道，提高医疗服务质量，更好地为大众健康服务，成为当前医疗领域普遍关心的一个重要问题。

1. 普及医学知识　普及医学知识，使医学知识大众化是解决医患之间信息不对称障碍和专业语言障碍的一个有效途径。具体方式有很多：一是通过医疗机构开展医学健康知识的普及教育。如向门诊患者发放健康教育处方、在双休日开设"健康大课堂"、在病区设立宣传栏、利用"健康日"进行义诊咨询活动等。二是通过大众传媒开展健康教育活动。大众传媒内容丰富，形式生动活泼，集知识性和趣味性为一体，覆盖面大，可以获得非常好的宣传效果。三是通过社区进行医学健康知识的普及教育。一位经常参与健康教育工作的医生深有感触地说："接受过健康教育的患者就是不一样，他们提的问题很有水平，和这样的患者交流，你想不认真都不行。"这位医生认为，通过向患者传播医学科普知识，自己也受益颇多，了解患者普遍关心的问题、为群众答疑解惑，有助于医生在医疗技术层面的更多思考。由此可见，卫生健康知识教育是加强医患沟通的重要途径。

2. 建立医患沟通制度　不同的医院可以根据实际情况建立相应的"医患沟通制度"，通过医患沟通的制度化、规范化来促进医生和患者及其家属之间的信息交流与沟通。比如现在有些医院规定了医务人员和患者或其家属沟通的时间、方式、内容等，而且这些必须在病历中记录清楚，经双方签字认可。还有一些医院签订"知情同意书"和开设"医患谈话室"。这些措施虽然不完全科学，但它强调了医患沟通的重要性，也在一定程度上疏通了医患之间信息传播交流的渠道，同时也缓和了医患关系的紧张局面。

3. 加强医生沟通技巧的培养　实施良好的医患沟通，医生是主体，因此必然要求医生不仅要有精湛的医术，而且要有高超的沟通技巧。沟通技巧主要包括四个方面：

（1）态度性技巧：态度是人们对于外界事物现象的评价，它由情感成分、认知成分和行为成分组成。在医患沟通过程中，沟通态度通过医务人员的语言、行为、表情表现出来之后，就直接对沟通关系产生了影响。在医患交流过程中，医务人员首先要尊重患者，以礼相待，平等交流；其次，要有热情的态度，让患者感觉自己受到了热情的接待；第三，在尊重、热情的基础上，对患者要以诚相待，取得患者的信任。可以说，尊重、热情、真诚的沟通态度，是建立良好和谐的医患沟通氛围的前提。

（2）语言沟通技巧：语言是医患交流沟通的重要媒介，在医患信息交流中发挥着至关重要的作用。有了前面态度技巧的铺垫，医务人员与患者会谈时就可以拥有一个良好的开端，如果再注意运用语言技巧，则会使整个会谈变得轻松融洽。一般而言，医患沟通中，主要运用的语言技巧包括：一是提问技巧，正确而适时的提问既不会让患者觉得不舒服、不想回答，也不会给患者反复重复自

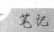
笔记

238

己病情的机会,既可抓住重点,又能节约时间。二是解释技巧,医务人员在对患者解释病情、症状、疑惑等问题时,要因人而异,结合患者各方面的因素考虑,少用专业语言,多打比方,多举例子,这样容易被患者及其家属接受。三是指导技巧,医务人员在指导患者健康方面的注意事项时,不能以权威自居,不能强迫患者执行,要慢慢引导,让患者感觉到医务人员的关心,就会自然而然的接受和执行。

(3)行为沟通技巧:行为是沟通的辅助媒介。一般情况下,患者在诊疗过程中,除了和医务人员进行语言的交流外,还会特别关注医务人员的表情、动作姿态、行为方式,特别渴望医护人员的关爱、温馨和体贴。所以医务人员微小的体态变化都会对患者产生微妙的心理和情绪影响。当医生注视着患者时,眼神就会向患者传递着同情、温馨和关爱;医生在与病床上的患者说话、诊治时,如能弯下腰,就会让患者感到亲切、体贴。可见,医生的身体姿势、行为方式就是沟通的媒介,它能让患者感受到医务人员的真诚、关爱和体贴。

(4)善于换位思考:所谓换位思考,即站在对方的立场上来看问题,能从对方的角度为对方的行为寻找合理性,以最大限度地理解对方。在医疗实际中,患者最容易不满意的地方是服务质量和医疗费用两个方面。如果医务人员能从患者的角度出发,帮助患者选择既保证医疗质量,又能够减少费用支出的治疗方案,就必然会取得患者的信任,从而营造一种和谐的医患交流沟通氛围,起到事半功倍的作用。

以上四种沟通技巧在医患信息传播交流过程中具有举足轻重的作用,可以非常有效的疏通医患信息传播交流的障碍。因此,医院有必要通过多种方式(如培训、讨论等)来提高医务人员这方面的能力。

综上所述,医学信息传播交流障碍的疏通是一个长期而复杂的问题,仅靠某一方面的力量难以有效的解决,需要患者、医生、医院和社会的积极配合和共同努力。

四、网络卫生信息传播交流的新问题

(一)数字鸿沟问题

数字鸿沟(digital divide)又称信息鸿沟,是指在全球数字化进程中,不同国家、地区、行业、企业、人群之间,由于对信息、网络技术发展、应用程度的不同以及创新能力的差别造成的"信息落差"、"知识分隔"和"贫富分化"问题。从世界范围来看,数字鸿沟表现为国家之间由于经济发展水平及信息化程度的差异而造成的信息获取、利用和创新方面的差距;从一国范围来看,数字鸿沟表现为不同地区、不同部门、不同人群由于经济、文化、技术等造成的信息获取、利用和创新方面的差距。数字鸿沟是横亘在信息传播交流中间的一条深沟,我们也可以说它是一个"比特流"的鸿沟。它使得人们无法进行很好的网络信息传播交流,网络信息传播交流障碍由此产生,并形成恶性循环。

数字鸿沟的消除,需要国际、国内社会各方面的共同努力。既需要信息富有者对信息贫困者的帮助,更需要信息贫困者自己的努力。

笔记

（二）网络安全问题

网络环境下信息传播交流的安全性与网络的安全性密切相关。如果网络本身不安全，那么依赖于网络而进行的任何信息传播交流也会受到威胁。网络的不安全因素有多种，如非法入侵、注入非法信息、线路干扰、病毒入侵、黑客攻击等。这些不安全因素，有的可能干扰甚至中断正在进行的信息传播交流活动；有的可能使信息在传递过程中遭到篡改、截取，而使信息残缺不全或顺序混乱、严重失真；还有的可能使信息传播交流参与者的计算机系统遭到攻击或感染病毒，这些都会妨碍信息传播交流活动的进行，同时也会破坏网络环境。

（三）信息污染问题

信息污染是指无用信息、劣质信息、虚假信息或有害信息等渗透到信息资源中，从而导致信息加工、处理、传播利用过程中出现信息异化的现象。由于网络自身的开放性、国际性、自由性特点，使得网络信息污染日趋严重。具体表现为：①信息不实，是指网络上充斥着低质量、虚假，甚至是欺诈、诱骗等不良信息污染网络空间，如网络上的一些所谓"特效药"的信息；②信息老化和冗余，它主要是由网上信息的转抄、重复以及更新的不及时造成的，破坏了网络的信息传播交流环境，造成网络传播渠道的拥堵不畅；③信息超载，是由于网上信息量的急剧增加，导致信息负荷超载，产生负效应，造成信息不被吸收。

网络安全和信息污染问题的解决比较复杂，它需要道德、法律、管理、技术相结合，通过采取综合手段来共同防范和治理。

（李小霞）

本 章 小 结

卫生信息传播交流就是人们借助于某种符号系统，通过一定的渠道或方式而实现的卫生信息的传递、交换与分享行为；一个完整的卫生信息传播交流过程包括传播者、媒介、接收者、信息、符号、环境六个基本要素；卫生信息传播交流具有三个特点：传播者具有专业素质，传播内容是卫生信息，接收者具有广泛性；卫生信息传播交流应遵循目的性、真实性、针对性、适时性和实效性原则；卫生信息传播交流的主要类型包括：自我传播交流、人际传播交流、组织传播交流、大众传播交流。

卫生信息传播交流的基础模式主要包括：拉斯维尔模式、申农-韦弗模式、奥斯古德-施拉姆模式、马莱兹克模式与门泽尔-米哈依洛夫模式；卫生信息传播交流的专业模式主要包括：牛场大藏-津田良成的典型标本模式、穆尔的医患信息交流模式、贝梅尔-穆森的诊疗循环模式与基于证据的诊疗决策模式；卫生信息的网络传播交流模式包括：卫生信息网络传播交流的一般模式和卫生学术信息的网络传播交流模式。

笔记

卫生信息传播交流手段是指卫生信息传播交流依附的媒介与载体,主要包括人体语言传播交流手段、印刷媒介传播交流手段、电子媒介传播交流手段(主要指广播和电视)与网络传播交流手段。

卫生信息传播交流障碍是指在卫生信息传播交流过程中,由于受卫生信息本身、传播交流双方、传播交流通道及传播交流环境等多种因素的共同作用而产生的阻碍卫生信息合理流动、导致卫生信息传播交流效果偏差的一切现象和行为;从整个卫生信息传播交流系统来看,卫生信息传播交流障碍主要来自于发送者、传播交流渠道、接收者及传播交流过程中所处的环境;医患信息传播交流障碍表现为:医患信息不对称障碍、医患语言障碍、医患间时间障碍与医患间的心理障碍,这些障碍可以通过普及医学知识、建立医患沟通制度与提高医生的沟通技巧等方面得到一定程度的疏通;网络环境下卫生信息传播交流出现了数字鸿沟、网络安全与信息污染等新情况,需要通过采取综合手段来共同防范和治理。

关键术语

1. 卫生信息传播交流(health information communication)
2. 传播者(communicator)
3. 媒介(medium)
4. 接收者(receiver)
5. 符号(sign)
6. 环境(environment)
7. 信息传播交流模式(model of information communication)
8. 控制研究(control studies)
9. 内容分析(content analysis)
10. 媒介分析(media analysis)
11. 受众分析(audience analysis)
12. 效果研究(effect studies)
13. 循证医学(evidence-based medicine)
14. 卫生信息传播交流手段(health information communication method)
15. 卫生信息传播交流障碍(health information communication barrier)
16. 数字鸿沟(digital divide)

讨论题

1. 结合实际,谈谈无形学院在科学创新中的作用。
2. 借助卫生信息传播交流的理论知识,讨论时下流行的大众健康信息传播过程中存在的主要问题。

笔记

3. 结合 2003 年的 SARS 事件，讨论如何构建突发性公共卫生事件的信息传播机制。

思考题

1. 卫生信息传播交流应遵循哪些基本原则？
2. 拉斯韦尔的"5W"模式中，"5W"是指什么？
3. 卫生信息人际传播交流具有哪些特点？
4. 简述网络信息传播交流的优点。
5. 分析医患信息传播交流过程中的主要障碍。

笔记

第七章

卫生信息分析与决策

通过本章的学习，你应该能够：

掌握 各种卫生信息分析方法和卫生决策方法。

熟悉 卫生信息分析的概念、步骤，决策的类型、步骤。

了解 卫生信息分析的特点，信息分析方法的体系结构及演变；决策支持系统的特征、分类及结构等方面内容。

章前案例

Doll 和 Hill 关于吸烟与肺癌关系的回顾性研究

Doll 和 Hill 于 1948 年至 1952 年间，用回顾性配对调查方法研究了吸烟与肺癌的关系，他们在伦敦的 20 家医院选了确诊肺癌的患者，在其他城市也选了一部分肺癌患者，选择胃癌、肠癌等患者及普通医院内的非癌症患者作为对照。对照者的年龄与患者在相同的年龄组内，性别、民族、职业、经济生活条件、社会阶层等都同患者一致或相似，一个患者配一个对照，即 1∶1 配对，不将病因可能相同的疾病作为对照。

为确定吸烟是否是肺癌的病因，拟定调查用表，调查表包括询问调查对象一生中是否吸过烟、开始吸烟的年龄、每日平均吸烟量、最大吸烟量、吸纸烟还是吸烟斗或吸雪茄或两者均吸、是否戒烟、戒烟的年龄等。

在进行调查询问，资料收集过程中，对病例组和对照组使用相同的调查表，调查的项目完全相同，由专人进行调查，调查对照时与病例一样力求详细准确，收集的资料用配对调查资料整理的方法进行统计分析，在资料分析之前或分组以后测定对比病例组和对照组的均衡性，进行分层测定，包括年龄、性别、职业、社会阶层、居住地区等，两组无显著差异，具有可比性。

分析结果：比较病例组与对照组发病比例或死亡比例，找出疾病与假设病因之间的关系，用统计学检验方法检验两组间有无统计学上的显著性差别。如无显著性差别，即肺癌与吸烟无关，若有显著性差别，可计算其相对危险性（RR）。计算吸烟因素存在时发生肺癌的危险性比不吸烟者增大多少倍，如果 RR 值大于 1，则认为吸烟者较不吸烟者患肺癌危险性大。RR 值愈大，代表吸烟患肺癌的危险性愈大。

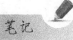

笔记

Doll 和 Hill 的调查结果表明,肺癌患者比对照者吸烟多,吸烟量大,开始吸烟年龄早,吸烟时间长。吸纸烟者发生肺癌的危险性比吸烟斗者更大。这些结果先后在伦敦和英国其他地区重复回顾调查,均得到一致性结果。

一切与信息有关的活动,如收集信息、存贮信息、组织信息、检索信息,其最终的目标是为了利用信息作出正确决策。信息分析是使信息得以利用的主要途径,决策则是信息分析的主要目的。

第一节　卫生信息分析概述

从章前案例中我们可以看出,虽然研究人员通过分析最后得出了令人信服的结论,但他们做的并无任何神秘、高深之处,只不过是对所要调查的信息进行有针对性的搜集和整理,并进行了一系列适当的统计分析,这一系列活动就是信息分析。

一、卫生信息分析的概念

(一)信息分析概述

1. 信息分析的概念　信息分析中的信息所涵盖的范围相当广泛,包括政治、经济、科技、地理、社会乃至军事等方面的信息,卫生信息也是其中的重要组成部分。信息分析中的分析则不仅仅是与"综合"相对应的一种揭示局部和个别的思维方法,更是一种方法体系,一种揭示复杂对象各组成部分的内在联系,研究和认识作为完整系统的整体。因此,我们可以把信息分析(information analysis)定义为一种以信息为研究对象,根据拟解决的特定问题的需要,收集与之有关的信息进行分析研究,旨在得出有助于解决问题的新信息的科学劳动过程。

2. 信息分析的主要内容　信息分析的内容主要是研究信息的挖掘和抽取,对信息进行分析、加工,提供信息咨询服务以及充分利用相应的信息系统,如竞争情报、决策支持系统、群体决策支持系统、计算机支持协同工作、在线分析处理系统等为决策服务。具体包括:①从混沌的信息中利用比较、判别、检索、相关分析等方法获取或提炼出有针对性的、有助于解决问题的信息;②通过聚类分析、内容分析等方法,从表层信息中发现隐藏信息,从离散信息中识别聚类信息;③利用预测方法从过去和现在的信息中推演出未来信息,使用统计、系统辨识、内容分析等方法从部分信息中推出总体信息,从不完整、不充分的局部信息中得出整体的状态;④利用模型方法、关联树法等揭示相关信息的结构和变化规律。

(二)卫生信息分析

1. 卫生信息分析的概念　卫生信息分析是信息分析的一个应用方向,是

笔记

在现代信息和数据库技术不断发展的条件下,将卫生信息与信息分析理论和技术融为一体,对涉及卫生领域的信息活动进行合理分析,从而有效地满足卫生信息管理需求的一门学科。它研究卫生领域实践活动中各个环节的过程及发展规律,是一门应用性及技术性很强的学科,因此可将卫生信息分析(health information analysis)理解为"对卫生、医疗、保健等领域中产生的信息活动的各种因素(包括信息、技术、人员、机构等)进行提炼、加工、鉴别和筛选,经分析研究得出有助于解决问题的新信息,为与卫生事业相关的活动提供决策服务的科学劳动过程"。

2. 卫生信息分析的特点 卫生信息分析是信息分析领域的一个特殊分支,它既关系到国家的经济建设,又具有很强的社会性,通过信息分析所作的决策可以直接应用于国家卫生事业发展的各个层面。正是由于卫生信息分析的这种特殊性,它在具有信息分析的特点的基础上,也具有其自身的特征。一般地,信息分析具有如下特点:

(1)针对性与灵活性:信息分析总是针对一定问题、围绕一定目标,为满足特定用户的特定需求而展开的。信息分析人员只有及时了解决策者正在或将要决策的目标,掌握国内外科学技术和经济发展的脉搏,才能使自己的工作具有较强的针对性。同时,信息分析又具有一定的灵活性,在选题时,可以根据社会需要进行多种选择,在一次选择中还可以按照课题的性质、重要性与紧迫性、信息的可获得性以及人员与设备条件等作出抉择。针对性是信息分析的重要特点,是其能否发挥作用,是否具有生命力的体现。

(2)系统性与综合性:信息分析工作通过系统的加工整理,使大量分散的信息集成化,使无序的信息有序化,从而构成了有序的信息系统。系统性还表现在信息分析所采用的方法和手段的系统性,以及信息分析流程和组织工作的系统性。信息分析工作者不仅要从纵、横两个方面进行资料搜集,还要从内、外两个角度进行影响因素的分析,在分析的基础上进行综合研究,才能对研究课题有全面的认识和把握,从而得出正确、合理的结论。现代科学技术之间的交叉融合、相互关联以及综合化的发展趋势,使得信息分析必然要综合和全面,从国家、地区、部门、学科等各方面实际情况出发,将经济合理性、技术先进性和社会进步发展综合统一考虑。

(3)智能性与创造性:从信息链的角度来看,信息分析是信息转化为知识和情报的中间纽带,信息分析的过程是发现知识和创造知识的过程,具有高度的智能性和创造性。信息分析人员应该具有较高的智能和知识水平、敏锐的观察力与准确的判断力,能运用智力劳动进行卓有成效的工作,因此信息分析是一项具有研究性质的智能活动,它对各种相关信息进行深度加工,是一种深层次和高层次的信息服务。同时,信息分析工作也具有鲜明的创造性,就具体的信息分析工作而言,分析人员经常会面对新问题、新事物、新情况,需要在全面收集相关信息的基础上,通过创造性的智力劳动产生信息分析产品以支持决策,得到的最终产品并不是原始信息的简单堆砌,而是分析人员智慧和技巧的结晶。

(4)预测性与近似性:信息分析是科学管理的一部分,要为决策提供依据,

笔记

而决策是建立在对未来情景预测的基础之上的。一项重大决策是否正确,不仅要从执行这项政策当时的社会与经济环境和条件来衡量,还要预见其对未来可能产生的影响。信息分析要支持决策,就必须对未来作出预测,预测性是信息分析工具的一个突出特点。受收集信息的数量与质量、分析人员自身的信息加工能力及学术水平等因素的影响,加之客观环境的不断变化,与实际情况相比,信息分析预测的结果往往会出现一定的偏差,只是一个近似值。因此,信息分析与预测的结果只能作为参考,并不能替代人的决策,更不能过分夸大信息分析工作的作用。

(5)科学性与特殊性:信息分析是一项科学性的工作,它建立在科学的理论与方法之上,具有科学的方法论、科学的工具、技术和工作流程。信息分析工作必须坚持在广泛深入的调查研究和掌握大量客观事实的基础上,分析研究对象及其相关因素的相互关系,进而提示研究对象的特征和规律,在此基础上为决策提供支持。信息分析工作处于自然科学与社会科学的接口,它并不具体研究某种自然现象或某一具体的自然物质,而是对社会各个领域的发展战略和决策问题进行研究。这就决定了信息分析研究方法的特殊性:①基本上不采用实验或试验的手段;②收集的资料比一般科学研究要广泛且系统,不仅要详细掌握课题所涉及的资料,还要掌握与课题相关的自然资源、地理环境、科学文化水平等方面的资料;③收集的对象不仅是文献,还应包括实物信息、口头信息等;④收集方式多样,除通过正规渠道获得文献和数据外,还可以通过访问、参观、发放调查表、讨论会等非正规交流渠道来收集信息。

(6)循环性与连续性:制作出信息产品并提交给用户,并不意味着信息分析工作的完结,还要定期对用户对信息产品的使用情况进行跟踪与交互,获得用户反馈意见,对产品进行更新和再评估,信息分析是一项循环往复、持续进行的工作。连续性的另一方面体现在信息分析要对事物进行长期跟踪,要在积累大量原始数据的基础上对事物的发展变化趋势进行分析,进一步作出预测。只有运用连续的、历史的观点观察和分析问题,才能在信息分析与预测工作中得出正确的结论。

卫生信息分析除了具有以上信息分析的特点之外,还具有如下特有的特征:

(1)应用性:根据卫生信息分析所得结果做出的决策,可能对社会及个人都产生影响,如传染病、流行病、多发病、公共卫生、食品药品安全等信息的采集、分析、监控和发布都会涉及千家万户,对提高卫生和医疗工作的水平具有指导意义。

(2)私密性:根据卫生信息分析进行决策会涉及个人、家庭、民族、地方甚至国家相关部门的其他信息与决策。对公民个人的诊疗等相关信息的分析还会牵扯到个人的隐私,在进行疫情控制、流行病学调查、司法鉴定、解决医疗纠纷等很多方面也需要对相关的卫生信息进行分析来佐证。可见,卫生信息分析结果和决策在一定程度上具有秘密性。

3. 卫生信息分析的功能与作用 从信息分析的工作流程看,卫生信息分析具有整理、评价、预测和反馈四大功能。

(1)整理功能:体现在对信息进行收集、组织,使之由无序变为有序。

(2)评价功能:体现在对信息价值进行评定,以达到去伪存真、去粗取精、辨新、权重、评价、荐优的目的。

（3）预测功能：体现在通过对已知信息内容的分析获取未知或未来信息，通过预测可以防患于未然，避免遇到新情况时措手不及，提高卫生信息分析工作的预见性和主动性，克服盲目性，为科学决策提供依据。

（4）反馈功能：体现在根据实际效果对评价和预测结论进行审议、修改和补充。

在我国，卫生信息分析的作用表现为以下几个方面：首先，卫生信息分析可用于政策制定和政府决策；其次，医药卫生企业可根据对市场和产品发展趋势进行信息分析的结果，进行正确的发展决策；第三，完备的信息可以让世界更好地了解我国国情，增加投资者的信心；第四，准确的信息可以直接服务于公众，提高公众预防疾病和维护健康的意识。

二、卫生信息分析的步骤

信息分析和其他科学研究一样，是人类认识世界和改造世界的活动，只不过信息分析是针对某一特定问题和需求对有关信息进行定向选择和科学抽象的一种研究活动，它可以分为选题、制订研究计划、收集信息、信息整理鉴别与分析、撰写分析报告五个步骤。这些步骤既相互独立又互相联系。

（一）选题

对于卫生管理专业人员而言，信息分析的课题主要是为了解决卫生保健服务实践中遇到的具体问题。选题是课题成败的关键，也是研究水平的标志。选题时要考虑到需要与可能、求实与创新、战略与战术、长远与当前等诸多关系，做到审时度势、扬长避短、讲究效益。选题一般要经过提出课题、分析课题、初步调查和撰写开题报告等步骤。

（二）制订研究计划

信息分析是一项研究型活动，和其他科研活动一样，也要有详细的研究计划。计划的内容要阐述课题目的、制定调查大纲、选定研究方法、预计成果形式、明确人员分工和完成时间与实施步骤、制定课题计划表。

（三）收集信息

信息分析所要收集的信息可以分为文献信息和非文献信息两种。文献信息根据载体的不同，可分为印刷型、缩微型、机读型、声像型、网络型等；根据编辑出版形式不同，可以分为图书、期刊、报纸、研究报告、会议文献、专利文献、标准文献、政府出版物等。非文献信息包括实物信息、口头信息。对非文献信息主要通过社会调查法获取。

（四）信息整理、鉴别与分析

信息整理的过程就是信息组织的过程，使信息从无序变为有序，成为方便利用的形式；信息整理一般包括形式整理与内容整理两个方面。形式整理基本上不涉及信息的具体内容，而是根据数据的某一外在特征，进行分门别类的整理，是一种粗线条的信息初级组织，如按承载信息的载体分类整理、按使用方向分类整理、按内容线索分类整理等。内容整理主要指对信息资料的分类、数据的汇总、观点的归纳和总结等,分别称之为分类整理、数据整理和观点整理。

鉴别的过程就是剔除质量低劣、内容不可靠、偏离主题或者重复的资料,也是区别重要信息与次要信息的过程,以便在选用信息资料时做到心中有数。鉴别时需考虑信息的可靠性、新颖性、全面性和适用性等指标。

分析的过程是对整理、鉴别之后的信息进行系统分析,通过定性或定量的方法,提出观点、得出结论,形成新的增值信息产品。分析是整个信息分析流程中最重要的一环,是一项综合性很强的思维活动,需要运用多种方法、手段将获得的经整理鉴别后的信息进行定性或定量分析,得出结论。信息分析的智能性和创造性的特点正是通过该阶段才充分体现出来。

（五）撰写分析报告

任何研究成果,最终总是要用文字记录下来,一方面便于得到社会的认可,另一方面可以使其进入科学交流系统,发挥更大的社会作用。因此,编写研究报告是信息分析工作的最后一道工序,也是很重要的一个工作环节。除了报告题目,研究报告还应包括如下几方面内容:

1. 绪言　阐明课题的基本情况,包括课题目前的研究水平和发展概况,可能遇到的困难和各种限制条件,本课题与其他问题的关系等。绪言还应当交代选题目的,说明对原始信息选择和收集的原则与依据以及收集的时间、地理范围等。

2. 正文　是研究报告的核心部分。主要是作为论证或预测所依据的事实和数据,论证或预测所采用的方法以及详细的推演、论证及预测过程。

3. 结论　结论部分一般是对报告中最重要和最新颖的数据和事实进行分析研究,将研究结果用简洁明了的文字表达出来。

4. 附录　把一些经常引用的图、表、数据以及技术经济指数等重要资料作为附录,统一集中放在结论或者建议部分的后面。

5. 参考文献　研究报告的最后要列出撰写这篇报告时所参考的文献目录,目的是为别人进行类似课题研究提供线索,同时也提高用户对于研究报告的信赖程度。

第二节　卫生信息分析方法

一、信息分析方法体系简介

（一）信息分析方法的体系结构

信息分析方法的来源是多方面的,为了能系统、全面地认识和掌握各种分析方法,许多学者对信息分析的方法体系进行了研究,这些方法体系为建立新体系提供了基础,其中有代表性的有:

1. 层次性的方法体系　王秀梅根据方法论的三个层次,以哲学为基础,将方法体系分为定性方法、定量方法、定性与定量相结合的方法三个部分,每部分再具体分为多种方法(图 7-1)。这种划分结果清晰,对方法的类型把握准确,但对每类方法的适用范围没有明确,信息分析的功能难以体现。

笔记

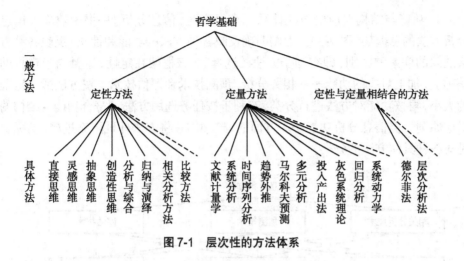

图 7-1　层次性的方法体系

2. 流程与方法集成的方法体系　上述方法体系未涉及信息分析的流程,在一定程度上割裂了方法与应用的联系。罗贤春提出了一种优化的方法体系,将流程和方法综合考虑,思路比较新颖(图 7-2)。该方法体系分为流程功能块、方法应用块和方法块。其中流程功能块是信息分析工作的流程,包括从需求分析到效益分析的全过程,分析工作的每一步都对应于集成的方法块;方法块是定性、定量、半定量等具体方法的集合;方法应用块是流程功能块与方法块相互作用、集成的模块,它可将框架内各元素有效集成为有序的体系结构,是信息分析的具体方法与实践的结合点。但是该体系对分析人员的要求较高,要求分析人员熟练掌握各种方法的原理与操作,还要求明白分析流程中所有环节的工作重点和程序,限制了这一体系的应用。

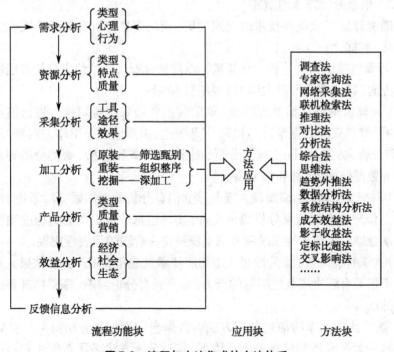

图 7-2　流程与方法集成的方法体系

3. 功能与结构对应的方法体系 卢泰宏在《信息分析》一书中建立了信息分析方法的总框架（图 7-3），"力图明确反映各种方法的功能和性质，反映各种方法之间的联系和区别，即有助于方法的选择"。该框架在定性、定量与半定量的基础上，加上对应的功能——相关分析、预测技术和评估技术。按方法适用范围的大小，再按功能对方法进行分类，有利于按任务选用方法，"符合功能－结构的对应原则"，但信息分析功能是多方面的，这种体系将方法外延限制过严，实际上是对各种具体方法的分类。

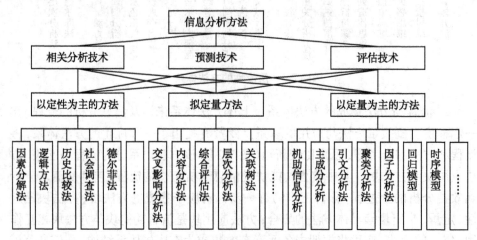

图 7-3 功能与结构对应的方法体系

可以看出，以上方法体系各有其优点，也有不足之处，但他们都认为信息分析方法分为定性分析法、定量分析法及定性和定量相结合的分析法。

（二）信息分析方法的演变

伴随着计算机软硬件技术的飞速发展，现代信息分析方法和手段也愈加趋于自动化、智能化。

1. 计算机辅助信息分析 计算机辅助信息分析代表了信息分析发展的重点和未来方向，其实现及发展大体可分为三个阶段：

（1）计算机辅助数据处理阶段：该阶段主要是采用通用软件进行信息分析工作，由计算机完成数据统计、计算、图形表达、结果输出等工作，支持时序列分析、回归分析、方差分析、主成分分析、因素分析、差别分析、聚类分析等常用定量方法的数据处理、计算和结果表达。

（2）系统支持阶段：该阶段主要是建立信息分析的专用数据库系统，从工作基础和工作环境上对信息分析提供支持，实现信息分析工作更高程度和更大范围的自动处理。决策支持系统和专家系统是这一阶段的代表性成果。

（3）人工智能阶段：该阶段是人工智能技术发展和应用的必然结果。要求信息分析不仅具有解决规范性问题的能力，而且具有分析判断、多路推理和处理模糊问题的能力。

2. 基于数据仓库的信息分析方法 数据仓库为信息分析提供了良好的平台。在基于数据仓库的信息分析环境下，信息分析方法必须有创新和提高才能

笔记

更好地利用数据仓库,提高分析效果。基于数据仓库的信息分析主要有验证型分析工具和发掘型分析工具两种。前者由信息分析人员首先提出假设,然后利用分析工具通过反复地、递归地检索查询以验证或否定自己的假设的一种分析方法,其典型代表是联机分析处理(OLAP);后者主要建立在各种信息源的基础之上,重在发现隐藏在海量原始数据深层的有用的模式,预测趋势和行为,其典型代表是数据挖掘。

3. 基于数据挖掘和知识发现的信息分析方法　随着数据挖掘、知识发现等技术的发展,信息分析逐渐担负起从海量原始数据中挖掘出决策所需的深层次信息,转化成知识并有效地加以运用的任务。它们是集数据库和数据仓库技术、人工智能、机器学习、神经网络、统计学、模式识别、知识库系统、知识获取、信息提取、高性能计算和数据可视化等于一体的交叉研究领域。

4. 其他方法　计算机技术的发展使得系统建模和仿真成为可能。中国国防科技信息中心的研究人员们基于先进的建模仿真理论、可视化手段和先进的软件设计思想,进行信息分析手段的现代化建设,创建了适合信息分析的分布式、跨平台、可交互、可视化的局域网虚拟视景仿真系统,提供了先进的信息分析环境与平台,提高了分析的科学程度,并将抽象的结果以形象的方式体现出来。查先进等将系统动力学方法引入到复杂的网络信息资源共享分析领域,通过构建系统动力学模型和对模型变量的动态模拟来判断系统的变动趋势。另外,模糊信息分析决策支持系统等也得到了广泛的应用。

二、信息分析方法

(一)信息计量学方法

信息计量学(informetrics)是一门采用定量方法来描述和研究情报(信息)的现象、过程和规律的学科,是情报学关于定量分析的分支学科,它是由数学、统计学、运筹学等与情报学紧密结合而成的,具有交叉学科的性质。信息计量方法中最经典的当属洛特卡定律、布拉德福定律、齐普夫定律3大定律。

1. 洛特卡定律(Lotka's law)　是描述文献著者分布理论中影响最大的定律,它揭示科学生产率以及作者与论文数量之间的关系。利用洛特卡定律,在信息分析与预测方面,可以预测发表不同数目论文的著者的数量和特定学科的文献数量,便于搜集信息、掌握信息流的变动规律、预测科学家数量的增长,从而进行文献情报的科学管理以及情报学理论研究等;在科学学和人才学方面,通过对科学论文著者结构、著述特征的统计和计量分析,可以了解科学活动的特点,掌握科学发展的规律,合理地组织科研团队,为整个科学学和人才学的研究提供新的途径和手段。

1926 年,洛特卡在其"科学生产率的频率分布"一文中提出"科学生产率"的概念,即科研人员在科学上所表现出的能力和工作效率,通常用其发表的科学文献的数量来衡量。在该文中,洛特卡论述了化学与物理学领域中作者频率与论文数量的分布规律,提出了描述这两者关系的一般公式,同时还阐述了科学生产率的平方反比律,他的研究成果被称为洛特卡定律。其数学表达式为:

笔记

$$f(x)=C/x^2 \qquad (7-1)$$

式中，x 表示论文篇数；f(x)表示发表 x 篇论文的著者占著者总数的百分比；C 为某主题领域的特征常数。通过级数求和可以得出 $C=6/\pi^2=0.6079=60.79\%$，即写一篇论文的著者占全部著者总体比例的 60% 左右。

由于 C 在数值上等于 f(1)，故式 7-1 可变为：

$$f(x)=f(1)/x^2 \qquad (7-2)$$

式中 f(x)为发表 x 篇论文的著者数量。该式在实际中更常用和方便。

但是，后人在研究过程中发现，式 7-1 并不能原封不动地照搬到其他学科。1986 年，帕欧对该公式进行修正，提出广义洛特卡定律，公式为：

$$f(x)=C/x^\alpha \ (1.2<\alpha<3.8) \qquad (7-3)$$

与式 7-1 相比，式 7-3 的适用范围更加广泛。

2. 布拉德福定律（Bradford's law） 是定量描述学科专业论文在相关期刊中集中 – 分散状况的规律。布拉德福定律可用于确定核心期刊，指导读者利用重点文献；指导期刊订购，进行动态馆藏维护；在文献检索时考查检索工具的完整性等。

布拉德福定律是由英国著名文献学家 B. C. 布拉德福于 20 世纪 30 年代率先提出的描述文献分散规律的经验定律。其文字描述为：每种科技期刊都隶属于某一学科分类，如果将科技期刊按其刊载某学科专业论文的数量多少，以递减顺序排列，那么可以把期刊分为专门面对这个学科的核心区、相关区和非相关区，各个区的文章数量相等，此时核心区、相关区、非相关区的期刊数量 n_1、n_2、n_3 之间存在如下关系：

$$n_1 : n_2 : n_3 = 1 : \alpha : \alpha^2 \ (\alpha>1) \qquad (7-4)$$

式中 α 为布拉德福常数。

自从布拉德福定律产生以来，许多学者对其进行了研究和修正。如布拉德福定律的维克力修正、高夫曼的最小核心与最大划分、莱姆库勒公式、布鲁克斯公式等，这些学者的深入研究，使布拉德福定律从理论上、数学描述上和应用上不断得以完善。

3. 齐普夫定律（Zipf's law） 是揭示文献的词频分布规律的基本定律。它对于提示书目信息特征、设计情报系统、制定标引原则、进行词汇控制等具有理论指导意义；在科学评价和科技管理领域，通过主题词或关键词的计量分析，可以了解某一学科或专业领域的发展阶段和发展动向。

齐普夫定律由美国学者 G. K. 齐普夫于 20 世纪 40 年代提出，它可以表述为：如果把一篇较长文章（约 5000 字以上）中每个词出现的频次统计起来，按照高频词在前、低频词在后的递减顺序排列，并用自然数给这些词编上等级序号，即频次最高的词等级为 1，频次次之的等级为 2……频次最小的词等级为 D，那么等级值和频次值的乘积是一个常数。若用 f 表示频次，r 表示序号，则有

$$f \times r = C \qquad (7-5)$$

式中 C 为与样本有关的常数。

在齐普夫之后，许多学者对齐普夫定律进行了修正，如美国语言学家朱斯提出的双参数等级分布率、法国数学家芒代尔布罗提出的词的三参数频率分布规律以及布思的低频词分布规律等。

4. 引文分析法（citation analysis）　除了三大经典定律之外，引文分析法也是信息计量学中非常常用的方法。所谓引文分析法是指利用各种数学及统计学方法和比较、归纳、抽象、概括等逻辑方法，对文献的引用与被引用现象进行分析，以便揭示它们所蕴涵着的研究对象具有的规律的一种信息计量学方法。

引文分析法的应用非常广泛，可用于：①测定学科的影响和重要性；②研究学科结构；③研究学科情报源分布；④确定核心期刊；⑤研究科学交流和情报传递规律；⑥研究文献老化和情报利用规律；⑦研究情报用户的需求特点；⑧进行科学水平和人才评价。

使用引文分析法进行研究时，一般包括如下步骤：

（1）选取统计对象：根据所要研究学科的具体情况，选择该学科中有代表性的权威期刊若干，确定一定时间范围内的相关论文作为统计对象。

（2）统计引文数据：从选取的相关论文中，分项统计每篇论文所附引文的数量、出版年代、发表期刊、语种、类型、引文作者、论文作者和自引量等。在进行引文数据统计时，必须注意选准统计对象。

（3）引文分析：在获取的引文数据基础上，根据研究目的，对引文的各种指标进行分析。

（4）得出结论：根据引文分析原理和其他一般原则进行判断和预测，得出分析结论。

在引文分析的四步当中，最关键的是统计引文数据，因为无论何种类型的引文分析，都必须以统计得到的引文数据为基础。目前，最常用的可供进行引文分析的工具主要是美国的 Web of Science 数据库、期刊引证报告（JCR）等。

知识拓展

网络计量学

1997 年，阿曼德首次提出了"网络计量学"（webmetrics 或 cybermetrics）的概念。他认为，网络计量学包括了所有使用情报计量和其他计量方法对网络通信有关问题的研究。"情报计量方法所使用的手段完全可以应用到互联网上，只不过是将互联网看作引文网络，传统的引文由 Web 页面所取代"。将传统文献计量方法使用在 Web 分析上，通常可统计诸如语言、单词、词汇、频次、作者特征、作者合作的能力和程度，还有对作者的引文分析，学科或数据库增长的测量，新概念、新定义的增长、信息的测量、信息措施的形式与特征。

1. 网络计量学研究的内容　作为全球信息网络，互联网提供站点、主页、电子邮件、新闻讨论组等媒介和内容，都将成为网络计量学的主要研究对象。它适用于网络文献检索研究、文献著者研究、引文分析、站点评价、搜索引擎研究、信息资源建设以及网络信息优化处理等，归纳起来，网络计量学的研究内容主要涉及三个层次：

（1）网络信息的直接计量：人们不断发展的对情报需求的心理特点要求对网上各种信息进行直接准确的检索。

（2）网络文献、文献信息及相关特征信息的计量：网络计量学虽然包括了许多的计量内容，但其理论是在文献计量学的基础上发展起来的，因此网络文献既保留了传统文献的特征，又具有其独特的新概念、新指标和新规律，例如①对作者分布规律的研究；②对文献分散规律的研究；③对文献增长规律的研究；④对文献老化规律的研究；⑤对文献引文分析的研究。诸如此类对这些规律的理论解释和数学模型的研究。

（3）网络结构单元（站点）的信息计量：网站作为网络时代的"知识地图"成为网络计量学家所关注的问题，不仅网络文献保持着聚类关系，网站之间也有着独特的引用关系。网络文献之间不仅是参考文献的标注方式，更多的是使用了超链接的方式；不仅是参考文献的条目，有可能是通过点击得到引用文献的全文。网络计量学研究的正是万维网（引文网）中的 Web 网页（引文）之间的引用关系，同被引与引文耦合仍然可以用于揭示站点之间的相关性。而网络的动态性、高时效性也可成为我们研究的更有效的计量指标。

2. 网络计量学研究的方法　网络计量学是网络技术、信息技术和文献计量学的有机结合，随着互联网的迅猛发展，对网络计量学的研究大致可分为四种类型：

（1）运用统计方法对数据进行统计分析：网络计量学使用概率论与统计学对网络中的数据进行科学分析，得出网络本身所适用的数学模型，从而揭示网络文献及信息资源的新规律。通过网站和服务器的数量、网络用户特征以及网络发展的增长率指标进行统计分析。

（2）运用图论的方法对数据进行可视化研究：就是运用网络绘图和信息技术来研究网页超链接的拓扑结构，直观反映网页间的链接关系。人们将图论方法和传统及新的研究方法综合应用，并扩充和确认了这种方法的研究和应用。

（3）运用提示数据聚簇和分散的工具进行数据挖掘研究：与统计方法相比，数据挖掘可用于对一个站点上的各种特征进行深度研究，包括站点的交通测度以及各个国家的 IP 地址的分配。数据挖掘在文献和引文数据库中所应用的方法之一——聚类分析技术，在网络环境下也同样适用。

（4）运用解释和模拟网络结构和增长理论工具进行模拟研究：这种方法就是通过构建网络结构的模型来研究网络，诸如网络的相互链接及拓扑结构。主要用于研究各个国家的域的等级——频次分布、网页之间和网页内部、外部的超链接。

笔记

（二）聚类分析方法

1. 聚类分析的定义　聚类分析（cluster analysis）是将一组物理的或抽象的对象，根据它们之间的相似程度，分为若干组，使得同一个组内的数据对象具有较高的相似度，而不同组中的数据对象是不相似的。

聚类分析与分类不同。对于分类问题，事先了解训练样本的分类属性，将数据对象分到不同的已知类中，如在人口统计中将每个调查对象分类到老年组、中年组等；而聚类分析，则是在划分的分类体系未知的情况下，将数据对象分成不同类，需在训练样本中找到这个分类属性。

例如，对于一批新入学的大学生，可以根据他们入学时的考试科目成绩进行聚类。每一个学生就是一个聚类的对象，他们各科的成绩称作对象的属性。这种数据组成一个对象－属性结构的数据矩阵（data matrix），它是由 n 个对象（学生）组成，利用 p 个属性（成绩）来进行 n 个对象的描述，数据矩阵采用形式为 n×p 矩阵来表示，如图 7-4 所示。

$$\begin{bmatrix} x_{11} & \cdots & x_{1f} & \cdots & x_{1p} \\ \cdots & \cdots & \cdots & \cdots & \cdots \\ x_{i1} & \cdots & x_{if} & \cdots & x_{ip} \\ \cdots & \cdots & \cdots & \cdots & \cdots \\ x_{n1} & \cdots & x_{nf} & \cdots & x_{np} \end{bmatrix}$$

图 7-4　数据矩阵

在卫生信息分析中，可以遇到很多种表示属性的变量：区间标度度量是一个粗略线性标度的连续度量，比如重量、高度、温度等；二元变量只有两个状态，取 0 或 1 值，其中 0 代表（变量所表示的）状态不存在，而 1 则代表相应的状态存在；标称型变量是二元变量的一个扩展，可以对两个以上的状态进行描述等。本部分内容重点在于说明聚类分析的原理，故仅以连续型数据作为样本。其他类型数据的聚类分析参见相关专业书籍。

2. 聚类分析的基本步骤

（1）计算对象间的相似性：聚类分析所依据的基本指标就是聚类对象的相似性，而相似性的描述是基于数据描述属性的取值来确定的。通常就是利用（各对象间）距离来进行表示的。常用的距离度量公式有欧几里得（euclidean）距离公式。

欧几里得距离：

$$d(i, j) = \sqrt{|x_{i1} - x_{j1}|^2 + |x_{i2} - x_{j2}|^2 + \cdots + |x_{ip} - x_{jp}|^2} \tag{7-6}$$

其中 $i = (x_{i1}, x_{i2}, \cdots, x_{ip})$ 和 $j = (x_{j1}, x_{j2}, \cdots, x_{jp})$ 是两个 p 维的数据对象。

上述的数据矩阵经过计算对象间的欧几里得距离之后，得到对象间的相似矩阵（图 7-5）。

矩阵中，d（i，j）是对象 i 和对象 j 之间的相似性的量化表示（欧几里得距离的数值），通常为一个非负数，d（i，j）=d（j，i），d（i，i）=0。对象 i 和对象 j 越相似或彼此越"接近"时，该数值 d（i，j）接近 0；对象 i 和对象 j 差异越大，该数值 d（i，j）越大。

$$\begin{bmatrix} 0 & & & \\ d(2,1) & 0 & & \\ d(3,1) & d(3,2) & 0 & \\ \vdots & \vdots & \vdots & \\ d(n,1) & d(n,2) & \cdots & 0 \end{bmatrix}$$

图 7-5　相似矩阵

值得注意的是，数据矩阵的行和列分别代表不同实体，有时也称为二模矩阵，而相似矩阵的行与列代表相同实体，有时也称为单模矩阵。许多聚类算法以相似矩阵为基础。如果数据是以数据矩阵形式给出，则往往需用距离公式计算，

笔记

将数据矩阵转换为相似矩阵。在运用聚类分析软件进行聚类分析的时候,要分清软件需要输入的是哪一种类型的矩阵。

(2)将聚类对象分到各个类别:聚类分析的方法很多,这里我们介绍常用的层次聚类方法。

层次聚类方法(hierarchical cluster method)就是通过分解所给定的数据对象集来创建一个层次,直到满足某种条件为止。依层次分解形成的方式,可以将层次方法分为自底向上和自顶向下两种类型。自底向上的层次方法也叫凝聚的方法,从每个对象均作为一个单独的组开始,逐步将这些(对象)组进行合并,直到组合并在层次顶端或满足终止条件为止;自顶向下层次方法也叫分裂的方法,从所有对象均属于一个组开始,每一次循环将其组分解为更小的组,直到每个对象构成一组或满足终止条件为止。

在聚类的过程中,随着单个的对象组合成为一个类别,需要重新计算其他聚类对象与新生成的类之间的距离,四个广泛使用的计算聚类间距离的度量方法如下:

$$最小距离:d_{min}(C_i, C_j) = \min_{p \in C_i, p' \in C_j} |p - p'| \tag{7-7}$$

$$最大距离:d_{max}(C_i, C_j) = \max_{p \in C_i, p' \in C_j} |p - p'| \tag{7-8}$$

$$平均值的距离:d_{mean}(C_i, C_j) = |m_i - m_j| \tag{7-9}$$

$$平均距离:d_{avg}(C_i, C_j) = \frac{1}{n_i n_j} \sum_{p \in C_i} \sum_{p' \in C_j} |p - p'| \tag{7-10}$$

其中 $|p-p'|$ 为两个数据对象或点 p 和 p' 之间的距离,m_i 是聚类 C_i 的平均值,n_i 是聚类 C_i 中的对象个数。

案例 7-1

帕金森病研究热点的聚类分析

为全面分析掌握帕金森病研究的进展,有研究人员运用文献计量学和聚类分析的方法,对有关帕金森病的相关文献进行了分析。

在 PubMed 数据库中,用"Parkinson Disease[majr]"为检索策略检索 2008～2010 年间发表的相关英文论文,共计 5427 篇。下载文献记录后,利用共词矩阵挖掘工具——书目共现分析系统(bibliographic item co-occurrence matrix builder, BICOMB)抽取其中的主题词/副主题词并统计其出现频次,截取出现频次高于 77 次的主题词/副主题词 29 个,并生成主题词/副主题词——文献矩阵,将该矩阵输入到聚类分析软件 gCLUTO 中进行双聚类分析。

对高频主题词的共现双聚类后得到可视化矩阵,如图 7-6 所示。其中行表示高频主题词,列表示相关文献,矩阵中的颜色代表原始数据矩阵中的数值。白色代表接近零值,逐渐加深的黑色代表较大的数值。从图中可见 29 个高频主题词被分成 4 类,图中右侧列出了具体的主题词,左侧显示的是这些主题词聚类树状图;类似地,图的上部树状图则是相关文献根据它们拥有相同主题词的情况进行聚类后得到的结果。

笔记

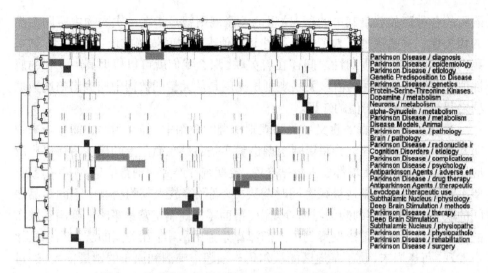

图7-6 帕金森病相关文献高频主题词共现聚类分析结果

通过聚类分析得到帕金森病研究的四大热点领域为：

（1）用左旋多巴等抗帕金森病药物治疗帕金森病的问题。

（2）帕金森病的遗传流行病学研究。

（3）大脑深部刺激治疗帕金森病的利弊。

（4）帕金森病中多巴胺能神经元病理改变过程。

（三）关联规则挖掘方法

> **知识链接**
>
> #### 鱼油对雷诺病的治疗作用及镁与偏头痛关系的发现
>
> 雷诺病是一种病因和治疗方法均未知的血液循环紊乱疾病。1986年，美国芝加哥大学的情报学教授 Don. R. Swanson 在研究相关文献时发现，有的文献记载了部分雷诺病患者血液中有些异常（如血液黏度偏高），又有一些文献记载了食用鱼油能纠正这些异常（如它可降低血液黏度）。Swanson 将34篇论述血液变化可导致雷诺病的生物医学文献分为一组（A），而将25篇论述食用鱼油可引起血液某种变化的生物医学文献分为另一组（C），通过雷诺病主题词（B）将两组文献联系在一起。在此基础上，Swanson 提出科学假设："食用鱼油会对雷诺病患者有益。"当时，这一假设并未以任何形式公开发表过，学术界尚未发现食用鱼油与雷诺病之间的联系。两年后，这个科学假设被临床实验所证实。后来，Swanson 通过文献研究又发现了偏头痛与镁的11条被忽略掉的联系。他在1998年发表的文章中提出了"镁的缺乏可能引起偏头痛"的假设，后来也被临床实验和脑中镁含量的检测报告所证实。

1. 关联规则及关联规则挖掘的定义　关联规则（association rule）是指在同一个事件中出现的不同项的相关性，如顾客在商场购物可以看作是一个事件，所购买的各种商品就是其中的项,这里的关联规则就是指在一次购物中所购商品的相关性。关联规则反映了一个事件和其他事件之间依赖或依存的关系,如果我们确定两项或多项属性之间存在着关联,那么我们就可以根据其中一项的属性值来预测其他属性的值。关联规则挖掘就是从大量的数据中挖掘出描述数据项之间相互联系有价值的知识。

2. 关联规则挖掘的意义　关联规则挖掘的介绍中,经常用购物篮分析来说明其基本概念和过程。关联规则挖掘也确实是通过在商业上的成功后得以广泛应用的。一般超级市场都建立数据仓库,定期统计产品的销售信息,一些商家希望了解哪些商品频繁地被顾客同时购买,发现顾客放入其购物篮中不同商品之间的联系,得出顾客的购买习惯等知识,帮助零售商制定营销策略。啤酒和尿布的例子就是关联规则挖掘案例中人们津津乐道的故事:在美国的沃尔玛连锁超市发现,每逢周末,位于某地区的沃尔玛连锁超市啤酒和尿布的销量很大,通过数据挖掘发现了小孩尿布和啤酒之间有着内在联系,一些年轻的父亲下班后经常去超市买婴儿尿布,在购买尿布的年轻父亲中,有 30%～40% 的人同时要买一些啤酒。超市随后调整了货架的摆放,把尿布和啤酒放在一起,明显增加了销售量。因此,关联分析在销售配货、商店商品的陈列设计、超市购物路线设计、产品定价和促销等方面得到广泛的应用。

随着收集和存储,在数据库中的数据规模越来越大,人们对从这些数据中挖掘相应的关联知识的兴趣越来越广泛。在生物医学领域,很多中医药学者利用关联规则挖掘中药方剂的配伍规则,如四君子汤类方药物配伍规律、急性冠脉综合征遣药组方规律、肝脾不调证中药配伍规律、明清脾胃湿热方用药关联规则等。临床上,也有应用关联规则对医学图像进行智能分类,挖掘脑部医学图像中的关联规则,构建图像数据挖掘的模型。基础研究中,有学者应用关联规则挖掘分析基因表达数据,如构建人小脑发育的基因表达关联网络,也有挖掘基于功能模块组织癌细胞系基因表达谱的关联规则。对于卫生信息分析,可以从大量医疗门诊以及传染病报告的记录中发现有意义的关联关系,可以有助于医疗诊断和治疗决策,提高医疗服务质量并降低医疗服务费用。

3. 关联规则的表现类型　关联规则是一种形如 X ⇒ Y 的规则,其中 X 和 Y 是项目的集合。它说明如果 X 在数据库中发生,那么 Y 也会以一定的概率发生。根据不同的标准,关联规则有多种类型:

(1)根据规则中所处理的值类型:如果规则考虑的关联是项的在与不在,则它是布尔关联规则(boolean association rule);如果规则描述的是量化的项或属性之间的关联,则它是量化关联规则(quantitative association rule)。如性别 ="女"⇒职业 ="秘书",是布尔关联规则;性别 ="女"⇒ avg(收入)=2300,涉及的收入是数值类型,所以是一个量化关联规则。

(2)根据规则中涉及的数据维:如果关联规则中的项或属性每个只涉及一个维,则它是单维关联规则(single dimensional association rule)。如啤酒⇒尿布,这条规则只涉及用户购买的物品;如果规则涉及两个或多个维,则它是多维关联规则(multi-dimensional association rule)。例如,性别 ="女"⇒职业 ="秘书",这条规

笔记

则就涉及两个字段的信息，是两个维上的一条关联规则。

（3）根据规则集所涉及的抽象层：有些挖掘关联规则的方法可以在不同的抽象层发现规则。若规则涉及不同抽象层的项或属性，规则内容描述由于涉及多个不同抽象层次概念，则称所挖掘的规则为多层关联规则（multilevel association rule）。反之，如果在给定的规则集中，规则不涉及不同抽象层的项或属性，仅涉及单一层次的概念，那这样的关联规则就称为单层次关联规则（single-level association rule）。例如，IBM 台式机⇒Sony 打印机，是一个细节数据上的单层关联规则；台式机⇒Sony 打印机，是一个较高层次和细节层次之间的多层关联规则。

4. 关联规则挖掘的基本过程

（1）找出所有频繁项集：根据定义，这些项集出现的频繁性至少和预定义的最小支持计数一样。

（2）由频繁项集产生强关联规则：对于给定的一个事务集 D，挖掘关联规则就是支持度和可信度分别大于用户给定的最小支持度和最小可信度的强关联规则。

这里涉及评价关联规则的两个重要指标：支持度和可信度。

支持度：$P(A \cup B)$，即 A 和 B 这两个项集在事务集 D 中同时出现的概率。用来描述一个规则的重要性。

可信度：$P(B|A)$，即在出现项集 A 的事务集 D 中，项集 B 也同时出现的概率。用来描述规则发生的可能性。

设置支持度和可信度的意义在于支持度很低的规则可能只是偶尔出现，支持度通常用来删去那些令人不感兴趣的规则，而可信度则是用来筛选出通过规则进行推理的可靠性。一般我们用 0 和 100% 之间的值表示支持度和可信度。

关联规则挖掘算法中最重要的部分是发现频繁项集，该过程受到用户给定的最小支持度的影响。同时满足最小支持度阈值（min-sup）和最小可信度阈值（min-conf）的关联规则称作强关联规则。

案例 7-2

基于关联规则的某县农村居民疾病风险研究

为了探讨关联规则在医疗保险管理领域的应用，同时帮助管理者了解当地居民疾病风险规律与特点，为确定当地人群的主要健康问题和主动防控疾病风险提供科学依据，研究人员利用关联规则挖掘方法对新型农村合作医疗补偿数据库中项集间的关联性进行了分析。

研究资料来源于某县合作医疗补偿数据库，是该县累积 2 年、共包含 3196 条住院报销记录的补偿主题数据库，其中包含患者基本信息、疾病类型、医疗服务提供机构、医疗费用等相关变量，对该数据库进行数据清理的基础上，采用 SPSS Clementine 12.0 进行农村居民疾病风险规则的数据挖掘研究。

疾病类型关联规则分析结果：表 7-1 中列出了依照支持度排序的主要病种强关联规则。本次规则提取的最小支持度为 0，最小可信度为 25%。

表7-1 农民病种关联规则

规则序号	规则后件 Consequent	规则前件 Antecedent	支持度 Support(%)	可信度 Confidence(%)
1	性别="女"	疾病编码=正常分娩	17.65	100.0
2	疾病分类="妊娠、分娩、梗阻性分娩"	21<年龄<36和性别="女"	28.32	85.3
3	疾病分类=循环系统疾病	年龄≥65岁	14.74	26.75
4	性别="男"	疾病编码=脑血管病	6.54	53.59
5	性别="男"	疾病编码=骨折	6.32	73.76
6	性别="男"	疾病编码=阑尾疾病	6.1	55.38
7	疾病分类=消化系统疾病	5岁≤年龄<15岁	4.44	25.35
8	疾病分类=消化系统疾病	年龄≤5岁	1.13	30.56
9	疾病分类=呼吸系统疾病	年龄≤5岁	1.13	25.0

规则1和规则2表明：从频率上看，21~36岁育龄期妇女因"妊娠、分娩"住院报销是新农合补偿中的主要内容之一。

规则3与规则4表明：65岁以上老年人循环系统疾病是该县新农合面临的又一主要风险因素，尤其需要关注男性人口脑血管病的预防。

规则5和规则6表明：病种="骨折"⇒性别="男性"的支持度是6.32%，可信度为73.76%，反映男性骨折患者占新农合报销的6.32%，在所有骨折住院患者中，73.75%为男性。男性阑尾疾病的支持度为6.1%，可信度为53.59%。提示重点关注男性骨折和阑尾疾病的风险因素控制。

规则7~9提示：5~15岁的儿童、青少年，需要注意消化系统疾病的预防，5岁以下的儿童注意消化和呼吸系统疾病预防。

疾病费用关联规则分析结果：对疾病费用支出平均分为低、中、高三组。将住院患者的性别、年龄、疾病类型和住院机构作为输入条件，研究医疗费用的关联规则。本次规则提取的最小支持度设为5%，最小可信度为50%，满足最小支持度和最小可信度条件的"强规则"共产生21条。经过专业判断和选择，列出8条对新农合管理决策有一定参考意义的规则（表7-2）。

表7-2 农民疾病费用级别的关联规则

规则序号	规则后件 Consequent	规则前件 Antecedent	支持度 Support(%)	可信度 Confidence(%)
1	费用级别=低	性别="女"和年龄<34和ZYJG=2.0和疾病分类=O	12.48	73.43
2	费用级别=中	性别="男"和ZYJG=2.0和疾病分类=M	5.23	53.89
3	费用级别=高	ZYJG=1.0和疾病分类=M	7.32	50.0
4		ZYJG=4.0	7.26	87.07
5		ZYJG=3.0	15.33	69.18
6		性别=1.0和ZYJG=3.0	7.73	70.85
7		性别=0.0和ZYJG=3.0	7.6	67.49
8		ZYJG=2.0和疾病分类=T	6.95	50.9

注：表中ZYJG表示住院机构（1=乡镇卫生院，2=县级医院，3=地市级医院，4=省级及以上医院，5=其他）；"M"表示：消化系统疾病；"O"表示：因妊娠、分娩、产褥期并发症类住院；"T"表示：损伤与中毒

规则 1 表示：34 岁以下的女性，因妊娠、分娩在县级医疗机构住院的报销频率较高，但费用级别普遍较低，规则支持度为 12.48%，可信度为 73.43%。

规则 2 和 3 反映出当地居民因消化系统疾病，在县乡两级住院的费用级别为中等水平，规则支持度分别为 5.23% 和 7.32%，可信度分别为 53.89% 和 50%。

规则 4～8 描述了导致高费用级别的关联事项。总体来讲，地市级以上的住院费用级别较高，值得注意的是，在县级医疗机构因"损伤、中毒"住院也会产生较高医疗费用，规则可信度均超过了 50%。

补偿后疾病费用负担关联规则分析结果：新农合补偿后，农民疾病风险普遍降低，但依然有部分群体自负费用较高，利用关联规则分析补偿后高风险级别患者的特征（表 7-3）：补偿后高风险规则支持度很低，且二级以上疾病风险群体主要集中在 1 岁以下的婴幼儿群体中。

表7-3　报销后农民不同疾病风险级别的关联规则

规则序号	规则后件 Consequent	规则前件 Antecedent	支持度 Support(%)	可信度 Confidence(%)
1	负担≥6000	性别=男和年龄<0.5	0.08	50.0
2	2501≤负担≤6000	性别=男和年龄<0.5	0.08	50.0
3	1000≤负担≤2500	性别=女和年龄<0.5	0.08	50.0

注：负担表示医疗费用支出，单位（元）

挖掘结果分析：关联规则挖掘出的"无趣规则"属于一般常识，对管理决策的意义不大，如正常分娩的人 100% 为女性。关联规则挖掘出的"非平凡知识"指的是超出了领域知识范畴，尚未被人们认识到，但根据逻辑推理是可以理解的，是对管理决策有意义的知识。如男性发生骨折的支持度为 6.32%，可信度高达 73.76%。现实生活中男性的活动范围较广泛，从事工作的危险性远高于女性，从而造成损伤性疾病的可能性较高。这条规则符合现实生活规律，提示加强男性职业人群的安全教育，降低意外伤害的发生与赔付，是有效降低新农合基金风险的重要措施之一。

从疾病频率上来看，当地有待重点开展女性生殖健康、男性意外伤害、老年脑血管病、儿童少年人口消化、呼吸系统疾病的预防保健服务，加强重点人群重点疾病的风险因素控制；从疾病费用上看，有待完善转诊、会诊制度，降低患者高级别医院住院产生的高额费用。从报销后个人医疗负担来看，有待扩大新农合婴幼儿药品报销范围。从以上三方面的措施着手，既可以降低新农合基金支出，又可以降低农民个人疾病风险，是当地新农合发展应认真对待的问题。

第三节　卫　生　决　策

一、决策与决策支持系统概述

（一）决策与决策系统

决策（decision）就是人们为了达到一定的目标，运用科学的理论与方法，系统地分析各种条件,从得出的若干个可能的策略(例如行动、方案等)中选取效果最好的策略的过程。简言之,决策是在分析信息的基础上选择最佳行动方案的过程。

决策的基本要素包括决策者、决策对象和决策方法。决策系统是决策者、决策对象和决策方法在一定条件下构成的统一体。决策是决策者的思维活动过程,而决策系统是在此过程中为决策者提供数据、信息和分析方法的信息系统。一个决策系统可包括多个子系统。

(二)决策的分类

1. 根据决策活动的特征分类　可将决策分为非结构化决策、结构化决策和半结构化决策。

(1)非结构化决策:缺乏决策准则,决策过程没有规律可循,解决方法具有较强的不确定性,只能根据当时情况和现有资料,凭决策者的经验、智慧进行决策。

(2)结构化决策:决策目标明确,决策过程是常规的,可事先确定一系列决策准则,按照这些准则能够得到明确的决定。

(3)半结构化决策:介于非结构化决策与结构化决策之间,一些决策阶段是非结构化的,还有一些决策阶段是结构化的,这样的决策活动称为半结构化决策。

2. 根据决策者在组织中的地位分类　将决策分为战略决策、作业决策和战术决策三种。

(1)战略决策:该决策活动会对组织的整个活动造成较大的影响,是全局性的,重点在于系统的方向与目标的选定,具有全局性、方向性、战略性和长期性等特点。通常属于非结构化决策或半结构化决策。决策过程中各阶段的输入输出结果无明确规定,会对组织全体产生很大的影响,因而无法预测每一步的结果,也没有标准的解决过程。

(2)作业决策:是对常规问题的决策,在系统的方向与目标确定以后,选择达到目标的方法等手段的决策,带有局限性,常常不断变化和调整。这类决策符合结构化决策的条件。

(3)战术决策:指为了保证战略决策的实现而制定的,是对局部的战术性问题的决策,具有局部性、暂时性和策略性等特点。处于战略性决策和作业性决策之间,其中一部分属于结构化决策。

3. 根据决策条件分类　按决策条件决策可分为确定型决策、风险型决策和不确定型决策。

(1)确定型决策:所面临的各种条件和因素以及结果都准确知道时,这类问题的决策称为确定型决策。这类决策问题只可能有一种状态,状态变量只能取一个值,一般可通过数学上求最优解的方法来选择方案。这是一种理想的状态,而现实中的大多数问题是不能用确定型决策解决的。

(2)风险型决策:若每一种方案的可能结果有两种或两种以上,且知道每一种结果发生的可能性(概率),这类问题的决策称为风险型决策。各种结果出现的可能性可以通过预先估计或用历史的资料测算来得到。但无论选择哪一种方案,都可能冒一定的风险。

（3）不确定型决策:每种方案所需的条件及可能带来的结果都不可能确定的决策称为不确定型决策。不确定型决策对每种方案的各种可能的结果无法得到具体的发生概率,也不宜对这一概率作出主观上的估计,易受决策者心理导向的影响。

（三）决策的步骤

一个完整的决策过程包括 7 步:确立目标、收集信息分析预测、拟订方案、评估方案、选择方案、执行方案、评价与控制。

1. 确立目标　首先必须明确要解决的问题。管理中的问题是指在组织目标的实现过程中需要研究讨论并加以解决的矛盾、疑难点,在明确问题的基础上确立决策目标。决策目标必须明确,要在时间、地点、数量等方面加以确定。

2. 收集信息分析预测　预测是计划和决策的前提和基础,没有科学的预测,就不会有科学的决策和成功的计划。要解决问题,首先要分析问题。因此,要求在已确立的决策目标的基础上,有目的、有针对性地收集内外信息资源,分析所掌握的信息,找出问题产生的原因以及未来可能的影响因素,从而为决策活动做好基础性工作,为决策提供一个活动范围。

3. 拟订方案　找出能够解决问题的所有可能方案,针对每个具体问题的解决方案可能有几种,而决策所依据的就是这些方案。因此,在这一阶段,决策者在知道什么是他们的目标,并且就明确的计划工作的前提条件取得一致意见的情况下,就要拟订出各种备选方案。

4. 评估方案　就是对所拟订的备选方案进行评价和估计。应分两步进行:首先,经过初步分析,淘汰一些,并补充修改一些方案;然后把主要精力放在几个可能是最有效的方案的分析上。评估的标准或依据应该是各种方案的预期结果,从经济、学术、社会价值来衡量各方案的远、中、近期效果。

5. 选择方案　是决策过程中最关键的一步,需要从几个有效的备选方案中选取一个最佳方案,需要考虑方案实施后的各种结果。

6. 执行方案　在实际中应用最终选取的最佳方案,要制订实施计划,明确分工,按时、按质地实施。

7. 评价与控制　对方案的实施效果及实施过程中遇到的问题进行分析处理,提出改进措施,为新一轮决策提供必要的信息,保证决策方案正确执行和决策本身的正确。

（四）决策支持系统

决策支持系统(decision support system, DSS)是一个辅助决策者实现科学决策的综合集成系统,它利用数据库、人机交互进行多模型的有机结合。它是管理信息系统(MIS)向更高一级发展而产生的先进信息管理系统。它为决策者提供分析问题、建立模型、模拟决策过程和方案的环境,调用各种信息资源和分析工具,帮助决策者提高决策水平和质量。

1. 决策支持系统的特征　主要有:①对决策者提供支持,而不是代替他们的判断;②支持解决半结构化和非结构化决策问题;③支持决策过程的各阶段;④支持决策者的决策风格和方法,改善个人与组织的效能;⑤支持所有管理层次的决策,进行不同层次间的沟通和协调;⑥易于非计算机专业人员以交互对话方式使用;⑦需要用户通过对问题的洞察和判断来加以控制;⑧强调对环境及用户决策方法改变的灵活性及适应性。

2. 决策支持系统分类

(1)按系统特征分类:决策支持系统可分为面向数据的决策支持系统和面向模型的决策支持系统。面向数据的决策支持系统主要用于大量数据处理,其重要功能是进行数据检索和数据分析。面向模型的决策支持系统主要提供基于模型的分析功能,如模拟功能、优化功能等,这类决策支持系统通常有很强的模型库管理系统,针对某一类问题,用户可在线进行模型操作,在与系统交互过程中找出问题的解决方案。

(2)按使用形态分类:决策支持系统可分为制度化的决策支持系统和动态的决策支持系统。前者通常用在反复出现的决策环境中;后者则常用来处理很少重复的问题,必须具有快速构造模型的能力。

3. 决策支持系统的结构 决策支持系统的基本结构主要由四个部分组成,即数据部分、模型部分、推理部分和人机交互部分。①数据部分是一个数据库系统;②模型部分包括模型库及其管理系统;③推理部分由知识库、知识库管理系统和推理机组成;④人机交互部分是决策支持系统的人机交互界面,用以接收和检验用户请求,调用系统内部功能软件为决策服务,使模型运行、数据调用和知识推理达到有机地统一,有效地解决决策问题。

二、卫生决策与卫生决策支持系统

(一)常用卫生决策方法

1. 判别分析方法 判别分析(discriminant analysis)是一种根据观测变量判断研究样本如何分类的多变量统计方法,它对于需要根据对样本中每个个案的观测来建立一个分组预测模式的情况是非常适用的。分析过程基于对预测变量的线性组合产生一系列判别函数,但是这些预测变量应该能够充分地体现各个类别之间的差异。判别函数是从每个个案所属的类别已经确定的样本中拟合出来的,并且生成的函数能够运用于同样进行了预测变量观测的新的样本点,以判断其类别归属。判别分析的基本原理可以表述为:在一个 P 维空间 R 中,有 K 个已知的总体 G_1、G_2、G_3、$\cdots$、G_K,同时有样本点 $X(X_1$、X_2、X_3、$\cdots$、$X_P)$,它属于且仅属于这 K 个总体中的一个,判别分析所要解决的问题是确定这个样本点 X 具体应该属于哪一个 G 总体。实际上,判别分析的过程分为两个部分,首先是依据已知样本及其预测变量建立起一系列分类规则或判别规则,其次是运用这一规则对样本的原有分类进行检验以确定原有分类错判率。同时,如果原有分类具有较低的错判率,则建立起来的分类规则可以应用于实际工作中。

判别分析的方法中较常使用的有 Bayes 判别和 Fisher 判别。

(1)Bayes 判别:是一种概率型的判别分析,在分析过程开始时需要获得各个类别的分布密度函数,同时也需要知道样本点属于各个类别的先验概率,以建立一个合适的判别规则;而分析过程结束时,则计算每个样本点归属于某个类别的最大概率或最小错判损失,以确定各个样本点的预测类别归属。

1)完全情报:正确的决策来源于可靠的情报或信息。情报、信息越全面、可靠,对自然状态发生概率的估计就越准确,据此做出的决策也就越合理。能完全肯定某一状态发生的情报称为完全情报,否则称为不完全情报。有了完全情报,决策者在决策时即可准确预料将出现什么状态,从而把风险型决策转化为确定型决策。实际上,获得完全情报是十分困难的,大多数情报属于不完全情报。

2)先验概率和后验概率:在风险型决策中,有时不可能得到完全情报,有时为了得到完全情报花费的代价太大而无法承受。这种情况下,如果需要改进原来的决策结果,可以采用抽样检验、请专家估计等方法,采集不完全情报作为补充情报,以此来修正原来的概率估计。通常,把根据补充情报进行修正之前的各自然状态的概率估计称为先验概率,而把根据补充情报进行修正之后的各自然状态的概率估计称为后验概率。一般来说,后验概率要比先验概率更加准确可靠。和完全情报相类似,获取不完全情报也要付出一定的代价,也有一个是否值得的问题。

3)当某个样本点的判别得分为 A 时,则它属于第 i 个类别的概率为:

$$P(B_i|A) = \frac{P(B_i)\,P(A|B_i)}{\sum_{j=1}^{n} P(B_i)\,P(A|B_i)}\,(i=1,2,\cdots,n) \tag{7-11}$$

式中:事件 B_i 可表示自然状态,B_1, B_2, $\cdots$, B_n 是所有可能出现的自然状态,且其中任意两个自然状态不可能同时发生,即 B_1, B_2, $\cdots$, B_n 是两两互斥的完备事件组。

$P(B_i)$ 是自然状态 B_i 出现的概率,即先验概率。

$P(A|B_i)$ 是自然状态 B_i 出现的情况下,事件 A 发生的条件概率。

$P(B_i|A)$ 是事件 A 发生的情况下,自然状态 B_i 出现的条件概率,即后验概率。

"发生了一次事件 A",作为补充情报,据此对先验概率加以修正,以得到后验概率。

显然,Bayes 判别就是根据补充情报,由先验概率计算后验概率的决策过程,通常称为贝叶斯决策。

(2)Fisher 判别:是依据方差分析原理建立起来的另外一种判别分析方法。它的基本思路就是投影,针对 P 维空间中的某点 $x=(x_1, x_2, x_3, \cdots, x_p)$ 寻找一个能使它降为一维数值的线性函数 $y(x)$:

$$y(x) = \sum C_j x_j \tag{7-12}$$

然后应用这个线性函数把 P 维空间中的已知类别总体以及求知类别归属的样本都变换为一维数据,再根据其间的亲疏程度把未知归属的样本点判定其归属。这个线性函数应该能够在把 P 维空间中的所有点转化为一维数值之后,既能最大限度地缩小同类中各个样本点之间的差异,又能最大限度地扩大不同类别中各个样本点之间的差异,这样才可能获得较高的判别效率。在这里借用了

笔记

一元方差分析的思想,即依据组间均方差与组内均方差之比最大的原则来进行判别。

判别分析的结果对应着分析的不同步骤过程,也就包括了分类规则和分类结果两个部分。在分类规则中应该包括典型判别函数(canonical discriminant function)、衡量预测变量与判别函数之间关系的结构矩阵(structure matrix)以及Fisher线性分类函数(Fisher classification function)。典型判别函数是基于Bayes判别思想建立起来的,主要用途在于对参与分析的各个类别、各个预测变量、各个类别中的各个样本点及其相互关系进行考察。要将典型判别函数应用于大量的实践操作中是不现实的,因为这涉及对被分类的样本计算各种概率,十分繁琐,不利于操作。而Fisher线性分类函数则是针对每个类别分别建立起来的,可以直接应用于实践操作中对新的样本进行分类。在分类结果部分则依据已经建立起来的分类规则对参与分析的各个样本点重新进行分类,并通过与原有分类进行比较来确定原有分类的判对率。

2. 人工神经网络 人工神经网络(artificial neural network, ANN)是一种模仿动物神经网络行为特征,进行分布式并行信息处理的算法数学模型。这种网络依靠系统的复杂程度,通过调整内部大量节点之间相互连接的关系,从而达到处理信息的目的。人工神经网络具有自学习和自适应的能力,可以通过预先提供的一批相互对应的输入–输出数据,分析掌握两者之间潜在的规律,最终根据这些规律,用新的输入数据来推算输出结果,这种学习分析的过程被称为"训练"。

(1)人工神经网络的结构:一种常见的多层结构的前馈网络(multilayer feedforward network)由三部分组成(图7-7):

输入层(input layer):众多神经元(neuron)接受大量非线性输入信息。输入的信息称为输入向量。

输出层(output layer):信息在神经元链接中传输、分析、权衡,形成输出结果。输出的信息称为输出向量。

隐含层(hidden layer):是输入层和输出层之间众多神经元和链接组成的各个层面。隐含层可以有多层,习惯上会用一层。隐含层的节点(神经元)数目不定,但数目越多,神经网络的非线性越显著,从而神经网络的强健性(robustness,控制系统在一定结构、大小等参数的摄动下,维持某些性能的特性)越显著。习惯上会选输入节点1.2至1.5倍的节点。

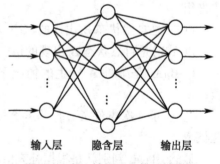

图7-7 人工神经网络模型结构图

神经网络的类型已经演变出很多种,这种分层的结构也并不是对所有的神经网络都适用。

(2)人工神经网络的工作原理:人工神经网络是模拟人脑结构的数据模型,因此人工神经网络是一个具有自我学习能力的系统。像大脑一样,人工神经网络从一组输入数据中进行学习,根据这一新的认知调整参数,以发现数据中的模式。因此，人工神经网络的工作过程可以分成两个阶段：

学习阶段：对网络进行训练，主要是调整网络神经元的连接权值和连接方式等。神经网络的信息处理能力（包括信息存储能力和计算能力）主要由连接方式和连接权值决定。虽然神经网络中不同的学习模式和学习算法所需的时间各不相同，但通常说来，神经网络的训练时间较长，并远远大于单个数据的处理时间。

工作阶段：训练好的网络即可用于实际工作，此时网络的连接权值和连接方式固定不变，工作过程表现为输入数据在状态空间的映射和变化过程，神经网络最终的稳定状态即是工作输出。与学习阶段所用的时间相比，工作阶段的速度相对较快。

人工神经网络通过学习不断调整权值，调整权值的过程就是学习的过程。在训练最初，权值一般是 0、1 间的一个随机数。网络按照连接权值可以有 2 种训练方法：有监督学习和无监督学习。

1）有监督学习（supervised learning）：需要一批正确反映输入和输出数据关系的样本，训练过程中训练样本的内容对于系统是已知的。有监督学习又称为示例学习，即样例数据的输入输出关系已知，神经网络利用给定的样本标准进行分类或模仿，系统通过样例的学习，相当于有一位知道正确结果的教师示教给网络，故这种学习又称为有导师学习。在开始学习时，对于一个理想输入，神经网络并不能立即给出所要求的目标输出。通过一定的学习算法，神经网络自动修正网络内互联的权值，逐步缩小实际输出和目标输出之间的误差，直到实际输出和目标输出之间的差错比例处于允许范围内。

2）无监督学习（unsupervised learning）：无监督学习是一种自组织学习，此时网络的学习完全是一种自我调整的过程，不存在外部环境的示教，也不存在来自外部环境的反馈来指示网络期望输出什么或者当前输出是否正确，故又称为无导师学习。无监督学习系统在学习过程中，仅有一批输入数据，训练过程中样本内容对于系统是未知的，系统提供一个关于网络学习性质的规则，网络根据这个规则反复地调整连接权值来逐步优化网络，以适应输入模式的激励，指导网络最后形成某种有序状态，使得类似的输入产生相同的输出。无监督学习只规定学习方式或某些规则，而具体的学习内容随系统所处环境，即输入信号的情况而异，系统可以自动发现环境特征和规律性，具有更近似于人脑的功能。

（3）人工神经网络模型

1）前馈式神经网络（feed forward network）：如果处理过程的传播方向是从输入端传向输出端，并且没有任何的回环或反馈的话，该网络类型是前向的。在前向传播中，数据从输入到输出的过程是一个从前向后的传播过程，后一节点的值通过它前面相连的节点传过来，然后把值按照各个连接权值的大小加权输入活动函数，再得到新的值，进一步传播到下一个节点。采用前向传播的网络称为前向网络或前馈式神经网络。如果前馈式神经网络中的每个单元都向下一层的每个单元提供输入，则称为全连接前馈式神经网络。多层神经网络比单层神经网络的表达力更强，增加层数可以进一步降低误差，提高精度，因此多层反馈神经网络是一种重要的人工神经网络类型。多层感知机网络就是一种典型的多层前馈式神经网络。

关于多层网络的层数计算尚未有统一的约定。典型的前馈神经网络包含输入层、隐含层和输出层,其中隐含层既可是单层,也可包含多层。每一层中的神经元的输出仅同其下一相邻层的输入相连接,与自身或其他各层无任何连接,各层神经元之间无反馈连接。在多层前馈网络中,各处理单元之间的连接都是单向的,指向神经网络的输出方向。

前馈神经网络的关键是学习算法。1986 年,Rumelhart 和 McCelland 提出了误差反向传播(error back propagation)算法,通常称为反向传播,简称 BP 算法。这种算法可以对网络中各层的权系数进行修正,故适用于多层网络的学习。BP 算法是一种采用最小均方差学习方式的多层前馈神经网络学习算法,BP 算法按照误差均方差最小这一规则,由输出层向隐含层逐层向后修正连接权值。BP 算法是有导师学习算法,需要训练者介入训练,在训练样本输入过程中,训练者观察多层前馈神经网络的输出结果是否正确,如果正确,那么就加强产生这个结果的权值,反之则降低该权值。

2) 反馈式神经网络(feed back network):前面介绍的前馈式神经网络是非循环的,无输出到输入的反馈。如果网络有输出到输入的反馈,并组成了封闭的回路,则该网络属于反馈式神经网络。Hopfield 网络是最典型的反馈式神经网络模型,网络具有输出到输入的连接,它是目前人们研究得最多的模型之一。由于 Hopfield 网络的输出端有反馈作用到输入端,输出反馈到输入从而产生新的输出,这个反馈过程一直进行下去。前馈神经网络由于没有输出至输入的反馈,所以系统是稳定的,也就是说,人工神经网络计算时能收敛到一个稳定状态。Hopfield 网络在输入的激励下,会不断地产生状态的变化,因此 Hopfield 网络有可能是稳定的,也有可能是不稳定的。如果 Hopfield 网络是一个能收敛的稳定网络,则反馈与迭代的计算过程所产生的变动越来越小,一旦到达了平衡状态,Hopfield 网络就会输出稳定的值。如果 Hopfield 网络是不稳定的,则网络将不停地从一个状态变迁到另一个状态。对于一个 Hopfield 网络来说,关键在于确定它在稳定条件下的权系数。

从计算的角度看,反馈式神经网络模型具有比前馈式神经网络模型更强的计算能力。

3. 循证卫生决策 循证卫生决策(evidence-based decision making in healthcare)是指面临两个及两个以上卫生干预策略 / 方案时,通过获取全球当前可得最佳证据,考虑当地可得的卫生资源和公众 / 患者价值取向,结合管理者实践经验,做出有价值并可行的选择的过程。

循证决策强调证据的重要性,但决策者必须清楚:单纯的证据并不等于也不构成决策;基于证据的决策由于提供了对决策方案更完整的理解,因此比没有证据的决策更科学、有效且可行;无论卫生政策制定,还是个体疾病的诊治,在拥有最佳证据的基础上,还应充分考虑决策对象的价值取向及所处环境,尽最大努力减少决策者主观偏好对决策造成的影响;循证决策的最大特点体现为"全面 /

全球证据,本地决策"。

(1)循证决策的要素:①证据:是决策者最先需要考虑的因素,引入新的决策必须基于利大于弊的证据。②决策者的素质与能力:要提高决策者的社会责任感和循证理念,最大限度地减少决策者决策时的个人偏好,才能做出好的决策。③资源可得性:资源是决策赖以实施的物质基础,评价证据的外部有效性时,必须考虑有无可用资源。④实施人群价值观:主要涉及干预人群对决策的接受性,接受性好,实施顺利,效果就好;反之,即使基于最佳证据和资源的决策,也难以对干预对象取得好的效果。⑤当地法律法规:卫生决策或政策在很大程度上要受相关法律法规的影响,制定卫生政策和决策时必须考虑符合当地的法律法规要求。

(2)循证决策的步骤:循证卫生决策的步骤与经典循证医学的实施步骤有很大的相似性,根据 Franz Porzsolt 等对循证决策的阐述,结合经典循证医学步骤和循证卫生决策实情,李幼平等提出了循证卫生决策的六步骤(表7-4)。

表7-4 循证卫生决策的步骤

步骤	行动	解释
1	将需要解决的卫生问题转化为3~4个明确的部分	①相关人群特征或问题;②主要干预措施;③替代干预措施;④结局或目标
2	基于现有"内部证据"回答以上问题	"内部证据"指决策者通过职业培训和经验获取的知识,应在实施步骤3前做好记录
3	寻找"外部证据"回答以上问题	"外部证据"来源于课本、期刊、数据库、专家等,其价值差别可能巨大,见步骤4
4	严格评价外部证据	需要回答3个问题:①结果有效吗?②结果重要吗?③结果能否用于我们关注的人群(人群和环境相似性)
5	整合内部和外部证据	内部和外部证据可能一致、不一致甚至矛盾;不一致或矛盾时,需权衡多方面因素进行决策
6	实施决策,后效评价	评价决策实施过程及结果,不断加以改进

需要注意的是,循证决策并非教条,其实施并非任何时间都按部就班。在某些特殊情况如应急状态进行决策时,专家意见和经验占很重要的位置,不需要也不可能严格遵照上述步骤进行决策。管理者在进行决策时持有"循证"理念,远比刻板地套用循证决策步骤明智。

(3)循证卫生决策中的证据基础及其需要考虑的问题:管理者或决策者注重并依据证据进行卫生决策时,应考虑可得证据及其类型、特征、质量及适用范围。

1)证据类型:决策参考的科学证据可分为两类。第一类证据包含特定疾病或健康问题的大量分析性数据,与该疾病或健康问题明确且可预防的危险因素,这类证据可得出以下结论:"应采取某些措施"。第二类证据主要体现为不同干预对特定疾病的相对有效性。决策者考虑该类证据往往通过分析相对效果和成本效果来优选干预措施,该类证据对决策者的参考价值为:"应采纳某干预措施"。

笔记

2）证据质量及其局限性：没有完美的科学证据，决策者需要清楚决策所依据的证据的质量及其可能的局限性，见表7-5。

表7-5 评价卫生决策/公共卫生领域证据质量需考虑的问题

证据质量不确定	证据质量较好
仅少数研究	多个研究
案例报告	论证强度较高的设计（如队列研究、病例对照研究）
未发表或未经同行评审	在同行评审期刊发表
之前无相关报道	对先前研究的深入
非人体研究结果	人体研究结果
结果与研究假设不相关	结果与研究假设相关
未提及局限性	提及局限性
未与先前研究结果比较	讨论并比较前期研究结果

3）证据来源和解释：证据可来源于官方网站、数据库、灰色文献及制药公司等，证据的解释或表达方式（如采用绝对或相对效应指标）不同会在很大程度上影响决策者或使用者对证据的合理判读。因此，决策者和使用者应关注"谁生产的证据"、"证据适用何种人群和环境"及"证据解释的合理性"等问题。

4）证据不足时的决策：决策者常常会面临没有证据或证据不足但仍急需决策的情况，此时主要依据只能是专家意见或经验、具体决策环境、资源及决策关注对象的偏好等。

（二）计算机辅助卫生决策的类型

按决策提供的帮助不同，可将计算机辅助卫生决策分为提供间接帮助的决策和提供直接帮助的决策两类。

1. 提供间接帮助的决策 通过计算机的信息分析与处理得到对卫生服务人员进行决策有帮助的有用的结果、证据，计算机提供的结果并不是最终决策，需要由人结合计算机提供的结果来做出决策。如医院的 HIS、病历管理系统等可以简化病历的获取过程及对患者数据进行分析报告、报表的生成等。

2. 提供直接帮助的决策 由计算机将相关知识应用于卫生领域的某一特定问题，直接提出具有最佳效果/费用比的决策办法，常通过决策支持系统来实现。

（三）卫生决策支持系统的种类

1. 被动系统 医生必须向系统明确提出问题，描述患者的情况，然后等待系统的建议。根据系统所提供的信息和用户的要求，被动系统还可以进一步分成两类：

（1）咨询系统：用户提供患者状况的信息，系统提供诊断和治疗建议。斯坦福大学的 Shortliffe 等开发的 MYCIN 系统就是一个典型的咨询系统。

（2）评议系统：用户提供患者的信息和医生的治疗方案，系统对医生的方案提出评价和意见。由耶鲁大学的 P. Miller 等开发的 ATTENDING 是该类系统的代表,如对专家提出的某一患者的麻醉方案提出评议。

2. 半自动系统　一般自动激活,提供信息、广泛接受的知识和操作规程。该系统起到一个"看门狗"的作用。该类系统包括:

(1)自动提示系统:监视医务人员的活动,帮助他们避免重复检查和处方错误,辨认剂量错误、列出相互冲突或有明显相互作用的药物。

(2)报警系统:监视患者状态信号的变化,可以提示医生异常值或异常的变动,生物或生理参数的异常值,某一参数的突然上升或下降。

3. 主动系统　自动激活,可以不通过医生干预而自动决策,对特定患者提出相应的建议。包括依据医疗常规开出额外的检查,对治疗的检查(如一个封闭系统自动采取对输液的控制)、监督(如对换气机、心脏起搏器、透析监视器的智能控制)或者对外科手术的帮助。

知识链接

HELP 系统

HELP(health evaluation through logical processing)由犹他洲盐湖城的 Latter Days Sants(LDS)医院开发,是一个与医院信息系统结合的非常完美的决策支持系统的例子。它是一个半主动系统,每次病历更新都会激活决策支持模块。下面举例说明这种结合是如何工作的:

警告系统监视实验室数据的异常值或剂量错误,在某些病例,如酸碱平衡问题,还会应用到诊断。例如,监测传染病的模型运用传染病专家开发的知识库,分析微生物学数据,并且与系统中已有的数据相比较,如化验结果、病历、手术记录、药局记录或放射线报告等。发出传染病的信号,提示药剂师配给抗生素、药剂必须发到的最短时间间隔以及费用等信息。如果系统发现院内感染、无菌场所发现感染、不正常的抗药性、使用太贵的抗生素、太长时间的抗生素治疗,或者对传染病未加以治疗或治疗不当,就会发出警告。安装该程序之后,外科患者因接受抗生素而耽搁的病例数从 27% 下降到 14%。术后感染从 1.9% 降到 0.9%。同时也有显示,在某些患者接受抗生素治疗的时间要比他们临床症状实际所需的时间要长。

图 7-8 显示的就是一个处方控制系统的结构。处方一旦通过交互方式录入,马上处于控制之下。如果需要的话就产生警告。由医生、药剂师和药理学专家组成的医院药物委员会通过用逻辑标准维护知识库来控制处方。对药物过敏、药物和饮食间、药物剂量间、药物和疾病间、试验室剂量和药物剂量间的相互作用会产生提示。例如,如果一个患者接受氨基葡萄糖治疗,系统会建议每三天检查一次患者的肌苷酸。12 个月里有 8.45% 的患者接受到提示。这种报警对其中的 49 个患者是性命攸关的。大多数医生信赖系统的建议,而且这样的医生人数在不断上升,从 1978 年的 71% 到 1988 年的 99%。

笔记

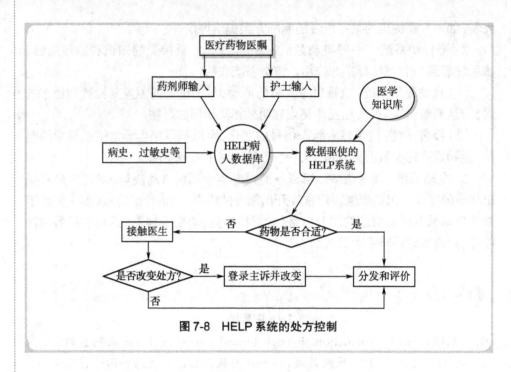

图 7-8 HELP 系统的处方控制

三、决策支持系统的发展

随着计算机技术和人工智能技术的迅速发展,DSS 产生了许多新的分支,主要包括以下几种:

1. 智能决策支持系统 智能决策支持系统(intelligent decision support system,IDSS)是决策支持系统和人工智能相结合的产物,其核心思想是将人工智能技术和其他相关学科的成果及技术相结合,使 DSS 具有人工智能的行为,能够充分利用人类知识,并通过逻辑推理和创造性思维能够描述和解决复杂的决策问题。IDSS 着重研究把人工智能的知识推理技术和 DSS 的基本功能模块有机地结合起来。

2. 群体决策支持系统 群体决策是相对个人决策而言的。DSS 技术与群体决策理论研究相结合产生了群体决策支持系统(group decision support system,GDSS)。GDSS 能供异地决策者共同参与进行决策。

3. 分布式决策支持系统 在群体决策支持系统(GDSS)的基础上,为了支持范围更广的群体,包括个人与组织共同参与大规模的复杂决策,人们又将分布式的数据库、模型库与知识库等决策资源有机地集成,构建分布式决策支持系统。分布式决策支持系统(distribute decision support system,DDSS)是由多个物理上分离的信息处理节点构成的计算机网络,网络的每个节点至少含有一个决策支持系统或具有若干辅助决策的功能。DDSS 不只是一套软件,任一实用的 DDSS 都包括有机结合起来的软、硬件两部分。

4. 行为导向决策支持系统 智能决策支持系统和群体决策支持系统等都是利用各种信息处理技术满足决策者的需求,扩大他们的决策能力,属于业务导向

（business oriented）型的决策支持系统。所谓行为导向（behavior oriented）的 DSS 是从行为科学的角度来研究对决策者的支持的。其主要研究对象是人，而不是以计算机为基础的信息处理系统，行为导向决策支持系统主要是利用对决策行为的引导来支持决策，而不仅仅用信息支持决策。这也将为以后解决决策问题开辟一条新的道路。

5. 数据仓库、数据挖掘、联机分析处理　数据仓库（data warehouse, DW）是支持管理决策的、面向主题的、集成的、与时间相关的、持久的数据集合。数据仓库解决了传统决策支持系统中数据不统一的问题，它在自底层数据库收集大量事务级数据的同时，对数据进行集成、转换和综合，形成面向全局的数据视图，构成整个系统的数据基础。联机分析处理（online analysis processing, OLAP）从数据仓库中的集成数据出发，构建面向分析的多维数据模型，利用这个带有普遍性的数据分析模型，用户可使用不同的方法、从不同的角度对数据进行分析，实现了分析方法和数据结构的分离。数据挖掘（data mining, DM）以数据仓库和多维数据库中的大量数据为基础。自动地发现数据的潜在模式，并以这些模式为基础自动作出预测。数据挖掘反过来又可以为联机分析处理提供分析的模式。

正是数据仓库、联机分析处理和数据挖掘这三种技术之间的联系性和互补性，使它们能从不同的角度为决策服务。

（闫　雷）

本 章 小 结

一切与信息有关的活动，如搜集信息、存贮信息、组织信息、检索信息，其最终的目标都是为了利用信息作出正确决策。而信息分析，则是使信息得以利用的主要途径，决策则是信息分析的主要目的。

卫生信息分析是指对卫生、医疗、保健等领域中产生的信息活动的各种因素（包括信息、技术、人员、机构等）进行提炼、加工、鉴别和筛选，经分析研究得出有助于解决问题的新信息，为与卫生事业相关的活动提供决策服务的科学劳动过程。

从信息分析的工作流程看，卫生信息分析具有整理、评价、预测和反馈四大功能。

卫生信息分析可以分为选题、制订研究计划、收集信息、信息整理鉴别与分析、撰写分析报告 5 个步骤。这些步骤既相互独立，又互相联系。

常用的卫生信息分析方法有：①信息计量学方法，是一门采用定量方法来描述和研究情报（信息）的现象、过程和规律的学科，包括信息计量学的三大经典定律——洛特卡定律、布拉德福定律和齐普夫定律及引文分析法；②聚类分析法，是在划分的分类体系未知的情况下，将数据对象分成不同类，需在训练样本中找到这个分类属性；③关联规则挖掘方法，用来从大量的数据中挖掘出描述数据项之间相互联系的有价值的知识。

笔记

决策是在分析信息的基础之上选择最佳行动方案的过程。一个完整的决策过程包括7步：确立目标、收集信息分析预测、拟订方案、评估方案、选择方案、执行方案、评价与控制。

决策支持系统是一个辅助决策者实现科学决策的综合集成系统，它利用数据库、人机交互进行多模型的有机结合。

常用的卫生决策方法包括：①判别分析方法：是一种根据观测变量判断研究样本如何分类的多变量统计方法，判别分析的过程分为两个部分，首先是依据已知样本及其预测变量建立起一系列分类规则或判别规则，其次是运用这一规则对样本的原有分类进行检验以确定原有分类错判率，判别分析的方法中较常使用的有Bayes判别和Fisher判别。②人工神经网络：是一种模仿动物神经网络行为特征，进行分布式并行信息处理的算法数学模型。神经网络的工作过程可以分成学习阶段和工作阶段两个阶段，在学习阶段中对网络进行训练，使其达到理想的稳定工作状态，工作阶段则是将训练好的网络用于实际工作。③循证卫生决策：是指面临两个及两个以上卫生干预策略/方案时，通过获取全球当前可得最佳证据，考虑当地可得的卫生资源和公众/患者价值取向，结合管理者实践经验，作出价有所值并可行的选择的过程。循证决策强调证据的重要性，其最大特点体现为"全面/全球证据，本地决策"。

卫生决策支持系统分为被动系统、半自动系统和主动系统三种类型。

关键术语

1. 信息分析（information analysis）
2. 卫生信息分析（health information analysis）
3. 信息计量学（informetrics）
4. 洛特卡定律（Lotka's law）
5. 布拉德福定律（Bradford's law）
6. 齐普夫定律（Zipf's law）
7. 引文分析法（citation analysis）
8. 聚类分析（cluster analysis）
9. 关联规则（association rule）
10. 决策（decision）
11. 决策支持系统（decision support system，DSS）
12. 判别分析（discriminant analysis）
13. 人工神经网络（artificial neural network，ANN）
14. 有监督学习（supervised learning）
15. 无监督学习（unsupervised learning）

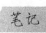
笔记

16. 循证卫生决策（evidence-based decision making in healthcare）

讨论题

如何利用卫生信息分析与决策的相关知识来解决卫生信息管理中的实际问题？

思考题

1. 信息分析的内容有哪些？
2. 请说明卫生信息分析的步骤。
3. 信息计量学的三大经典定律是哪三个？
4. 引文分析的步骤有哪些？
5. 决策的步骤如何？

笔记

第八章

卫生信息服务与评价

学习目标

通过本章的学习,你应该能够:

掌握 网络环境下卫生信息用户的需求变化;卫生信息服务的业务内容与方式、卫生信息服务评价的方法和步骤。

熟悉 信息需求的心理行为规律;卫生信息用户的类型和需求特点;卫生信息服务的原则和影响因素、卫生信息服务评价的内容。

了解 信息用户的定义和类型、信息需求的概念和结构;卫生信息服务的定义和要素;卫生信息服务评价的现实意义。

章前案例

创新服务体系 满足信息需求

广西医学科学情报研究所根据国家和广西科技基础条件平台建设精神,为了更好地满足广西县乡基层医务工作者对医学文献信息的需求,建设了医学文献信息服务站。该服务站依托广西医学科学情报研究所资源建设,拥有国内外医学生物学期刊和图书资料、检索工具书 30 多万册,订有国内全部公开发表的医学类期刊 1042 种;拥有国内外著名大型医学生物学文献资料库和丰富的医学科普知识网络版,医学文献信息资源丰富。目前,该服务站已经组建并形成了一支医学信息领域科技创新与服务队伍,主要提供医学文献咨询服务、广西医疗机构信息服务、医学文献信息事业公益性服务、医学文献信息事业服务、医学文献信息管理和技术创新服务等为一体的多种服务,基本满足了各项服务业务的需要。广西医学文献信息服务站开通了门户网站:http://data.gxmi.net;建立了 4 个专业服务平台:医学文献公共信息服务平台、医学文献信息特色服务平台、继续教育培训服务平台、数字化网络运行的硬件与技术支持平台,整合及优化了信息资源,为资源共享奠定了物质基础,开发了拥有自主产权的特色数据库,如广西特色医学医药数据库、广西卫生科研项目数据库、广西医学专家数据库、广西医学机构数据库和医学科普数据库等特色数据库,创建并开通了各医院互联网交流平台。服务站将信息存储、信息发布、文献共享、网上投稿、科技查新委托和医学信息论坛等集成为一体,进行统一管理和协调,优化了资源配置,避免了资源重复建设和浪费,基层医疗卫生机构和广大医务工作者得到了实惠。

笔记

目前，随着网络的普及和信息技术的快速发展，广西医学文献信息服务站对广西卫生医疗系统资源进行有效的整合和开发利用，其不断完善的推广应用服务体系和运行机制建设，将有效满足广西基层医疗卫生机构和广大医务工作者的信息需求。

在知识更新加速、信息大量涌现的今天，用户对信息的求足欲越来越强烈。信息服务的实质就是通过研究用户及其需求、组织用户、组织服务，将有价值的信息传递给用户，帮助用户解决社会活动中的各种问题。卫生信息服务是卫生信息管理的一个重要方面，计算机的普及和网络的发展使用户的信息需求发生了很大的变化，信息服务的内容和形式也要随之改变。本章主要介绍卫生信息服务与评价的相关知识，先从理论层面对信息用户、信息需求及卫生信息用户的需求特点进行了分析，然后介绍了卫生信息服务的内容和形式，最后论述了卫生信息服务评价的相关内容。

第一节　卫生信息用户需求

一、信息用户

人的信息活动与信息服务是以信息用户为中心的"信息运动"过程，其价值在于向信息用户提供他们所需要的各种信息或根据他们的需要发布、传播信息，因此用户作为信息服务的对象始终处于中心位置。

（一）信息用户的定义

由于人类信息现象的复杂性、信息交流与利用的广泛性，信息用户在不同的领域有不同的称谓。在信息传播和交流领域，信息用户称为传播对象、观众或受者；在图书馆、情报、档案领域，信息用户又称为读者或情报用户；在现代化的信息服务部门如计算机、数据处理和网络通信等部门，"信息用户"本身非常流行。比较而言，读者、观众、受者等皆为信息用户的子集，信息用户相对具有最大的包容性。

信息用户是一个含义非常广泛的概念，在不同的领域有不同的含义。在信息传播和交流服务中，信息用户指具有信息传播和交流条件的所有社会组织和成员；在图书馆、情报和信息部门开展的文献信息服务中，信息用户一般指的是在科研、技术、生产、管理及文化等活动中有信息需求和利用文献信息的个人或团体；在信息市场中，信息用户如同一般物资市场中的顾客或客户，是信息的使用者，在供求关系中属于信息需求者；在网络环境下，信息用户指所有从互联网获取和交流信息，接受网络信息服务的社会成员或组织机构。

综上所述，我们认为信息管理学领域的信息用户（information user）指：在各种社会实践活动中需要和利用信息服务，或在信息交流渠道中获取所需信息的

笔记

个人或团体。

（二）信息用户的特征

从信息用户的定义可分析出，作为信息用户的人类个体或团体需要具备 3 个特征：

1. 信息用户必须有一定的信息需求　信息需求不仅决定信息服务的内容和方式，而且决定信息工作的机制与模式，是信息资源管理系统构建和运行的基础，是信息产业发展的动力。信息也不是传统的物质资源，它同生产资料、生活资料是有本质区别的，因此是否有信息需求是信息用户区别于物资用户的根本标志，没有信息需求的个人或团体不可能成为信息用户。

2. 信息用户必须具有一定的信息利用能力　所谓信息利用能力包括观察能力、理解能力、概括能力、抽象能力、分析综合能力、判断推理能力等，即获取信息的能力、处理信息的能力和吸收信息的能力，信息用户只有具备了信息利用的能力才能接受信息服务。

3. 信息用户具有接受信息服务的行动　有了信息需求和信息利用的能力，而事实上没有接收和利用信息的人也不能称之为信息用户。

在实际的信息交流过程中，信息用户既是信息的使用者，又是信息的传播者，既是信息的加工者，同时还是信息的创造者。每一个个体或团体在利用信息的同时，又将自己知道的信息传递给他人或团体，在不同程度上充当了信息传递者的角色。信息用户在利用信息的过程中，还可以采取任何可行的方式对信息内容进行不同程度的加工，使得信息内容更加直观、客观、全面，同时信息用户也在不断地创造新的信息，如新的研究成果、新创造的产品、新提出的理论等。

（三）信息用户的类型

科学合理地划分信息用户的类型是深入系统研究各类信息用户需求的技术和前提，但目前国内外关于信息用户的分类众说纷纭，还没有形成较为确定的分类体系。

国外学者侧重于从信息用户和信息系统的关系出发，对信息用户进行分类。如根据用户在某一特定信息系统中的不同行为模式，将信息用户分为科学型用户和技术型用户等；从使用中或计划中特定的信息机构角度，把信息用户分为潜在用户、期望用户、现实用户、受益用户。国内对信息用户的划分多依据的是用户的自然属性及用户与信息服务的关系，这种划分主要考虑的是区分不同自然属性的信息用户有不同的信息需求，同时也为了方便信息服务工作。

综合国内外对信息用户的分类，我们对信息用户作如下分类：

1. 按用户的实践活动分　按信息用户实践活动所属的行业分，包含有农、林、水、牧、渔、工业，地质普查和勘探业，建筑业，交通运输及邮电通讯业，商业，公共饮食业，物资供应业和仓储业，房地产管理、公共事业和咨询服务业，卫生、体育和社会福利事业，科学研究和综合技术服务业，教育、文化艺术及广播电视事业，金融业、保险业以及其他行业的信息用户，每类可根据需要和具体情况进一步细分。

按信息用户实践活动内容所属的学科范围分，主要有自然科学用户，如数学、物理、化学等学科范围的研究人员、教育人员、管理人员、工程技术人员等；社会科学用户，如政治、经济、法律等学科范围的教育、管理、研究等方面的人员和实际工作者。

按信息用户实践活动所属的职业范围分，包括决策人员（国家领导干部等）、管理人员、科学家、工程师、生产人员（工人、农民等）、技术人员、医生、作家、艺术家、军事人员、商业人员、教师、学生、信息人员等。

2. 按用户的信息需要分　按信息用户所需信息的载体分，包括文献信息用户、语言信息用户和电子信息用户等；按信息用户利用信息的用途分，包括技术信息用户、生产信息用户、贸易信息用户等；按信息用户利用信息的目的分，主要有战术信息用户、战略信息用户。

3. 按用户的自然属性分　按信息用户的信息素质分为初级用户、中级用户、高级用户；按信息用户的年龄分为老年用户、中年用户、青年用户、少年用户；按信息用户所处的地理位置分为华北、东北、华东、华中、西北、西南用户。

4. 按用户的研究目的分　按信息用户信息爆炸的级别可分为核心用户和一般用户；按信息服务方式分为借阅用户、咨询用户和中介用户；按用户与信息系统的关系分为现实用户和潜在用户。

以上我们根据实践活动、信息需要、个人或团体的自然属性、研究目的等四个方面对信息用户进行了分类，但需要注意的是：我们对信息用户的分类是为信息系统的建立和信息服务提供依据。无论以哪种标准划分，所得的某类型的信息用户都是一个范畴，只是范畴大小不同，同一个用户在不同情况下可归入多种类型。我们在对个体用户进行归类时，既要结合研究活动和实际工作的需要，又要符合归类原则。

二、信息需求

毋庸置疑，我们已进入了一个崭新的信息时代，在这个时代知识就是力量，信息就是资源，它们是人类赖以生存和发展的智慧源泉。随着社会的进步和健康观念的转变，人们对健康等相关信息的需求越来越强烈，信息用户都希望能在最短的时间内，以最小的投入获取更多、更有效的信息，因此研究用户的信息需求，是我们探索如何以高质量的信息服务满足这种需求，进而推动医疗卫生事业发展的前提。

（一）信息需求的概念

需求不仅是人类生存的首要特征，而且是人类社会发展进步的第一动力，人具有社会性，生活在社会中的人有不同的需求。美国著名的社会心理学家马斯洛根据人的需求，提出著名的需要层次理论。他把人类的需求概括为五大类：生理需求、安全需求、感情和归属需求、尊重需求和自我实现需求。

这五种需求从低级到高级，如果人们想要满足这些需求就必须从事各种活动，在这些活动中必须获取相应的信息。因此，处于一定社会条件下的所有社会成员不仅需要利用信息，而且需要向社会和他人传递有关自身活动的信息，我们将这种双向的信息需要称为信息需求。

笔记

信息需求有广义和狭义之分。广义的信息需求包括用户对信息的需求、对信息检索工具与系统的需求以及对信息服务的需求；狭义的信息需求仅仅指对信息客体的需求，而将用户对信息服务的需求视为由基本的信息需求引发的一种社会需求。

综上所述，信息需求（information requirements）是信息用户对信息内容和信息载体的一种期待状态，它对人们的信息活动有重要的推动作用，是激励人们开展信息活动的源泉和动力。

（二）信息需求的结构与类型

从信息需求的定义，我们可以看出无论是从外界获取信息的需求或是向外部传递信息的需求，都可以按需求的对象分为三类："对信息的需求"、"对信息检索工具和系统与网络的需求"和"对信息服务的需求"。这三类需求中，"对信息的需求"是一种最终目标的需求，"对信息检索工具和系统的需求"与"对信息服务的需求"则是由"对信息的需求"派生的中间需求，通过这种需求的满足来达到从外界获取或向外传递相关信息的目的。这三类信息需求可以具体划分为以下类型：

1. 用户对信息的需求　若将信息载体分为非文献信息和文献信息两大类，则用户对信息的需求就包括非文献信息需求和文献信息需求两类。非文献信息需求包含物化信息和交往信息两方面。物化信息包括工农产品的样品和其他实物信息。交往信息主要指由人类活动产生的信息，用户进行私人交谈、参观、出席会议、调查等活动都会伴随交往信息的产生和使用。用户对文献信息的需求比较复杂，包括对正式文献与非正式文献的需求。按文献来源不同，其需求区别为不同的类型。综观用户对信息的需求，可按信息的内容将信息需求分为以下三种：

（1）知识型：如科技知识、管理知识等推动用户工作和解决具体问题，构成用户自身知识储备或"才干"的信息需求。

（2）消息型：如人类社会活动的报道、经济市场信息等动态信息，供用户决策参考使用的信息需求。

（3）数据、事实与资料型：如自然常数、统计数据、组织机构情况、某一事件的记载等静态信息，为用户查考某一事实而用，具有很高参考价值的信息需求。

2. 用户对信息检索工具和系统与网络的需求　用户对信息检索工具和系统与网络的需求是用户获取信息的重要途径，另一部分信息，用户可通过其他活动满足。具体而言，它包括对现期文献通报、文摘、题录的需求，对累积性检索工具和各种专题检索工具的需求，以及对自动化信息检索系统的需求。

3. 用户对信息服务的需求　为了满足用户对信息的需求，用户必须接受各种信息服务，于是产生了对信息服务的需求，用户对信息服务的需求直接表现在信息需求的表达和要求的陈述。用户对信息服务的需求是多方面的：首先从信息服务内容来讲，包括一次文献信息服务、二次文献信息服务和三次文献信息服务及数据服务和交往信息服务；其次从服务手段而言，包括常规服务和特殊的多功能服务或个性化服务。

（三）信息需求的影响因素

影响用户信息需求的因素多种多样,对用户信息需求起决定作用的因素有以下四个:

1. 用户因素　用户因素包括性别、年龄、行业、职业和承担的任务、社会地位和职责、民族和地域、受教育程度及知识水平以及用户的经济能力、所属学科和专业、单位的性质和类别、智力水平等自然因素,需要、动机、兴趣理想、信念、世界观等个性倾向因素以及认知、情感和行为倾向等态度因素。

2. 社会因素　社会因素指"社会"对用户信息需求及其活动的影响因素,决定着用户信息需求的外部环境,决定着用户基本需求及由此产生的信息需求。社会因素包括社会制度、政治制度、经济制度、社会科技水平、社会教育水平等。

3. 自然因素　由于社会发展在一定程度上依赖于自然环境,因此自然因素对信息需求的总体及活动产生重要影响。自然因素主要有自然资源和地理环境。不同类型的自然资源的开发和利用就会产生不同类型的信息需求与交流。地理环境有自然地理环境和经济地理环境之分,其对信息需求的影响分别表现在用户与信息需求场所的物理距离和经济活跃程度,它决定了用户收集和交流信息的数量和质量。

4. 信息因素　信息因素包括影响用户信息需求的环境因素及信息数量、信息质量和信息效益因素。信息环境因素主要包括社会的信息化水平、信息政策、信息渠道、信息加工水平、信息服务水平等影响信息的可得性及易接近性等因素。目前,文献信息的不足成为影响信息需求的普通因素,文献信息的质量成为影响信息需求的决定性因素,信息效益的高低直接影响用户信息需求的积极性,因此信息数量、信息质量及信息效益因素直接关乎用户能否以最小的代价获取足够的高质量信息。

（四）信息需求的心理与行为规律

世界上最大的搜索引擎 Google 通过研究用户的信息需求心理和行为规律开发相应的信息服务从而迅速发展壮大。例如,Google 为了吸引企业大客户群,推出了免费的企业邮局服务,并免费给企业提供流量统计服务;Google 还针对学术研究人员专门开发了 Google 学术搜索。

知识链接

Google 搜索引擎

Google 搜索引擎诞生于斯坦福大学的一个学生宿舍里,创建于 1998 年 9 月,创始人为 Larry Page 和 Sergey Brin,然后迅速传播到全球的信息搜索者。

Google 目前被公认为全球最大的搜索引擎,也是互联网上 5 大最受欢迎的网站之一,在全球范围内拥有无数的用户。Google 允许以多种语言进行搜索,在操作界面中提供多达 30 余种语言选择。

笔记

"Google"来自于数学名词"Googol"，Googol表示一个1后面跟着100个零。Google Int.使用这一术语体现了公司整合网上海量信息的远大目标。

Google主要的搜索服务有：网页搜索、图片搜索、视频搜索、地图搜索、新闻搜索、购物搜索、博客搜索、论坛搜索、学术搜索、财经搜索。

Google已将大量先前的测试服务整合为搜索功能的一部分（如Google计算器）。在Google中搜索What is the answer to life the universe and everything（什么是生命，宇宙以及所有一切事物的答案）？将会得到智能化的搜索结果42（这是著名科幻小说《银河系漫游指南》的情节，被释义为是人工智能达到一定高度的表现，即机器能释读人类的语言）。

因此研究用户的信息需求心理和行为规律是有效组织和开展信息服务的前提。下面介绍四个已被管理科学研究所证实并总结概括的用户信息需求心理和行为规律：

1. 穆斯定律　对用户来说，如果通过一个检索系统取得信息比不取得信息更麻烦的话，这个检索系统就不会得到利用。该定律不仅适用于用户信息检索的行为，也阐述了用户信息需求的根本原则：如果用户取得信息比不取得信息更费神的话，他就失去获取该信息的兴趣。

2. 齐普夫（Zipf）最小努力原则　这是一个简单的行为原则，又称最省力法则，在日常生活和工作中，人们达到某一预定目标，总是力图使他们可能付出的平均消耗最小化。用户的信息需求产生于实践活动，在决定其信息行为时，必然希望在解决问题的前提下获取和吸收信息的工作量最小，使信息行为的投入产出最优化，因而存在着目标和行为的优化规划问题。

3. 马太效应和罗宾汉效应　马太效应是指用户的信息需求及其累积信息量之间的相关性。为数不多但信息需求量大的用户，随时间的推移，其信息需求量越来越高于平均水平。这部分用户在行为上表现为力图占有数量更多、内容更新的信息资料，在信息不充足的情况下势必会影响其他用户的信息需求与利用。这就是信息需求中"穷者愈穷，富者愈富"的马太效应。罗宾汉效应是指大多数用户的信息需求量是比较平衡的，或者说，大多数用户的信息需求总量趋于平均值。

4. 信息吸收极限定律　用户的信息吸收包括信息的接收、处理、理解和利用等环节，然而用户的吸收能力是有限的。在一定的范围内，随着信息输入或激励速率的加快，用户对信息做出反应和吸收的速率也会相应地加快。但当信息输入和吸收速率超过某一临界值时，其信息反应和吸收速率反而变慢，甚至会出现用户思维停顿的现象。这时便会出现信息过载现象，即达到了信息吸收的极限。

三、卫生信息用户的需求

随着我国信息技术的迅速发展，知识经济的兴起，人们周围的信息环境跟以往相比发生了质的改变,医学信息服务工作如何适应新形势,已成为医学信息部门面临的一个重要课题,为更好地做好医学信息服务工作,及时了解卫生信息用户的需求是十分必要的。

(一) 卫生信息用户概述

卫生信息用户(health information users)是依据用户实践活动的领域对信息用户的划分,主要指从事医疗、管理、科研、教育等医药卫生领域相关实践活动中需要和利用信息服务或在信息交流渠道中获取所需信息的个人或团体,属于用户的一部分。

与其他用户群相比,卫生信息用户的类型较多,就传统观念而言,卫生信息用户主要包括:医护人员及健康、卫生相关人员以及医学教育工作者。国外则将卫生信息用户分为三类:公共卫生从业人员即传统用户、患者、身体处于特殊状况的人和无限定的普通人群。相比较而言,国外关于卫生信息用户的分类概括范围较广,综合以上内容我们对卫生信息用户作如下划分:

1. **基础医学教师** 基础医学教师主要指在医学院校中担负教学和科研双重任务的教师,是医学院校的主体之一。教研人员担负的人体解剖学、组织学与胚胎学、生理学、医学微生物学等基础医学课程的教学工作,在医学院校的教学实践活动中处于主导地位,其信息意识的强弱、信息能力的高低不仅决定个人的素质,而且直接关系到学校的教学质量,关系到能否培养出高质量、深受社会欢迎的优秀的医学专门人才。

2. **医学科研人员** 所谓医学科研人员指从事基础医学、临床医学和医学理论研究的工作人员,他们一般学术造诣较深,活跃在医学界前沿领域,紧跟国际医学研究发展动向,是"学科带头人"。医学科研人员研究能力的强弱、研究成果的好坏,在医学事业的发展中有举足轻重的作用,信息的获取和利用是他们确定研究方向和顺利开展研究工作的前提和条件。因此,信息对医学科研人员来说非常重要,医学科研人员对信息服务也更加依赖。

3. **医学生** 医学生指深入、全面、系统地学习医学基础知识和专业知识,学习完成后能胜任医学科学技术或管理工作的医学专门人才,包括医学本、专科生、研究生以及为了进一步拓展自己知识面和提高业务水平,边做临床医疗工作,边学习的人员。医学生是数量巨大、思想最为活跃的一类医学信息用户群体,是国家医疗卫生队伍的后备军,是医疗卫生事业兴旺发达的可靠保障。

4. **医护人员** 医护人员包括临床医师和护理人员两大类,临床医师指具有高水平的医学专业知识和工作技能、在医疗机构从事临床诊断和治疗的医务人员。护理人员指受过中等或中等以上护理专业教育,掌握护理专业知识和技术,具有病房管理工作能力和一般卫生防疫工作能力的工作人员,是全部护理工作者的总称。与普通医院临床医师不同,普通高等医学院校附属医院的临床医师既是医院的大夫又是学校的教师,他们业务水平的高低直接影响和决定医院的医疗水平和高等医学院校的临床教学质量。无论是医疗还是临床教学工作,信息的作用都不能忽视。护理工作是整个医疗卫生工作的重要组成部分,其目标是满足人们的卫生保健需求。随着人们对卫生保健需求的日益增加,护理工作的职能进一步强化,因此护理人员获取和利用信息的意识和能力急需增强和提高。

5. 患者及其亲属 患者指与医疗卫生系统发生关系的有病患行为、求医问药行为和治疗行为的社会人群。患者在就医过程中离不开配偶、子女、亲朋好友及监护人等亲属的陪伴、护送和协助医护人员进行诊断、治疗和护理等。患者亲属作为患者利益的代表,与患者本人有同样的目的,肩负同样的任务,一起经受精神和疾病的考验,他们期待获取有关患者病症及治疗方面的信息,因此其自始至终都有强烈的信息需求。

6. 医药卫生管理人员 医药卫生管理人员指在医药卫生领域从事组织、领导、协调、控制、决策等工作的各级行政人员。现代管理离不开对信息全面和系统地掌握,信息是开展管理工作的基本保障,因此分析和利用信息对管理人员来讲是不可或缺的技能。

此外,伴随着市场经济的迅速发展壮大,医药企业的营销人员在社会经济活动中的地位和作用日益突出,他们的信息需求也越来越强烈,逐步成为卫生信息用户中不可忽视的一类用户。当然,还有一些用户如新闻界、出版界、各级各类医药协会中进行医学信息交流的人员及日常生活中有健康信息需求的人员,也应该属于卫生信息用户的范畴。

(二)卫生信息用户需求的特点

信息服务是针对特定用户的信息需求,以现代信息技术为手段,向用户提供经加工整理的有效信息、知识与智能的集成活动,因此要想提供高质量的信息服务,就必须对用户的信息需求做深入的研究。卫生信息用户是卫生信息服务的对象,由于实践活动领域相同,他们的信息需求也有相同点。如卫生信息用户在对疾病的认识、诊疗手段的更新及新的药物信息等方面都有求新的愿望,在解决临床、科研、教学等方面的问题时都有求准的需求,在对信息的系统性、追溯性和完整性方面都有求全的心理。

当然,由于卫生信息用户所处的环境、工作性质、业务范围、个人素质等方面有一定的差异,其信息需求也会有许多不同之处。

1. 基础医学教师 基础医学教师是卫生信息用户的重要组成部分,其所需文献信息都较为成熟、可靠、准确,涉及的学科范围具有全面性和广泛性的特点。他们所需信息的内容主要集中在与教学相关的国内外新教材、教学方法和手段、教学设备及与科研相关的医药学、化学、生物学等方面,所需文献类型主要集中在教学用书、专业期刊和专著等。除此之外,基础医学教师还比较关注物理、化学方面的信息,因为基础医学历史上的每一次重大进展大都得益于物理、化学理论的进展和渗透。不过,基础医学教师所需的有关物理、化学方面的信息主要是与自己工作有关的理化教材,对理化学科的新进展等信息需求则较少。随着国际学术交流的增多,基础医学教师出国的机会也越来越多,他们对发达国家的高校及科研机构的信息也比较感兴趣。

2. 医学科研人员 医学科研人员整体素质高,专业技能、外语水平较高,获取医学信息的意识和能力比一般用户强。信息对医学科研人员而言非常重要,是他们开展科研工作和创新的动力源泉之一。他们的信息需求内容相对集中主要是与本领域相关的最新科研课题、成果、论文等方面的情况和世界范围内尤其是发达国家的科研现状及发展方向。由于科研人员从事的领域相对专门化，其所需信息具有专业全面、新颖及时、针对性强的特点。

3. 医学生　医学生是思维活跃、数量庞大的一类卫生信息用户，其通过系统的学习和训练，将外在的医学知识体系转化为个体内在的医学知识结构，并在实践中内化形成医学的能力素养。医学生的知识结构具有多维性及多层次性，主要由自然科学知识、医学专业知识和人文社会科学知识组成，这就决定了医学生的信息需求具有广泛性与专业性相结合及阶段性与系统性相统一的特点。

4. 医护人员　医护人员的工作是医院整个医疗卫生工作的重要组成部分，与其他卫生信息用户相比，其信息需求有自己的特点。临床医师所需的信息主要是与疾病相关的诊断、治疗和用药方面的各类信息，很少需要专利文献。为了做出正确的诊断，他们往往需要快速、准确地获取全方位信息。由于临床医师工作的特殊性，他们获取信息的渠道较广，除了专业图书、期刊、会议文献、音像信息等渠道外，还可以从医技科室的报告、同行的交流、患者及其亲属等方面获取信息。护理人员是卫生信息用户中知识、学历层次相对较低的一类用户，其获取、利用信息的意识淡薄，获取信息的范围较窄，所需文献信息的类型主要是中文期刊，信息需求的目的主要以增长知识、消遣为主，随意性、盲目性较大。

5. 患者及其亲属　在当今信息化的社会环境中，信息是非常重要的，患者及其亲属所需的信息主要包括医院的医疗设备、科室优势及专家水平等有关医院综合实力的信息及有关自身疾病病理和诊断方面的信息。除此之外，他们都非常重视医务人员的指教，因为这关乎患者疾病的康复。但由于患者及其亲属的文化水平不同，他们对医务人员的就医指导的理解、消化和吸收情况也存在一定的差异。

6. 医药卫生管理人员　医药卫生管理人员所需信息的范围一般比较广泛，涉及政治、经济、科技、医药卫生、环境、市场等多个方面，但其更加关注行政和业务决策方面的信息。医药管理人员所需的信息具有数量少、质量高的特点，准确、全面、客观是医药管理人员对信息质量方面最基本的要求。除此之外，医药管理人员获取信息的渠道主要是通过科学文献系统等正式渠道，获取信息的渠道较为单一。

其他卫生信息用户从自己的学科背景、工作需要等出发，对信息的需求也有所不同。如医药企业的营销人员需要的信息主要与市场、营销相关，他们对信息服务的及时性、针对性、可靠性要求较高。

（三）网络环境下卫生信息用户需求的变化

随着互联网的普及发展，信息的存储和传递发生了质的飞跃，国内外生物医学数据库和电子出版物不断增加，品种丰富。计算机技术和网络技术的发展让信息的传递和获取突破时空的限制，医学信息交流传播的速度不断加快。新的信息环境下，社会成员的信息意识日益增强，信息需求不断增长，卫生信息用户的信息需求也发生了变化。

笔记

1. 需求主体多元化 随着医学的发展和信息在各个领域的渗透,卫生信息用户的群体向社会化、开放化的方向发展,对卫生信息方面的需求不仅仅局限于传统的卫生信息用户,普通老百姓对这方面的需求也越来越强烈。用户获取信息的渠道更多地依赖于广播、电视或计算机网络等电子媒体。用户利用信息不再仅仅是为了科学研究与开发或工作所需,信息已成为人们生活的必需品。信息需求主体的多元化使得社会信息量急剧增长,卫生信息用户的类型更加复杂多样。

2. 需求内容的层次化 由于需求主体的多元化,卫生信息用户对医药信息的需求逐渐从单纯的学术研究扩展到社会生活的各个方面。卫生信息用户所需信息的内容出现多元化、层次化的特点,如某些附属医院的临床医师既需要有关疾病的诊断信息,又需要科研方面的专业知识,同时还要了解教学、提高医疗水平、减少医疗事故等方面的信息。普通用户即大众则仅仅对求医问药、医疗保健、防病治病、饮食起居等信息有需求。

3. 需求结构的多样化 信息需求主体的多元化、内容的层次化导致信息需求结构的多样化,其主要表现在以下几个方面:从信息需求内容的学科属性看,主要有专业信息需求和综合信息需求;从信息需求的目的看,主要有研究性需求、求知性需求、解疑性需求、证实性需求、娱乐性需求等;从所需文献的载体、信息交流的渠道、形式、文种、信息产品及服务方式上都存在多样化的局面。

另外,卫生信息用户对信息新颖性、及时性、全面性、系统性、准确性也提出了新要求,因为及时新颖、全面准确的信息是抓住机遇、正确决策的生命,同时它又是启迪创新思维、激发创造智慧的火花。

第二节 卫生信息服务的业务内容与方式

伴随着现代科学技术前所未有的快速发展,医学科学研究交叉、渗透、整合越来越明显,医学文献数量以指数级迅速增长,医学信息迅猛增长,卫生信息用户对信息的依赖程度不断提高,信息成为卫生信息用户必不可少的资源。信息服务简单而言就是用不同的方式向用户提供所需信息的一项活动,本节首先对卫生信息服务的内涵、原则和影响因素进行了总体概述,接着以服务方式区分为主,综合考虑其他有关信息服务的区分方法,着重介绍了当前卫生信息服务领域广泛采用的几种主要信息服务方式:卫生信息文献服务、卫生信息咨询服务及卫生信息网络服务,旨在从社会现实出发,充分发挥信息的社会作用,促进用户的信息联系,帮助用户获取所需信息,促进卫生信息服务业的发展。

一、卫生信息服务概述

近年来,互联网的普及和生命科学的高速发展,引起了生物卫生信息资源的快速增长,内容非常丰富,有关生物医学的信息产品和信息服务日益受到关注,使其呈现出旺盛的生命力,为医疗卫生事业的发展提供了信息保障。

笔记

（一）卫生信息服务的内涵

卫生信息服务（health information service）指卫生信息服务机构或组织提供的一种领域信息服务，是卫生信息服务机构或组织利用其服务方式或渠道为卫生信息用户提供所需卫生信息的一项业务。从卫生信息服务的定义我们可以看出：作为单个的卫生信息服务系统，一般都具备信息服务者、服务内容、服务对象、服务策略和服务基础设施五个要素。

信息服务者是信息服务活动的信息资源向信息用户传递的桥梁和纽带，负责选择、加工、提供信息产品来满足信息服务对象的信息需求；服务内容是信息服务的基础，主要包括各类信息产品。正是有了信息产品，信息服务活动才有了存在的可能性，信息服务是建立在信息用户需求和信息产品开发基础上的一种服务业务；服务对象就是卫生信息用户，处于信息服务的中心位置，是信息服务的导向，信息服务活动的主要目的是满足用户的信息需求；信息服务策略是信息服务的方式或手段，是为了保障信息服务的高效率所采取的方法和措施；信息服务基础设施是开展信息服务的必要物质保障。这五个基本要素在整个信息活动中起不同的作用，能够保证卫生信息服务顺利开展，不断满足卫生信息用户的需求，从而促进公共卫生事业的发展。

（二）卫生信息服务的原则

根据卫生信息用户需求的一般特点和网络环境下卫生信息用户需求的变化，本着帮助卫生信息用户克服信息交流障碍，解决信息生产的广泛性与信息利用特定性之间的矛盾，充分开发和有效利用信息资源的目的，卫生信息服务的开展要遵循以下原则：

1. 社会适应性原则　卫生信息服务应当符合国家宏观信息管理的要求，服从国家宏观调控，同时也要满足用户及各信息需求团体的特殊要求。作为国家可持续发展战略的一个重要方面，卫生信息服务的目标原则必须和国家可持续发展的目标相适应。除此之外，卫生信息服务也要满足其本身国际化和社会化的需求，因为现代生物医学研究更加体现出国际合作的重要性，对卫生信息服务的经济效益和社会效益也提出了新的要求。

2. 及时性原则　卫生信息服务的及时性原则主要源于卫生信息的时效性，在医药卫生领域有特殊的意义，贯穿于卫生信息服务的全过程。及时性原则包括对卫生信息用户的服务需求及时做出反应，并以最快的速度向用户提供最新的信息。临床医师在对某些疾病进行诊治的过程中，信息服务是否及时，直接关系患者的健康和生命。

3. 高质量原则　卫生信息服务质量的高低与人类的健康和生命息息相关，信息用户对高质量的卫生信息有很强的依赖性，要求卫生信息本身更具有全面性、准确性、及时性、权威性。生物医学基础与临床研究往往需要更高质量的图像信息，如人类基因图谱、人体解剖图谱、手术图谱以及超声、断层扫描、心电影像诊断等多方面的信息，因此高质量原则在卫生信息服务中尤为重要。

4. 专指性原则　医学和药学与人类疾病、健康、卫生保健紧密相连。虽然卫生信息服务的对象卫生信息用户具有广泛性，但面向医药卫生决策层领导、卫生事业管理人员、基础医学研究人员、临床医生、教学人员、学生、患者及普通民众等不同层次的服务对象,卫生信息服务需提供针对性很强的信息。卫生信息服务需要坚持专指性原则,结合医疗、科研、生产、教学、管理和社会的实际需要,有指向性地满足不同用户层的信息需求。

5. 经济、易用性原则　卫生信息用户在使用和接受信息服务的过程中往往希望以较低的成本获取高质量的服务,因此卫生信息服务要在国家政策指导下制定合理的收费标准。易用性是信息机构所处的时空位置和系统本身是否方便存取所决定的。易用性强的卫生信息服务可以避免用户在内容繁多、形式多样的信息资源当中获取和利用信息的障碍,信息和信息服务的易用性是卫生信息用户有效获取和利用信息的重要保证。

(三)卫生信息服务的影响因素

现代医学科学的进步为卫生信息服务提供了相当广阔的市场,由于现代社会的疾病构成(疾病谱、死因谱)、人口结构、社会心理因素、环境因素、健康概念、卫生需要以及医学对科技进步的依赖性增强等变化的产生,卫生信息服务随之发生相应的改变。目前卫生信息服务的影响因素主要有以下几个方面:

1. 社会经济发展水平　卫生信息服务供给的类型、数量、质量和方式等均与社会经济发展水平密切相关,受到社会经济发展水平的制约。社会经济发展水平一方面直接影响卫生信息服务的供给,另一方面可以通过对居民收入水平、受教育程度、就业情况、生活条件、人口结构等的影响对用户的卫生信息服务需求产生影响,从而对卫生信息服务产生间接的影响。

2. 卫生信息服务需求水平　卫生信息服务需求是卫生信息服务提供的前提条件,如果卫生信息用户的需求量很低,即使信息服务提供者能够提供大量形式多样、内容丰富的卫生信息服务,也没有用户使用,从而导致浪费。因此,卫生信息服务供给量要根据需求状况来确定的。只有卫生信息服务提供的数量和结构与用户对卫生信息服务需求的数量和结构相匹配,这样才能达到供需平衡的状态,使卫生信息服务的价值得到最大的利用。

3. 卫生信息源　信息源在产生医学信息过程中,给每一条医学信息都赋予了相应的先进性、真实性和实用性,即信息的潜在价值,这决定了信息价值大小和流向。因此,卫生信息潜在价值的大小由卫生信息源的规模、种类及信息生产的方式和目的决定。如对原始信息源而言,一般在高水平的医学高等院校、三甲医院中产生的卫生信息及权威期刊上出现的信息,其潜在价值就大,而对于从一些小诊所、庸医、以骗取钱财为目的游医那里得到的信息,则潜在价值很小甚至没有价值。由于卫生信息源能够对卫生信息资源的数量、质量及配置产生影响,所以也会对卫生信息服务产生影响。

4. 卫生信息服务技术水平　目前,医学信息价值的半衰期短,卫生信息服务机构对信息的加工处理时间的长短对卫生信息的价值影响很大。如果仅仅采用手工处理加工的话,卫生信息从产生到使用之间的时间过长,卫生信息的先进性就会大打折扣。若采用现代化的技术处理,就会让信息从产生到使用的间隔大大缩短,这样就保持了信息的先进性,信息的价值就很大。此外,一些临床研究所需的

笔记

图像信息都需要图文并茂,这就要求卫生信息服务者在加工信息过程中使用先进的计算机、网络技术和三维动画等图片处理技术。总之,卫生信息服务的技术水平是高质量卫生信息服务产生的技术保障,能使卫生信息资源得到有效的利用。

当然,卫生信息服务的影响因素除了以上几个方面外还受到卫生信息服务的价格、服务成本、医疗保障制度及卫生信息服务者的个人能力、用户的信息接收和处理能力等多方面的影响。

二、卫生文献信息服务

随着科学技术的迅猛发展,信息传递量剧增,人们对信息的需求空前提高,信息服务处在不断发展和深化的进程当中,形成多元化社会化符合用户需求的信息服务格局是社会发展的必然趋势。文献信息服务作为文献信息服务机构的主要服务性工作值得我们关注。

(一)卫生文献信息服务的内涵

文献信息服务(health document service),从广义上讲,指一切以满足用户文献信息需求为目的的信息服务活动;从狭义上讲,指以文献信息的搜集、加工、整理为基础,以满足用户信息需求为目标,以代为查找、翻译或整理为手段,以文献信息等知识产品的提供为形式的一种社会服务事业,是图书馆、档案馆、信息所、专利所、标准所等文献收藏机构的主要服务性工作。

我国文献信息服务涉及科技、经济、文化、新闻、管理等多个领域。不同行业的文献信息服务共同形成社会文献信息服务网络,从不同方面满足用户的文献信息需求。卫生信息文献服务就是指一切以满足医药卫生领域信息用户的文献信息需求为目标的信息服务。

(二)卫生文献信息服务的意义

随着互联网的发展及各国信息高速公路的实施,医学信息资源的开发已经迈入了网络化时代,卫生文献信息在丰富的文献信息资源当中占有很大的比重。如何抓住机遇,顺应信息时代的要求,积极参与医学信息资源的开发利用,为医药卫生事业的发展提供全方位文献信息服务显得尤为重要。

1. 科学研究的重要依据和组成部分　文献信息服务机构定期出版医学信息快报,报道医药卫生领域中的新进展、新动态及各个学科的前沿信息,向各类型卫生信息用户提供国内外有关医学调研报告情况或情报预测等文献信息服务。这些服务可以为用户选定科研课题、制定科研方案提供有益的信息和依据,并且我们可以看到,在用户的科研过程和总结中,文献信息也起到举足轻重的作用。

此外,文献信息服务机构还通过对原始文献的收集、整理、概括、分析及研究论证,对学科发展趋势进行预测,并将研究结果总结为综述、述评、专题研究报告等三次文献提供给用户。这些文献信息服务中提供的三次文献作为科研选题的重要依据和科学研究的重要组成部分,对医药卫生领域的科研起到极大的促进作用。

2. 临床实践的指导　临床工作中,准确的信息就是生命,而对临床服务的对象患者而言,先进的医疗技术是提高医疗质量的关键。因此,临床医师对新药物、新技术、新方法甚至新疾病的信息需求较高,能否在短时间内掌握、利用专业文献信息,既是高超医疗技术的具体表现,又是治疗和康复的关键。

临床工作的实效性、独特性、紧迫性、专业性和复杂性决定了文献信息服务对临床工作者和科研人员的重要性。虽然临床医师和科研人员有能力自己来搜集所需文献信息,但他们繁重的工作任务及网络环境下获取信息渠道的多样化,让其仍需要通过卫生文献信息服务来获取卫生服务信息。

3. 普及医药知识的手段　我们在对卫生信息用户进行类型划分的时候可以看出,目前卫生信息用户不仅仅局限于专业的科研人员、医疗工作者及医学生,随着社会的发展、医疗健康保障制度的健全,普通大众也开始关注卫生健康方面的信息,已成为卫生信息用户中的一部分。普通大众的卫生信息需求主要集中在医药知识方面,但由于普通大众的知识结构、社会背景及受教育程度不同,他们获取信息的能力也不同,为了获取社会性医药卫生及大众健康和保健方面的信息,越来越多的人求助于各种形式的卫生文献信息服务,所以卫生文献信息服务逐步成为普及医药知识的重要手段。

(三)卫生文献信息服务的内容和方式

现代信息社会环境下,医学研究及临床实践要求全方位、多功能、智能化、网络化的卫生文献信息服务,传统意义上的卫生文献信息服务已无法满足用户的需求。因此,目前的卫生文献信息服务体系除了包含传统文献信息服务内容外又增加了许多新技术特征的服务内容,总结起来主要有以下几个方面:

1. 文献借阅服务　文献借阅服务是指信息服务机构利用一定的空间和设施为用户创造阅览条件,让用户在指定时间和场所进行文献阅读或将文献借给用户的一种信息服务方式。文献借阅服务是信息机构传统文献信息服务中最主要的服务方式之一。近年来,随着电子信息技术的广泛应用和发展,文献借阅服务的载体类型也越来越多,主要包括印刷型、音像型、缩微型、电子型,并且电子文献所占的比重也不断增大,所起的作用也越来越明显,电子文献阅览的普及率不断提高。用户不仅能通过网络在线阅读电子文献,而且可以通过文献服务机构借阅电子书,大大提高了获取和利用文献信息的效率。

2. 文献复制和文献传递服务　文献复制服务是信息服务机构为满足用户的需求,提供文献资料复印件的一种信息服务方式。文献传递服务是文献资源共享的一种重要方式,是指用户需要某本书或某份文献而本信息服务机构没有收藏该文献时,信息服务机构通过一定的方式把用户所需的文献从文献源提供给用户的一种服务方式。具体来说,是信息用户将特定的已确知的文献需求告知信息服务机构,由其通过传真、复印、邮寄或 E-mail 等形式,将用户需要的文献或替代品以其有效的方式与合理的费用直接或间接传递给使用者的一种服务。文献传递包括期刊论文、会议录文献、学位论文传递等。由此我们可以看出,文献复制和文献传递服务都可以在一定程度上缓解信息需求增加而文献资源短缺的矛盾,弥补文献借阅服务的不足,但在提供这种服务时要以不侵犯知识产权为原则。

3. 文献宣传报道服务　文献宣传报道服务指图书馆等信息服务机构通过口头宣传、实物展示和文献提供等方式宣传报道文献信息的服务方式。这种服务方式是信息服务机构对用户提供的一种主动式服务,让用户通过这种服务寻找适合自己的文献信息,从而提高用户对信息服务机构的满意度。就文献宣传报道服务而言,主要有两种形式:一是通过书刊资料通报、书目、题录、文摘等方式扩大社会影响力;二是以讲座、报告、广播、广告等宣传渠道发布文献信息。目前文献宣传报道服务的渠道和手段随着信息技术的不断发展而逐步多样化,如信息服务机构可以通过微博这种新兴网络工具针对某一特定的专题对信息服务机构所藏文献中的信息进行收集、整理、组织、发布,主动报道文献信息。

4. 文献信息加工服务　信息服务机构不仅有文献流通和宣传报道的服务功能,还有对文献进行加工处理的重任。文献信息加工广义上讲就是信息处理,包括简单的收集、汇集和传递等,也可以是汇集基础上的进一步综合、提炼、创新。我们所指的文献信息加工服务是通过后一种的处理方法而形成相应的信息产品来提供给用户的一种服务方式。这种服务方式主要有两种形式:文摘和文献综述服务。文摘服务主要指通过对文献资料进行浓缩,以精炼的文字向用户传递信息的一种主动服务方式,如《化学文摘》和《中国药学文摘》等都是卫生信息服务部门加工而成,并用于开展中外文医药文献信息服务的传统型文摘工具。文献综述服务就是为了满足用户需求,对原始的医药文献研究之后综合形成综述或述评之类的信息产品提供给用户的一种服务方式。文献综述一般可以反映所写专题的历史和最新进展及存在问题、发展方向等所写专题的全貌。

（知识拓展）

《化学文摘》和《中国药学文摘》

《化学文摘》(Chemical abstracts, CA)创刊于 1907 年,由美国化学协会化学文摘社(CAS of ACS, Chemical Abstracts Service of American Chemical Society, CAS of ACS)编辑出版,是世界上最大的化学文摘库,也是目前世界上应用最广泛,最为重要的化学、化工及相关学科的检索工具。CA 年报道量最大,物质信息也最为丰富,CA 报道的内容几乎涉及了化学家感兴趣的所有领域,其中除包括无机化学、有机化学、分析化学、物理化学、高分子化学外,还包括冶金学、地球化学、药物学、毒物学、环境化学、生物学以及物理学等诸多学科领域,其索引完备、检索途径多,报道迅速。

《中国药学文摘》(Chinese pharmaceutical abstracts, CPA)是检索中文药学方面的文献的重要检索工具,由国家药品监督管理局信息中心编辑出版,创刊于 1982 年,1984 年以季刊形式正式发行,翌年以双月刊出版发行,现为月刊,每期有期索引(包括主题索引和外文名索引);每年一卷,卷末单独出版一期卷索引(包括著者索引、主题索引和外文名索引),索引均以主题词的汉语拼音或英文药名的英文字母顺序排列,各主题词或药名项下附有说明词及文摘号,可以指引读者根据文摘号查出相关文摘。以计算机化的中文药学文献数据库为基础,收集国内 700 多种医药期刊以及会议论文和部分内部刊物的资料,以文摘、题录等形式报道。该库拥有 30 余万条数据,且每年以28 000 多条数据递增,内容丰富,查询方便。

笔记

5. 文献检索、收录引证服务　文献检索指信息服务机构根据用户的需求，利用一定的检索工具，帮助用户查询文献信息的服务。按照检索手段分，文献检索有手工检索、计算机检索和联机检索三种方式。目前各种期刊全文数据库的出现，大大方便了人们对文献信息资源的利用，也改变了人们的检索和阅读方式。我国三大全文数据库：万方、清华同方、维普资讯都提供医药卫生期刊全文检索。

文献收录引证服务是其检索服务的一种扩展，当用户需要查找文献收录引用情况，对其公开发表的论文和著作进行引证查询时，信息服务机构就需要根据用户提供的信息对相关检索系统收录及引用情况进行检索并出具证明。国际影响力较大的检索系统主要有《科学引文索引》、《工程索引》及《科学技术会议录索引》三个。

知识拓展

《科学引文索引》、《工程索引》和《科技会议录索引》

《科学引文索引》（SCI）由加菲尔德（Garfield）在1961年创刊，由美国费城科学情报研究所（The Institute for Scientific Information，简称ISI）负责编辑出版。1979年至今为双月刊，并有年度累积索引和5年度累积索引，既有印刷版又有光盘版，ISI还陆续出版了《社会科学引文索引》、《人文艺术引文索引》，ISI出版的刊物还包括Current Contents（现期期刊目次）等7个分册。

《工程索引》（EI）是由美国工程信息公司（Engineering information Inc.）编辑出版，是历史上最悠久的一部大型综合性检索工具。EI在全球的学术界、工程界、信息界中享有盛誉，是科技界共同认可的重要检索工具。目前主要有三个版本：EI Compendex光盘数据库、EI Compendex Web数据库、EngineeringVillage2。学科覆盖的领域有：机械工程、机电工程、船舶工程、制造技术等；矿业、冶金、材料工程、金属材料、有色金属、陶瓷、塑料及聚合物工程等；土木工程、建筑工程、结构工程、海洋工程、水利工程等。

《科技会议录索引》（Index to Scientific & Technical Proceedings，简称ISTP）创刊于1978年，由美国科学情报研究所编辑出版。该索引收录生命科学、物理与化学科学、农业、生物和环境科学、工程技术和应用科学等学科的会议文献，包括一般性会议、座谈会、研究会、讨论会、发表会等。其中工程技术与应用科学类文献约占35%，其他涉及学科基本与SCI相同。

三、卫生信息咨询服务

随着数据通信网络技术和宽带光纤通信技术的飞速发展与整合，计算机网、通信网、广播电视网及其他信息服务资源网相互渗透、相互融合、互联互通，信息的生产、传播和使用建立在全新的数字技术基础之上，形成了一个有机的整

笔记

体。面对飞速发展的信息网络和具有广阔潜力的信息市场，为高速、准确、开放、便捷地传递和获取信息，许多信息服务机构如雨后春笋般快速成长壮大，信息咨询服务对用户来说越来越重要。

（一）信息咨询服务

信息咨询服务（information consulting service）又可以称为咨询服务，目前学术界对信息咨询服务的概念和内涵还没有统一的认识和提法。王宇主编的《卫生信息管理》中认为：信息咨询服务是以现代科学知识和现代技术手段、方法，为解决各种复杂问题而进行的服务活动。罗爱静主编的《卫生信息管理概论》将信息咨询服务概括为：信息服务部门根据用户提出的需求，依据专业知识、实践经验和创新能力，充分开发和利用信息资源，运用科学的方法和现代化技术手段，为用户提供解决问题的建议、方案、策略、规划或措施等的信息服务活动。综合上述观点：信息咨询服务其实是信息服务机构利用技术手段，为满足用户需求而进行的信息加工过程，是信息交流、反馈和处理等一系列信息活动组成的信息服务方式。

（二）卫生信息咨询服务的内容

卫生信息咨询服务（health information consulting service）是围绕医药卫生领域所开展的信息咨询服务，由于各类专业信息咨询在组织管理中具有专门的作用，其信息咨询内容有不同的侧重。现阶段医药行业竞争加剧，市场份额相对集中，卫生信息咨询服务可按咨询内容划分为三类：

1. 文献信息咨询服务　文献信息咨询服务指根据用户需求提供原始文献或复制品以及原始文献翻译等服务。前面提到的文献信息服务中的服务方式大都可归入此类。此外，信息咨询服务还包括查新咨询服务、定题服务等专项信息服务。因此我们认为，文献信息咨询服务是文献信息服务人员利用专业知识，通过使用各种信息资源解答用户疑问，辅助用户获取文献及所需信息的一种活动。

2. 知识咨询服务　知识是人类对客观世界认识的反映，也是对生产活动和社会实践中不断积累的经验总结。知识经济时代，知识已成为最重要的生产资本，经济的增长取决于对知识的投资和应用。在知识经济时代，谁拥有知识，谁就拥有财富。因此，用户需要的最终信息不是文献本身，而是文献中所蕴涵的知识咨询。一般来说，知识的形成有两个途径：一是从实践中积累，把所观察的现象的共性核心升华为概念，把所积累经验的精华上升为理论；二是把已有的信息通过推断产生新知识，由抽象到抽象的过程。知识咨询服务就是要信息服务部门花费更多的时间和精力去形成从信息到知识的转变，并将转变的结果提供给用户的服务。有些知识咨询服务甚至需要运用专业知识去分析、整理、加工而获得。目前数值型数据库、事实型数据库以及知识库的发展为知识服务的有效完成提供了便利的条件。

3. 科研咨询服务　在全球信息化高速发展的今天，医学科研工作也越来越受到卫生信息用户的重视，由于科研工作对知识技能要求的复杂性和多样性，许多卫生信息用户如临床医生的时间又极为紧迫，因此提供科研咨询服务就显得尤为重要。科研咨询服务主要是为了满足用户确定课题或制定发展规划的需求,由信息服务机构向其提供通过有关文献调研和实际调研工作,对各种文献信息进行分析研究写出的综述、预测、建议、实施方案等方面的咨询服务。

此类咨询涉及的范围广泛,既包括技术路线和技术细节,又包括经济和政治问题;既涉及基础研究,又涉及国家社会的实际问题。这种咨询服务具有明显的预测性,其成果主要服务于即将开始或正在进行的工作,供决策者参考。

目前,国外的卫生信息咨询服务主要提供的是关于综合性的医药信息咨询、新药开发项目的咨询和医药市场分析等方面的内容。其主要的医药信息咨询机构按功能分包括:政府决策型的咨询服务机构、兼有投资功能的咨询机构、提供中介服务的咨询机构及营利性的咨询机构。而我们国家的卫生信息咨询服务主要集中在生物医药信息咨询服务领域,此外随着网络信息技术的发展,医药信息咨询中基于网络的咨询服务越来越多。国内卫生信息咨询服务的机构有管理咨询公司、专职医药咨询公司、数据公司及信息情报研究机构等。

(三)医药领域的查新服务

所谓科技项目信息查新服务(scientific and technological novelty search),简称查新服务,指利用各种情报手段对科研课题和科技成果的新颖性、科学性与适用性作出客观评价,编写查新报告,为领导决策及科研人员选题、成果鉴定等科研活动提供参考的一系列服务。查新服务是兴起于 20 世纪 80 年代末的一项科技管理查新业务,并且越来越受到科技管理界,特别是医学科技管理界的重视。医药卫生查新服务是医学信息人员以高水平文献检索能力为基础,通过相关文献的筛选和对比分析,并经过检索人员的综合分析研究,正式向政府部门申报医学科研项目,提出新颖性评价报告的指令性和规范性的医学科技情报分析咨询工作。

1. 查新服务的类型和作用 科学研究贵在创新,创新是科学研究的灵魂,科研项目或科研成果的新颖性评价也显得非常重要。随着人们对查新服务重要性和迫切性认识的不断提高,查新服务的范围也不断扩展,从最初的成果鉴定发展到立题查新。目前,医药领域的查新服务依据申请查新项目的不同目的划分为:科研立项查新,科技成果鉴定、奖励、转化查新,新药报批查新和专利申请查新四类。

科技立项查新主要是查清国内外是否已有人做过该课题或相关课题的研究以及取得的成果或进展情况,以此为依据对申请课题的新颖性做出判断,为判断申请课题是否具有立项价值提供客观依据。另外,通过查新为申请人进一步提供国内外相关资料,以修正研究思路和方法,制定出具有创新意义的研究方案。

科技成果鉴定、奖励、转化查新主要是对成果在国内外是否已有相关文献报道,如查到有同类或类似的研究,则通过对比已有研究成果与该研究成果的创新点,对该研究成果的新颖性作出评价。这类查新服务一般发生在完成科研研究项目后,对成果实施鉴定、奖励和推广应用之前进行。

此外,新药报批查新发生在新药审批之前,专利申请查新主要是申请专利之前有要求,但是这项查新服务由专利局负责,其他查新机构出具的查新报告一般不予认可。

科技查新是现代科技高速发展的必然产物,也是科技管理工作改革的需要。在我国未开展查新服务之前对科技成果的评价主要采取同行专家评价和生产实践的效益证明两种明显带有主观性的评价方法,很难对被评议的课题和成果作出客观、公正、准确的评价。据有关资料统计,我国许多科研单位的科研项目有40%是重复别人的研究,某些医药科研单位重复率高达60%,如此低水平的重复劳动是对我们国家有限资金的极大浪费。查新服务就是在这种形势下产生和发展起来的,以便为专家评议提供全面、准确的"鉴证性客观依据",因此查新是开展医学研究的基础,在医学研究中起重要的作用。

在科研立项之前,通过查新可以了解国内外相关科学技术的发展现状与方向,避免低水平重复研究,为科研立项提供客观依据。在课题或成果鉴定评审前,通过查新能对同类或类似研究项目的深度、广度和研究进度有所了解,用以比较成果的新颖性、领先水平,为科研成果的鉴定、评审及转化提供依据。

除此之外,查新服务还可以为医疗、教学、科研人员提供医药卫生相关信息,为医疗、教学和科研提供有效的帮助,从而减少科研浪费,提高科技投资效益,增强科研管理职能,实现科研管理科学化和规范化,提高科学研究的质量和效率。

2. 医药领域查新服务的重点　医药领域查新服务目前涉及的学科范围主要有公共卫生学、预防医学、基础医学、临床医学、药学、生物医学交叉学科、生物医学相关学科等。我们将这些查新服务归纳为医学类查新、中医药类查新及药学类查新,并且这三类查新服务各有自己的重点。

医学方面主要是有关免疫学、遗传学等基因方面的有关国际热点研究领域的查新服务;国内在临床医学方面一般是较常见的肝癌、胃癌、心血管等疾病的分子机制方面的查新。这两类查新服务涉及的学科范围较广、学科分化细、交叉研究多,应用技术新,发展也比较快。

中医药类的查新多是有关中西医结合方面的研究,包括中医药的理论研究、中医药及中医手法在临床疾病中的应用和方剂学方面的内容。这类查新服务表现出的特点有:涉及的学科较多、中西医概念混用、自拟药方秘方多、中医理论和方剂学涉及年代久远、中草药材名称翻译不一致等。

药学类查新一般以仿制药为主,尽管国家高度重视和鼓励药物创新,仍然无法改变目前药学研究的现状。其研究重点主要为:药物有效成分的分离与鉴定、药理作用、药物分析及质量控制、药物新剂型等。这类查新专业性强、很多涉及国内外专利、保密性强。

3. 医药领域查新服务的基本流程　医药卫生类查新服务的基本流程(图8-1)是:委托人提出查新委托、查新机构进行查新受理、文献检索、撰写查新报告、审核查新报告、出具查新报告。

4. 医药领域查新服务存在的问题　查新服务是通过科技文献检索和对比分析对科技项目的新颖程度做出判断的信息咨询活动和文献查证工作。由于医学查新服务在我国开展的时间较短,仅有20余年,目前还存在诸多影响查新工作质量和效果的问题。

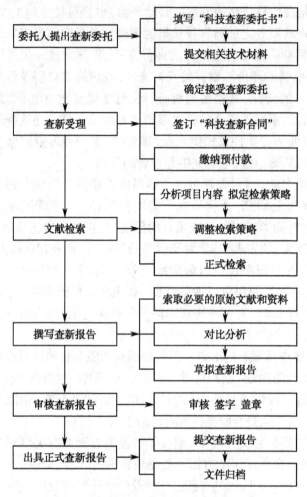

图 8-1　医药卫生类查新服务的基本流程

（1）用户填写查新检索委托单的随意性：很多用户在填写查新委托单时出现以下问题：由于申报课题的动机盲目，对课题的新颖性无法作出正确的表述。在填写委托单时过于简单概括，无法明确体现课题的创新之处，无法正确区分创新之处和模仿之处，很难清楚表达检索需求。如有些用户对项目的本质属性、内涵、各个层次的联系和动态过程把握不准，有些用户为了让自己的成果获得人们的认可对提问概念的实质故意隐瞒，有些用户把握不好提问概念的内涵，有扩大或缩小提问概念及使用随意性很大的词语表达提问概念的情况。所有这些情况都会造成查新结果不准确，甚至离题万里，使查新工作失去意义。

（2）文献检索数据库资源的有限性：目前就查新服务而言，既存在文献资源查新量的问题，又存在文献资源查新质的问题。高等医学院校的图书馆是查新机构的重要组成部分之一，其文献信息资源建设主要是服务本校的医学教学和科研工作，主要收藏的是本校所设的学科和专业所需的文献和数据库，收藏的学科范围和文献数量都非常有限。而医学是整个科学中发展最快的学科，国内外医学信息更新的速度飞快，仅仅用传统的手工查新服务已不符合时代的发展。现在的医学查新服务一般情况下都采用文献资源数据库进行计算机查询，然而计算机查询服务仍然存在一些问题。如每一种专业数据库都很难把本专业所有的期刊文献收录齐全，各个数据库都有自己收录的特定领域，这就决定了数据库本身收录文献的有限性。随着科学的不断进步，各学科的交叉研究和边缘学科不断增多，很多期刊难以分清学科的性质，医学文献大量分散在不同学科的期刊上。医学院校出于经济、学科观念的考虑，极少购买非医学类的数据库，尤其是人文社会科学文献数据库，因此医学领域的查新服务从源头上就存在文献量的问题，实际上也难以满足查新服务相关文献查全率理论上100%的要求。

（3）缺乏统一的查新质量标准：查新质量问题是关系查新服务能否快速发展的关键问题，然而目前我国还没有统一的查新质量标准，这使得查新工作人员没有一个详细的业务规范进行参考，工作时随意性就大些，产生误差的可能性也随之增大，审核查新课题时主观能动性作用过大，严重影响查新质量的客观性，造成查新工作管理上的混乱，纵容科研中的弄虚作假行为，间接助长了重复申报的不正之风。综观目前查新工作的现状，工作不认真、不客观公正反映科研成果水平的现象继续存在。不少查新机构对查新工作敷衍了事，仅仅为了追求经济利益，造成查新和审核工作流于形式，查新工作的质量受到严重影响，致使查新工作失去原有意义。

（4）查新人员专业知识难以达到理想水平：现实看来，所有查新机构都无法配齐各个专业的查新人员，所有查新人员也不可能对各个专业知识都精通、熟知，随着医学科学的快速发展，医学知识不断更新，即便是同一学科背景的查新工作人员也难以找出课题研究的创新点。因此，查新人员专业知识有限肯定给查新服务带来不便，如不能使用正确的检索词、无法确定好的检索策略等，这势必造成检索结果的分析偏差。目前，从事医学查新工作的人员大多是计算机专业或信息管理专业毕业的，其知识结构明显有缺陷，理想的医学查新人员不仅要具备信息管理和计算机专业知识，而且要具有医学专业知识，而现实中有这种能力的复合型人才极少，因此医学查新工作人员专业水平很难达到理想水平。

当然，除此之外医学查新服务还存在用户查新意识淡薄、查新机构多头认定、管理不统一、宣传力度不够、文献信息资源庞杂、外文一次文献难以查找等问题。不过查新机构及工作人员已经意识到这些问题的存在，并不断采取措施改进，随着查新服务的不断增多，工作经验的不断丰富，未来查新服务将会不断完善，达到人们预期的水平。

（四）定题服务

随着互联网的出现及数字化文献的广泛应用，信息技术出现了突飞猛进的发展，人类社会的信息化进程逐步加快，一种新的服务方式——定题服务伴随着计算机检索系统的产生而出现了。

1. 定题服务的定义及类型 定题服务（selective dissemination of information, SDI）是美国情报专家 H. P. Luhn 首先提出来的，原意是有选择地提供信息。定

笔记

题服务又称为定题信息服务、跟踪服务或对口服务,是信息服务机构根据用户对某一方面主题信息的需求而进行的文献信息的搜集、筛选、整理,以定期或不定期的形式提供给用户的一种服务。

定题服务是服务人员围绕用户的信息需求提供的一项主动性服务工作,实现"信息找人";定题服务同时也是一项针对不同的用户采用不同的服务策略,具有针对性的服务工作;定题服务还是一项贯穿科研选题、预检索到结项成果整个科研过程的长期性、连续性的工作。

定题服务有标准 SDI 和用户委托 SDI 两种类型。标准 SDI 是根据用户的科研需要,定期或不定期对某一特定医学主题进行跟踪检索,建立通用的检索提问文档,向信息用户征订,或把经过筛选的最新检索结果,以书目、索引、全文等方式编印成最新资料以通报形式提供给用户。用户委托 SDI 是用户按自己的信息需求委托检索系统为自己建立专门的提问文档,然后接受检索系统为用户提供的以书目、索引、文摘、全文或汇编等形式的服务。

2. 定题服务在医学研究中的作用

(1)加速科研进程,提高文献信息利用率:医学课题的选择、科研的设计都是建立在大量的文献查阅基础之上的,一个人能否在最短时间内有效获取和利用所需信息是创新成功与否的决定因素。因此,整个医学科学研究离不开文献信息,科研人员必定要花很多的时间去查找和阅读相关文献资料,据统计,在整个科研过程中 30% 以上的时间都在查阅文献。信息时代,医学科研文献数量激增,研究多样分散,而且文献的时效性缩短。长期在医疗、教学第一线的医学科研人员,工作忙,时间紧,其要在海量的信息中找到所需文献信息并非易事,而且由于他们检索技能有限,对检索系统不熟悉,很容易出现事倍功半的情况。定题服务可以节约科研人员查找文献的时间,并帮助科研人员获取有效的文献信息,能避免低水平的重复,减少人力、物力、财力的浪费。

(2)定题服务是攻克难题的秘密武器:医学科研工作者在课题研究过程中往往会遇到一些有关研究思路、创新点等问题,也可以通过查阅文献了解其他研究者的科学构思、经验、方法与教训,对自己的研究成果进行对比、分析和鉴定,从而快速解决研究中的难点问题。定题服务能为科研人员系统、全面占有文献、吸取精华、借鉴前人研究方法创造良好的条件。定题服务不仅能有效满足科研工作人员各自的情报需要,还是研究这些需要的有力武器,因此前苏联著名情报学家米哈伊洛夫认为,定题服务是所有情报服务方式中最值得阐述的服务方式。

3. 定题服务的实施　定题服务是以丰富的馆藏、较完善的检索工具和数据库为基础,高素质的服务人员为支撑,科学的管理为保证的信息服务方式。无论哪种类型的定题服务在服务提供方式和服务手段上都没有区别,其实施主要包括两部分:

(1)调查研究:通过调查研究明确服务对象和范围,了解用户的信息需求及组织定题服务的可能性,包括服务人员、经费和其他条件。通过调研掌握科研课题的结构、内容,有关文献信息资源结构与分布状况,检索工具与系统的利用情

笔记

况,为定题服务做好准备工作。

(2)服务方案的制定与实施:首先,要根据调查研究的结果确定定题服务的主题,从满足用户信息需求的角度,选择对当前用户专业价值较大的主题;其次,依据所定主题划定所需信息源的范围,即不仅要利用本机构所藏资源,还要依托医学特色数据库及网上资源和部分免费电子期刊,提供准确全面的专题信息服务;再者,要从所选主题选择合适的检索系统,反复斟酌确定合适的检索语言,制定相对科学的检索策略,提高信息的检全率和检准率。此外,还要对定题信息的报道方式、服务人员素质要求、服务设施选用、经费开支计划等情况进行规划,并及时与用户交流,建立较为稳定的用户反馈机制,便于随时掌握用户情况,不断完善检索策略,提高定题服务质量。

四、卫生信息网络服务

随着计算机网络的发展和完善,网络传播逐步成为信息传播的主要方式,从网络中获取信息也成为人们日常学习、工作和生活中必不可少的一部分,信息网络服务也渗透到社会的各个领域且向更深、更广的方向发展,逐渐成为信息服务的主流。

(一)信息网络服务的特点

信息网络服务(health networked-based information service)指现代信息服务机构围绕用户的信息需求,以网络信息技术为手段,依托计算机通信网络进行的信息存取、加工、传递和提供等服务活动的总称。信息网络服务的构成主要有网络信息技术、网络基础设施、网络信息资源和网络信息用户四个方面。

相对于传统的信息服务而言,网络服务首先给用户带来了海量的信息,许多信息服务机构分别把自身的资源进行整理并上传到网络上,供用户使用,这使得信息的采集、存储、加工,一直到提供利用都是以数字化的形式表达,加速了信息资源的数字化;其次,网络服务给用户带来了更大的自主性,用户使用信息资源也不再受时空的限制,网络服务提供的广阔空间让信息服务机构之间的协作成为可能,信息资源的共建与共享也得以实现并迈上新的台阶;再者,网络服务发布信息快,用户获取信息更加便捷。此外,信息网络服务促进信息服务从封闭式走向开放性和社会化、信息服务的灵活性不断提高、信息服务的针对性不断加强、个性化不断凸显,信息服务不断走向产业化和专业化的模式。

(二)常用卫生信息网络服务

信息用户对信息网络服务的质量和期望随着网络服务的不断深入有了很大提高。信息网络服务的发展不仅体现在信息服务内容的深化上,更体现在服务方式的转变上。在信息网络服务的发展中,信息服务方式的变革起着至关重要的作用。信息网络服务的方式多种多样,从不同角度能划分出不同的类型。有的学者将信息网络服务分为资源主导、服务主导、网络咨询、用户驱动、一站式服务、信息代理、垂直门户、中介服务、综合开发和集团协作、元素集成等类型。有的学者把信息网络服务分为常用网络服务和新型网络服务两个类型。还有部分学者认为信息网络服务等同于网络信息服务,包括信息资源的开发、信息资源的交流和信息资源利用培训。

此外,罗爱静主编的《卫生信息管理概论》中把信息网络服务划分为以下几种类型:

1. 资源建设与导航服务　资源建设包括信息服务机构对自有的不同载体的信息进行数字化转换与整合,也包括结合用户的信息需求引进或获得授权使用某些电子资源,为用户提供信息资源的阅览、查询与下载服务等引进数据库的服务。网络资源导航则是信息服务机构收集、整理、利用网络信息资源提供给用户使用,为用户编制导航系统,方便用户获取和利用信息。

2. 信息检索服务　用户可以通过网络了解信息服务机构能够提供的服务,也可以根据需要从信息服务机构的各种电子资源中检索所需信息。

3. 信息流通服务　用户不仅可以在信息服务机构的网页上查询自己的相关情况,还可以借助网络办理各种手续。此外,信息的传递如全文传递、馆际互借等也能借助网络方便快捷地实现。

4. 信息咨询服务　信息服务机构可以通过网络为用户提供各种咨询服务,这是传统的信息咨询服务的发展和开拓,包括电子邮件咨询、在线咨询、合作化虚拟参考咨询等。

5. 用户教育服务　网络的普及和信息技术的飞速发展,网上的信息资源层出不穷,用户如何从海量的网络信息中获取自己所需要的信息成为网络服务的主要内容之一。现有的网络用户培训服务多种多样,有的以指南和常见问题出现,有的以网络课堂教学的方式传授,提供课件和文字资料供用户学习使用。

(三)新型卫生信息网络服务

信息网络服务是信息服务未来发展的重要方向,它利用互联网实现了信息资源的共享和利用,促进了卫生信息服务的迅速发展。信息网络服务大部分都是通过 Web2.0 技术来实现,Web2.0 最主要的一个特点就是以用户为中心,而不是以网站为中心进行信息组织。在 Web2.0 环境下,信息服务突出用户的主动参与,强调以用户为主体来共享信息内容,因此各种新型信息网络服务层出不穷。

1. 搜索引擎服务　搜索引擎(search engine)又称为检索引擎、查询引擎,广义上指基于互联网上的信息查询系统,包括信息存取、信息组织和信息检索;狭义上指以搜索互联网上的网页设计的检索系统或软件。搜索引擎实际上就是专用的 Web 服务器,它运用网络自动快速索引技术、动态缓存技术、分布计算技术等多种技术手段对网上的信息资源进行组织和处理,并将用户检索出的信息展示给用户,为用户提供检索服务。搜索引擎是伴随互联网的广泛应用和信息技术的飞速发展,为解决用户在海量网络信息资源中查询所需资源所遇到的困难而产生的。搜索引擎出现后受到广大用户的青睐,并且被广泛应用在各个领域,对人们获取信息的方式产生了深刻的影响。目前常用的搜索引擎有 Google、百度、雅虎等。

知识链接

百度

百度（http://www.baidu.com）是全球最大的中文搜索引擎，于1999年底成立于美国硅谷，由李彦宏、徐勇两人创立，2000年1月回国发展；2000年5月，百度首次为门户网站——硅谷动力提供搜索技术服务；2001年8月，发布Baidu.com搜索引擎Beta版，从后台服务转向独立提供搜索服务，并且在中国首创了竞价排名商业模式；2001年10月22日正式发布Baidu搜索引擎；2005年8月5日，百度在美国纳斯达克上市。"百度"二字源于中国宋朝词人辛弃疾的《青玉案·元夕》词句"众里寻他千百度"，象征着百度对中文信息检索技术的执著追求。

雅虎

Yahoo（http://www.yahoo.com）是在网上最早出现的检索工具，一直是一种功能较强的搜索引擎。Yahoo属于目录索引类搜索引擎，可以通过两种方式在上面查找信息，一是通常的关键词搜索，一是按分类目录逐层查找。以关键词搜索时，网站排列基于分类目录及网站信息与关键字串的相关程度。包含关键词的目录及该目录下的匹配网站排在最前面。以目录检索时，网站排列则按字母顺序。Yahoo于2004年2月推出了自己的全文搜索引擎，并将默认搜索设置为网页搜索。

把搜索引擎服务作为新型的信息网络服务是因为目前国内有关医学专业搜索引擎的信息量还不够丰富，搜索国内医学专业网站或信息时，一般通过通用的搜索引擎如Google、Baidu等来完成。国外的医学专业搜索引擎发展很快，数量也比较多，网上的医学资源内容也非常丰富，并且更新也比较及时。目前针对卫生领域的搜索引擎主要包括Medical Matrix（http://www.medmatrix.org/）、Medscape（http://www.medscape.com/）等。

2. 专题门户服务　专题门户指为用户集中提供某类综合性网络信息资源并提供有关信息服务的网站。专题门户服务就是将来自不同信息源的信息集中在一个网站上，帮助用户通过这个网站访问这些信息。专题门户服务注重于具体、深入的纵向服务，属于垂直门户信息服务。

目前，卫生信息服务领域有许多的专业门户网站都提供多种卫生信息服务。如面向医务工作人员的专业门户网站"37度医学网"，它主要针对医生诊疗、科研、工作和生活等各个方面提供服务；始建于2000年7月的丁香园（http://www.dxy.cn），是非常重要的中国生命科学类网站之一，其生物医药科技网目前汇聚超过350万名医学、药学和生命科学的专业工作者，每月新增会员3万名，大部分集中在全国大中型城市、省会城市的三甲医院，超过70%的会员拥有硕士或博士学位。丁香园为用户提供了一个专业知识共享的平台，为用户介绍检索经验、传授检索方法和技巧，普及知识共享。致力于医学信息传播服务的365医学网

（http://yixue.365heart.com/）是一个通过多元化手段搭建起为学术专家、企业学术等提供综合立体式学术传播服务的平台，最大化地传递专家和企业的学术信息，下设365心血管网、365脑血管网、365血管病网、365骨科网等子网。

3. 网络咨询服务　网络咨询服务又称为虚拟参考咨询服务、数字咨询等，指信息咨询人员和用户以网络为媒介进行的信息传递和交流，在咨询过程中，信息咨询人员借助网络进行信息的检索、选择、加工和传递，最终形成咨询报告提供给用户。因此，网络咨询服务有这样一些特点：借助网络媒体寻找用户；利用网络设备和信息技术进行信息的深层次加工；通过网络管理咨询项目。

当前的网络咨询服务有延时参考咨询服务和实时参考咨询服务两种类型。延时参考咨询服务主要通过电子邮件、BBS或论坛等形式由用户提出问题，信息咨询人员对信息资源综合组织处理之后再给以回复，这种咨询服务往往需要咨询人员花费一定的时间才能完成，因此一般都会延迟一段时间回复。实时参考咨询服务则通过用户和咨询人员的实时交流来完成。常用的实时参考咨询服务有即时通信、视频会议或语音通话、在线信息互送等。其中即时通信以操作简便、实时性高等优点而广泛应用，即时通信的主要方式是通过MSN、QQ、GTalk等实时通信软件来交互实现，同时也存在像Meebo、Trillian等同时支持多种即时通信软件的信息服务。在线互送服务是通过软件来完成页面推送、共同阅览、档案分享等更复杂的功能，是建立在即时通信基础上的一种咨询服务。

知识链接

Google Talk

Google Talk是Google的即时通讯方式，简称Gtalk。它可以进行文字聊天以及电脑对电脑的语音连接通话。Google此举进一步激化了它和雅虎、微软以及美国在线之间的竞争。Google网站已经推出了即时通讯软件的下载页面，提供windows平台下的客户端软件。另外有网上使用的小工具可在各种平台下使用。Google宣称，该软件"可以让你与朋友随时随地，在世界的任何一个角落自由的通话，发送即时讯息。"Google的即时通讯软件和它的电子邮件服务——Gmail进行了结合。Gtalk的聊天记录可以自动保存到网上自己的Gmail信箱，可以随时随地的翻阅过去，这也是深受大家喜爱的一个功能。

Meebo是一个用Ajax编写的网上即时通讯软件，并与主要的即时通讯软件，如AOL、ICQ、Yahoo! Messenger、MSN Messenger、Jabber及Google Talk兼容的系统，使用户免除安装即时通讯软件之余，就能与其他人保持联系。Meebo服务于2005年9月4日开始运作，并于9月14日正式开放与公众使用。2006年6月，Meebo被PC World列为100大世界级产品。8月，Meebo被选为2006年度50大最酷的网站。2012年6月，Meebo正式被Google收购，结束了自身产品和服务的命运，Meebo在2012年7月11日关闭大部分服务。

笔记

Trillian 是一个由美国软件公司 Cerulean Studios 所创造的即时通讯软件。它兼容 ICQ、MSN Messenger、雅虎通、IRC、AOL Instant Messenger 等各大即时通讯软件，使得用户可以只使用一个软件同时连接不同即时通讯服务的联系人。其商业版的插件更兼容许多其他的即时通讯服务。

医药卫生领域网络咨询服务主要用于增强医学信息的交流、医学科研、医学技术推广及医药学教育方面。首先，网络咨询服务是公众常用的交互性获取保健知识的方法之一。用户可以通过一些网站或论坛如有问必答网（http://www.120ask.com/），采用在线咨询或发帖等形式，对所需的医药卫生信息进行咨询。其次，临床工作人员和医学科研人员可以在网络上组成专题讨论组，利用网络咨询的形式进行交流互动，不断开阔视野，随时掌握本领域的最新动态，还可以对疑难杂症进行网络会诊，促进医学事业的发展。再者，网络咨询服务可以让卫生信息用户从分布式多媒体数据库中获取病例、X 线片、CT 片等各种静态和动态的信息，提供远程医学信息服务。

鉴于医药学专业的特殊性，在进行医学信息咨询服务时既要以推广医学新技术、新理论、新成果服务为目标，又要以普及医学知识为目的，克服医学科技推广活动中医学知识接纳、吸收脱节的现象，把一般用户有关了解医学知识和医院特色、新药、专家、新技术的需求作为医学信息服务的重点。

4. 个性化的网络信息服务　信息化时代个性化的信息服务是能够满足用户个性化信息需求的一种服务，是信息服务机构根据用户的信息需求、知识结构、心理倾向、信息行为等，针对用户开展的符合其个性需求的信息服务。该服务以网络作为其物质基础，在基于共享的信息分布、系统开发和信息集成的前提下高效提供面向用户的知识决策服务，是未来信息服务的发展趋势。在个性化的网络服务中，博客、维基、简易信息聚合、社交网络是其服务的主要平台，信息推送、检索帮助和基于用户健康系统的信息服务是其服务的不断深化和扩展。

（1）博客：博客（Blog）是用户使用基于浏览器的发布工具自主管理、不定期张贴新文章的网站。博客上的文章通常根据张贴时间，以倒序方式由新到旧排列。博客具有开放性、共享性、交互性的特点，是一种把知识的生产者、消费者、出版者和管理者集合于一体的新型传播模式，是继 E-mail、BBS、ICQ 之后出现的第四种网络交流方式，至今已十分受大家的欢迎，是网络时代的个人"读者文摘"，是以超链接为武器的网络日记，代表着新的生活方式和新的工作方式，更代表着新的学习方式。

随着医学科技的快速发展和人民生活水平的不断提高，公众渴望知识，渴望健康的欲望与日俱增，医学信息的发展正随着社会进步不断变化，扩大医学信息受众，打牢医学信息基础，不断提高公众对医学信息的参与度是卫生信息服务机构的目的，博客作为新型的信息传播工具应该在卫生信息领域广泛应用，并服务

笔记

于广大卫生信息用户。如北京朝阳医院将医生博客作为医护人员延伸服务、奉献爱心的一项积极举措,鼓励医生开通博客,传播医学知识,与患者进行沟通,解决患者难题,在为患者提供卫生信息服务的同时扩大了本医院的知名度,拉近了与患者的距离,提升了医务人员的整体素质。

目前,博客主要服务于医学教育、医学科研、医患沟通等方面,是传播健康信息的渠道之一,甚至有一些医学专家认为:博客有治病的功能,有可能成为21世纪集体治疗的一种方法。

(2)维基:维基(Wiki)是支持面向群体协作的写作工具,它其实是一种技术,是一种超文本系统,同时也包括一组支持写作的工具。在维基页面上,每个人都可浏览、创建、更改文本,系统可以对不同版本内容进行有效控制管理,所有的修改记录都会保存下来,不但可事后查验,也能追踪、恢复至本来面目。同一维基网站的写作者自然构成了一个社群,维基系统为这个社群提供简单的交流工具。用简单的话来解释,维基就是人人都可以参与编写的百科全书。

从维基的定义可以看出维基有自己独特的优点:首先维基使用比较方便,可以快速创建、存取、更改超文本,维护快捷、格式简单、链接方便、关键字名容易理解。其次,维基中整个超文本的组织结构跟网页内容一样可以修改、演化,相应的链接结构也会随之变化。再者,维基中尚未存在的链接目标可以通过点击链接创建这些页面,使系统不断增长,并且其还记录页面的修改历史,可获取任何版本的页面信息。最后,维基是一个开放性的系统,社群的成员可以任意创建、修改、删除页面,系统内页面的变动可以被访问者观察到。

维基经常被用于在线百科领域,国际上典型的维基网站有维基百科(Wikipedia, http://www.wikipedia.org/),国内典型的有百度百科(http://baike.baidu.com/)。目前,卫生信息领域的研究人员也注意到维基在获取信息和提供信息服务方面的优势,比较有名的医学维基网站是Ganfyd(学习加油站, http://en.wikipedia.org/wiki/Ganfyd)是专门为医学工作者设计的医疗维基群和网上医疗维基百科全书,于2005年由英国的一组医生创建,只有在Ganfyd这个网站上注册的医生和少量被邀请的非医学界专家才能在该网站上编辑文章,这保持了文章的可靠性及专业的医疗用途。其基于开放协作的维基环境传播医疗信息的新方法很快被其他的维基医疗网站应用,如Medpedia。

知识拓展

Medpedia

Medpedia是一个合作项目,开始于2009年2月,由美国哈佛大学医学院、斯坦福大学医学院、密歇根大学医学院等合作共同开发,主要有三个组成部分:一个协作的百科全书、服务于健康专家和组织的网络及目录和就感兴趣的话题进行讨论的医学人士及非医学人士利益共同体,其目的是建立一个开放存取的网上医疗维基百科全书。

笔记

（3）简易信息聚合：简易信息聚合（really simple syndication，RSS），网站能利用该技术把信息按照用户希望的格式、地点、时间和方式快速推送给用户，用户也可以方便地获取信息而不用浪费时间和精力去搜索多个不同网站。对用户而言，RSS 不但能通过自动更新定制的网站内容来保持新闻的及时性，还可以满足用户自由设计多个定制的 RSS 提要，从多个来源搜集内容整合到个人门户中。因此，RSS 有以下优点：来源多样的个性化内容的聚合、信息发布的及时性和低成本、无垃圾信息、便利的本地内容管理。由于卫生信息用户工作比较繁忙，用户可以通过 RSS 对自己所需的教学资源、学术期刊及科研信息进行阅读和获取。

（4）社交网络：社交网络即社交网络服务（social networking service，SNS）指帮助人们建立社会性网络的互联网应用服务，通常又被认为是基于现实生活中社会关系建立起来的网站，这种网站称为社交网络网站（SNS 网站）。

社交网络在人们的生活中扮演着重要的角色，它已成为人们生活的一部分，并对人们的信息获得、思考和生活产生不可低估的影响，社交网络成为人们获取信息、展现自我、营销推广的窗口。借助 SNS 网站，不仅可以认识和了解"好友的好友"，扩大社交圈，还可以自己组织个人主页，发布个人相关的信息和动态，了解身边好友的动态，接受好友推荐的各类信息资源。国外流行的社交网站有Facebook，国内有名的是人人网。

（5）信息推送服务：信息推送服务是基于推送技术发展而出现的一种新型服务，是传统定题服务在网络环境下的一种再现，它以服务的主动性、返回信息的新颖性、及时性等优点备受用户青睐。

推送技术（push technology），又称为 Push 技术、Web 广播，是在互联网上通过一定的技术标准或协议定期传送用户需要的信息来减少信息过载的一项新技术。它是以数据挖掘、自然语言处理以及互联网等多门技术为基础，融入人工智能、知识发现技术等的综合性技术。在推送过程中，先要对信息做充分的分析，对用户的兴趣、行为做细致地描述，并对两者进行有效匹配，然后根据用户的兴趣来搜索、过滤信息，并将其定期推给用户，帮助用户高效率地发掘有价值的信息，自动传送信息给用户，从而减少用户用于网络上搜索的时间。

常见的推送服务有两大类，一类是由智能软件完成的全自动化的信息推送服务（典型代表就是 RSS），另一类是借助于电子邮件，并有人工参与的信息推送服务。推送服务的典型特点就是服务的主动性，即"信息找人"而不是"人找信息"，通过邮件、"频道"推送、预留网页等途径送信息到人。推送服务能实现用户一次输入请求后，可以持续不间断地接受最新的信息。现在各种大型的数据库如 OVID、ELSEVIER 的 ScienceDirect、SpringLink 等都可以提供这种服务。

（6）检索帮助服务：如何帮助用户进行高效的信息搜索是当今网络服务向纵深发展的一个重要内容。研究表明，信息检索是一个不精确的过程，用户在检索过程当中往往存在一些问题，如用户找不到准确表达检索内容的词汇、检索表达不够专指、逻辑表达式书写不规范、不能确定正确的检索策略等,所有这些都影响检索结果的精确性。这就要求用户需要通过与检索系统动态交互来确定其提问,调整他们的检索策略。目前,国外正研究"网络化知识组织系统"在网络信息检索中的应用,该系统能用以帮助用户修改检索提问式。国内的很多数据库也通过相似词、检索扩展、检索历史等提供相应检索帮助服务,帮助用户明确自己的检索需求。用户经常使用的全文搜索引擎也针对其界面的检索及更个性化的检索服务,提供检索帮助服务。

(7)基于用户健康系统的信息服务:用户健康系统(consumer health information system, CHIS)是一个收集、存储、整理、分析、管理并面向用户提供健康信息的系统。用户健康系统为用户提供信息支持、决策辅助、心理和行为支撑等服务,同时为大家提供一个包括健康信息、管理方法、专家建议、用户参与讨论的交流平台。CHIS的研究主要是为了优化用户的偏好和信息需求,将诊断、治疗、康复信息整合于系统管理和服务活动,建立信息、电子通信和网络系统,为用户参与健康活动提供服务。

国外的CHIS通常包含个人病例记录、决策辅助工具和其他健康信息支持等服务。CHIS根据系统功能和用途可分为信息提供和决策支持系统、电子病例系统和健康信息评价系统三类。信息提供和决策支持系统如HouseCall、NeLH以及帮助特殊疾病患者的信息服务系统,其可以为卫生信息管理人员、临床工作者及患者等提供相应的诊断、决策用药等方面的信息。电子病例系统主要用于对临床工作的个案进行指导,并提供以往治疗的相关信息供卫生信息用户参考使用,健康信息评价系统可方便用户获取有关的健康信息。

随着信息技术的发展、网络技术的不断成熟,新的服务形式不断出现,但其本质都是借助现代信息技术锐意创新,不断开拓新的服务领域,其目的都是为用户提供更全面、更准确、更方便的信息。

第三节 卫生信息服务评价

一、卫生信息服务评价的现实意义

卫生信息服务评价是卫生信息服务的反馈形式之一,现代信息服务机构都要求体现以人为本的服务精神,与信息服务机构密切相关的社会现象、信息技术、网络技术的快速发展,社会知识的急剧增长,促使信息服务的内容和形式不断更新,卫生信息服务评价也成为信息服务工作不可缺少的一部分。

任何评价都是为一定的目的服务的。卫生信息服务评价是为优化服务手段、提高服务质量与服务效率,促使服务价值最大化的一种定性与定量相结合的测评活动。其意义主要体现在自身建设的需要和用户对知识信息需求两个层面。

(一)卫生信息服务机构自身发展的需要

"服务"是卫生信息服务机构的主旋律。卫生信息服务评价实践,通过一系列评价过程，根据评价结果确定信息服务质量的好坏，能否满足用户的信息需求，明确服务方向，努力消除服务中的障碍因素，借助有利因素创新卫生信息服务，在每一工作环节都应体现"用户至上、服务第一"的服务理念，从而促使卫生信息服务机构向更高层次、更高境界发展。卫生信息服务机构进行信息服务评价是为了更好地履行自己的职责，通过卫生信息服务在用户实际应用过程是否产生应有的经济效益和社会效益，来引导和规范信息服务机构的行为。此外，规范的卫生信息服务评价能分析卫生信息服务的效果和作用，发现服务过程中的问题和解决方法，不断提高信息服务的水平，从而促进卫生信息服务机构的不断壮大发展。

（二）用户对知识信息的需要

卫生信息服务机构的产生与社会大众对知识和学习的需要是密不可分的。卫生信息服务评价是对信息服务活动的社会效益、经济效益及效益大小的实践行为进行判断的方法之一。其作用主要是发现信息服务活动中用户信息获取的有利因素和不利因素，对服务机制中的障碍部分进行排除、修正，对现代服务理念和服务技术不断弘扬、创新，让用户在快捷方便的环境下高效获取信息。

高效的卫生信息服务评价不仅可以增强信息服务机构的核心竞争力，而且可以提高用户对信息服务机构的忠诚度和依赖度，形成知识获取、知识生产、知识传播的良性知识流动环境，让卫生信息服务机构真正发展成为广大用户获取信息的精神家园。

二、卫生信息服务评价的内容

卫生信息服务评价工作可以依据不同的标准划分为不同的类型，按评价的基准分为相对评价和绝对评价；按评价的功能可分为诊断性评价、形成性评价、总结性评价；按评价的表达则分为定性评价和定量评价；按评价的主体可分为自我评价、专家评价和用户评价。无论哪种类型的卫生信息服务评价都有相应的评价指标，评价具体信息服务质量的高低一般都涉及 5 个方面的因素，即信息服务基础设施、信息资源及其建设能力、信息流程和信息制度、专业技术人才、服务效果。

（一）信息服务基础设施

信息服务基础设施是保证信息服务开展的物质保证，信息服务基础设施包括信息服务机构的馆舍环境、自动化网络化建设、信息资源建设经费等。馆舍环境包括信息服务机构的面积、阅览条件、容纳用户数量及阅览环境是否清洁安静等。自动化网络化建设的评价涉及网络安全防御、卫生信息服务机构的信息管理系统以及与信息服务相关的服务器、交换机、存储设施、供电设施等，这些因素是保证服务工作顺利进行的硬件环境，能对信息服务机构的服务效率和用户对信息服务机构的有效利用产生直接影响。信息资源建设经费的评价包括不同载体文献资源所用经费的绝对值和相对值，信息资源建设经费在信息服务机构总支出的比例等。

（二）信息资源及其建设能力

信息资源是信息服务的根本保证，信息资源质量的高低直接影响信息服务的质量和效果，信息资源建设是卫生信息服务评价的重要指标之一。信息资源建设包括文献信息资源建设和数字化信息资源建设。文献信息资源建设涉及文献资源数量、文献保障率、文献增长率、文献处理平均时间和文献信息开发程度等指标。数字化信息资源建设包括数据库建设和网络信息资源建设等。数据库建设评价涉及数据库购入数量、书目数据库、特色数据库及全文数据库的开发和建设等内容，此外还要从数据内容、时间跨度、文献档次加以考察，即数据库内容要涵盖所有学科，提供的信息要新颖、权威，能保证可检索文献时间上的连续性。网络信息资源建设主要指网络信息资源的收集、加工、整理和开发。随着计算机网络技术的广泛应用，数字化资源以便于检索、加工处理和网络传输，在信息服务中占据重要地位，是信息服务评价的重要指标，数字化资源建设的质量好坏还可以从该资源的访问人数来衡量。

（三）信息流程和信息制度

科学、规范的信息流程，健全、合理的信息组织结构和先进的信息制度等是卫生信息服务机构信息活动组织和管理上的保障。这些因素除了能规范信息服务机构的各项信息活动，还能提升信息工作人员的工作热情，从而对信息服务机构的信息管理与服务的水平和质量产生直接影响，不断提升信息管理和服务的效率，增强信息服务机构的核心竞争力。因而，信息服务机构的信息流程、信息组织结构和信息制度都成为卫生信息服务评价的重要内容。

（四）专业技术人才

信息服务专业技术人才是信息服务中最活跃的一部分，他们素质的高低直接制约着卫生信息服务的质量和效益。信息服务人员的素质主要包括服务人员的知识水平、信息获取方法、技巧以及信息综合加工理解、交流能力、服务态度和敬业精神。随着信息环境的变化，用户需求不断改变，个性化需求不断增加，对信息服务人员的素质要求越来越高。在知识水平方面，要求服务人员不仅具备专业知识和较高的外语水平、较强的计算机操作技能，而且能把握学科新动态、掌握新技术，能够精、准、快、全地为用户提供卫生信息服务。因此，要想实现高质量的卫生信息服务，就需要复合型人才与专家型人才的有机结合。此外，积极的工作态度也是卫生信息服务评价的一项软指标，该指标能赋予卫生信息服务以活力。积极的工作态度概括而言就是要以主动的态度，及时快捷地向用户提供便利的卫生信息服务。

（五）服务效果

信息服务效果评价是卫生信息服务机构服务活动和服务水平最直接的反映，是卫生信息服务评价的重要内容。信息服务效果评价既是评价过程的终点，又是信息服务机构服务机制修正与完善的起点，卫生信息服务工作只有通过不断的评价往复与循环才能不断攀升，朝更科学、更合理的方向发展。信息服务效果评价涉及服务的及时性、信息的完备性、信息需求的满足率、经济效益等方面的内容，其包括的指标有以下几个：

1. 吸引用户率　吸引用户率指一定时间段内,信息服务机构实际服务人数与应该服务人数的比值。信息服务机构的用户既包括到信息服务机构接受服务的用户,又包括接受和利用网络信息资源服务的用户。不同类型的信息服务机构,用户来源不同,吸引用户率也不同。因此在进行信息服务评价中,要根据不同的信息服务机构类型来确定吸引用户率的不同权值。

2. 用户满意度　用户满意度是评价信息服务质量和水平的重要标准,高质量的卫生信息服务应该有好的用户满意度。卫生信息服务机构可以通过用户满意度评价其服务,并根据评价结果对自身服务加以改进,不断提升卫生信息服务质量。用户满意度涉及的因素有:信息资源的可获取性、信息技术、信息服务能力、信息资源开发能力及增值处理能力、用户的信息意识、信息环境和信息设备等。由于用户满意度是一个主观性的数据,采集分析起来有些困难,目前主要通过向用户发放调查表或听取用户意见与建议获取原始数据,然后在此基础上客观、公正地分析数据,力求准确表达用户意见。在具体评价的过程中一般要采取一定的技术手段,保证数据结果能正常有效。

3. 资源利用率　这里的资源包括纸质文献、电子文献及网上资源。资源利用率指一定时间内,用户实际使用的资源数量与该机构所拥有资源总数的比值,是卫生信息服务评价中重要的一项指标。一般情况下,这几种资源的流通次数越多,点击率越高,资源的使用价值就越大。此外,资源利用率还能客观反映信息服务机构的工作效率,如果资源利用率高,则信息服务机构的工作效率高,提供信息服务的速度就快。

4. 信息需求满足率　信息需求满足率是指在所提供的信息中用户认为有用的信息所占的比率,是评价信息服务对用户需求有效性和实用性的重要指标。与用户满意度不同的是,信息需求满足率反映的是信息服务与用户在互动过程中的关系,可以用文献保障率(用户人均拥有的文献信息资源数量)和用户借阅率来衡量,主要反映的是信息服务机构信息服务的能力和文献资源保障能力。

5. 服务便利度　服务便利度是信息服务机构所提供的信息服务对用户而言的方便程度,包括的指标主要有如信息服务机构的位置、交通是否方便等客观指标和像开放时间长短、布局是否合理、各类标识是否完备准确、有无导读等服务主观努力程度两个方面。服务便利度反映的是信息服务机构提供的附加服务的程度,是信息服务评价的内容之一。

信息服务评价的内容包含信息服务评价的指标,评价指标体系是所有评价指标的有机组合,是信息服务评价的标准和基础。由于信息服务具有复杂性、作用滞后性、效用模糊性等特点,在信息服务评价中要科学确定各评价参数在系统中的相对重要性或权重,采取有效的运算方法来求算排序值,让它们形成较完整的信息服务评价指标模型和体系,让信息服务的评价更合理有效。

三、卫生信息服务评价的方法和步骤

卫生信息服务评价是信息服务机构质量管理的重要环节,是检验和做好

笔记

卫生信息服务工作、提升卫生信息服务质量、有效满足用户信息需求的手段，因此卫生信息服务评价受到社会更多的关注。信息服务的效果是抽象的，其服务价值难以用客观标准来衡量，加之服务人员与用户之间的互动交流对用户满意度产生很大影响，所以卫生信息服务评价不能仅采用一种方法。我国信息服务机构在不断学习与借鉴国外信息服务机构先进的信息服务评价方法的基础上探索、开创出一系列行之有效的评价方法，这些方法也适用于卫生信息服务领域。

（一）卫生信息服务评价的方法

1. 定性评价法　定性评价法指依靠评价人员的洞察力和分析能力，根据以往的经验和逻辑判断能力进行评价的一类评价方法。比较常用的定性评价方法有专家评议法、德尔菲法等，这些方法通常都是由评价者或专家依据所拥有的信息对评价对象直接打分或作出直观判断，然后归纳总结专家的意见，最终形成评价意见。这种评价方法要求评价人员不仅要具备较高的专业知识和丰富的实践经验，并且具有在不完整的数据资料中洞察事物本质的能力。

知识拓展

专家评议法和德尔菲法

专家评议法是一种吸收专家参加，根据事物的过去、现在及发展趋势，进行积极的创造性思维活动，对事物的未来进行分析、预测的方法。德尔菲法是在20世纪40年代由 O. 赫尔姆和 N. 达尔克首创，经过 T. J. 戈尔登和兰德公司进一步发展而成的，又称为专家询函调查法，该法是通过采取匿名的方式广泛征求专家的意见，经过反复多次的信息交流和反馈修正，使专家的意见逐步趋向一致，最后根据专家的综合意见，从而对评价对象做出评价的一种预测、评价方法。

德尔菲法是专家评议法的改进和发展。它克服了专家评议的不足，使参与的专家的知识和经验得到充分的发挥。德尔菲预测法的特点是匿名性、反馈性和量化性，是系统分析方法在意见和价值判断领域内的一种有效的方法，它克服了传统的数量分析限制，为更合理地制定决策开阔了思路。

定性评价法的优点是可以发挥人的智慧和经验作用，在没有数据限制的情况下避免或减少因数据统计不足或不精确所产生的片面性和局限性。由于定性评价中随机影响因素较多，如评价人员主观意识的影响和经验、知识的局限，评价结果往往容易带有个人偏见或片面性，这也是定性评价的缺点所在。因此，定性评价法适用于信息服务机构中无法用数量或很难用数量来度量的评价内容，像发展理念、上级单位的支持、信息服务的开放性、信息服务人员的主观态度等。

2. 定量评价法　定量评价法指以通过模型试验、样机试验获得的信息或其他统计数据作为依据，按照评价指标体系来建立数学模型，用数学手段和计算机求得评价结果,并用数量表示出来的一类方法,如数学分析法、主成分分析法等。定量评价法在西方国家的信息服务评价中应用比较广泛,其中有关信息服务的经济评价、技术评价、科研评价、资源评价及服务评价等多使用这类评价方法。

定量评价法的优点是评价结果的科学性、可靠性高,不易受个人主观意识和经验的影响,很少受不确定因素的影响,完全以客观定量数据为依据,以科学的计算方法来评价,特别是计算机的应用,为定量评价提供了有效的工具,从而大大提高了定量评价的可行性和时效性。但在评价内容和表现情况比较复杂的情况下,有些评价内容很难用确切的数量来表示,同时也不能解决评价人员可能背离标准打分的问题。因此在信息服务评价中,定量评价法主要应用于两个方面:一是大量应用在评价数据材料的收集中,二是应用于对各种材料的分析处理上。

3. 定性和定量相结合的评价法　定性和定量相结合的评价法是一种导入可信度高的定量评价法,建立定性和定量相结合的综合信息服务评价分析模型,采用定性和定量相结合的评价法,吸取两种方法的优点,弥补两者的缺点,形成相对客观和科学的评价结果的评价方法。这类方法如层次分析法、模糊综合评价法等目前已在实践中应用,并取得了显著的效果。这类方法一般在评价问题非常复杂、涉及影响因素较多,有些影响因素能量化,有些影响因素无法量化或很难量化、具有很大不确定性的情况下使用。

值得注意的是,信息服务评价法是随着评价方法的发展而发展的,卫生信息服务机构在进行卫生信息服务评价的过程中要结合自身的实际情况选择适合自己的评价方法,在实践中不断验证原有评价方法的科学性,不断对其进行优化,在今后的工作中不断探索新的评价方法,提升卫生信息服务质量。

（二）卫生信息服务评价的步骤

卫生信息服务评价是一个完整的工作流程,一般分以下几个步骤:首先,要对信息服务机构的基本条件建设、信息资源建设、信息制度、信息流程及信息服务效果等涉及的评价指标进行了解,搜集与信息服务评价相关的资料。其次,确定信息服务评价指标及权重系数,构建信息服务评价模式。这是信息服务评价中非常重要的一步,确定信息服务评价的指标操作起来比较容易,可以依据前面介绍的卫生信息服务评价中涉及的指标选择确定,但如何科学合理地确定各指标的权重系数是进行有效评价的关键。权重又称为重度系数,是各评价指标对整个评估影响的重要性程度。在信息服务评价中,各个指标对信息服务评价的最终结果的影响程度是不同的,因此各个评价指标的权重也是各不相同的。确定权重的方法有很多,如加权法、线性分配法、比值评价法、专家法、问卷统计测量法、借鉴法等,信息服务机构要根据具体评价内容选择相应的权重确定方法。再者,要对信息服务工作量、信息传递量进行计算并对数据进行处理,这一步主要是依靠计算机软件来完成数据的处理工作,计算机的应用让这一部分的工作速度不断提高、减少了评价的工作量,使评价结果更加客观有效。最后在对获取相应的评价数据进行分析、比较、评定形成相应的评价结果,并将信息服务机构的现实情况与同类信息服务机构进行比较,形成评价报告,为信息服务机构改进服务提出意见和建议。

四、网络卫生信息服务评价

网络的优化和普及使网络信息资源无处不在,网络信息服务逐渐成为新时期信息服务机构提供服务的主要手段。网络信息服务指利用现代技术从事信息采集、处理、存贮、传递和提供利用等一切信息活动。与传统的信息服务比,网络信息服务在服务范围、对象、内容、质量、服务过程、模式、体系和特色等方面都有所不同,因此网络信息服务评价也应该有新的变化。

在网络信息服务评价指标方面应该包括有目的指标、信息内容质量指标、图形和多媒体设计、网络信息服务的易用性及稳定性和连续性等几个方面。其中影响信息内容质量指标的因素包括信息的正确性、权威性、独特性、时效性及个性化等。对网络信息服务评价指标进行设计时要遵循动态性原则、全面性原则和可行性原则,因为网络信息资源覆盖范围较广、内容更新较快、具有易变性。

目前网络信息服务评价的方法大体分为四种:自我评价法、第三方评价法、用户评价法和网络计量评价法。自我评价法指由信息服务机构的管理者实施的信息服务机构对自身网络信息服务的评价。第三方评价法指由相对于信息服务机构以及用户而言的第三方进行评价的方法,主要有两种形式:面向普通网络用户,评价范围侧重于综合性网络资源的商业性专业网络信息资源评价网站和为科研服务、注重信息内容及信息权威性、学术性的信息服务机构提供的网络资源评价服务。用户评价法指让用户自己根据评价机构所选的指标体系和评价指南,按照指标对其质量高低、服务的好坏等进行评价的方法。网络计量评价法是由文献计量学引申和发展而来的,是根据网络信息服务和网络信息资源自身的特征和规律对网络信息资源进行定量评价的方法。网络信息服务评价的方法存在绝对数量化的问题,无法摆脱定性评价的影响,合适的做法是把定性评价和定量评价结合起来,只有这样才能实现评价的客观性、公正性、科学性和合理性。

(杨　霞)

本 章 小 结

信息服务的实质就是通过研究用户及其需求、组织用户、组织服务,将有价值的信息传递给用户,帮助用户解决社会活动中的各种问题。卫生信息服务是卫生信息管理的一个重要方面,计算机的普及和网络的发展,使用户的信息需求发生了很大的变化,信息服务的内容和形式也要随之改变。本章主要介绍卫生信息服务与评价的相关知识,先从理论层面对信息用户的概念、类型、信息需求的结构及卫生信息用户的需求特点进行分析，重点介绍了卫生信息服务的内容和形式，最后对卫生信息服务的评价作了简要的论述。

信息用户指在各种社会实践活动中需要和利用信息服务或在信息交流渠道中获取所需信息的个人或团体。信息需求是信息用户对信息内容和信息载体的一种期待状态，它对人们的信息活动有重要的推动作用，是激励人们开展信息活动的源泉和动力。

卫生信息用户主要指从事医疗、管理、科研、教育等医药卫生领域相关实践活动中需要和利用信息服务或在信息交流渠道中获取所需信息的个人或团体，属于用户的一部分。

卫生信息服务指卫生信息服务机构或组织提供的一种领域信息服务，是卫生信息服务机构或组织利用其服务方式或渠道为卫生信息用户提供所需卫生信息的一项业务。从卫生信息服务的定义我们可以看出：作为单个的卫生信息服务系统，一般都具备信息服务者、服务内容、服务对象、服务策略和基础服务设施五个要素。目前卫生信息服务按信息服务方式分主要有以下几种方式：卫生信息文献服务、卫生信息咨询服务及卫生信息网络服务。

卫生信息服务评价是卫生信息服务的反馈形式之一，卫生信息服务评价工作可以依据不同的标准划分为不同的类型，无论哪种类型的卫生信息服务评价都有相应的评价指标，评价具体信息服务质量的高低一般都涉及5个方面的因素，即信息服务基础设施、信息资源及开发利用能力、信息流程和信息制度、专业技术人才、服务效果。

关键术语

1. 信息用户（information users）
2. 信息需求（information demand）
3. 卫生信息用户（health information users）
4. 卫生信息服务（health information service）
5. 卫生文献信息服务（health document information service）
6. 卫生信息咨询服务（health information consulting service）
7. 卫生信息网络服务（health networked-based information service）

讨论题

1. 假如你是一个卫生信息服务机构的负责人，你认为你们应该提供什么样的卫生信息服务来满足卫生信息用户的需求。
2. 网络卫生信息服务评价与传统卫生信息服务评价有何不同，网络卫生信息服务评价应该包含哪些指标和方法？

笔记

思考题

1. 什么是卫生信息服务？
2. 什么是定题服务（SDI）？
3. 卫生信息服务评价的内容是什么？
4. 信息服务评价的步骤有哪些？

笔记

第九章

医院信息系统

学习目标

通过本章的学习，你应该能够：

掌握 医院信息系统的相关概念；医院信息系统的组成部分及其相互之间的关系。

熟悉 医院信息系统的各诊疗子系统的构成、作用和功能。

了解 医院信息系统的各管理子系统的构成、作用及功能。

章前案例

个人病历信息与医院信息系统

张某某，男，45 岁，四川某地农村人，在重庆某医院检查出肝硬化，3 个月后到医院做常规检查，查出其还患上了肾病综合征，医生在给其开药前，想了解其用药情况，但是患者没有携带病历资料，自己也记不清用药的名称和剂量，医生如何才能获取该患者的病历资料以及药品处方信息呢？

最简单的方法是：如果该医院引进了医院信息系统，医生便可从系统中直接获取患者以前的病历信息和处方药品信息，操作简单，快捷方便。

随着科学技术的进步，医疗行业对信息的需求越来越强，医生对患者的诊断与治疗越来越离不开各种信息，包括患者的历史病历信息、检查检验信息、药品信息、手术麻醉信息等。然而，传统的信息处理方式下，医疗工作的效率低下，间接影响了医疗效果。所以，近几十年来，医疗行业在努力以计算机技术和信息技术为基础，加快医院信息化建设，开发各种程序或信息系统来加强对医疗信息的掌握和控制，如门诊医生工作站、住院医生工作站、护理工作站、实验室信息系统、电子病历系统等。这些信息系统在医疗及医院行政管理中的实施与应用大大提高了医院的管理能力与工作效率，促进医疗质量的不断提高。

第一节　医院信息系统概述

自 1946 年世界上第一台电子计算机诞生以来，计算机对各行各业带来了深刻的影响和变化。在医疗行业，美国自 20 世纪 50 年代中期就开始了将计算机应用于医院的财务会计管理，60 年代开始了实验室信息系统、临床辅助诊断与

笔记

医疗决策系统的开发,自此拉开了全球医院信息化的序幕。特别是随着信息技术和网络技术的快速发展,信息化已经融入到医院发展的各个方面,医院的信息化建设水平已经成为衡量其是否具有良好社会形象和先进管理水平的重要标志。

医院的管理过程实际上就是相关信息的收集、加工、存储、处理、共享与决策的过程。其目的是全面提升医院医疗、教学、科研以及管理的水平,以患者为中心,为患者提供更多、更好的服务,提高医院工作效率,增加效益。这些管理目的的实现都必须通过信息的获取、组织、分析、处理、决策等不间断的循环来实现。很多医院购买大型医疗仪器设备,医生在对患者望闻问切的基础上,结合通过医疗仪器设备获取的患者患病相关信息,综合分析,得出疾病诊断的结论。这一过程实质上是对疾病信息、诊疗信息的存储、处理、传输、共享与决策等,其间会涉及各种信息系统的应用,如危重患者监控系统、磁共振图像导航介入治疗系统以及实验室信息系统、医学影像信息系统等,所以计算机化的医院信息系统已经成为现代化医院运营必不可少的基础设施与技术支撑环境,也是现代化医疗行为和卫生资源合理分配的基础,是提升医院管理水平、运行效率和医疗质量的重要手段。建立和使用医院信息系统的主要目的在于支撑医院最主要的活动,包括医疗、护理、教育、训练、研究、行政管理、社会服务等,提升医疗质量的品质、降低经营成本、支撑教学与研究,进而提升医院整体的竞争力。

一、医院信息系统

(一)医院信息系统的定义

自计算机诞生以来,计算机技术在各行各业得到了很好的研究与应用,从而形成了一些新兴学科,如计算机在医学领域中的应用就形成了医学信息学(medical informatics, MI)。医学信息学属于一个涵盖信息科学、计算机科学和医学科学的交叉学科,它主要是利用一些资源、设备和方法来优化卫生和生物医学领域的信息的获取、存储、检索和应用。根据其研究对象和应用范围,医学信息学又可以分为卫生信息系统(health information system)、医疗信息学(healthcare informatics)、护理信息学(nursing informatics)、临床信息学(clinical informatics)、或生物医学信息学(biomedical informatics)等。

医院信息系统是新兴的医学信息学的重要分支。有很多人都试图对医院信息系统给出一个明确的定义,但最终都没有形成一个统一的意见,其中最有影响力的是美国该领域著名的教授 Morris Collen 于 1988 年对医院信息系统的定义:利用电子计算机和通讯设备,为医院所属各部门提供患者诊疗信息(patient care information)和行政管理信息(administration information)的收集(collect)、存储(store)、处理(process)、提取(retrieval)和数据交换(communicate)的能力,并满足所有授权用户(authorized users)的功能需求。

根据大多数学者的观点归纳起来,我们认为:医院信息系统(hospital information system, HIS)是指利用计算机软、硬件技术、网络通信技术等现代化手段,对医院及其所属各部门的信息流(主要包括人、财、物等)进行综合管理,对

笔记

在医疗活动各阶段中产生的数据进行采集、存储、处理、提取、传输、汇总、加工生成各种信息，从而为医院的整体运行提供全面的、自动化的管理及各种服务的信息系统。

（二）医院信息系统的体系结构

实现医院信息系统的逻辑结构称为医院信息系统的体系结构。系统的体系结构对于系统的集散数据、通信以及所能提供的信息服务和系统的自我维护与扩展功能都有很大的关系。在医院信息系统的发展过程中，国内外医院信息系统采用的体系结构大致可以分为三类：集中式体系结构、分散式体系结构和分布式体系结构。

1. 集中式体系结构　所谓集中式体系结构就是基于主机的模型。20世纪70年代到80年代末，美国、西欧与日本在开发医院信息系统时基本选择这种体系结构：主机加终端的系统。该体系结构的优点是可以满足系统的数据处理和运行效率的需求。其缺点是开发成本过高，一次性投入太大，应用系统被过多地束缚在厂家的软件和硬件产品上，失去了系统的开放性、灵活性、可扩展性。目前这种集中式体系结构已经逐渐被淘汰出局。

2. 分散式体系结构　分散式体系结构的医院信息系统指没有中心服务器，每个客户端自己本身就是服务器，所有数据均保存在本地客户端，同时每个客户端通过网络相互连接，相互通讯。这种体系结构的医院信息系统不是建立在真正数据库管理系统服务器上的系统，比如 Foxbase、Foxpro、dBase 之类的大众化数据库系统，其无法为开发者和用户提供完整的关系数据库管理服务，比如数据库管理员、数据字典、数据库结构化查询语言、数据的完整一致性与保密性等；其文件服务器负责应答客户端有关数据存取的需求，但方式简单，如用对单一文件加锁、解锁的方式实现共享，用传输整个文件的方式提供服务，其导致了局域网流量负荷加重。所以分散式体系结构的医院信息系统严格说来不是真正的医院信息系统，只能算是医院信息系统发展历史过程中的一个中间产物，但其在中国广大医院信息化进程中曾发挥了很大作用。

3. 分布式体系结构　分布式体系结构是指系统运行于网络连接的一组松散集成在一起的服务器上的体系结构，这一组松散集成的服务器共同构成了一个统一的分布式数据库，均由一个统一的数据库管理系统来管理。在该体系结构中的某一结点上的一个用户所存取的数据可能物理地存放在网络其他节点上，甚至该用户所提交的计算机工作也是在某个另外的节点上完成的，但是该用户感觉不到这种物理上的分布性，分布式体系结构使他感觉他所提交的事务就是在他面前完成的。今天，宽带局域网技术、高性能服务器技术和大型分布式数据库技术已经发展成熟，所以目前大多数医院信息系统都采用了分布式体系结构。该体系结构具有以下优点：极高的性能，支持并发控制，确保多用户同一时间处理相同的表、行、列数据，显著改善了系统的运行性能；集中式数据管理，所有数据均用集中式数据库管理系统加以管理和存取；可扩展性强，系统升级方便灵活，其前后台任务的分离使得前端的应用程序不依赖于后台的软硬件平台，用户升级更换后台的操作系统和服务器硬件，无需变动应用程序。

(三) 医院信息系统的组成

医院信息系统是一个十分庞杂的业务功能体系,从不同的视角,其有不同的功能体系。如从功能角度,医院信息系统可以分为三个层次:窗口事务处理功能、部门级事务功能、院长级决策支持功能;从专业深度又可分为一般日常事务处理功能、专业业务支持功能(如用药咨询功能)、专业知识处理功能(如疾病诊疗支持功能);从信息处理的角度,又可以分为管理信息功能、临床信息处理功能。

本章从信息处理角度将医院信息系统分为三大部分(图 9-1):医院管理信息系统(hospital management information system, HMIS)、临床信息系统(clinical information system, CIS)和外部接口。

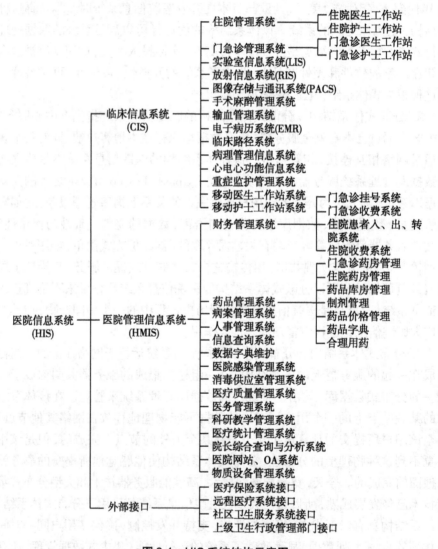

图 9-1 HIS 系统结构示意图

1. 医院管理信息系统 其主要目标是支持医院的行政管理与事务处理业务,减轻事务处理人员的劳动强度,辅助医院管理层决策,提高医院的工作效率,从而使医院能够以较少的投入获得更好的社会效益与经济效益。包括财务管理系统、药品管理系统、病案管理系统、物质设备管理系统等。

2. 临床信息系统　其主要目标是为临床医护人员和医技科室医生服务,以患者为中心,支持医护人员的临床活动,收集和处理患者的临床医疗信息,丰富和积累临床知识,并提供临床咨询、辅助诊疗、辅助临床决策,提高医护人员的工作效率,为患者提供更多、更快、更好的服务。其包括医生工作站、护士工作站、实验室管理信息系统、放射科信息系统、图像存储与通讯系统、电子病历系统等。

3. 外部接口　主要目标是实现与其他医疗相关信息系统的集成,实现与外部信息系统的数据交换,包括医疗保险接口、远程医疗接口、社区医疗接口、上级卫生行政管理部门接口等。

一般说来,一个完整的医院信息系统无疑应该包括以上三部分,但是无论国内还是国外,当一个医院的医院信息系统刚刚起步,或是由于经济条件限制,其往往是先建立医院管理信息系统,随着经济条件的改善或技术的进步,然后再逐渐完善。其原因是因为医院管理信息系统所需要的资源较少,技术简单,投入少,可以解决医院管理中最直接的问题(如挂号、收费等)。

(四)医院信息系统的特点

从本质上来说,医院信息系统属于管理信息系统(management information system, MIS)的一种,但是由于医院本身的目标、任务和性质的特殊性,其被认为是当前所有企业级信息系统中最为复杂的一类,其不仅要同其他管理信息系统一样追踪随人、财、物而产生的信息流,保障医院运行效率的提高,而且还需要支持以医疗记录为中心的整个医疗、教学、科研活动。医院信息系统与其他MIS相比较具有以下一些特点:

1. 需要大规模、高效率的数据库管理系统的支持　源于医疗数据的复杂性和多样性,任何一个患者的医疗信息不仅有文字与数据,而且时常还有图像、图形、图表等,一方面医疗记录在不断快速增长,另一方面还要满足众多医护工作人员同时调阅大量数据的需求,数据库的效率直接影响到医院正常医疗活动的开展,所以医院信息系统需要大规模、高效率的数据库管理系统的支持。

2. 需要很强的联机事务处理支持能力　由于医院每天接待的患者众多,同时有很多患者需要挂号、划价、交款、取药,所以需要系统具有极其快速的响应速度和联机事务处理(on line transaction processing, OLTP)能力。

3. 系统需要绝对的安全和可靠　医院信息系统承载着医院的运行职责,其需要每天24小时不间断运行,以保障医疗活动的正常开展。

4. 人机界面友善,易操作性强　由于医护人员每天都要面临大量的患者,工作繁忙,这就要求系统必须具有界面友善、操作简单、快捷的特点,为医护人员节约大量宝贵时间。

5. 高水平的信息共享　医院信息一个最大的特点就是信息共享。以患者个人信息为例,它需要在医院信息系统的绝大多数功能模块中使用,如果这一信息在不同功能模块中需要重复录入,不仅造成了工作上的重复,还容易造成信息的

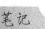
笔记

不一致。

6. 开放性和可扩充性　绝大多数医院在实现信息化建设的过程中,都不是一蹴而就的,都需要随着医院的发展或技术的进步,逐渐实现新功能的使用,这就要系统具有开放性和可扩充性。

二、相关概念

(一)电子病历系统

1. 概念　电子病历(EMR)包含传统纸质病历的所有信息,是患者在医疗机构就诊治疗全过程的原始记录,它包括首页、病程记录、检查检验结果、医嘱、手术记录、护理记录等。从存储记录的意义上,电子病历相对纸质病历而言,是病历信息记录手段的变革;从信息传播意义上,电子病历更有利于信息的采集和传播;从服务功能来讲,电子病历可以提供病历检索、临床知识库、医疗质量统计、医疗评价、经济统计分析等,可以为医疗科研、教学和医院管理方面提供重要的数据源。一般包括临床数据仓库、临床决策支持系统、受控医学词汇表、计算机支持医院医嘱系统、药品管理系统及临床文档应用程序组成的应用环境。

电子病历系统是支持电子病历的一套软、硬件系统,用于电子病历信息的创建、加工、存储、传输和服务。

2. 电子病历系统与 HIS 系统的关系　电子病历系统是 CIS 发展到高级阶段的结果,不是一个独立的系统或功能。

(1)电子病历系统与 HIS 相互依存:电子病历系统不是一个独立于 HIS 的新系统,因为患者信息来源于 HIS 中的各个业务子系统中,比如患者基本信息来源于住院登记、入出院、病案编目等系统中。各业务系统在完成自身的功能、管理自身业务数据的同时,也在收集患者信息。而 HIS 的医嘱信息等则来源于电子病历系统。因此,电子病历系统与 HIS 是相互依存,相互渗透,不可分割。

(2)电子病历是 CIS 的信息基础与核心:电子病历不仅是一个记录本,还是一个信息高度集成的系统,电子病历的实现实质上是医院医疗工作的全面信息化,是整个医疗卫生行业的全面信息化。CIS 是电子病历的直接信息源,涉及医生、护士和检查科室等与患者诊疗相关的各个环节,包括医嘱处理、病程记录、检验、医学影像、监护和麻醉等多个不同的系统。这些系统在帮助医护人员完成业务工作的同时,充当患者信息收集者的角色。

(3)电子病历系统与传统的 HMIS 不同　电子病历系统是以"患者"为中心,而传统的 HMIS 是以"管理"为中心,侧重点和要求不同。从 HMIS 的每个子系统来看,患者信息是局部的、离散的,相互之间有冗余、有遗漏;而电子病历系统更注重与医学知识库、临床决策支持等系统的结合,是以知识为核心的系统,与以"信息"为核心的 MIS 有显著区别。

(二)电子健康与电子健康记录

1. 电子健康　电子健康(electronic health, eHealth)是抽象出来的一种健康理念,是对基于信息和通信技术的、帮助并加强健康和生活方式领域的预防、诊断、治疗、监控和管理的一系列工具的统称。

电子健康除了涵盖患者和医疗服务机构之间、机构对机构的数据传输或者患者之间或医疗专业人士之间的互动以外，还包括健康信息网络、电子健康记录、远程医学服务以及用于患者监控和支持的个人佩戴和便携式交流系统。

电子健康工具能在需要的地点和时间帮助人们获得有挽救其生命的潜在可能性的医疗信息。借由改善医疗护理的可获得性和质量，电子健康可以促进国家卫生系统、卫生行业的整体效率、有效性和可持续发展。

2. 电子健康记录　电子健康记录（electronic health record, EHR）是电子健康的核心，其覆盖个人一出生就开始的体检记录、计划免疫记录、既往病史、各种检查和治疗记录、药物过敏史等信息，通过与电子病历相连，并融入到数字医疗系统中，可使医学信息得到最佳利用和共享，实现以人为本的全程、优质、个性化的持续服务。

（三）远程医疗

远程医疗萌芽于 20 世纪 60 年代，美国的 Kenneth Bird 博士与 Fitzpatrick 等人用微波视频将波士顿 Logan 国际机场的一个诊所与麻省总医院相连，为机场的工作人员及乘客提供医疗服务，并首先使用了 telemedicine 一词。

远程医疗又称为远程医学（telemedicine），是指利用通信技术和计算机多媒体技术远距离提供医学及有关信息服务的服务。远程医疗包括远程教育、远程会诊、远程检查、远程治疗、远程咨询、远程护理以及远程医学信息服务等所有医学活动。

远程医疗系统的组成一般包括医疗中心、医疗站点和医疗信息中心。

（四）区域卫生信息平台

区域卫生信息平台是连接区域内的医疗卫生机构基本业务信息系统的数据交换和共享平台，是不同系统间进行信息整合的基础和载体。

由于传统的医院信息系统是医疗机构自己构建的信息系统，其信息仅局限于医疗机构本身使用，对于患者而言，医疗机构存储的个人医疗信息是不完善的，限制了就医诊疗活动，为了遵从伦理上的需求——最大限度地保证公民的医疗质量和安全性，以提升整体医疗服务质量、提高医疗服务可及性、降低医疗费用、减少医疗风险。英国、美国、加拿大、澳大利亚等一些国家先后投入巨资开展了国家和地方级以电子健康档案和电子病历数据共享为核心的区域性卫生信息化建设。

（五）移动医疗

医疗卫生信息与管理系统协会（healthcare information and management systems society, HIMSS）给移动医疗（mobile health, mHealth）的定义：通过使用移动通信技术——例如掌上电脑、移动电话和卫星通信来提供医疗服务和信息。它为发展中国家的医疗卫生服务提供了一种有效方法，在医疗人力资源短缺的情况下，通过移动医疗可解决发展中国家的医疗问题。

通过移动医疗设备的高清、移动、无线的技术优势，可以帮助救护车上的医护人员通过移动高清视频获得清晰、快速的远程指导，不错过治疗的"黄金半小时"；社区医生带上移动医疗诊断设备，可以随时请上级医院医生进行远程会诊；

社区医疗信息平台可以用短信、彩信、移动上网、呼叫中心等方式向公众提供掌上医讯、预约挂号等服务。

（六）临床路径

临床路径（clinical pathway）是指针对某一疾病建立一套标准化治疗模式与治疗程序，是一个有关临床治疗的综合模式，以循证医学证据和指南为指导来促进治疗组织和疾病管理的方法，最终起到规范医疗行为，减少变异，降低成本，提高质量的作用。相对于指南来说，其内容更简洁、易读，适用于多学科多部门具体操作，是针对特定疾病的诊疗流程，注重治疗过程中各专科间的协同性，注重治疗的结果，注重时间性。

传统路径是每位医师的个人路径，不同地区、不同医院、不同的治疗组或者不同医师个人针对某一疾病可能采用的不同治疗方案。采用临床路径后，可以避免传统路径使同一疾病在不同地区、不同医院、不同的治疗组或者不同医师个人间出现不同的治疗方案，避免了其随意性，提高了疾病诊疗费用与预后等的可评估性。

临床路径通过设立并制订针对某个可预测治疗结果的患者群体或某项临床症状的特殊文件、教育方案、患者调查、焦点问题探讨、独立观察、标准化规范等，规范医疗行为，提高医疗执行效率，降低成本，提高质量。

> **知识链接**
>
> #### 中国临床路径网
>
> 中国临床路径网（http://www.ch-cp.org.cn/）是由国家卫生计生委医政医管局主管的具有官方性质的网站，该网站的主要功能是临床路径权威发布、对临床路径相关政策进行解读、理论研究、读者交流等，是医疗机构、医生、患者了解临床路径知识、政策的非常重要网站。

三、医院信息系统发展史

医院信息系统在 20 世纪 50 年代中期起源于美国，并随着信息技术、网络技术、计算机技术的进步，计算机开始在医院的各个方面得到了广泛应用，并逐渐形成当前完善的医院信息系统。下面将医院信息系统在美国、欧洲、日本、中国的发展进行简单介绍。

（一）美国医院信息系统的发展

美国的医院信息系统的发展历史可以划分为以下五个阶段：

1. 萌芽阶段（20 世纪 50 中期） 20 世纪 50 年代中期，美国开始将计算机应用于医院财务管理，并进一步实现了部分事务处理，逐步形成了医院信息系统。这就是美国的医院信息系统的萌芽阶段。

2. 探索阶段（20 世纪 60 年代初期至 70 年代初期） 该阶段一些信息技术专

家进行了有益的探索,如 George Williams 及其同事开发了世界上最早的综合性检验科信息系统。但这一时期的主要研究领域是患者护理系统。1965 年,美国国会修改社保制度,要求医院向政府提供患者的详细信息。在医疗保险制度的促进下,医院信息系统得到了很大的发展,但 1972 年全美调查显示,还没有一个完整的、成功的信息系统。

3. 发展阶段(20 世纪 70 年代中期至 80 年代中期)　这一时期的主要成就是一些标准的发布,如临床术语标准(SNOMED)、国际疾病分类法(ICD-9)、DICOM 标准。此阶段信息系统向小型机和微机方向发展。

4. 成熟阶段(20 世纪 80 年代末至 90 年代中后期)　1987 年,美国建立了 HL7 组织,并首次公布了 HL7 标准。1989 年,美国国立医学图书馆发布了统一医学语言系统(the unified medical language system, UMLS)。1992 年,WHO 发布了 ICD-10。此阶段硬件设备技术得到提高(高速、高档、海量、高清晰),开发重点是诊疗相关系统,如医嘱、实验室、医学影像、患者监护、合理用药等系统。

5. 提高阶段(20 世纪 90 年代末期至今)　重点开发电子病历、计算机辅助决策、UMLS、专业范围临床信息共享等方面。正经历着小型化、智能化和集成化改造过程,并由信息系统管理功能经信息网络和交换系统向信息服务方向发展。至 2004 年,约有 20% 的医院已经完成了电子病历系统改造,医学影像系统、实验室信息系统、临床路径等新技术已经大量应用。

6. 区域卫生信息平台阶段(21 世纪初至今)　2000 年后,美国各界对医疗信息化建设非常重视,进行了各种研究和讨论。2004 年 1 月 20 日,美国前总统布什在美国众议院发表国情咨文时提出:要在 10 年内为全体美国公民建立电子健康档案。2005 年,美国国家卫生信息网为实施本计划选择了 4 家全球领先的信息技术厂商作为总集成商,在四大试点区域分别开发全国卫生信息网络架构原型,研究包括电子健康档案在内的多种医疗应用系统之间互通协作能力和业务模型。美国现任总统奥巴马提出投资 500 亿美元发展电子医疗信息技术系统,以减少医疗差错,挽救生命,节省开支。

（二）欧洲医院信息系统的发展

欧洲各国 HIS 发展相对较晚,大多兴起于 20 世纪 70 年代末期,但发展迅猛,欧洲 HIS 的特点是实现了一些区域信息系统。如丹麦的 Red System 管理 76 所医院和诊所;法国第八保健中心实现了能管理三所大医院和三所医药学院的一体化信息系统——Grenoble Integrated HIS。随着初级卫生保健工作的发展,欧洲各国区域性医院计算机网络正在逐步实现。目前,欧盟的 SHINE 工程已经开始,英、法、意、德等国多家公司都参与了此项工程,目的是共享各医院信息。

1. 英国医院信息系统的发展　英国的医院分为三级:大区域大区以上的专科医院、地区综合性医院和社区医院。初级卫生服务主要由全科医生和开业护士提供。

三级医院提供比二级医院更为专业化的服务,主要是教学医院、大区或大区以上医院。这些医院常提供脑外科手术、心、肝脏的移植、肾病治疗和肿瘤治疗等。当二级医院的专科医生认为患者需接受高度专业化的服务时,患者才转诊

笔记

至这些医院就诊。地区综合性医院是国家卫生系统提供医院服务的基础,每个地区的综合性医院约为15万～20万居民提供医疗服务。其每年提供服务量在1万～10万人次不等。社区医院的规模一般不超过50张床位,最多也不超过200张。大部分社区医院由全科医生在此直接治疗患者,社区医院提供的设施差异较大,单一般都提供诊断设备和手术室等。初级卫生保健主要由全科医生和开业护士提供,英国99%以上的居民都拥有自己的全科医生。全科医生提供24小时预防、诊断和初步治疗保健服务,专科服务由全科医生推荐到专科医院去就诊,全科医生是患者接触到的第一线医生。

英国在国家卫生服务(national health service,NHS)的体制中赋予患者和全科医生的权利和义务相当明确和规范。1998年,英国制定了《现代NHS的信息战略》,其目标为建立全国每个人的终生电子健康记录;所有NHS临床医生均可以从网上调阅患者记录和最佳临床治疗方案的支持;建立一个国家卫生电子图书馆,使医生、护士和其他临床技术人员及时得到最新临床研究成果和最好的实践应用技术;全科医生、医院和社区服务通过NHS信息高速公路实现信息共享,为患者提供整体化服务;通过网上信息服务,公众可得到快速、便捷的服务信息和建议。为此,国家卫生局签署了为期10年,价值55亿英镑的合同,提供电子病历、网上预约、网上处方和电子预约检查,合同将涵盖英格兰的全部患者和100万医护人员。

2. 德国医院信息系统的发展 德国医院信息系统的建设有较高的水平,从硬件环境来看,其规模和设备档次都非常高,软件大多采用微软产品。德国医院信息系统的发展有以下特点:

(1)系统集成性高:无论从软件、硬件之间的接口,还是数据字典的建立,其标准化程度都非常高。所以其HIS的配置一般采用某大公司的HIS为基础,把几十家厂商的不同子系统集成到一起,实现了资源共享。系统采用较先进的系统封装技术,相同的分系统或子系统都被封装到一起,采用同一界面。这样无论医生还是护士,在任何一个工作站都能打开自己所需的工作窗口,使用起来非常方便。

(2)医院高度重视:在医院信息系统管理方面,其信息管理部门由院长直接领导。信息中心主要负责医院信息系统建设和管理,更多的是技术管理和需求挖掘,而计算机及外围设备维护、软件设计开发等基本由外包公司来承担。

(3)电子病历实施受法律保障:在电子病历的实施方面,各类检查检验报告只需要在网络上发布,而不需打印、签名等,医生直接从网络上获取患者的各类检查检验报告结果,并直接复制到患者电子病历中,这个过程由医生签字负责。

(三)日本医院信息系统的发展

日本是一个发达国家,采取的是"国民皆保险"的社会医疗保险制度,所以日本更注重医疗系统的数字化建设。早在20世纪60年代,计算机技术就进入了日本的医院管理、急救医疗、财务会计等领域的信息管理工作,70年代末,日本的一些大医院就开始研究建立医院信息系统,大多数大医院是80年代以后才开始进行 HIS 建设，虽然起步较晚，但是发展快、规模大。

日本医院信息系统的发展经历了三个阶段：

1. 管理体系阶段（20 世纪 70 年代初期至 80 年代中期）　日本的一些大医院开始研究建立医院信息系统，其使用人员主要是事务管理人员和检查技师。

2. 整体 HIS 阶段（20 世纪 80 年代末期至 90 年代末期）　这个阶段，日本医院信息系统进入到了诊疗过程的计算机管理的快速发展阶段，规模大，都是采用大型机为中心的医院计算机系统（主机终端模式）。

3. 电子病历阶段（20 世纪 90 年代末期至今）　这个阶段，日本把电子病历的研究、推广和应用作为一项国策，组织了强大的管理团队，在经费上重点保证，在标准化、安全机制、保密制度、法律等方面做了大量工作。

日本医院信息化的建设主要是着重从基础设施开始，首先在每个诊疗科室开发出符合需求的不同的应用软件，同时兼顾各科室之间的数据传输协议，在网络和存储技术发展到一定程度时，将各个科室进行无缝连接，实现数据信息的共享。从基础的信息建设出发，由小到大，从科室级别发展到院级的建设思路，从而走向社区和区域医疗。

日本较为典型的医院信息化案例是大阪大学医院在 1994 年与日本 NEC 公司合作建立了医院信息系统，该系统经过不断完善，实现了医院主要工作的计算机化，包括门诊患者的预约、就诊、缴费、检验检查、取药等全过程以及住院患者的医嘱处理。该系统最有特色的是"全自动检验预处理系统"，医生在计算机上为患者开出检验医嘱后，机器打印检验条码，自动为试管贴条码；医护人员抽血后，机器识别条码，自动判断检查项目，并将检查结果存入患者病历中供医生查询，检验的整个过程全部自动化，基本不用手工干预。

（四）中国医院信息系统的发展

中国医院信息化起源于 20 世纪 70 年代末期，当时全国仅有少数几家大型综合医院拥有计算机，主要用于临床和科研。1976 年，上海肿瘤医院利用计算机进行放疗剂量的计算，两年后建立病历管理系统，标志着我国医院信息化建设的起步。

30 多年来，我国的医院信息系统建设始终与经济发展水平相适应，20 世纪 80 年代至 90 年代发展相对较慢，进入 2000 年以来发展相对较快。其发展可分为以下几个主要阶段：

1. 萌芽阶段（20 世纪 70 年代末期至 80 年代初期）　这个阶段处于单机单用户阶段，以小型机为主，采用分时终端方式，当时只有少数几家大型的综合医院和教学医院拥有。计算机 20 世纪 70 年代末进入我国医疗卫生行业，80 年代初期，随着苹果 PC 机的出现和 BASIC 语言的普及，一些医院开始研发一些小型的管理软件，如工资软件、门诊收费、住院患者费用管理等。1984 年，卫生部下达《计算机在我国医院管理中应用的预测研究》课题，成立了由上海肿瘤医院、黑龙江省医院、北京积水潭医院和南京军区总医院组成的课题协作组。这一阶段主要是研究和探索，为我国医院信息系统的发展培养了一批计算机工程技术人员，积累了经验，为计算机在医院的研究和应用打下了很好的铺垫。

2. 起步阶段（20 世纪 80 年代中期至 80 年代末期） 这个阶段在卫生部的牵头下，进行了相关研究。这一时期，随着 XT286 的出现和国产化，一些医院开始基于 DBASE Ⅲ 和 UNIX 网络构建自己的局域网，开发出一些小型网络管理系统，如住院、药房、门诊计价及收费等系统。20 世纪 80 年代后期，我国医院信息系统发展较快，1988 年 11 月召开首次全国医院管理计算机应用学术会议，会议内容涉及医院管理中计算机应用的各个方面，基本反映了计算机在我国医院管理中的应用和医院信息化的挂历进程。这一阶段，虽然大多数系统处于单机作业，功能有限，但在一定程度上提高了我国医院信息化水平，积累了经验，锻炼了人才。

3. 局部发展阶段（20 世纪 80 年代末期至 90 年代初期） 20 世纪 80 年代后期，我国 HIS 发展较快。医院信息系统开发计划列入"八五"攻关课题。各子系统的开发应用蓬勃兴起。单机版《医院医疗信息管理系统》在全军医院推广应用。统一的医疗指标体系、统计登记报表、信息分类编码、数据交换接口、医疗名词术语开始提出。1993 年，国家有关部门投资 100 万元，下达国家重点攻关课题"医院综合信息系统研究"。1995 年，众邦公司推出 DOS 平台的 HIS。卫生部制定《卫生系统计算机发展纲要》。这一阶段 NOVELL 网、FOXBASE、FOXPRO 关系数据库日益盛行，院级医院信息系统开始在部分地区应用，完整的医院网络管理信息系统已经成为可能，于是一些有计算机技术能力的医院开始开发适合自己医院的医院管理系统。

4. 全面发展阶段（20 世纪 90 年代中期至 90 年代末期） 这一时期，从国家到医院，再到计算机软件公司都充分认识到医院信息化的好处和其紧迫性。市场上涌现了大批医院信息系统开发公司，如 HP 公司（与解放军总医院合作）、IBM 公司、微软公司、浪潮公司等。这一阶段的医院信息系统在设计理念上强调以患者为中心，功能上注重医疗信息流、经济信息流和物资信息流的流动方向，在应用上坚持管理系统和临床诊疗系统并重，力争覆盖医院各个部门。进入 20 世纪 90 年代中后期，基于 Windows 的网络版 HIS 开始大量出现，先进的医院已经开始着手筹建完整的医院信息系统。卫生部设立专门的管理机构"卫生部信息化领导小组"，并制定了《医院管理信息系统评审规范》，用以指导医院信息系统软件的开发行为。

1995 年，卫生部启动"金卫工程"，HIS 是其主要内容之一，总后勤部卫生部启动"金卫工程军字一号工程"，1997 年在全军 20 多所医院运行，到 2001 年全军几百所医院全部使用，同时推向地方医院。此阶段，其他一些医院、研究机构、公司也开发了比较庞大的 HIS，硬件主流采用微机，网络采用 TCP/IP 协议，数据库采用 Oracle、SQL-Server、Sybase、Informix 等，服务器基本运行 NT 和 UNIX，系统开发工具多采用 PowerBuilder、Delphi、VB 等软件。

5. 成熟阶段（21 世纪初至今） 这一阶段主要是计算机技术、网络技术、通讯技术快速发展，医院信息系统的各临床诊疗子系统的研究和开发发展迅速，技术相对已经成熟，但是由于开发商家众多，技术标准不统一，开发出来的系统质量参差不齐，为了保护用户利益，推动医院信息化的健康发展，2002 年，卫生部针对医院信息系统发展的现状并结合国内外的技术发展情况印发了《关于印发〈医院信息系统基本功能规范〉的通知》(卫办发[2002]116号),文件对医院信息系统的基本结构和功能作了详细规范,指导医院信息系统开发企业的开发合并,为医院实施信息化提供了参考。这一阶段,我国从东部到西部各省市一些大型医院开始应用临床信息系统(CIS)、电子病历、实验室信息系统、放射信息系统、医学影像存储与通讯系统、临床路径等新技术和新方法。一些基层医院以及社区医院都开始使用相关的信息系统来进行诊疗活动和医院管理。

6. 区域卫生信息化阶段(2000年以来) 进入21世纪后,从研究机构的研究人员到政府官员都认识到了医院信息系统仅仅是医疗机构内部的系统,其系统信息不能在不同医院间相互调阅,妨碍了老百姓的就医,这时提出了建设可以进行信息交换与共享的区域卫生信息化平台。卫生部制定了《全国卫生信息化发展纲要(2003—2010年)》,明确提出了区域卫生信息化的工作目标:围绕国家信息化建设目标选择信息化基础较好的地区,开展以地(市)县(区)范围为单元的区域卫生信息化建设试点和研究工作,建立区域卫生信息化示范区。区域卫生信息系统包括电子政务、医保互通、社区服务、双向转诊、居民健康档案、远程医疗、网络健康教育与咨询,实现预防保健、医疗服务和卫生管理一体化的信息化应用。目前,在我国各省市部分地市县都已经在积极建立区域卫生信息化平台。但其设定目标与理想的居民可以无障碍地到各医院就诊并能相互调用个人医疗记录信息还有一段距离要走,随着技术的进步和国家的大力投入,相信这些功能不久将会实现。

第二节　门诊医生工作站

医院的门急诊工作是医院业务的重要组成部分,是医院服务的主要窗口,也是医院业务收入的重要来源。由于门急诊就诊流程基本相同,门诊和急诊医生均使用门诊医生工作站。作为HIS中CIS的重要组成部分,门诊医生工作站的主要目的是与HIS其他子系统结合,优化工作流程,提高门、急诊医生工作效率;缩短患者候诊、排队时间,解决长期困扰门诊的"三长一短"问题。

一、系统概述

门诊医生工作站是协助门、急诊医生完成日常医疗工作的HIS子系统,其主要任务是处理门诊记录、开出检查检验申请单、诊断、处方等。门诊医生工作站支持门诊挂号、读取患者就诊卡及条码等信息查询。

1. 患者身份识别　可支持医院就诊卡、医保卡、患者就诊号等多种手段识别身份,覆盖公费、医保、自费等所有类型的患者。

2. 挂换号功能　针对医生遇到患者没有挂号的情况,医生可以通过门诊医生工作站划卡实现挂号或换号,挂号后医生再开处方或相应检查申请单时,患者

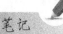

只需一次性到收费处结算。

3. 门诊分诊叫号　护士将患者分诊后,医生可利用工作站点击下一个患者,此时门楣显示屏、分诊大屏幕等处就会显示该患者姓名,或同时在语音播报系统中播放该患者姓名。

4. 电子申请单　利用门诊医生工作站开出的检查检验申请单,收费处收费后系统将信息直接传送到相应执行科室,各检查报告亦可通过网络返回医生工作站,供医生调阅。

5. 病历录入及调阅　就诊时,医生需要将患者主述、家族史、过敏史等信息,以及通过望闻问切、触诊、叩诊等得到的信息录入系统。而对于复诊患者系统可以调阅其以前就诊的所有记录,可以避免由于患者对自己病历资料保管不全而造成的就诊信息缺失问题。

6. 处方录入　医生确诊后,可直接在系统上录入处方,系统同时关联药房库存及药品价格库,医生根据患者实际情况下达处方。

7. 模板功能　门、急诊也可以根据习惯制定成套模板,包括全院模板、科室模板、个人模板。

8. 门急诊医生工作量统计　门诊医生工作站可实现对医生工作量的统计查询,其查询条件可以设定日期、医生姓名、科室、初复诊等。

9. 疫情报告　当疫情、院感等事件发生后,可直接通过工作站向上级汇报。

10. 入院申请　门诊医生确认门诊患者需要住院治疗并征得患者的同意后,可以通过门诊医生工作站直接将信息发送到出入院管理处,方便患者入院,节省了入院登记时间。

二、工作流程

门诊医生工作站的基本流程是:

1. 分诊挂号　在大中型以上的医院,各个门诊科室一般都有普通医生诊间、专家诊间,甚至还有特需专家诊间,各诊间的挂号费用不同,对于患者究竟需要到哪个诊间就诊,一般需要由护士进行分诊,给患者指定诊间候诊,同时医生就可以在自己的工作界面中看见自己的患者,点击患者姓名,系统会将其自动发送到门楣的电子显示屏或多媒体语音叫号器中,通知患者就诊。

2. 患者就诊　患者就诊时,门诊医生工作站会自动调阅患者基本信息,医生据此为患者生成新的门诊病历,并将其列入正在就诊状态。

3. 开出电子检查检验申请单　患者就诊时,医生会根据患者的主述和一般性检查(包括血压、脉搏、触诊、叩诊、听诊等措施)结果对患者进行初步判断,并据此开具电子检查检验申请单。患者到收费窗口缴费后,申请信息会自动传至相应检查科室,检查结束后,检查报告结果信息会自动回传到医生工作站。

4. 医生确诊　医生根据检查检验结果和自己的经验对患者进行确诊,并开出处方或治疗单,患者缴费确认后,处方信息会自动传送到门诊药房,治疗单传至护士工作站。

三、信息查询

（一）基本信息查询

1. 患者基本信息查询 门、急诊患者就诊时，医生可以根据患者的就诊卡（磁卡、保障卡）号、挂号号序、病历号、挂号发票号等信息查找出当前患者信息（图9-2）。

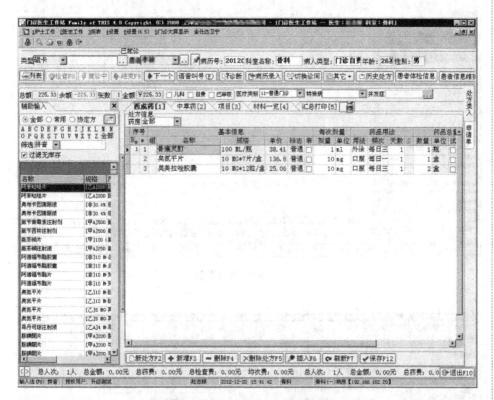

图9-2 门诊医生工作站主界面

2. 药品基本信息查询 如图9-2所示，在图的左侧药品信息明细栏涵盖了医院药品库房所有药品信息（包括药品名称、规格等），医生可以输入药品名称的拼音首字母缩写（如"阿司匹林"，输入"aspl"）等来实现对药品的快速搜索，系统会自动过滤无库存药品。

（二）门诊病历及相关信息查询

1. 处方查询 对已就诊患者，在门诊医生工作站通过读卡或列表查询方式找到患者，并通过点击"历史处方"或在"其他"下拉菜单中选择"历史处方"（图9-3）。

2. 电子申请单查询 在录入申请单界面，读入患者就诊卡号信息找到该患者，进入"申请单"界面，点击左下角的"已录入申请单"栏内双击要查询的申请单，即可显示查询结果（图9-4）。

3. 检查报告单查询 医生找到患者信息后，通过点击界面中的"报告查询"按钮可实现报告单查阅。

笔记

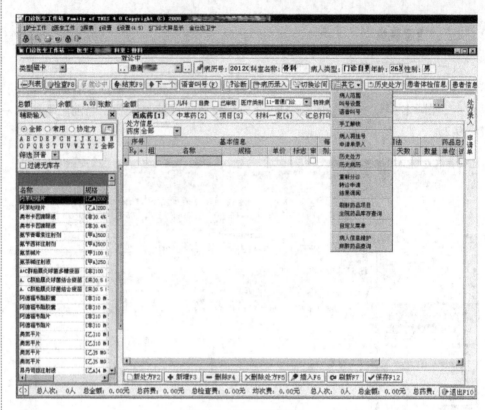

图9-3 处方查询界面

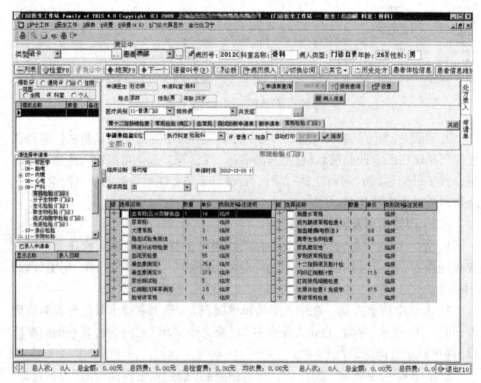

图9-4 电子申请单查询结果界面

4. 病历查询　对于以前在本院就诊过的患者,在工作站主界面的"其他"下选择历史病历,可查看患者历史病历记录(图9-3)。

（三）其他信息查询

1. 门诊日志查询　即医生工作量统计查询,可选择起止时间、科室、初复诊状态及需统计医生工号。

2. 医生排班查询　医生可以在系统的"设置"菜单中查询医生排班情况,需要输入起止时间、医生工号等信息,同时系统也支持打印功能。

第三节　住院医生工作站

住院医生工作站作为医院信息系统的重要组成部分,其主要是以患者信息为中心,围绕患者展开工作,实现患者住院诊疗信息的采集、处理、存储和传输,提供病历模板方便医生书写病历,并与检验科的实验室信息系统(laboratory information system,LIS)、放射科的放射信息系统(radiology information system,RIS)等系统相连接,方便患者就诊,同时教学库中的典型病历可支持临床医生的临床研究。

一、系统概述

住院医生工作站主要是满足住院医生日常工作的各种需求,对患者住院期间的各种临床诊疗信息进行录入、处理、方便医生调阅。其与护士工作站一道构成对住院患者的直接管理系统。其工作任务主要包括:

（一）病历管理

病历包括病案首页、病程记录、检查申请单、检验申请单、医嘱等,病历由医生负责处理。

住院医生工作站可以完成病历书写和病案检索等工作,实现病历电子化。主要功能包括:

1. 新建和维护病历　对于新入院患者都必须由主管医生建立病历,书写病案首页、病程记录、手术史等,并在后续的诊疗过程中不断对该患者病历进行实时补充完整,保证病历的完整性、有效性。

2. 模板管理功能　对各种疾病均可以建立相应的模板,并在需要的时候调用,在模板基础上进行修改,这样可以缩短医生书写病历时间,提高工作效率。

3. 病历提交　对于出院患者未归档病历,在国家规定的时限内提交给病案科,进行归档处理。

（二）医嘱管理

医嘱处理是住院医生工作站最重要的功能之一,其包括:

1. 新增医嘱　医生开出处方、下达医嘱,相关信息传至护士工作站,由护士进行医嘱审核,再传送到药房发药并计费。

2. 复制医嘱　在已经执行医嘱列表中选择并复制医嘱,然后在新开医嘱中粘贴,可以将此医嘱复制到新开医嘱列表中。

3. **成套医嘱功能** 为便于下达医嘱，允许医生将一组常规医嘱定义为"成套医嘱"，以提高工作效率。

4. **删除医嘱** 对于新开医嘱但护士还未审核，医嘱可以进行删除。

5. **停止医嘱** 对于已经下达并执行的医嘱，可以选择停止医嘱操作。也可预设停止医嘱的下达时间。

6. **医嘱作废** 可以对提交但还未执行的医嘱进行作废处理。

7. **保存医嘱** 将输入的医嘱存入系统的数据库中。

8. **提交医嘱** 将新开医嘱发送到护士工作站，等待护士审核。

（三）检查检验申请单及报告查询

对于患者检查检验，医生工作站可以开具电子申请单、查询检查检验报告等。

1. **检查检验申请** 一般在开具检查检验报告的时候，系统可以调用模板，填写简要病史、临床发现及诊断，以辅助检查检验科室对结果进行正确判断，减少医疗差错，提高检验检查结果的准确性。

2. **检查检验报告查询** 通过与 RIS、LIS 等系统相连，住院医生可以直接调用检查检验报告结果。

（四）其他功能

1. **教学科研** 住院医生工作站具有将典型临床病例作为教学、科研的案例收集，并用于对实习医生、进修医生的教学用途。

2. **统计功能** 很多住院医生工作站具备部分信息统计功能，例如处方统计、住院患者分析、患者一日清单统计等。

3. **合理用药功能** 系统能为医生提供用药咨询，自动检查用药配伍禁忌、剂量等，并进行预警，提高医生医嘱的准确性和有效性，减少医疗差错和医疗纠纷。

4. **患者出院带药功能** 对于出院后需要继续用药的患者，医生可以为其开药带出。

5. **院感上报** 对于传染病发生，系统会根据医生录入信息和其 ICD-10 代码自动发出报警，以减少漏报，提高院感上报的准确性、及时性。

二、工作流程

住院医生工作站的基本流程如下（图 9-5）：

1. **接收患者** 一般来说，接收患者有几种情况：门诊转入，如患者在门诊检查时，医生根据检查结果认为患者需要住院，在患者同意后，门诊医生开具入院申请单；转院转入，患者在基层医院治疗期间，需要到上级医院进行治疗，由基层医院与上级医院相关部门进行接治，由上级医院科室开具入院申请单，直接转入上级医院相关科室住院；急诊转入，患者因为某种原因在急诊治疗稳定后，转入医院相应科室进行治疗。不管哪种方式都需要医生开具入院申请单，患者或其家属凭入院申请单在医院出入院登记处进行登记缴费并安排科室后，科室住院部护士站接收患者并安排床位，为患者安排主治医生，主治医生进入住院医生工作站将患者正式接收。

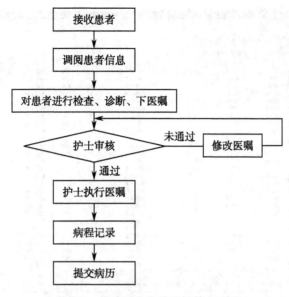

图9-5　住院医生工作站的基本流程

2. 调阅患者信息　正式接收患者后,可以调阅患者的基本信息等。

3. 下达医嘱　根据患者口述和医生初步检查,并结合一些仪器检查,初步对患者进行诊断并下达医嘱,医嘱信息立即传送到护士工作站,由护士进行医嘱审核和执行。

4. 书写病程记录　病程记录是患者在医院住院期间的住院医疗凭据,具有法律效益,医生必须按照相关法律法规规定书写的病程记录包括患者主述、病案首页、病程记录、转院、出院或死亡记录等内容。

5. 提交病历　不管患者因为何种原因(包括痊愈、不同意继续治疗、转院、死亡等)结束治疗后,主治医生需要检查患者病历信息的完整性和准确性,并签字确认后,在法律规定的时间内将患者病历提交到病案科归档。

三、信息查询

医生工作站的查询功能,包括患者信息、病历信息等查询。

（一）基本信息查询

1. 患者基本信息查询　进入住院医生工作站的主界面,即可查看当前病区所有患者信息,可以选择某一个患者作为当前患者,点击右键查看患者信息;也可以选择左侧“应用程序”栏目下的“住院患者信息查询”(图9-6)。

2. 病区信息查询　包括查询科室总住院患者数、当日出入院信息、危重患者数及情况、死亡人数、手术人数、发病率等相关信息。

（二）病历及其相关信息查询

1. 医嘱查询　选中患者后,再选择左侧医嘱查询(图9-6),即可直接查询患者的长期医嘱、临时医嘱和有效长期医嘱等(图9-7)。同时在医嘱录入模式下也可以直接查看患者的各项已开、已执行及已停止医嘱信息。

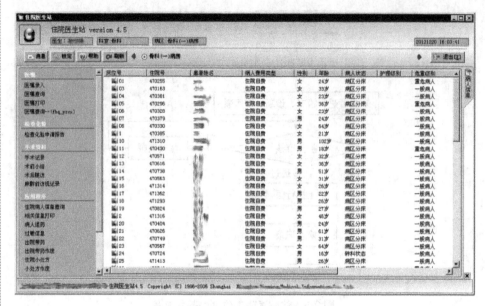

图 9-6　患者信息列表

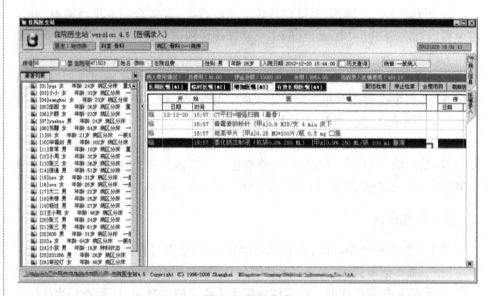

图 9-7　医嘱查询

2. 电子申请单查询　医生开具电子申请单后, 可在患者列表左侧(图 9-6)选择"检查化验"栏目下的"检查化验申请报告", 然后选择"申请单查询"即可得到已经开具的申请单(图 9-8)。

3. 检查检验报告查询　对于检查检验, 可以已经审核发布的各种检查检验报告可以通过网络直接返回医生工作站。医生可通过(图 9-8)选择"检查报告"或"化验报告"调阅相应结果。

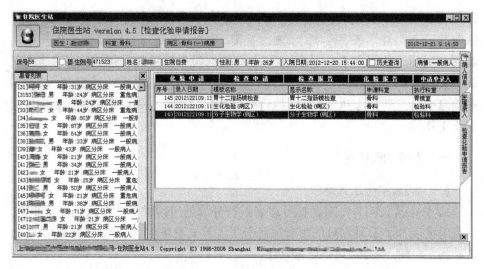

图9-8　电子申请单查询

4. 病历查询　在安装了电子病历后，患者的一切信息均保存在数据库中，可实现对患者病历信息的查询。

5. 病案查询　住院医生在对患者进行诊疗过程中，要根据每天对患者的实际诊疗情况填写病历，对于已经出院的患者的病历，需要在法律规定的时间内提交到病案科，该患者将不在患者列表中显示。而医生因为教学、科研或临床需要，可以利用医生工作站的病案检索功能对病案进行查询。

（三）其他信息查询

1. 药品字典　医生工作站提供药品字典查询，通过它可以了解药物的用法、禁忌、不良反应、注意事项等，同时在医生下达医嘱时候，也可以利用界面上的配伍检查，合理用药下的用药指南、用药查询、中药用药禁忌、常用医学公式等来减少医疗差错。

2. 文档管理查询　文档管理模块下选择相应查询可显示结果。

第四节　护理信息系统

护理工作是医院工作的一部分，支持护理工作的信息系统应该是医院信息系统的一部分。在我国原卫生部颁布的《医院信息系统基本功能规范》中，没有使用护理信息系统这个术语，在临床中使用护士工作站这个术语，国外也很少使用护理信息系统，同样广泛使用护士工作站这个名称。

在医院中，护士根据工作性质可以分为门诊护士、住院护士、手术室护士。由于门诊护士工作相对简单，功能单一，所以在医院信息系统中一般将门诊护士工作与门诊医生工作进行打包合并成一个系统——门诊工作站。手术室护士工作由于其特殊性，一般将其工作与麻醉医生、手术医生工作打包进入手术麻醉子系统。由于住院护士工作较多且繁琐，所以单独配置住院护士工

笔记

作站,其功能包括患者管理(入区、出区、转区、转床等)、医嘱处理(医嘱审核、医嘱执行等)、患者费用管理(记账、查询、催款、退费等),同时护士工作站还起到了医生工作站与医嘱执行科室之间的桥梁与纽带的作用,医生下达的医嘱首先需要护士工作站进行转抄、审核和执行,执行完成后药品医嘱、检查医嘱信息会传送到相应执行科室,执行科室执行完成后,相关信息会自动传送回护士工作站。

一、系统功能概述

(一)门诊护士工作站

1. 分诊排队叫号　对已挂号患者进行分诊是门诊护士工作站的首要职责,负责对已经挂了本科室号的患者进行分类并将其分配到相应门诊诊间,并让患者到指定诊间外候诊,规范就诊秩序。

2. 医生排班　医生排班一般是由医院门诊办公室进行安排,但是也可以由门诊护士来安排本科室门诊排班或调班情况。

3. 门诊日志记录　由于采用了医院信息系统,门诊日志的记录变得非常轻松,系统会自动记录患者的卡号、姓名、性别、年龄、住址和联系方式等信息,便于统计和随访。

4. 填写传染病疫情报告卡　根据国家相关法律法规,医院发现传染病疫情后应立即上报。传染病疫情卡一般是由医生填写,护士汇总到医院传染病管理部门后统一上报。

(二)住院护士工作站

1. 医嘱审核　医生开具了医嘱后,医嘱信息会自动传送到护士工作站,由护士进行审核,发现问题及时提醒医生,减少医疗差错。

2. 执行医嘱　执行医嘱包括将相关医嘱进行审核后发送到执行科室(药房、检验科、放射科、B超室等)和护士执行治疗医嘱(静滴、输液、吸氧等)。

3. 退药审核　如果患者需要退药,由医生开退药申请单,护士进行审核,对符合条件的药品安排人员退回药房。

4. 领药　领药包括病区领药和科室领药。病区领药是根据本病区已经审核的医嘱生成的药品信息到中心药房领药;而科室领药是领取本科室在对患者进行治疗时需要用到的药品(如酒精、碘酊、棉签、纱布等)。

5. 过敏药品管理　对于患者皮试结果需要录入系统,以便提醒医生在下达医嘱时注意。

6. 患者管理　包括患者入院的床位分配、转床、床位取消;记账、催款等。

7. 护理记录　记录护士对患者的护理情况:脉搏、体温、呼吸、血压、输液情况以及其他护理情况。

二、信息查询

(一)费用查询

1. 在院患者费用查询　住院护士可以根据患者的需要,输入患者的床号查询患者总的住院费用,并可以查看和打印费用详单。

2. 患者一日清报表打印　每天护士都需要将患者的一日清报表打印出来并交予患者,让患者了解自己当日住院费用和每日详单,同时如果患者住院预交金不多了,可以提醒患者住院预交金还剩多少,起到催费作用。

(二)医嘱查询

1. 医嘱查询　输入床号后即可查询患者所有医嘱(图9-9),通过状态栏可以了解医嘱执行状态(◇未执行,◆已执行,★已取消)。

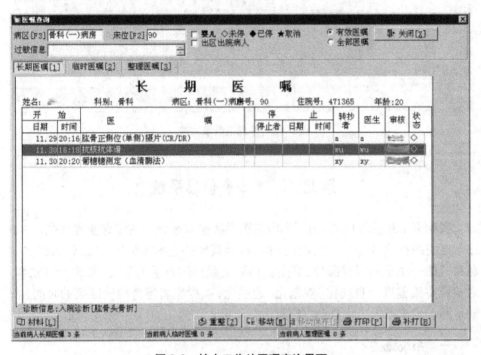

图9-9　护士工作站医嘱查询界面

2. 病区新开医嘱查询　病区新开医嘱查询用于随时查询医生新开医嘱,并了解医嘱状态,以便提醒护士进行审核、执行。

3. 病区领药申请、退药查询　当药品医嘱被护士审核通过后,信息会自动传送到中心药房,护士工作站通过"病区领药申请信息查询"查询到本科室所有的领药申请。同时也可以通过"病区退药查询"了解本病区的退药信息。

4. 医技报告查询　对于开具了检查检验申请、通过审核并发送到执行科室进行执行的医技报告,可以通过"医技报告查询"查询。

(三)护理记录查询

1. 查询并打印执行单据　可以根据新开医嘱的时间、床位号、医嘱类别等条件查询各种执行单据,并打印。

2. 护理记录填写与查询　在护理记录填写界面填写患者的基本体征,如体温、大小便次数、痰量、呕吐量等(图9-10)。

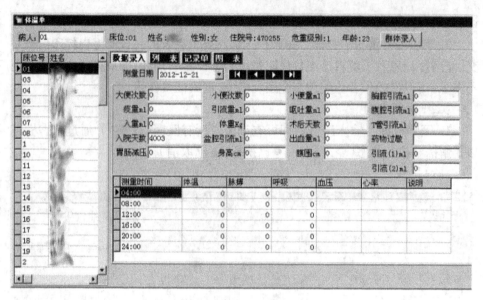

图 9-10　护理记录填写单

第五节　实验室信息系统

实验室信息系统(LIS)是指为医院医学实验室而设计的信息管理系统,主要用于医院的检验科,同时可以用于血液科等其他科室的实验室。LIS 作为医院信息息系统的一个重要组成部分,其主要功能是减少信息手工录入,节约人力成本,对检验室流程进行自动化、规范化、透明化,减少患者等待检验结果的时间,自动从网上生成报告或从自动打印机中打印报告。

一、系统概述

LIS 的发展基本与 HIS 的发展具有相同的历史。美国著名信息化专家 Morris Collen 教授早在 1962 年就已经开发成功自动多相卫生检验系统(automated multi-phasic health testing system),并在奥克兰医学中心投入使用。自 20 世纪 70 年代,某些分析仪器陆续开始使用微处理器进行控制和记录,到 20 世纪 80 年代,就已经借助计算机改进了的数据处理系统,对仪器的测试数据进行简单的存储和分析。在这之前的仪器分析系统属于第一代 LIS。直到 20 世纪 80 年代末,随着关系型数据库被引入到检验数据的存储与管理中,才出现了以个人电脑(PC)为基础的部门级规模的第二代 LIS。到 20 世纪 90 年代中期,出现了基于局域网和大型关系型数据库如 Oracle、SQL Server 或 DB/2 的开放式的分布式 LIS,可以集中存储患者的检验数据、检验仪器的质控资料以及检验科的管理信息,并支持检验科的各种窗口业务,实现仪器检测结果的自动采集、自动化处理、数据查询等。

当前,全面的 LIS 的功能主要包括实验室行政管理、业务流程管理、质量控制三部分。行政管理包括试剂管理、耗材管理和人员管理;业务流程管理包括标本采集、签收、拒收,分析后的报告审核、发布、打印,危急值报告与记录等,传染病报告;质量控制包括仪器管理、室内质控、室间质控、标准操作程序(standard operation procedure,SOP)、实验室环境监控等。

二、工作流程

LIS 的工作流程(图 9-11)一般分为:医生开检验申请单、标本采集、标本签收入库、上机检验或手工检验、生成报告、复核发布。

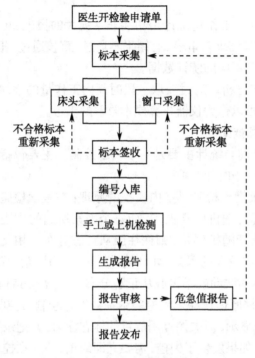

图 9-11 LIS 工作流程图

三、信息查询

LIS 的查询可以分为前台查询和后台查询。前台查询是通过定制的各类报表,获得固定格式的信息,这类查询主要适用于常规的查询要求。后台查询则直接通过数据库查询,作为前台查询的补充,具有条件查询与格式灵活的特点,但是后台查询需要管理员编写 SQL 查询语句,对数据库结构非常熟悉。

前台查询分为项目查询、费用查询和管理信息查询三类。

(一)项目查询

1. 项目查询 项目查询可以检索一段时间内一台仪器某个项目的结果,统计出平均值、标准差、变异系数。项目分析报表一般分为四个区域,包括条件选择区、查询结果区、统计区、功能区。条件选择区用于查询条件设置,查询结果区将查询的详细结果列表显示,统计区自动计算各种统计量,功能区则提供许多功能按钮来实现报表的导出、校正、打印等功能。

2. 结果变化趋势分析 主要是针对患者在某一时间段内的检验指标变化做出的分析,对患者的病情发展预测具有参考意义。

3. 不合格标本汇总 对临床科室抽取的送检标本,检验科会对不合格的标本进行拒收,并要求重新送检标本。在需要的时候,可以对不合格标本进行汇总统计。

4. 危急值统计信息 可以通过选择患者类别、病区以及患者基本信息来过滤统计危急值。

（二）费用查询

费用查询与统计主要是为了控制成本、核算收入,主要包括工作量统计及趋势分析。

1. 工作量统计 工作量统计是功能非常强大的报表,可以从时间、报告状态(全部、无结果、有结果未审核、有结果不通过、审核通过、报告已发布)等进行组合条件查询,得到不同的统计数据。

2. 工作量趋势分析 通过获取一段时间内工作量的增加趋势,从宏观上了解科室的发展,并可以作为仪器核算成本收益的参考。

（三）管理信息查询

管理信息的查询与统计主要是为了质量控制。主要包括室内质控查询、环境监控、检验结果回报时间监控等。

1. 室内质控查询 检验科室内质控的原理:在医学检验中的诸多指标,当影响某一数量指标的随机因素很多,而每个因素所起的作用均不太大时,这个指标的随机波动属于随机误差,则往往服从正态分布。相反,如果除随机误差外,还存在某些影响较大的因素(如环境、设备、人为因素)导致的误差(称为系统误差),这时指标的波动就不再服从正态分布。一般 LIS 都具有室内质控监控功能,系统根据质控原理自动采集检验结果数据并绘制质控图,提供查询,其查询结果用图表直观显示,对失控点用醒目的标志标出,并记录失控判断和失控处理信息(图 9-12)。如果发生了失控,需要立即纠正,质控在控后才能处理患者标本,保障检验结果的准确性。

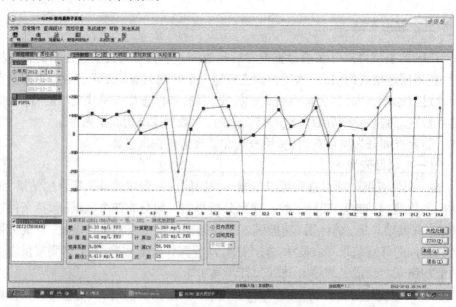

图 9-12 室内质控查询界面

2. 环境监控　环境温度和湿度对送检标本和仪器的正常工作会产生一定的影响，所以环境监控非常重要。一般是通过连接分布于检验科操作室及冰箱的传感器，监控环境温度和湿度，超过正常范围时系统会提醒工作人员查找原因并及时处理。

3. 检验结果回报时间监控　检验结果回报时间监控又叫 TAT 监控（turn around time，TAT），是指记录分析临床科室将检验标本送到检验科到检验结果反馈到临床科室的时间。检验科检验项目根据工作流程和项目的复杂程度，一般都对患者提示在检验科接收或抽取标本后多长时间可以查询结果，但是对于一些急诊抢救患者，检验结果指标对于医生抢救患者起到非常重要的作用；同时对于检验结果极度异常甚至威胁到患者生命，对于这些危急值指标需要立即通报对应科室医生，以便医生采取措施对患者进行立即处理，挽救患者生命，所以检验科必须对其检验结果回报时间进行监控，其对发现问题，改进工作，以患者为中心，减少医疗事故都具有非常重要的临床意义，特别是对急诊检验和危急患者生命的检验指标更具意义。

第六节　影像学信息系统

一、系统概述

放射科的各种大型检查设备对患者进行的影像学检查，对于辅助医生对患者进行准确诊断具有重要意义，同时放射科检查带来了可观的医疗和经济效益。因此，医院必须管理好放射检查的过程，提高工作效率和经济效益，同时还需要提高放射科医生的工作质量，提高检查的准确性。要实现上述目标，放射科就必须配置相应的影像学信息系统。

影像学信息系统主要负责各种与诊疗相关的影像资料的采集、处理、传播与共享，包括放射信息系统和图像存储与通讯系统两部分，这两部分的分工和功能各不相同，但相互配合完成临床医学影像诊疗和管理工作。

（一）放射信息系统

放射信息系统（RIS）是医院信息系统中的一个重要组成部分，主要负责处理文字信息，实现患者的预约、挂号、诊断报告的书写、审核、发布，工作量及疾病的统计，患者跟踪，胶片跟踪，诊断编码，科研、教学和管理功能，并承担与 HIS 中患者信息的交换。

RIS 包括四类工作站：预约登记工作站、报告书写工作站、技师质控工作站、统计管理工作站。

预约登记工作站是 RIS 的起始环节，完成患者基本信息的预约登记工作，或通过与 HIS 互联，调阅患者基本信息资料；并通过检查核实，确认患者报到情况，将患者信息发送到检查设备。

报告书写工作站是 RIS 中最重要的组成部分，它主要是供放射科诊断医生使用。通过调阅图像存储与通讯系统中的图像信息，完成诊断报告的书写、审核、修改和发布工作,并支持医生的相关报告查询工作和病种阳性率统计工作。

技师质控工作站实现对影像设备技师工作质量控制和工作量统计功能。

统计管理工作站主要完成对患者信息和疾病谱的统计;对放射科诊断医生和技师的量化考核和对科室的管理。

(二)图像存储与通讯系统

图像存储与通讯系统(picture archiving and communication system,PACS)是利用现代放射技术、数字成像技术、计算机及通讯技术,准确、高效地采集、存储、归档、传送、显示和管理医学影像信息与患者信息的数字化影像系统。它与RIS无缝集成,以实现成像、诊断的快速一体化。

PACS 的基本功能包括:

1. 图像采集功能 对不同设备所产生的不同格式的图像转换为 DICOM 标准格式并传送到 PACS 服务器和存储模块中。

2. 图像存储与归档功能 数字化图像区别于传统图像,其主要特点是数据量大,保存时间长,数据类型复杂,有数字和文字,还有大量图形和图像等信息,既有对安全性、实时性和并发用户数要求很高的 HIS 数据,也有对安全性和实时性要求相对较低的文档信息。因此,PACS 系统以无损压缩或有损压缩形式,将各类采集到的图像按照重要和访问频次,进行在线存储、近线存储、离线存储三级图像的存储与归档,以满足临床对存储数据的高效访问和获取需求。

3. 图像处理调阅功能 图像的处理调阅功能主要包括参数测量、特征提取、图像识别、二维和三维重建、图像增强、灰度变换等处理技术,以满足放射科医生的诊断需求(图 9-13)。

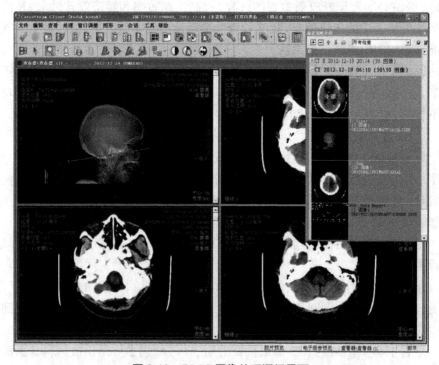

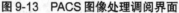

图 9-13 PACS 图像处理调阅界面

4. 图像输出打印功能　图像输出打印功能主要包括：将 DICOM 标准格式转换为普通的 JEPG、TIF、BMP、AVI 视频等常用影像格式，也可把普通影像格式转换为 DICOM 格式；将数字图像按需任意组合，形成电子胶片，进行按需打印或自助打印。

知识拓展

无损压缩与有损压缩

根据加压重建后的图像与原始图像之间是否具有误差，图像编码压缩分为：无损压缩与有损压缩。

无损压缩（lossless compression）：原始数据可完全从压缩数据中恢复出来，即在压缩和解压缩过程中没有信息损失，一般压缩比 3:1 左右。

有损压缩（lossy compression）：原始数据不能完全从压缩数据中恢复出来，即恢复数据只是在某种失真度下的近似，压缩比可以达到 1:10。

图像三级存储

PACS 系统中，根据图像的重要程度和访问频次，对图像的归档与存储采用三级存储方式：

在线存储：也称为一级存储或工作级存储，用于 PACS 的数据库和短近期医疗图像的存储，需要满足大容量、高性能、高可靠性等特征，所有数据必须保持时刻在线状态，以满足时刻读取的需求。

近线存储：也称为二级存储，用于存储不常用的历史数据，可帮助医院通过扩展自己的存储基础架构来跟上数据增长的脚步，通常是采用数据迁移技术自动将在线存储中不常用的数据迁移到近线存储设备上，数据访问的访问频率不是很高，但保证数据共享和快速在线访问。

离线存储：也称为三级存储，通常采用离线归档的方式，对整个医院长期的历史图像进行归档，要求设备可靠性、安全性好、、大容量、成本低及管理方便。

（三）HIS/RIS/PACS 集成

一般 HIS、RIS、PACS 都是由不同厂商制造并彼此独立发展，但在发展过程中，实现相互间的集成是必然的发展趋势。HIS/RIS 是以文字、数据信息为主要处理对象，而 PACS 则是以图像信息为主要处理对象。它们都是医院建设的基础步骤。独立发展必将限制各系统功能的发挥与扩展，集成才能让信息化建设完全服务于现代"以患者为中心"的医疗模式。

1. 系统集成紧密度　HIS/RIS/PACS 系统集成根据其功能交互与信息共享程度，分为低紧密度集成、高紧密度集成、完全集成三种。

2. 系统集成　系统集成可以从管理集成、数据集成、功能集成和流程集成四个方面来实现。

笔记

（1）管理集成：管理集成就是要使集成双方的信息能通过高效的接口进行完全交互，以提高整个体系的运行效率，深化对信息数据的分析利用。

（2）数据集成：数据集成是功能集成、流程集成的基础。它是指 HIS/RIS/PACS 彼此能访问对方系统中所需要的所有信息。

（3）功能集成：功能集成的目的是在同一个操作平台上实现对不同来源的系统信息的调用、处理。功能集成实现了统一的操作界面与操作步骤，简化了使用者的操作，降低了操作难度与错误发生的概率。

（4）流程集成：流程集成是指科学合理地设计放射科工作流，以实现 HIS/RIS/PACS 工作流的完全融合；使患者在就诊过程中，各系统信息能相互调用，减少数据的重复录入，方便查询患者的就诊检查状态情况，从而形成完整的工作流程。

二、工作流程

放射工作流程与 PACS 有密切关系。

（一）传统的放射检查工作流程

传统放射检查的工作流是以影像胶片在各科室部门流动为基础而设计的一种工作流程，如图 9-14 所示，从医生开具检查申请单开始，患者需要多次往返于门诊医生或住院医生与放射科之间，放射科与收费处之间，排队等候、摄片、洗片、读片、审核与发布报告，将报告交到门诊医生或住院医生手中，医生据此进行诊断与治疗，从而结束治疗。这当中患者需要多次排队往返，等待时间过长，效率低下，导致医生不能及时对患者进行诊断与治疗，浪费患者过多时间，对于急诊抢救患者特别不利。

（二）基于 Mini-PACS 的放射检查工作流程

随着医院信息化的深入，部分医院开始在放射科内部建立自己的 PACS，即 Mini-PACS。基于 Mini-PACS 的放射检查工作流程其实是一种基于胶片/数字图像双基础的工作流程模式。

基于 Mini-PACS 的放射检查工作流程，如图 9-15 所示，相对于传统的放射检查流程，Mini-PACS 的优势在于减少了患者基本信息录入次数，医生对患者进行摄片后，放射科医生可以立即调取患者图像进行电脑读片并撰写报告、审核与发布报告，医生据此对患者进行诊断与治疗，对于抢救或急诊患者，该系统可以节约宝贵时间，对于一般患者可以

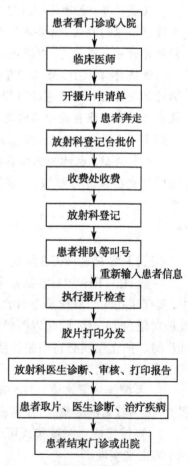

图 9-14　传统放射科检查工作流程

按正常程序,在胶片打印后领取胶片与诊断报告,再返回医生处,由医生进行诊断与治疗。

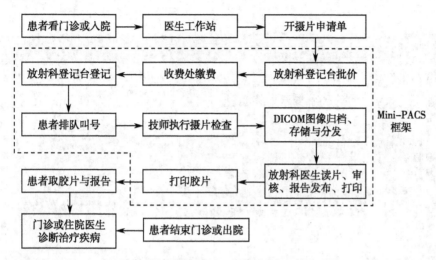

图 9-15　基于 Mini-PACS 的放射检查工作流程

（三）基于 Full-PACS 的放射检查工作流程

Full-PACS 就是充分实现了 PACS 与 RIS 和 HIS 的集成。它充分克服了前两种放射检查工作流程中可能产生的弊病。

基于 Full-PACS 的放射检查工作流程,如图 9-16 所示,其全程以数字化图像报告为基础工作流程,由于其与 HIS 系统相结合,放射科医生不需要再次录入患者基本信息,彻底消除了患者信息的多次重复录入问题,减少患者不必要的排队等候时间,在医生对患者摄片完毕后,放射科医生可以立即调阅患者影像进行诊断、书写、审核并发布报告等。减少患者不必要的排队等候时间,提高了临床医生和放射诊断医生的工作效率,增加了门诊、住院患者的流通量。

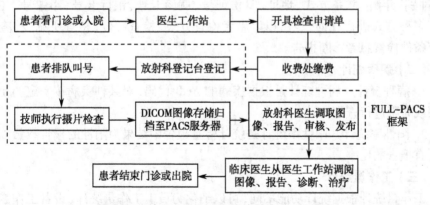

图 9-16　基于 Full-PACS 的放射检查工作流程

三、信息查询与统计

（一）患者基本信息查询

1. 患者基本信息查询　在 RIS 中,可以通过患者就诊卡、身份证号、住院号、影像号、预约登记号等多种形式对患者基本信息进行查询,患者信息查询结果显示界面如图 9-17。

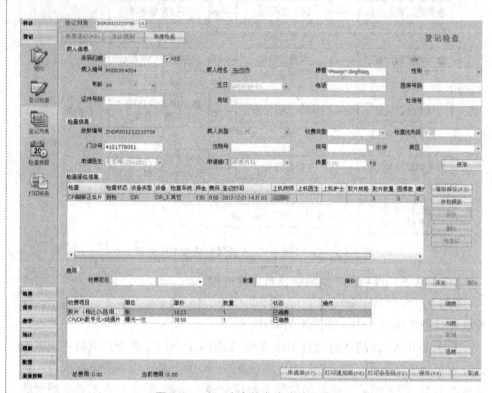

图 9-17　RIS 患者信息查询结果界面

2. 患者诊断报告检索查询　患者诊断报告可以设置多种条件,如患者姓名、性别、年龄、联系方式、地址、身份证号、就诊卡号、银行卡号、影像号、住院号等多种方式进行查询,也可以以患者检查方式、检查部位、检查所见、检查结论等条件检索患者诊断报告。

(二)疾病统计

1. 病种统计　病种统计是根据疾病的 ACR 代码,对某种疾病按一定的年龄区间或时限进行查询统计。

2. 阳性率统计　阳性率统计是统计检查报告中结果为阳性的报告数量以及占所有报告的比率。

(三)工作量统计

工作量统计根据统计功能不同,可以细化为员工工作量统计、设备工作量统计、申请工作量统计等。

(四)财务统计

财务统计是指医技检查部门对某一时限内指定类别项目进行的费用统计,包括收入统计和退费统计。

第七节　医院管理信息系统

医院管理信息系统(hospital management information system,HMIS)是 HIS 非常重要的一部分,人事管理系统、财务管理系统、药品管理系统、设备管理系统、物质供应管理系统、医院网站、OA 系统、病案管理、医疗质量管理系统、院长查询系统、决策支持分析系统等都属于医院管理系统的组成部分。

一、人事管理系统

人事管理是医院管理中的重要组成部分,其涵盖组织机构、人事管理、招聘管理、考勤管理、薪酬管理、保险福利、合同管理等。所以人事管理系统是以医院业务为中心的综合运行系统的基础,是 HMIS 的重要组成部分,其要求保密性好、可靠性高、查找方便、具有简单的统计分析功能、维护方便等。

二、财务管理系统

完整的医院财务管理系统一般由门诊挂号收费子系统、住院管理子系统及财务管理子系统等组成。各子系统承担的功能责任如下:

门诊挂号收费子系统,主要功能为对门、急诊患者的基本信息进行登记、挂号、预约挂号、项目收费、票据打印,及对门诊挂号数、收费项目等进行统计查询、报表生成、打印等。

住院管理子系统,主要是对住院患者基本信息登记、维护、预交金管理、出院患者费用结算,以及对在院患者的统计管理查询等功能。

财务管理子系统,主要实现财务处理、凭证管理、财务管理、报表管理与打印、工资核算、材料核算、固定资产核算、成本核算、药品核算等。

三、物质设备管理系统

物质设备管理系统包括对消耗材料、低值易耗品、医疗仪器设备的管理与统计,实现物质、设备从计划、申购、入库、出库、消耗、报废的整个过程管理。

四、病案管理系统

传统病案是以纸质病案为主,其不利于病案质量控制、无法进行有效监管、查询困难、维护成本高昂、不利于长期保存。基于这些原因,医院纷纷建立了病案管理系统,实现了病案的电子化和网络化,克服传统病案管理的弊端。

病案管理系统的功能主要包括:病案资料的录入和修改、病案质量控制和评定、病案信息查询、统计报表制作与打印等。

五、药品管理系统

药品管理系统包括门诊药房管理子系统、住院药房管理子系统、药库管理子系统,主要完成药品的入库、出库、盘点、预警、调价、报损、信息维护等功能。

笔记

六、院长查询系统

院长查询系统是以其他管理子系统的数据信息为基础，为医院管理者掌握医院运行状况而提供数据查询、分析的子系统。

院长查询系统可以为医院管理者提供门诊信息、住院信息、手术信息、医技检查检验信息、员工信息、药品信息、物资信息、仪器设备信息、财务信息、医疗指标等各种指标的查询统计分析功能，还可以以各种直观的统计图表对查询结果进行直观显示，方便医院管理者快速、准确、直观地了解医院运行情况。

七、医院网站、OA系统

医院网站是医院对外服务的窗口，具有宣传教育职能，包括对医院特色介绍、医院科室介绍、医疗服务项目介绍、专家介绍、门诊时间安排、医学常识介绍、患者教育与咨询等。

医院办公自动化系统（OA）的主要功能有新闻发布、公告发布、公文管理、会议管理、批件管理、图文管理、文件收发及保存管理、计划任务管理；医疗分析、财务报表、临床、护理、药剂、教学、科研等信息汇总上报；各种物质、设备申请、报损报表的填写与在线批阅等。

八、决策支持分析系统

决策分析支持系统是在医院业务信息系统的基础上建立的，具有比较完善的统计分析功能，其主要目的在于：建立能够比较全面地反映医院各方面运行状况的一套统计报表体系；建立能够为特定管理目标而进行专题数据分析的有效支持系统，满足医院对管理信息的需要，其分析的对象包括质量管理、效率管理、效益管理、安全管理等。

（杜志银）

本 章 小 结

医院信息系统是指利用电子计算机和通讯设备，为医院所属各部门提供患者诊疗信息和行政管理信息的收集、存储、处理、提取和数据交换的能力，并满足所有授权用户的功能需求。其属于医学信息学的重要分支，医学信息学还包括卫生信息系统、医疗信息学、护理信息学、临床信息学或生物医学信息学等。

由于医院信息系统适用场所是医院，操作者是医护人员，主要用来支持医院行政人员和医护人员的行政工作和临床诊疗工作，与挽救人的生命息息相关，所以其除具有一般信息系统所具有的特征外，还具有自己的特殊性，包括需要大规模、高效率的数据库管理系统的支持；需要很强的联机事务处理能力；需要24小时不间断运行，保障医疗活动的正常开展；并要求人机界面友善，易操作；信息高水平的共享；以及为了适应信息技术的发展，需要具有开放性和可扩展性，方便后续的新系统的配置与融合。

笔记

　　从其结构来看,医院信息系统主要由三部分构成:医院管理信息系统、临床信息系统和外部接口部分。医院管理信息系统主要是支持行政管理与事务处理,包括财务管理子系统、药品管理子系统、物质设备管理子系统、院长综合查询与分析系统等。临床信息系统主要是支持临床医护人员的工作,包括门诊医生工作站、住院医生工作站、住院护士工作站、检验科的实验室信息系统、放射科的放射信息系统、PACS等。由于医院信息系统并不是一个孤立的系统,其需要与当地卫生行政部门、医保中心、社区卫生服务中心等的系统相连接,实现信息的传输与共享,所以还必须要有规范的外部接口。

　　门诊医生工作站主要是协助门急诊医生完成日常诊疗工作,具有门诊病历书写、开具检查检验申请单、开处方以及信息查询等功能,门诊医生工作还需要门诊护士的协助,门诊护士站的主要功能是协助医生对患者进行分诊、医生排班等。住院医生工作站是针对住院医生对患者住院期间的各种临床诊疗信息录入,包括住院病历书写、开检查检验医嘱、药品医嘱、病历管理、患者出院带药、患者信息查询、病历查询、处方查询等功能,其与住院护士工作站、实验室信息系统、影像学信息系统相互配合,实现信息共享,方便了医生对患者检查检验信息与影像学信息的调阅,节约了时间,给挽救患者生命留下了宝贵时间,避免了一些漏诊与误诊等情况。住院护士工作站主要负责接收患者、安排病床、对医生开具的医嘱进行审核与执行,以及患者费用管理,护士工作是医生与患者之间强有力的纽带,护士工作站也起到了纽带的作用。实验室信息系统与影像学信息系统作为医院信息系统中非常重要的诊疗子系统,主要负责从HIS中调阅患者信息,记录患者的各种检查检验信息、影像学信息,并出具检查检验报告,通过系统传递回医生界面,让医生快速了解患者相关信息,以便对其进行准确的诊断与治疗。而医院管理信息系统中的各子系统,如人事管理系统、财务管理系统、药品管理系统、病案管理系统等系统,也是医院运行必不可少的支持系统,其从各个方面保障了医院诊疗工作的正常开展。

关键术语

1. 医院信息系统(hospital information system,HIS)
2. 患者诊疗信息(patient care information)
3. 医学信息学(medical informatics,MI)
4. 医院管理信息系统(hospital management information system,HMIS)
5. 临床信息系统(clinical information system,CIS)
6. 管理信息系统(management information system,MIS)
7. 联机事务处理(on line transaction processing,OLTP)

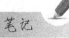

8. 电子健康（electronic health，eHealth）

9. 电子健康记录（electronic health record，EHR）

10. 远程医学（telemedicine）

11. 移动医疗（mobile health，mHealth）

12. 临床路径（clinical pathway）

13. 统一医学语言系统（the unified medical language system，UMLS）

14. 实验室信息系统（laboratory information system，LIS）

15. 放射信息系统（radiology information system，RIS）

16. 图像存储与通讯系统（picture archiving and communication system，PACS）

讨论题

1. 医院信息系统作为信息系统，除了具有一般信息系统的特点外，还具有哪些特点？

2. 实施医院信息系统的目的除了保障医院的运行效率，提高医生的工作效率外，还可以减少患者排队等候时间，但是在实际医疗过程中医生为什么需要将开具的电子处方和检查检验申请单打印签字，同时患者还需要多次排队缴费、候诊等，你认为可能有哪些有效的办法能解决这些问题？

3. 医院实施 PACS 系统的时候，可以根据实际需要选择 Mini-PACS 或者 Full-PACS，这两者有何区别？

思考题

1. 医院信息系统有哪些特点？

2. 简要叙述 RIS 与 PACS 之间的关系。

3. 住院医生工作站可以查询患者哪些诊疗信息？

4. 住院护士工作站有哪些功能？

第十章

公共卫生信息系统

通过本章的学习,你应该能够:

掌握 公共卫生信息系统、突发公共卫生信息系统、公共卫生监测信息系统、社区卫生信息系统、妇幼保健信息系统以及卫生监督信息系统的概念;传统公共卫生信息系统存在的问题,以及建设公共卫生信息系统的重点思路;突发公共卫生事件应急系统的作用以及所用到的信息技术;目前公共卫生监测信息系统的不足,未来的发展趋势;社区卫生信息系统的建立所面临的挑战;卫生监督信息系统建设的基本原则。

熟悉 突发公共卫生事件应急系统、公共卫生监测信息系统、社区卫生信息系统、妇幼保健信息系统的系统架构;健康档案的概念及其架构;区域卫生信息平台的功能及各业务应用系统的建设策略;突发公共卫生事件的含义及其特点、公共卫生监测的含义及其分类、社区卫生服务的含义、意义及业务分类、妇幼保健服务的含义及业务范围。

了解 公共卫生的范围与组织,公共卫生管理的组织及其职能;突发公共卫生事件的范围;突发公共卫生事件应急工作的机构及其工作环节;公共卫生监测的分类、监测组织及其职责、工作环节;社区卫生服务组织及其职责;妇幼保健服务业务范围;卫生监督服务范围。

SARS 推进公共卫生信息系统建设

2003 年,我国暴发了 SARS。在 SARS 蔓延时期,由于缺乏对突发公共卫生事件公开透明的报告制度和监测网络,导致疫情信息不畅通,不知道 SARS 什么时候来、发生在哪、发生的数量有多少、范围有多大,这曾经引起过一段时间的恐慌;个案病例从发病到国家收到报告的时间间隔全国平均为 8~9 天,从住院确诊到国家收到报告的时间间隔为 3~4 天,严重影响了采取措施的及时性。而且由于不能准确掌握可利用的医院床位、转运能力、专业医生、护理能力、检验救治设备、药品、防护设施等各种自己的医疗资源信息,医疗救治面临信息闭塞的被动局面,难以整合调动医疗信息资源,指挥开展迅速高效的救治。9 月,在公共卫生信息系统建设工作全国电视电话会上,指出要加快我国公共卫生信息系统建设的任务。一张覆盖中国每一个乡村和社区的卫生监测信息化网络正在紧张编织中,以信息技术武装的医疗卫生机构将成为未来防范突发性公共卫生事件的主力军。

笔记

2003 年，我国出现的严重急性呼吸综合征（severe acute respiratory syndromes，SARS），又称传染性非典型肺炎，暴露了我国公共卫生管理机制的缺陷，尤其是信息渠道的不畅通，促使疫情蔓延，造成国民经济的重大损失。可见，公共卫生信息系统的建立和健全是事关民生的重要问题、是国民经济发展的重要保障。这场疫情的深刻教训使我们认识到了公共卫生信息系统建设的重要性，此后由国家主导、统筹规划、地方参与的国家及省市的公共卫生信息系统不断建立和完善。

第一节　公共卫生信息系统概述

人类健康的进步离不开公共卫生的发展。20 世纪，美国人的平均预期寿命延长了 30 岁；第二次世界大战后，日本居民平均预期寿命明显延长。研究显示，这些成果的取得除了医疗技术和药物治疗的作用外，公共卫生领域的较大发展起了重要作用，如维护劳动者健康措施的实施、作业环境的控制、改善劳动条件和进行定期健康检查等方面的努力。我国的公共卫生服务体系的建设是从新中国成立后开始的。2003 年，温家宝总理在全国防治非典工作会议上明确提出了公共卫生体系建设的目标。2009 年，中共中央、国务院在《关于深化医药卫生体制改革的意见》中指出全面加强公共卫生服务体系建设。

随着信息技术的不断发展，公共卫生信息化的建设步伐不断加快。"十一五"期间，公共卫生信息化取得的成果主要表现在：卫生部实现了传染病的网络直报，建立了数据中心数据库；逐渐建立和完善突发公共卫生事件应急指挥系统；建立妇幼卫生监测网络；建立基于健康档案的社区卫生服务信息系统；进行了区域卫生信息平台与医疗协作的探索。"十二五"期间，我们要建立一个统一高效、资源整合、互联互通、信息共享的公共卫生信息系统。

一、公共卫生信息系统的概念

19 世纪，公共卫生的定义很大程度上等同于环境卫生和预防疾病的策略。随着社会经济的发展及人们对健康认识的加深，1920 年，Winslow 提出"公共卫生是指通过有组织的社会力量，高效率的预防疾病、延长寿命、促进心理和身体健康的科学和艺术"。这个定义 1952 年被 WHO 采纳，并一直沿用至今。

公共卫生信息系统（public health information system，PHIS）是公共卫生体系建设的重要组成部分，是利用计算机、网络和通讯技术，对各类卫生机构所涉及到的各种信息进行规划和管理，收集人群的疾病发生情况和健康状况的资料，进行数据分析和处理，得到有价值的信息，并向各卫生机构的管理层传递信息，为卫生管理者的计划、控制、决策提供支持。

二、我国卫生信息化阶段

我国卫生信息化建设存在明显的阶段性，主要分为三个阶段：

笔记

1. 基础医疗业务信息系统建设 如医院财务管理、收费管理、药品管理等。将传统业务模式计算机化,实现计算机技术在医疗卫生系统的广泛应用。

2. 电子病历及相关业务系统建设 临床电子病历信息系统建设,如逐步推广电子病历系统、图像存储与传输系统、检验信息系统等临床信息系统。依托计算机网络技术加快业务领域的信息系统建设阶段,如妇幼保健、疾病监测、医疗保险等信息系统的建设。

3. 基于健康档案的区域卫生信息平台建设 主要依赖 IT 技术的发展,实现预防保健、医疗服务和卫生管理一体化的信息化应用系统,满足居民、公共卫生、医疗、行政机构等需求。

目前整体上处于第二个阶段,部分地区开始进入第三阶段。

三、公共卫生信息化建设

(一)传统公共卫生信息化建设的局限性

随着信息技术的飞速发展,我国公共卫生信息化建设经历了从无到有、从局部到全局、从医院到其他各个卫生业务领域不断渗透的过程,公共卫生信息化建设取得了良好的效果。但是,随着我国公共卫生服务体系的发展以及对信息需求的不断提高,现有的传统的公共卫生信息系统的局限性也逐渐表现出来,主要体现在:

1. 封闭信息系统造成系统分割、相互独立、连续性和协调性差 传统的公共卫生信息化建设思路往往将系统设计为一个封闭式的系统环境,这种"烟囱式"的建设方式不可避免地造成整个公共卫生信息系统的系统分割、相互独立、连续性和协调性差。主要表现在:

(1)功能重复建设:各业务子系统之间在部分业务域和功能域上发生交叉重叠和冲突,系统重复建设,而且接口不一致。

(2)信息重复存储:由于缺乏信息共享条件,传统的业务系统为了实现对服务对象健康信息的全面掌握,在数据规划和数据管理上,必须进行完全独立的控制,要建立专属的健康档案和集中管理的业务数据中心,势必会造成大量的数据冗余和不一致问题,从而降低数据信息的使用效率和利用价值。

2. 不同医疗机构各自为政,缺乏协调沟通与整体规划方案 区域内存在众多隶属关系复杂的卫生机构,如省属、部属、市属、军队医院以及不同的公共卫生机构等,各自建设思路不同,仅考虑本机构内部应用而鲜有跨区域资源共享与应用整合理念,人为地造成了信息化建设与应用的区域分割,大大降低了信息化的边际效用,阻碍了区域卫生信息资源的共享利用。主要表现在业务流程描述不统一、不规范。

3. 需求分析缺少理论方法 仅以项目和 IT 为驱动,重技术轻信息,重计算机而轻用户需求。总之,公共卫生信息化建设缺乏整体规划。

4. 理论研究薄弱,信息标准研究起步较晚 公共卫生信息系统的建立离不开信息的标准化,而系统的发展远远快于标准的制定,造成众多信息系统分别制定各自的标准,为跨机构信息共享带来了难度。

（二）公共卫生信息化建设思路

依照国务院医药卫生体制改革领导小组的统一要求，当前医药卫生信息化建设的重点是"打好三个基础、建好三级平台、提升业务应用系统"。

"打好三个基础"是指建立全国统一的、标准化的居民健康档案、建立国家电子病历的基本架构与数据标准、建立国家卫生信息数据字典。

"建好三级平台"包含两方面的含义，一是依托国家公用数据网，建立连接乡镇、县（区）、地（市）、省、国家五级卫生行政部门和医疗卫生机构的双向信息传输网络；二是数据中心平台的建设，建好地（市）、省、国家三级公共卫生信息共享平台。

"提升业务应用系统"指的是："人人拥有医疗保险"，即整合各种医疗保险信息系统；"享有公共卫生服务"，即完善公共卫生信息系统；"普及基本医疗服务"，即完善社区与医院临床信息系统；"保障基本药物供应"，即完善药品器械供应保障信息系统；"加强医疗卫生监督"，即完善卫生监督信息系统；"整合卫生管理平台"，即完善医药卫生管理信息系统。

在遵循医药卫生信息化建设思路的前提下，公共卫生信息化建设需要做好四方面的建设。一是电子化居民健康档案，二是基于健康档案的区域卫生信息平台，三是基于区域卫生信息平台的业务应用系统，四是国家统一的信息标准与规范。

对于公共卫生信息化建设来说，健康档案是核心，区域平台是支撑，信息标准是基础，而业务系统则是实现医疗卫生机构信息化、保证健康档案"数出有源"的前提条件。

1. 健康档案

（1）系统架构：健康档案的系统架构是以人的健康为中心，以生命阶段、健康和疾病问题、卫生服务活动（或干预措施）作为三个维度而构建的一个逻辑架构。第一维为生命阶段，按照不同生理年龄可将人的整个生命进程划分为若干个连续性的生命阶段，如婴儿期、幼儿期、学龄前期、学龄期、青春期、青年期、中年期、老年期等八个生命阶段，也可以根据基层卫生工作实际需要，按服务人群划分为儿童、青少年、育龄妇女、中年和老年人；第二维为健康和疾病问题，每一个人在不同生命阶段所面临的健康和疾病问题不尽相同，确定不同生命阶段的主要健康和疾病问题及其优先领域，是客观反映居民卫生服务需求、进行健康管理的重要环节；第三维为卫生服务活动（或干预措施），针对特定的健康和疾病问题，医疗卫生机构开展一系列预防、医疗、保健、康复、健康教育等卫生服务活动（或干预措施），这些活动反映了居民健康需求的满足程度和卫生服务利用情况。三维坐标轴上的某一区间连线所圈定的空间域，表示个人在特定的生命阶段，因某种健康或疾病问题而发生相应的卫生服务活动所记录的信息数据集。理论上，一份完整的健康档案是由人从出生到死亡的整个生命过程中所产生和记录的所有信息数据集构成。

（2）数据标准：健康档案数据标准目前主要包括三类，一是健康档案相关卫生服务基本数据集标准；二是健康档案公用数据元标准；三是健康档案数据元分类代码标准。2009年，卫生部《健康档案基本架构与数据标准（试行）》中初步制定出了这三个标准。

2. **基于健康档案的区域卫生信息平台** 基于健康档案的区域卫生信息平台（regional health information platform based on health record）是指连接区域范围内各类卫生业务应用系统，以居民健康档案信息的采集、交换、存储为基础，支撑各类医疗卫生机构实现互联互通，信息共享和联动协同工作的公共服务信息平台和区域卫生数据中心。区域卫生信息平台的功能主要包括基础功能和互联互通功能。

基础功能：区域卫生信息平台作为连接区域内所有医疗卫生机构业务应用系统和服务终端的数据共享与基础支撑平台，首先要向相关的参与者提供基础的服务功能，包括注册服务、健康档案索引服务、健康档案数据存储服务以及数据仓库、健康档案浏览器等基础功能。

互联互通功能：区域卫生信息平台需要从各个医疗卫生机构运行的业务应用系统中获取数据，并为各业务应用系统提供信息共享、协同服务等功能。区域卫生信息平台与业务应用系统之间以及平台内部构件之间的信息交互，均称为互联互通功能。

系统架构如图 10-1 所示。

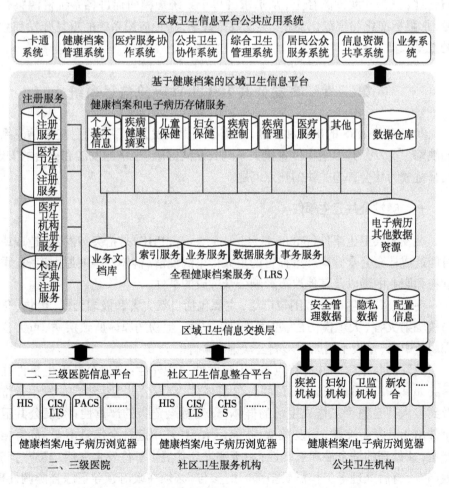

图 10-1 基于健康档案的区域卫生信息平台系统架构

3. 基于区域卫生信息平台的业务应用系统　基于区域卫生信息平台的业务应用系统要按照"统一高效、资源整合、互联互通、信息共享"的建设策略来建设，以区域为基本建设单元，在统一的区域卫生信息资源规划和信息标准化基础上，开展基于区域卫生平台的公共卫生监测、妇幼保健、卫生监督、卫生应急、社区卫生等各类公共卫生业务应用系统的建设。

4. 国家统一的信息标准与规范　2009年，卫生部组织制定并相继发布了《健康档案的基本架构与数据标准（试行）》《电子病历的基本架构与数据标准（试行）》《基于健康档案的区域卫生信息平台建设指南（试行）》和《基于健康档案的区域卫生信息平台建设技术解决方案（试行）》等一系列规范和标准。

总之，公共卫生信息化建设要做三方面的转变：一是在框架设计上，从垂直业务和单一应用向扁平化信息平台与主要任务的应用系统建设相结合转变；二是在业务内容上，从单纯的卫生工作管理向综合管理与为公众提供服务相结合转变，一方面突出服务功能，直接让居民与患者成为卫生信息化发展的受益者，另一方面完善管理，促进医疗服务成本降低，优化医疗服务流程，规范医疗服务与管理；三是在实现路径上，从追求各单个系统规模向促进各系统资源整合转变，加强标准化和规范化，逐步实现数据共享，避免应用系统的重复开发和数据的重复采集。

第二节　突发公共卫生事件应急信息系统

2003年，SARS的出现和扩散，暴露了我国突发公共卫生事件应急信息系统的缺陷。突发公共卫生事件直接关系到公众的健康、经济的发展和社会的安定，已日益成为社会普遍关注的热点问题。

一、突发公共卫生事件

突发公共卫生事件（public health emergency，PHE）是指突然发生，造成或者可能造成社会公众健康严重损害的重大传染病疫情、群体性不明原因疾病、重大食物和职业中毒以及其他严重影响公众健康的事件。

突发公共卫生事件范围较广泛，主要包括自然灾害和极端天气、生物、化学与核辐射灾害、大规模伤亡、重大传染病暴发、生物病原体所致疾病、重大食物和职业中毒、重大不明原因影响公众健康事件等。

突发公共卫生事件的特点有：①突发性和意外性：突发公共卫生事件往往是突如其来、不易预测或不可预测；②群体性：突发公共卫生事件的发生常常波及到多人甚至整个工作或生活的群体；③对社会危害的严重性：突发公共卫生事件由于其发生突然，累及数众，损害巨大，往往引起社会惊恐不安，危害相当严重；④处理的综合性和系统性：由于突发公共卫生事件发生突然，其应急和原因调查、善后处理等工作需要多部门的参与，必须在政府领导下综合协调处理，才能妥善解决。

二、突发公共卫生事件应急工作

2003 年,国务院《突发公共卫生事件条例》指出,突发公共卫生事件应急处理是一项复杂的系统工程,它需要政府的统一领导指挥,也需要各部门、各单位各负其责、相互配合。

(一)机构

突发公共卫生事件应急处理的主要机构包括:①应急指挥机构:包括国务院设立的突发事件应急处理指挥部、省级人民政府成立的地方突发事件应急处理指挥部以及县级以上地方人民政府卫生行政主管部门;②日常管理机构:包括国务院卫生行政部门设立的卫生应急办公室以及地方政府卫生行政部门指定的突发公共卫生事件的日常管理机构;③专家咨询委员会:主要是国家和省级卫生行政部门负责组建;④应急处理专业技术机构:包括医疗机构、疾病预防控制机构、卫生监督机构、出入境检验检疫机构、血站等。

(二)工作环节

突发公共卫生事件应急工作主要包括应急准备、监测预警、应急处置和总结评估四个子环节,这四个子环节循环反复,以达到不断提升应急处理能力的目的。

1. 应急准备　是把将来可能发生的突发公共卫生事件所需要的各种资源进行收集和管理,包括相关信息、知识经验、应急预案的整理与准备、物资的准备、人员的准备以及医疗机构的准备等。

2. 监测预警　全面及时的监测和灵敏准确的预警是早期发现突发公共卫生事件并阻止其发展的重要基础,其工作主要包括:

(1)监测信息采集与核实:从现有监测系统获取传染病等突发公共卫生事件有关信息,并对其进行核实。

(2)信息分析与突发公共卫生事件预警:根据国家有关规定和特定的预警规则,对监测信息进行分析与评估,对符合预警规则的事件进行预警,并针对评估结果发布预警信息,针对相关突发事件快速开展相关应急准备工作,根据突发公共卫生事件应急处置规范与流程进行通报与汇报。

3. 应急决策指挥　针对突发事件,要能够快速启动应急响应,并根据预案迅速指挥与执行工作,有条不紊地组织人员与物资调度,开展应急的专业处理与相关配合工作。其工作主要包括:

(1)应急值班:排班设置专人对预警信息、各种途径获取的突发公共卫生事件信息进行处理、登记。

(2)事件处置决策:在应急响应中,通过对突发事件信息、卫生应急资源信息的分析、研究,了解情况,掌握卫生应急资源和应急处置能力的分布状况,进行会商决策、研讨方案、判定事件性质、拟定处理措施。

(3)应急指挥调度:应急指挥中心与事件现场通过各种办公自动化的方式进行沟通交流,部署调度计划和应急处置方案。

(4)响应调整:根据突发公共卫生事件的发展或政府命令调整响应级别。

4. 响应终止与评估　当突发事件被控制后,地市级卫生行政部门根据预案

笔记

或本级政府命令,响应终止,对该事件给出结案报告,并对突发事件的卫生应急处理情况和当地的卫生状况进行评估。

2003 年,国务院颁布的《突发公共卫生事件应急条例》中指出,突发公共事件应急工作,应当遵循预防为主、常备不懈的方针,贯彻统一领导、分级负责、反应及时、措施果断、依靠科学、加强合作的原则。

三、突发公共卫生事件应急信息系统

自 2004 年起,为贯彻落实党中央和国务院关于加强突发公共卫生事件应急体系和能力建设的有关精神,我国开始建设以国家级应急指挥系统为中心,省级应急指挥系统为骨干,地市级应急指挥系统为节点的三级突发公共卫生事件应急指挥体系,拟在"十二五"期间将应急指挥系统节点拓展至县级卫生系统,同时建立必要的移动应急指挥平台,以实现对各级各类突发公共卫生事件应急管理的统一协调指挥,实现卫生应急数据及时准确、信息资源共享、指挥决策高效。

2006 年,卫生部制定的《国家突发公共卫生事件应急预案》中指出,突发公共卫生事件应急处置的技术保障是信息系统。突发公共卫生事件应急信息系统(public health emergency preparedness and response information system)是利用计算机技术,实现对"准备"和"应急"这两方面工作的支持。准备工作是利用计算机自动化技术,生成电子化的突发公共卫生预案,并对其进行维护,收集应急决策需要用到的相关信息,并进行及时更新,对应急工作需要用到的人员、物资、机构等资源信息进行实时更新;应急工作是要求利用计算机自动化技术能够及时调用这些预案和信息,并分析当前事情发展状况,提供辅助决策,实现实时通讯等。

(一)系统架构

突发公共卫生事件应急信息系统的系统架构如图 10-2 所示。

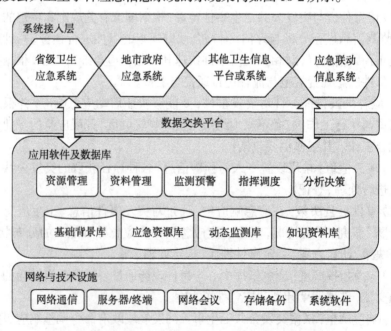

图 10-2 突发公共卫生事件应急信息系统的系统架构

1. **系统接入层**　地市级突发公共卫生事件应急系统(以下简称地市级系统)要和多个横向、纵向系统连接,纵向包括省级突发公共卫生事件应急系统(以下简称省级系统);横向包括地市政府应急系统、区域卫生信息平台、卫生机构信息系统、其他卫生业务信息系统和应急联动信息系统。

(1)与省级系统连接:与省级系统的信息交流包括上行数据接口和下行数据接口。上行数据接口是地市级系统向省级系统汇报相关报告的信息、现场资料情况的信息、预警发布信息等;下行数据接口是地市级系统接收省级系统下发的应急指令文件,以及共享的政策、法规、方案、预案、文件、知识资料等。

(2)与地市政府应急指挥系统连接:通过与地市政府应急指挥系统接口,地市级系统向地市政府应急指挥系统报告突发事件以及卫生应急处置的有关情况和信息。

(3)与本地其他卫生信息平台或系统连接:包括卫生机构信息系统和其他卫生业务信息系统以及区域卫生信息平台。①与卫生机构信息系统连接:卫生应急专业机构包括疾病预防控制机构、卫生监督机构、医疗机构、血站等,地市级系统要与这些地市级卫生机构信息系统相连接;②与其他卫生业务信息系统连接:其他卫生业务信息系统包括全国疾病控制信息系统、全国卫生监督信息系统、健康危险因素监测信息报告系统、全国突发事件医疗救治信息系统等;③与区域卫生信息平台连接:根据卫生信息化发展规划,地市级系统应通过区域卫生信息平台与卫生机构信息系统和其他卫生业务信息系统进行数据交换、资源共享;在区域卫生信息平台建设尚不完善时,地市级系统可与这些信息系统连接,实现数据信息的共享。

(4)与应急联动单位信息系统连接:通过与110、119、120、122等应急联动单位信息系统的接口,实现突发事件应对中的信息共享与处置联动。

2. **数据交换平台**　数据交换平台提供地市级系统与其他各种相关应用系统的数据交换及访问的接口。由于在各系统之间的数据格式不同,数据存储的内容不同,同时由于数据安全性的要求,需要通过接口解决各系统之间存在的差异。功能主要包括:接口开发支撑平台和消息交换的运行平台。

3. **数据库**　突发公共卫生事件应急信息系统的数据库主要包括基础背景库、应急资源库、动态监测库、知识资料库这四个卫生应急业务数据,同时还包括系统维护运营数据库。

(1)基础背景库:基础与背景类数据主要反映突发事件发生地的自然与社会背景状况,它们与新的突发事件无关,但可能因突发事件而发生改变,该类数据主要用于对突发事件的危害程度、影响范围、发展趋势的评估及突发事件应对措施的制定提供依据。主要包括:

1)基础自然地理数据:包括有行政区划、地形地貌、交通、水系、气候等。

2)城市空间数据:包括交通、卫生机构、学校、居民区等。

3)人口与社会经济数据:包括人口、经济、在校生人数、就业人员等。

4)危险因素数据:包括医疗机构类危险因素、病原微生物实验室类危险因素、菌毒株保藏类及其他公共卫生危险源。

（2）应急资源库：主要描述面对突发事件时，各类可使用的资源的有关情况。该类数据应该及时、准确，才能满足卫生应急工作的需要，保证卫生应急措施的有效性、针对性、科学性。主要包括：

1）卫生机构资源库：主要包括组织机构的相关信息，如机构代码、医疗情况等信息。

2）卫生应急机构资源库：包括院前医疗机构、医疗机构、血液机构、疾控机构和卫生监督机构等卫生应急专业技术机构的相关信息。

3）实验室信息数据库：包括实验室业务特长、人员、设备、联络信息等。

4）医学院校和科研机构数据库：主要记录从事医疗卫生领域相关研究的医学院校和科研机构的信息。

5）专家资源库：包括姓名、联系方式、专业特长、卫生应急经历等信息。

6）卫生应急队伍：包括应急卫生救治队伍、应急卫生救治后备队伍与应急卫生防疫队伍、应急卫生监督队伍等相关信息。

7）应急通讯录：卫生应急工作涉及的单位和人员的联系方式。

8）应急设备资源库：应急设备包括医疗设备、通讯设备、应急指挥车、急救车等相关信息。

9）应急物资库：包括医疗药品、疫苗、血液、消杀药品、防护用具等相关信息。

（3）动态监测库：主要存储随着发生的或可能发生的突发事件而产生的各类数据，包括事件发生的时间、地域、范围、性质、影响程度、发展态势等信息；为了应对突发事件而采取的各种措施；处置措施的反馈、事件现场应急人员工作状况等；伤情、病情、疫情监测情况等；提示可能发生的突发公共卫生事件的监测和预警信息。主要包括：

1）突发公共卫生事件报告数据库：包括基本信息、目前伤亡状况、涉及人员、性质、当地已采取的措施、建议和要求。

2）传染病疫情数据库：主要包括卡片信息、医院所在地区、患者信息、疾病信息、报告与审核信息等。

（4）知识资料库：包括知识经验和历史资料。知识经验是指与突发事件、卫生应急有关的各种专业知识、方法、模型、程序、典型案例等，它们为卫生应急工作提供理论基础和经验参考，是决策过程的理论支持和参考资料。历史资料包括突发事件卫生应急管理和处置工作以及突发事件的有关资料等，它既为事件的评估保留证据，也为今后的工作提供参考与事实依据。历史资料类数据大多由动态监测类整理或统计形成。主要包括：

1）法律法规：包括名称、类别、颁布单位、颁布时间、颁布文号、生效日期、失效日期、法律法规内容、备注等。

2）预案方案：主要信息项包括标题、制订部门、起草人员、发文时间、内容、类别、来源等。

3）传染病、食物中毒、职业危害资料：主要包括名称、类别、流行病学、临床表现、病原学、实验室检查、治疗原则、预防控制措施等。

4）情报新闻数据库：主要包括情报主题、情报内容、情报关键字、情报来源、发布人员、发布时间、附件等。

5）突发公共卫生事件数据库：主要包括事件名称、事件类别、事件级别、初步诊断、报告地区、报告单位、发生地区、波及人口、发病数、死亡数、首例发病时间、末例发病时间、统计起始时间、统计终止时间、当前状态、当前阶段、事件建档时间、事件属性、事件建档人等。

（5）维护运营数据库：包括用户信息、权限信息、认证信息、安全日志、系统日志、动态信息、分类编码、指标体系等。

4. 系统业务功能

（1）应急资源管理子系统：该子系统是对人员、物资、医疗机构等相关资源的管理。系统功能可分为三类，主要是：

1）应急资源库的管理：对卫生应急指挥过程中所需要的各类应急资源进行管理。系统功能包括应急资源数据的录入、修改、删除、查询。

2）数据采集：当需要即时采集数据时，如采集实时的床位数据、血液数据等，用户可以通过表单定义工具制定一个报送逻辑界面，发布给相关单位，实现快速的信息采集。功能包括：①表单定义：制定数据填报表，建立其与数据库的联系；②表单发布：将表单发布到相关单位；③数据汇总：将采集的数据自动汇总、成为数据表或进入数据库。

3）数据分析：对于各类卫生应急资源，以及即时信息采集获取的数据资源，系统提供多种分析模型定义功能，能够及时定义相应的统计报告、图表、GIS分析等，分析数据，获取综合性的信息。对于复杂、技术要求高的分析工作，可将有关数据传递到上级应急指挥系统进行分析。

（2）资料管理子系统：对有关的预案、方案、典型案例、历史事件、业务知识等资料进行维护、管理、服务。支持从上级卫生部门共享知识库获取数据。功能包括：

1）资料分类维护：包括资料内容的录入、导入和更新、知识展现风格形式的维护、相关知识的上下文维护、知识附件的上传、知识权限控制等内容。

2）知识度统计：统计各类知识的查询状况，如给出查询率最高的知识项。

3）资料检索：提供关键词全文检索、逐级分类检索、就近相关检索等功能。

（3）监测预警子系统：监测预警子系统主要负责对突发公共卫生事件的监测并进行预警。其功能主要包括信息监测、预警、报告和数据分析与展示功能。

1）信息监测：功能主要包括：①信息收集功能：是从卫生部门已有的监测系统通过数据接口（或交换）的方式，抽取相应的数据（或信息），或通过设置信息采集终端采集信息，并对信息进行分类管理。收集的信息主要包括：突发公共卫生事件报告信息、传染病疫情监测、突发公共卫生事件危险因素监测、症状监测、其他类型突发事件态势信息、实验室检验数据、医疗救治活动信息、生物媒介监测、感染性疾病监测、卫生监督执法信息、医疗救治机构服务能力信息、关于突发公共卫生事件及其工作的舆情信息、卫生应急技术支持机构报送的预警信息等；②值班信息登记功能：支持工作人员在日常工作或值班时对各种电话、

笔记

传真等不同方式报告的突发事件卫生应急工作相关的详细情况进行登记,登记的内容主要包括突发公共卫生事件名称、发生地点、所属管理部门、发生时间、发生原因、事件等级、处理开始时间等;③信息核实功能支持工作人员对有关监测信息进行核实工作的相关情况和结果进行记录,并对原始数据与核实数据进行分别管理。

2)预警:功能主要包括:①预警规则管理:传染病预警预报需要基于一定的预警规则(方案),预警规则管理是根据流行疾病的名称、波及范围、发病数等,定义和确定预警指标,并可对生成的预警规则进行修改、删除,预警指标主要依据疾病控制相关业务规则,遵循《突发公共卫生事件应急预案》中的事件分级规定进行设置。例如,某种传染病在一个时间段内在某些地区发生数量、某种传染源达到一定数量、某种传染病在某一地区发生数量与该地区前5年发生数量比较等。②数据分析与预警:对监测获取的数据,系统自动根据预警规则来扫描、判断这些数据,达到预警指标后就自动生成一条分级预警信息。

3)信息报告:系统通过短信、邮件或滚动信息条方式,向指定用户进行事件通知、预警。包括通知条件设定、通知条件审查、通知方式与对象设定、信息通知、短信网关等。

4)数据分析与展示:对监测数据进行统计分析与展示和空间展示,并可进行简单的空间分析。

(4)分析决策子系统:分析决策子系统功能主要包括事件定性定级,应急决策支持,事件信息分析、展示,会商决策支持,处置方案管理。

1)事件定性定级:是根据专家会商及有关技术单位的报告等对事件定性(传染病暴发、食物中毒等)定级(Ⅰ、Ⅱ、Ⅲ、Ⅳ、未分级)、登记事件、按照类型级别分类管理、并对有关的专家会商情况、技术单位分析报告等进行管理。

2)应急决策支持:包括:①应急预案调阅:根据事件的类型和分级级别,系统自动从应急预案库中搜索和调阅与此类事件处理相关的预案,供应急人员指挥调度时参考;②知识支持:基于知识经验资料库,提供事件相关的知识支持;③应急资源信息支持:基于应急资源管理子系统,提供应急资源有关数据信息的支持。

3)事件信息分析、展示:是对事件有关的影响范围、涉及人数、资源情况、处置措施等数据提供统计分析、空间分析、可视化展示,如传染病的三间分布分析和展示。对事件应急处置有关的各种信息进行集成显示、叠加显示等。

4)会商决策支持:支持应急部门通过快捷、实用、有效的会商方式,包括与现场的视频会商(后期工程)进行卫生应急方案研讨、判定事件性质、拟订处理措施。记录会商的时间、地点、人员、主题、内容、结果等过程信息。会商信息管理展现疫情信息、事件信息、综合信息等各类会商信息,同时支持声音、文字、数字、图形、图像的显示,把指挥系统应急形势迅速展现到会商现场。

5)处置方案管理:功能是对领导决策、专家会商决定等产生的处置方案及决策的有关原始资料进行管理。根据处置方案,可生成卫生应急事件处置流程单,以便指挥调度。

（5）指挥调度子系统

1）处置措施流程单：根据处置方案，生成处置措施流程单，并对所有任务明确责任人、联系人、联系方式等，并对处置措施分类管理。

2）隔离区划定与管理：根据事件级别不同，在事件发生地点周围划定不同范围的高危区、危险区和隔离区，在电子地图上可以直观显示划定的区域情况，分析和统计隔离区内的人口、资源等数据，并可以分析隔离区内疫情分布和发展趋势。

3）应急资源调度：根据公共卫生事件的类型与分级级别，结合应急预案，分析突发事件应急处置所需要的卫生应急资源类型和数量、应急专家类型，完成突发公共卫生事件处置的应急资源配置，系统给出应急处置所需的医疗救治机构、急救设备、药剂、疫苗等各类应急资源类型、数量等报表。同时，对所需要的每一类应急资源，系统基于电子地图，利用 GIS 空间分析功能，以突发公共卫生事件的事发位置为中心，在电子地图上直观显示出应急资源在周边的分布。应急指挥调度人员可以查看任意指定范围内的各种资源的分布及相关详细资料，测量事件发生地与这些资源相距的距离，以便及时调集到指定地点。

4）调度指令：根据应急方案部署及突发公共卫生事件当时的实际情况，应急指挥调度人员可通过系统实时收集和查看突发事件处置过程中的各种反馈信息，对各应急队伍进行决策指令、情况通报等的上传和下达。指令的传达包括计算机的方式（应用系统、手机短信）和传统的通讯方式（电话、传真等）。系统在第一时间将相关的人员用最为恰当的通讯方式进行整合，将信息自动的在相关的应急部门之间进行联动和反馈。

5. 网络与技术设施

（1）通信系统：包括有线、无线、传真、卫星通信、电视电话会议系统等。完善的通信系统是应急、指挥的有力保障。作为一个现代化的指挥中心，应充分利用现有的各种通信方式，以满足不同情况、不同地域、不同条件下的应用，最大限度地发挥指挥中心的作用。为了解决突发事件现场指挥的问题，可考虑配备移动指挥车。移动指挥车至少应配备全球定位系统（global positioning system, GPS）、卫星通信系统、现场指挥无线系统等，确保移动指挥车能和各级指挥中心互动互换信息，使移动指挥车成为指挥中心的功能延伸。

（2）网络通信：为保证全国卫生应急指挥系统体系通讯顺畅，卫生计生委将建设一个涵盖 31 个省（直辖市、自治区）、新疆生产建设兵团和所有地级城市（含地区、州、盟、建设兵团师部，不含直辖市区县）卫生行政部门，并考虑今后拓展到覆盖所有区县（建设兵团团部）卫生行政部门的卫生应急通信网。各省级卫生行政部门到卫生计生委的网络，均采用国家电子政务外网建设；同时，考虑到国家电子政务外网的建设进展情况，在各省级卫生行政部门到地市级卫生行政部门的省级网络建设中，对于国家电子政务外网建设条件不成熟的地区将采用 VPN 方式进行建设。地市级卫生行政部门应构建部门内部基础的局域网环境，实现本地服务器和终端的局域网接入。

（3）网络会议：①视频会议系统：建立覆盖国家、省级以及地市级卫生局的远程视频会议系统,实现三级卫生行政部门的互联互通。提供应对突发事件的紧急协商;提供整合了全国专家资源的远程技术指导和支持;提供远程教学和远程培训。以点对点或一点对多点的方式召开会议,同时支持数据双流功能。②视频电话终端系统:各地市应急指挥系统应配备视频电话终端系统,用于地市应急指挥系统通过IP网络系统召开的电话会议和网络视频会议。③视讯终端配置:包括宽带可视电话、宽带网络电话、高清视讯终端以及3G移动视频终端等。

(4)服务器/终端:服务器包括数据库服务器、数据交换服务器、应用服务器。数据库服务器用于部署数据库管理软件,为应急指挥系统提供数据管理和数据支撑服务;数据交换服务器用于本地数据库与省级卫生行政部门实现数据交换服务;应用服务器用于部署各种中间件、地理信息系统软件和应用软件系统,对外提供数据交换与传输服务,对内提供各种应急指挥业务应用服务。地市级服务器设备采用PC服务器,终端采用台式机、移动设备等。

(5)存储备份和系统软件:地市级系统采用磁盘阵列建立数据存储备份系统。地市级系统需要的系统各软件主要包括支撑系统运行的数据库管理软件、地理信息系统平台软件、应用中间件和消息中间件等。

(二)信息技术支持

1. 数据采集 由于与多个系统存在接口,其采集的数据按应急指挥系统数据元标准体系的管理要求重组并补充各类数据描述信息,然后通过各种加工手段丰富基础数据资源的构成,形成满足后续业务需要、高质量的完整基础数据。

(1)确保数据质量:针对数据来源和存在形式的不同,采取多种手段(人工和技术相结合),把来自不同单位、不同系统的采集数据之间可能存在的互相冲突、重复、缺漏、错误等质量问题找出来,根据具体情况采取相应的取舍、修改、补充措施。

> **知识拓展**
>
> ### ETL
>
> ETL(extract-transform-load)即数据抽取、转换、装载的过程,能够按照统一的规则集成并提高数据的价值,是负责完成数据从数据源向目标数据仓库转化的过程,是实施数据仓库的重要步骤。一个设计良好的ETL系统从源系统抽取数据,执行数据质量和一致性标准,然后规格化数据,从而使分散的源数据可以集中在一起使用,最终再可以可展现的格式提交数据,以便应用开发者可以创建应用系统,也使最终用户可以制定决策。
>
> ETL工具的典型代表有Informatica、Datastage、OWB、微软DTS、Beeload、Kettle;开源的工具有eclipse的ETL插件。

(2)非结构化信息的采编:要求能够做到提供基本的信息编辑维护管理能力(包括分类条目配置管理、信息查询检索、信息内容正文和附加说明信息编辑等),并提供对其元数据信息的维护能力。

突发公共卫生事件应急工作中,需要处理大量的非结构化或半结构化的信息。比如在应急准备中,需要对各种案例以及各类卫生应急相关政策、法规、知识经验等进行分类并提取有用信息,以便于数据管理和满足将来检索的需要。同样采用两种方法结合的方式(人工和技术相结合),对非结构化和半结构化的信息进行信息的整合、提取等。

知识拓展

文本挖掘和网络挖掘

文本挖掘(text mining)是指从文本数据中抽取有价值的信息和知识的计算机处理技术,由机器学习、数理统计、自然语言处理等多种学科交叉形成。文本挖掘的数据源是文本集合,不是从形式化的数据库记录里发现,而是从非结构化的数据中发现。

网络挖掘(network mining)是在大型网络信息及其使用记录中挖掘潜在的、有意义的和有规律性的知识,从而进一步开发网络信息资源,提高网络信息的利用价值,满足用户的需求。

---

2. 数据分析 在整个系统中,存在大量的数据,如何能够充分利用这些数据,使之能够更好地为管理和决策提供信息是数据分析要做的事情。

(1)统计报表:统计报表是经常地、定期地搜集相关资料,提取有用信息为管理者制订计划、检查计划执行情况等工作而服务。例如在应急资源管理子系统中,对于各类卫生应急资源的使用情况实时的给出相关统计报告,便于后续的分析决策等;在资料管理子系统中,对知识度统计,统计各类知识的查询状况,如给出查询率最高的知识项等。

(2)模拟预测:用于预测的数学模型,主要包括层次分析法、蒙特卡罗算法、回归预测法、时间序列预测法、灰色预测法、马尔可夫预测法、人工神经网络法等。例如在监测子系统中对传染病做时序预测,通过模拟传染病发展曲线,预测未来的发展趋势,从而为预警提供重要的决策支持。再如在应急决策过程中,根据划定区域内的人口、资源等数据,可以利用计算机分析该区域内疫情分布和发展趋势,从而为决策提供更有力的信息支持。

(3)数据挖掘:可以进行分类处理,例如在资料管理子系统中,对收集来的资料进行归类、关键词的提取等。在监测预警子系统中,系统自动根据预警规则来扫描、判断通过监测获取的数据,达到预警指标后就自动生成一条分级预警信息;可进行关联关系分析,例如在物资管理过程中,一种物资的需要可能还要带动另一种物资的需要,他们的关联关系如何,我们可以利用数据挖掘工具,找到多种物资之间的关联关系,以便于我们更好地做好应急的物资准备;可以进行特征描述,例如预警规则管理中,哪些特征量可以成为某种流行疾病的特征指标,它们在描述该疾病时,其类别划分能力的先后顺序是怎样的。

笔记

3. 数据展示 在我们整个信息系统的数据展示功能中,地理信息系统 (geographic information system,GIS)起到了非常重要的作用,GIS是一种特定的十分重要的空间信息系统。它是在计算机硬、软件系统支持下,对整个或部分地球表层(包括大气层)空间中的有关地理分布数据进行采集、储存、管理、运算、分析、显示和描述的技术系统。利用GIS可以帮助决策者更加直观地观察各种数据指标在地理范围上的有关空间的分布,比如各种卫生资源的分布情况等。

> **知识拓展**
>
> ### GIS在公共卫生中的应用
>
> 1. 公共卫生资源管理 将各类医疗机构在地图上清晰的显示出来。点击可查询到相关信息,如值班电话、医院的床位信息、医护人员信息、实验检验能力、医疗器械、药品储备等相关信息。
>
> 2. 疾病监测预警 通过GIS的空间统计分析模型,系统可以发出疫情暴发的预警信息。将预警区域用其他显著显色标识,比如用黄色标识。
>
> 3. 疾病发病原因分析 在1854年欧洲发生霍乱时,一个街区10天内就死了500多个人。居民怀疑瘟疫是由于地下的墓穴引起的,引起了极大的社会恐慌。当时Snow博士创建了地图,通过几周时间用大量的数据来检测推理,结果发现是一个污染的水泵造成瘟疫,对其进行处理之后霍乱发生率就大大降低了。现在的GIS技术使得这种分析在几秒钟内就可以完成。
>
> 4. 传染病传播分析 利用GIS,可以将大量的环境、气候、风向、河流、人口、水质等多种信息进行综合分析,通过现代数据模型,并与虚拟现实、数据库知识获取等技术结合,可为制止疾病的扩散和治疗提供有力的科学依据和技术保证。
>
> 5. 疫情发展趋势分析 SARS期间,根据病情发病情况及时发布疫情统计信息,分析疫情的发展趋势。采取有效的控制措施,以便于早期防控。
>
> 6. 初始处置方案自动生成 有突发事件发生时,调度人员能够在GIS地图上快速定位事故发生地和追踪响应小组的位置,并启动相关应急调度预案。对事故发生地点进行监测部署和事故处理响应。
>
> 7. 相关单位监测管理 在突发公共卫生事件暴发以后,周边的对于居民的健康有潜在影响的有毒害化学品生产单位、储存单位、全国放射源和核设施等单位的监控成为当务之急,加强这些单位的监管力度,对于防止二次事故的暴发具有非常重要的意义。
>
> 8. 空间定位 在接到报警通知以后,可以快速的在GIS中查询邻近的医院和卫生设施、医护人员情况,并且实时在地图上显示,通过录入事件发生地点的经纬度坐标确定提供放大、缩小、移动、全屏显示、点击查询、查询统计等方式,直接实时采集患者的相关信息和空间信息。

9. 最佳救援路径分析　例如高速公路上的危险物品、空气中有毒化学物质的传播、毒气泄露等自然灾害发生时，系统可以根据道路的拥堵情况和距离的远近计算出最佳救援路径和撤离疏导路线。

10. 应急联动反应　在某个地点发生疫情以后，立刻对该地点进行封锁处理。同时建立预警区，对周边的环境进行消杀管理。在 GIS 中查询出与该地点有联系的区域后，立刻对其进行消杀管理，切断疫情的传染链，保证广大居民的生产生活安全。

11. 指挥调度跟踪　通过与 GPS 定位相结合，可以将急救车的实时位置与事故地点周边的重要信息叠加在地图上清晰地显示出来，供指挥调度使用。如周边路面情况、移动急救车的具体位置、医疗设施的信息、重点单位信息、重点人口信息、医院等。这些信息可以存在业务系统数据库中，通过GIS 工具建立其空间位置信息。

12. 高危人群分析　在工厂的有毒气体泄露以后，通过 GIS 加载风向风力等气候条件因素，通过统计分析模型，可以分析出毒气的扩散方向，同时辅以空气质量监测数据，从而进行有针对性的人员疏导和灾后处理，对于高危人群进行健康信息的统计、分析，并采取相关的救治措施。

总之，突发公共卫生事件应急信息系统的建设是一个复杂的系统工程，除系统硬件和软件建设任务外，还包括卫生应急信息管理规范建设、应急指挥决策制度建设、系统运营维护体系建设等。这些信息管理规范、工作制度建设等，将由国家卫生计生委陆续制订出来。

第三节　公共卫生监测信息系统

针对生物恐怖及传染病暴发、食物中毒、化学性中毒等各类公共卫生事件的威胁，建立及时准确、经济高效的监测报告系统，早期发现和监测疾病，可减轻对国民健康和生命安全的损害。因此，加强公共卫生监测信息系统的建设十分必要。

传统的卫生监测通常依赖于实验室诊断，比较耗时、费力，而法定传染病的报告往往迟缓且不完整，于是人们发展出了一种新的公共卫生监测信息系统，其具有显著提高传染病暴发监测能力的巨大潜能。这些新的计算机化的监测系统能够给医院及国家和地方卫生官员提供及时、有效的疫情监测信息，并能实时或近乎实时地监测严重传染病流行和潜在生物恐怖袭击的相关因子的暴露情况，根据这些情况，警示人们是否应采取公共卫生的应急响应措施以应对有可能暴发的疫情流行。

一、公共卫生监测

公共卫生监测已经实施了几十年，一直以来，它都是发现新发突发传染病暴

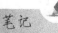

发流行不可或缺的重要方法,对传染病暴发的征兆信息的早期发现,在提高疫情应急反应方面发挥了重要作用。

(一)概念

最早的监测活动是对疾病的发生和死亡进行观察。随着疾病防治工作的发展和各种监测资料的广泛利用,监测内容不断拓宽,不仅包括疾病监测,还包括伤害、健康状态、公共卫生事件以及相关危险因素的监测等。

公共卫生监测(public health surveillance)是指长期、连续、系统地收集疾病和健康状况及其影响因素等卫生问题的资料,经过分析、解释后及时反馈和利用卫生信息的过程,以便采取干预措施并评价其效果。其目的主要是:①确定主要的公共卫生问题,掌握其分布和趋势;②查明原因,采取干预措施;③评价干预措施效果;④预测疾病流行;⑤制订公共卫生策略和措施。

(二)分类和组织

根据监测方式的不同,公共卫生监测可分为被动监测和主动监测;根据监测范围和性质,可分为常规监测和突发公共卫生事件监测。其中常规监测又可具体分为传染病监测、非传染病监测和一般公共卫生监测。

国家卫生计生委疾病预防控制局是全国疾病监测系统最高行政领导机构,决定疾病监测的方针、政策和审核监测方案;国家疾病预防控制中心(CDC)是管理全国监测系统的专业机构,对各省、市、自治区监测工作负有直接业务指导责任;省级卫生厅疾控处是全省疾病监测工作的行政领导部门,督促地市级疾控部门落实全国疾病监测下达的任务;地市级卫生局疾控科按照监测计划要求,按时保质保量完成监测工作,年终汇总分析监测资料,写出总结报告。省、地、县疾控中心都相应建有疾病监测科或疾病监测组,列为疾控部门的正式组织建制,共同完成疾病监测工作。

(三)工作环节

公共卫生监测的工作过程包括以下四个基本环节:

1. 收集资料 监测资料主要包括传染病监测资料和非传染病监测资料。

(1)传染病监测资料:包括人口学资料、传染病发病和死亡及其分布、病原体型别、毒力、抗药性变异情况、人群免疫水平的测定、动物宿主和媒介昆虫种群分布及病原体携带状况、传播动力学及其影响因素的调查、防治措施效果的评价、疫情预测、专题调查(如暴发调查、漏报调查等)。

(2)非传染病监测资料:包括非传染病发病和死亡及其分布,人群生活方式和行为危险因素监测,地理、环境和社会人文(包括经济)因素的监测,饮食、营养因素的调查,基因型及遗传背景因素的监测,高危人群的确定、预防和干预措施效果的评价。

2. 分析资料 是把原始资料加工成有价值的信息的过程,步骤为:首先将收集到的原始资料认真核对、整理,同时了解其来源和收集方法;利用统计学技术把各种数据转变为有关的指标;解释这些指标究竟说明了什么问题。

3. 反馈信息 建立反馈信息的渠道是为了使所有应该了解公共卫生监测信息的单位和个人都能及时获得,以便能对疫情迅速作出反应,明确工作重点和研究方向。信息的反馈分为纵向和横向两个方向，纵向包括向上反馈给卫生行政部门，向下反馈给下级监测机构；横向包括反馈给有关的医疗卫生机构、科研单位以及社区等。

4. 利用信息　充分利用信息是疾病监测的最终目的。监测的最后一个环节是把监测资料用于预防和控制疾病。监测获得的信息可以用来了解疾病分布特征、预测趋势、评价干预效果、确定主要卫生问题等，为制订预防控制疾病的策略和措施提供依据。

二、公共卫生监测信息系统

自 2003 年国家开始进行公共卫生监测信息系统（public health surveillance information system）的全面建设，主要是运用现代通讯技术、计算机技术和网络技术以及广泛的社会力量和各级卫生医疗机构，及时快速地将疾病尤其是传染病信息和其他公共卫生信息反馈给突发公共卫生事件监测数据库及各级疾病控制中心，以达到早发现、早预警、早采取措施。国家还可以通过监测系统获得相关基本数据，确定当前公共卫生工作重点，制定相应的政策和措施。

（一）系统业务功能

公共卫生监测信息系统由三个主要业务功能组成：数据收集、数据分析和暴发发现，以及数据可视化和疫情通报。具体如图 10-3 所示。

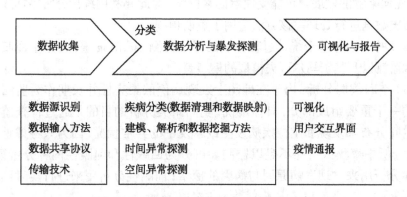

图 10-3　公共卫生监测信息系统业务功能

1. 数据收集　关注的是在何处收集哪些资料及如何收集数据。

（1）数据输入方法：公共卫生监测数据采集的输入方法分为四类：纸质形式、Web 界面形式、本地数据输入软件的应用及手持设备。目前很多系统支持多种输入方式。对于纸质形式的数据通常必须转换为电子格式，存在滞后性。

（2）数据共享和传输：数据传输对数据的完整性和保密性是至关重要的。如何从数据提供处收集数据，又如何进行数据信息的报告等，是公共卫生监测信息系统面临的挑战。尽管现在使用邮箱传输文字报告或数字文件附件的系统还很普遍，但基于 XML 的 HL7 信息标准在自动化的数据传输中扮演重要角色，重要的卫生信息系统都支持 HL7 标准。在此模式下，与其他基于文件传输的方法相比，以 HL7 标准为基础的方法更有效。

笔记

369

2. 数据分析 其核心部分是利用统计分析和数据挖掘技术来自动监测公共卫生监测数据的偏差和异常情况，而这些数据通常包含显著的时间和空间元素。

（1）疾病筛查分类：疾病筛查分类既可以由手工完成，也可以通过计算机自动完成。手工操作通过咨询相关专家，再将其映射到相应的类别中去。自动分类方法可分为三种方式，分别是监督学习、规则分类和本体增强分类。

监督学习的特点是需要训练分类器，可是收集训练样本比较费时、费力，而且该分类器较敏感，不同环境的样本分类效果有较大的偏差；规则分类不需要训练样本，使用较灵活，例如文本字符串搜索是一个典型的基于规则的分类，主述记录经过整理，参考医疗专家的建议，事先确定规则来映射到各个类别中去，但他们不能处理未预先定义且规则集中的范例；本体增强分类是利用医疗概念之间的联系来进行自动分类的方法。

（2）时间序列分析：时间序列分析（time series analysis）是一种动态数据处理的统计方法。该方法基于随机过程理论和数理统计学方法，研究随机数据序列所遵从的统计规律。它包括一般统计分析（如自相关分析，谱分析等），统计模型的建立与推断，以及关于时间序列的最优预测、控制与滤波等内容。

时间序列分析是定量预测的方法之一，它的基本原理：一是承认事物发展的延续性，应用过去的数据就能推测事物的发展趋势。二是考虑到事物发展的随机性，任何事物的发展都可能受偶然因素影响，为此要利用统计分析中加权平均法对历史数据进行处理。该方法适用于短期预测。

典型的方法有基于统计过程控制的异常监测、serfling统计、基于回归模型的异常监测以及基于马尔可夫模型的模型等。

（3）空间数据分析：用于在地图上发现病例的聚集性并长期作为监测分析工具的一个重要组成部分，具体地说，空间聚类分析的目的是通过检查监测数据的空间分布来发现和定位疾病发生或暴发中的异常状况，因为只考虑整个区域，在分析中聚集区可能不足以监测。可分为回顾性和前瞻性两种分析策略。回顾性分析用来发现发病原因与病因的探索；前瞻性分析用来进行实时监测并早期预警。

空间监测背后的理由是自然疾病暴发或生物袭击通常聚集在一定空间范围内。空间分析可以利用包含在数据中的空间信息，如患者的家庭住址、工作地点及报告病情的医院的位置等。典型的算法有一般线性混合模型和智能算法、空间扫描统计及其改型、风险调整后的向量支持聚类算法等。

3. 可视化和报告

（1）可视化：通过可视化展示，公共健康情况评估更易于理解，而且为决策响应提供更为有效的信息。传统的信息显示方法主要包括多位表格、各种静态统计图形（如现状图、散点图、条形图和饼图等），地理信息系统目前广泛应用于空间信息表达与聚集探测，诸如树和网络等带有节点和连接的图形在监测信息显示中并不多见，但它们仍然作为基于传播模式疾病建模的潜在工具。

1）时间序列数据的可视化：线图是一种将时间序列数据可视化的常用方

法，它可以帮助识别诸如峰值、聚集等时间模式。如图 10-4 所示，为某传染病在某城市的病例时间序列模拟数据的折线图。有了这个模拟曲线，便可以对未来进行预测，以便提前预警。

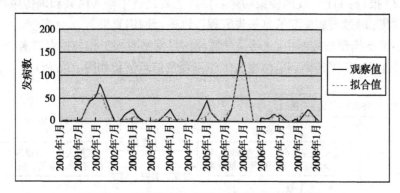

图 10-4　某传染病在某城市病例时间序列模拟

2）空间数据的可视化：空间信息技术在公共卫生领域的应用主要以 3S 技术为代表：地理信息系统可以为疾病研究提供空间分析及可视化方法；遥感技术（remote sensing，RS）可以提供疾病的环境危险要素相关数据；全球定位系统（GPS）可以提供疫情点精确的地理位置信息。如图 10-5 所示，为利用 GIS 表达的某传染病在某一时间各个地区病例增长情况的展示。

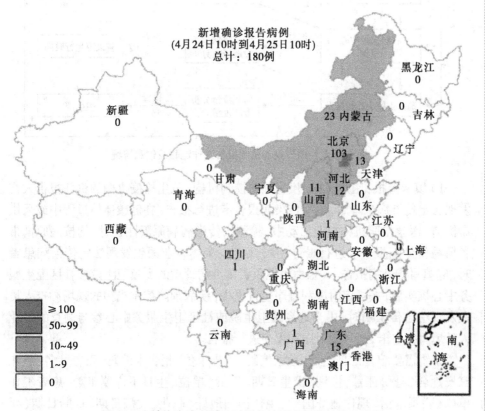

图 10-5　某传染病在某一时间各地区病例增长情况展示

有些相关分析需要同时进行时间分析和空间分析，时空分析应运而生。时空重排扫描统计量分为回顾性和前瞻性两种，回顾性分析主要应用于发病模式与病因探索的研究，前瞻性分析主要应用于实时监测与早期预警。

（2）报告：目前，我国传染病患者信息主要通过中华人民共和国传染病报告卡来收集，通过疾病监测信息报告管理系统进行网络直报。

中国疾病预防控制中心《传染病监测信息网络直报工作与技术指南（2005 试行版）》指出，我国传染病监测报告工作流程及信息流程如图 10-6 所示。

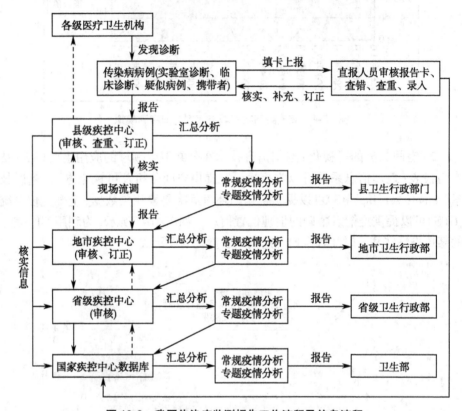

图 10-6 我国传染病监测报告工作流程及信息流程

1）填卡上报：医疗机构、疾病预防控制机构、卫生检疫机构的责任报告人在发现法定传染病患者后，填写传染病报告卡进行报告；在健康体检过程中或采供血机构、医学检验机构执业活动中，检测出传染病病原阳性者时，均按病原携带者填写传染病报告卡进行报告；乡村医生、个体开业医生发现法定传染病患者时，应填写传染病报告卡，报由当地负责传染病管理的乡镇卫生院或社区卫生服务中心核实后，按规定时限和程序进行报告；疾病预防控制机构的现场调查人员在发现法定传染病时，由当地乡镇卫生院或社区卫生服务中心参与调查的专业人员填写报告卡，按规定时限和程序进行报告。

系统需要填写信息包括：地区编码、报告单位、报告卡编码、患者姓名、患儿家长姓名、身份证号、性别、出生日期、年龄、单位、生日不详填年龄、患者工作单位、联系电话、现住地址国标、现住详细地址、职业、发病日期、诊断日期、死亡日期、病例分类、报告人、医院填卡日期、疾病名称、密切接触者有无相同症状、备注等。

2）对于上报的信息进行审核：包括责任报告单位对其填报信息的内部审核和各级疾病预防控制机构对传染病报告卡信息的审核。发现已报告病例诊断变更、死亡或填卡错误时，责任报告人应及时进行订正报告，并按规定完成网络订正操作。

3）对报告信息进行统计分析工作：①常规分析：各级疾病预防控制机构应每日动态地监视辖区内传染病报告信息，对疫情变化态势进行分析；及时分析报告甲类传染病及按甲类管理的乙类传染病疫情；并高度关注辖区内的聚集性病例、可能的传染病暴发疫情、不明原因病例或死亡病例等异常情况，对其"三间"分布特点、流行病学史及可能的流行趋势进行分析与预测。省级以下疾病预防控制机构可按周、月、年进行常规动态分析报告。国家级疾病预防控制机构按日、周、月、年进行常规动态分析报告。②专题分析：在发现甲类或按甲类管理的乙类传染病、其他乙类和丙类传染病发生暴发或流行以及其他传染病或不明原因疾病暴发流行时，根据其流行特点及疾病控制工作的需要应随时进行专题分析，为采取有效的预防控制措施提供参考依据，同时还可以评价疾病的控制效果。专题分析内容一般包括传染病的历史发病流行水平描述、近期流行特点，结合现场流行病学调查结果，分析描述其流行全貌，并提出合理的预防控制措施。

（二）典型系统介绍

1. 中国流感监测系统　2000年以来，中国卫生部与世界卫生组织合作开展了两个为期五年的流感监测合作项目，建立了以流感样病例报告和病毒分离为主的流感监测网络。2003年以来，受SARS和禽流感疫情影响，我国政府对流感和禽流感防治工作予以高度重视，国家流感中心开始全面提升流感监测质量，开展人禽流感监测工作，同时也将研究领域扩展到新监测技术的建立、疫苗、药物和发病机制研究等更为广泛的领域。中国流感监测的目的是掌握疫情动态、流感病毒的分布和变异及人群免疫水平变化情况，以分析预测流行趋势，评价疫苗效果，不断筛选新的疫苗代表株；监测对象是医院流感样病例；监测内容包括流行病学资料和实验室监测。在2008年流感及流感大流行防控策略高层论坛上，公布了目前流感监测网络已覆盖内地31个省、区、市，拥有流感监测网络实验室63个，国家级流感样病例监测哨点医院197家，在5个计划单列市和各省农村增设了监测哨点。与此同时，建立了全国流感、禽流感监测信息报告管理系统，实现了监测数据实时、动态收集，监测结果自动分析、反馈。

2. 中国妇幼卫生监测系统　中国妇幼卫生监测包括5岁以下儿童死亡监测、孕产妇死亡监测和出生缺陷监测，统称三网监测。其工作内容包括：收集资料、建设妇幼卫生监测数据网络直报系统、质量控制、组织死亡评审、数据分析、组织审核、培训指导、网络建设和交流信息等工作。

全国妇幼卫生监测办公室自2004年年底开始着手进行妇幼卫生监测数据网络直报系统的准备和启动工作；2006年进行了现场测试，在此基础上基本完善了网络直报系统，并于当年正式开始运行。

笔记

全国妇幼卫生监测数据网络直报采用系统浏览器/服务器(B/S)模式。前台面向监测点,通过 Web 页面实现数据采集、编辑、浏览、检索、简单统计、审核和上报功能。原卫生部妇幼保健与社区卫生司和全国妇幼卫生监测办公室通过开发的后台管理软件,实现用户管理、数据库管理、数据统计和综合分析功能。该系统的最终应用将实现由各监测点直接录入数据,经地市级和省级逐层审核和上报后,进入全国妇幼卫生监测办公室的数据库,缩减邮寄等传统方式上报数据的时间,提高监测数据的时效性,及时用监测指标指导工作。根据用户等级和权限,国家级、省级主管单位实现数据浏览、审核、修改、反馈和确认的功能;不同等级用户享有分级统计和数据提取功能;通过网站/网页提供信息咨询和业务指导。该系统的应用必将改变传统的监测数据收集方法,并通过有效的行政和业务审核功能,促进行政部门和业务机构在妇幼卫生信息工作方面的深度融合。国家级、省级、地市级、县区级各级监测机构可实时动态地掌握三网监测信息,实现监测信息一体化管理和信息共享。

(三)挑战和未来发展

1. 面临问题

(1)现有系统在范围和目的上有所不同,有些系统强调对生物防卫和对生物恐怖袭击的发现,而一些其他系统则针对特定疾病的暴发,如发现流感等。

(2)缺乏标准词汇表和信息协议。

(3)目前迫切需要更好地了解各种监测技术的优势和局限性,这样就可以使已用算法跨系统以共享资源的方式重复使用。

2. 未来发展

(1)数据可视化技术,特别是交互式可视化数据探索技术,需要进一步开发以满足特定分析需要。

(2)暴发疫情发现的算法需要在敏感性、特异性和时效性方面有所改善。

(3)在应对生物恐怖袭击的准备方面,对预测和应对生物袭击的研究是极为必要的。

(4)调查的重点是人类疾病,但在生物监控的事件中生物袭击和某些动物性疾病(如疯牛病、口蹄疫、禽流感)也得到越来越多的关注。

(5)迫切需要创建一个跨管辖区的数据共享机构,以最大限度地提高公共卫生监测的潜在益处和实际影响。

第四节 社区卫生信息系统

社区卫生服务是城市卫生工作的重要组成部分,是实现人人享有初级卫生保健目标的基础环节。大力发展社区卫生服务,构建合理完善的社区卫生服务体系,在优化城市卫生服务结构、方便群众就医、减轻费用负担、建立和谐医患关系等方面具有重要意义。

社区卫生服务体系的建设离不开信息技术的支持。对于需要处理大量基础资料和诊疗数据的社区卫生综合服务,传统的手工操作需要耗费大量的精力,所以有必要实施一套社区卫生信息系统,将社区卫生"六位一体"的服务功能融入到计算机系统的管理。

一、社区卫生服务

(一)概念

德国社会科学家滕尼斯(F. Tonnies)1887 年在《社区与社会》一书中最早提出"社区"这一概念,滕尼斯认为社区是通过血缘、邻里和朋友关系建立起的人群组合。1993 年,费孝通第一次将这个词译为"社区"。

现代对社区的定义是指有着较密切的社会交往的社会群体,其主要特征是:由一定数量的人群组成,有着共同的地理区域,共同的文化背景和生活方式,共同的利益和需求。

社区卫生服务(community health service, CHS)是政府领导、社区参与、上级卫生机构指导下,以基层卫生服务机构为主体、全体医师为骨干,合理使用社区资源和适宜技术,以人的健康为中心、家庭为单位、社区为范围、需求为导向,以妇女、儿童、老年人、慢性病患者、残疾人、低收入居民为重点,以解决社区主要卫生问题,满足基本医疗卫生服务需求为目的,融预防、医疗、保健、康复、健康教育和计划生育技术服务等为一体的,有效、经济、方便、综合、连续的基层卫生服务。

所谓"六位一体"的服务就是将预防、医疗、保健、康复、健康教育和计划生育技术服务融为一体的服务,具体包括健康档案管理、健康教育管理、保健管理、康复与精神卫生管理、计划生育服务、疾控管理、预防疫苗管理、突发公共卫生事件处理和基本医疗管理等业务活动。

(二)社区卫生服务组织

社区卫生服务组织按照管理层次可分为市级社区卫生服务管理中心、区县级社区卫生服务管理中心、社区卫生服务中心和社区卫生服务站。

1. 市级社区卫生管理中心　是全市社区卫生业务的主管部门,参与规划全市的社区卫生管理业务,是社区卫生行业的政策制定参与者,同时协调与市疾病预防控制中心、市精神卫生保健所、市妇幼保健院等专业机构之间的关系。

2. 区县社区卫生服务管理中心　对辖区的社区卫生进行业务综合管理,主要内容包括:对辖区社区卫生服务的总体发展提出规划,并制定具体的实施方案;对辖区社区卫生服务机构的设置提出方案,并主要负责落实工作;对辖区的社区卫生服务机构定期进行检查指导,规范机构的行业行为,包括治疗管理、绩效考核、人员培训、运行管理、药品及医用耗材的配送结算管理、信息统计和日常管理工作等。

3. 社区卫生服务中心　以社区、家庭和居民为服务对象,主要承担"六位一体"的社区卫生服务业务功能,同时,社区卫生服务中心对下属站进行业务指导。

4. 社区卫生服务站　是社区卫生服务中心的派出机构,同时也是"六位一体"的社区卫生服务执行机构,是社区卫生服务的最小机构单位。

(三)业务分类

社区卫生业务功能大体可以分为两类,社区卫生服务和社区卫生管理。

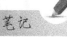

笔记

1. 社区卫生管理业务　社区卫生管理业务包括四个子业务，具体描述如下：

（1）业务监管与考核：业务监管通过跟踪记录社区医疗卫生服务全过程，定期不定期地进行抽查，从质和量两方面，从专家和管理层的角度对社区卫生服务工作进行监管；绩效考核管理包括机构绩效考核和员工绩效考核。

（2）业务统计报表：将相关信息进行整合、统计，便于综合分析。

（3）发展与规划：对监管范围的社区卫生服务的发展从战略、战术和操作层面上做出规划，并制定具体的实施方案。

（4）资源管理：与资源相关的部门根据社区卫生服务的发展要求，制定相适宜的发展战略以及具体的实施方案，帮助实现社区卫生服务的总体目标。

2. 社区卫生服务业务　社区卫生服务业务分为四个子业务，主要是社区健康管理、社区公共卫生服务、社区基本医疗服务和社区综合管理。

（1）社区健康管理：包括健康档案管理、健康教育、保健管理、康复管理、精神卫生服务和计划生育服务。

（2）社区公共卫生服务：包括疾病防控、预防接种和突发公共卫生事件处置。

（3）社区基本医疗服务：包括基本医疗服务和家庭医疗服务。

（4）社区综合管理：包括社区诊断、社区卫生服务评价、统计与分析和社区卫生信息上报。

社区卫生服务中心、服务站承担社区卫生服务的功能；市、区县社区管理中心承担社区卫生管理的职能。

二、社区卫生信息系统

社区卫生信息系统是人－机系统，它不仅仅是一个技术性的问题，它的建立本质上是一场管理的提升或管理的革命。

（一）概念

社区卫生信息系统（community health information system，CHIS）是以满足社区居民的基本卫生服务需求为目的，融健康教育、预防、保健、康复、计划生育技术服务和一般常见病、多发病的诊疗服务等信息为一体的信息系统；系统利用计算机软硬件技术、网络通讯技术等现代化手段，具有易用、高效、安全、可靠的特点，对社区卫生服务进行规范化、科学化管理；系统通过对社区卫生服务过程中产生的数据进行采集、存储、处理、提取、传输、汇总和分析，从而提高社区卫生服务的能力和工作质量，提升社区卫生服务管理水平。

（二）系统架构

社区卫生信息系统可以按照管理层次，由低到高的分为社区卫生服务中心信息系统、区县社区卫生信息系统和市社区卫生信息系统。

社区卫生信息系统不是一个封闭的系统，与其他卫生机构存在着高度的数据共享。从提高数据管理水平的角度，应该把这些共享的信息放到一个平台上，从而减少数据存储的冗余和不一致性，促进信息更新的实时性，提高整个卫生管理的水平，这个平台就是区域卫生信息平台。

社区卫生信息系统的系统架构如图10-7所示。

笔记

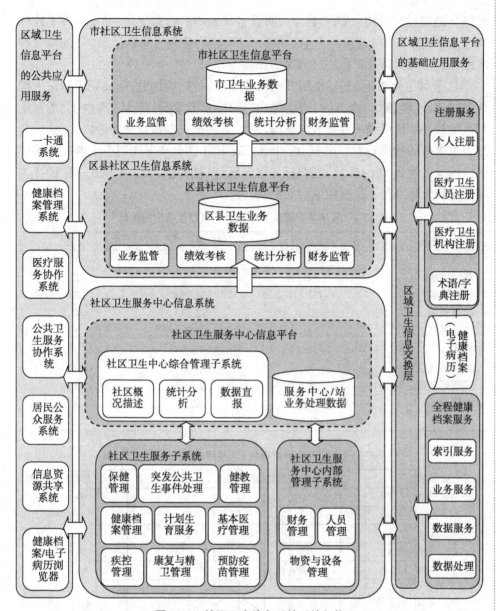

图 10-7 社区卫生信息系统系统架构

1. 社区卫生服务中心信息系统

（1）社区服务子系统：主要完成"六位一体"的服务功能。

（2）社区卫生中心综合管理子系统：社区卫生综合管理的统计与分析工作渗透到各个业务领域，建立在基础业务数据库的基础上，对数据进行整合，根据具体的应用得到相应的综合管理信息。此系统与数据库共同构成了社区卫生服务中心信息平台。具体包括：

1）社区概况：包括社区的面积、人口等基本情况以及社区平面图的绘制。

2）社区卫生服务机构的情况：包括机构的概况、人员队伍、设备的情况以及历年工作情况的统计等。

3）健康教育与健康管理：包括健康档案的信息统计（如数量、应用及更新情

笔记

377

况等），健康教育机构、成员、健康教育设备场地等的信息统计，健康教育工作计划及效果评价，康复及精神卫生工作的开展情况，康复管理的效果、计划生育技术服务的开展项目及工作完成情况的统计等。

4）公共卫生管理：包括机构及成员的统计，传染病处理，居民死因登记上报情况的统计，结核病、地方病、寄生虫病的防治管理情况的统计，高血压、糖尿病和其他慢性非传染病的高危人群的监测统计，免疫规划执行情况的统计，突发公共卫生事件的预案，处置信息的统计等。表 10-1 为某年某街道全人群死因构成顺位情况的统计，表 10-2 为疫苗接种情况统计（接种率）的表格格式，表 10-3 为某医院狂犬病疫苗不良反应监测的例子。

表10-1　某年某街道全人群死因构成顺位情况的统计

死因	死亡人数	构成比（%）	顺位
心血管病	46	21.00	1
恶性肿瘤	42	19.18	2
脑血管病	31	14.16	3
呼吸衰竭	27	12.33	4
呼吸循环衰竭	16	7.31	5
猝死	10	4.57	6
泌尿系统疾病	9	4.11	7
多脏器功能衰竭	6	2.74	8
脑损伤	3	1.37	9
其他	29	13.24	10

表10-2　疫苗接种情况统计（接种率）的表格格式

疫苗种类	1月	2月	3月	4月	5月	6月	7月	8月	9月	10月	11月	12月	
麻	24	23	26	24	25	23	26	24	25	24	22	26	当月接种人数
疹	24	47	73	97	122	145	171	195	220	244	266	292	当月累计接种人数
脊灰	25	24	25	…	…								当月接种人数
疫苗	25	49	79	…	…								当月累计接种人数

累计应接种数：300 275 250 225 200 175 150 125 100 75 50 25 0

累计接种率（%）：100 75 50 25 0

定期绘制监测图表　理论值

表10-3　某医院狂犬病疫苗不良反应监测

不良反应表现	例数	比例(%)
注射部位红肿、疼痛、硬结、荨麻疹、瘙痒	21	58.3
全身皮肤丘疹、红斑、荨麻疹、全身瘙痒	6	16.7
恶心、呕吐、不思饮食	4	11.1
头昏、表情冷漠、动作迟缓、木呆	3	8.3
发热、乏力、寒战	2	5.6

5）基本医疗服务：机构和人员资质的统计，设备统计，疾病构成情况、门诊医疗、留观治疗对象的诊断、人数、转归情况的统计，双向转诊制度执行情况的统计，设备物资资金的管理统计等。

（3）社区卫生中心内部管理子系统：用于支持部门内部的资源管理。通过管理信息化来实现对社区卫生服务中心的人流、物流、财流的综合管理，为管理者的决策提供信息支持，提高管理效率、管理水平。具体包括：

1）人员管理：本单位在职职工基本信息的统计，本单位的人力资源结构统计，并对员工的年龄、职称、学历等进行结构分析，每个部门员工的学历分布和职称分布统计，工作量统计、考勤统计等。

2）医疗设备管理：提供设备的整体状况、效率效益分析等信息咨询，为制定订购计划和决策提供依据；根据中心现有设备的分布及使用情况，经过综合分析，合理制定设备订购计划。

3）财务管理：各部门的结算与报表，并在此基础上进行有关的分析和计划。

2. 市、区县社区卫生信息系统　市、区县社区卫生信息系统的业务功能主要包括业务监管、绩效考核、统计分析和财务监管。现就绩效考核和统计分析进行介绍：

（1）绩效考核

1）机构考核：卫生部2011年制定了《社区卫生服务机构绩效考核办法（试行）》，该文件指出考核内容包括机构管理、公共卫生服务、基本医疗服务、中医药服务和满意度。考核指标分为一级指标、二级指标和三级指标。考核方式方法采取日常考核与年终考核相结合、定性考核与定量考核相结合、内部考核与外部考核相结合、综合考核与专业考核相结合的方式。系统可根据各个模块的分值，计算总分，并对各个模块分值分布情况作出评价。

2）人员考核：从服务数量、服务质量和满意度三个方面对社区卫生服务中心工作人员进行综合考核，实行按岗考核的原则，对不同的工作人员实行不同的绩效考核方案。如表10-4所示，为某社区卫生服务临床医生绩效考核内容及计算机自动测算值。

表10-4　某社区卫生服务临床医生绩效考核内容及计算机自动测算值

二级指标	三级指标	标准服务量折合值(个)
服务数量	普通门诊人次数	1.0
	急诊人次数	2.0
	出诊人次数	2.0
	院前急救人次数	3.0
	住院服务床日数	3.0
	家庭病床服务床日数	3.0
	手术服务人次数	20.0
服务质量	门诊抗生素2联及以上联用处方百分比	...
	门诊处方激素百分比	...
	门诊处方书写合格率	...
	次均门诊费用	...
患者满意度	投诉、纠纷次数	...
	综合满意度	...

（2）统计分析

1）服务机构基本情况统计：统计辖区或市区内社区卫生服务机构的基本情况，包括房屋来源、社区卫生服务机构从业人员人数统计等。

2）机构人员配置统计：对社区卫生服务机构的数量、覆盖人口数、街道办事处数量等进行统计。

3）社区卫生财政拨款统计：对历年市级和区级对社区卫生财政拨款情况进行统计。

4）服务机构工作月报统计：定期对管辖社区服务机构的工作情况进行统计。如表10-5所示，为某社区中心工作月统计的表格格式。

3. 区域卫生信息平台　如果是基于区域卫生信息平台的社区卫生信息系统，这一部分的信息系统功能将由区域卫生信息平台提供，如果没有该平台，则需要另外设计构建用于支撑社区卫生信息系统运行的基础服务支撑环境。这一部分的服务主要分为基础服务和公共应用服务。

（1）基础服务：主要是提供相关的基础数据操作服务，包括注册服务、健康档案和电子病历存储服务、全程健康档案服务、区域卫生信息交换层与信息接口服务。

1）注册服务：主要指服务对象个人、医疗卫生人员、医疗卫生机构、医疗卫生术语及字典等信息实体的注册管理服务，系统对这些实体提供唯一的标识，并进行管理。

2）健康档案和电子病历存储服务：用于存储健康档案和电子病历信息，形成健康档案数据中心。健康档案数据中心至少分为七个存储库：个人基本信息存储库、主要疾病和健康问题摘要存储库、儿童保健存储库、妇女保健存储库、疾病控制存储库、医疗服务存储库以及疾病管理存储库。

3）全程健康档案服务：全程健康档案服务能够向其他区域卫生信息平台发送数据请求，并将对方返回数据合并到本地信息。主要包括索引服务、业务服务、数据服务、数据处理。

笔记

表 10-5　某社区中心工作月统计的表格格式

政府补助					总收入									总支出				服务人次									管理人数					
					门诊收入			住院收入																									
公共卫生补贴	房租补贴	仪器设备补贴	人员工作补贴	其他补贴	诊疗收入	药品收入	其他收入	诊疗收入	药品收入	其他收入	其他业务收入	其中医保收入		房屋支出	人员支出	医保网络维护费	其他支出	门诊人次	门诊输液人次	住院患者人次	家庭病床人次	免疫护理人次	康复人次	预防保健人次	计划生育人次	健康教育人次	健康档案人数	管理高血压人数	管理冠心患者数	管理糖尿患者数	管理肿瘤人数	
																……																

笔记

4）信息交换层与信息接口服务：区域卫生信息交换层（health information access layer, HIAL）相当于是一个将本系统平台基础架构与所有应用系统平台和远程用户访问隔离的层。它为要访问本系统平台的任何授权应用或服务提供了一个统一网关。

（2）公共应用服务：区域卫生信息平台在基础服务的基础上提供了一系列基于平台的公共应用服务，包括一卡通、健康档案管理、医疗服务协作、公共卫生协作、居民公众服务、综合卫生管理、信息资源共享服务以及健康档案／电子病历浏览器等。

1）一卡通：一卡通应用提供了对个人身份的多重识别及提供对电子凭证的应用状态管理。

2）业务协作服务：业务协作服务就是将不同机构产生的信息经过整合，实现跨机构的信息共享与业务协作：①个人基本信息域：对外提供个人基本信息共享服务，例如可以根据个人ID查找并返回对应的基本信息。②主要疾病和健康问题摘要域：将所有与个人健康相关的基础摘要信息进行汇集、存储并对外提供服务。主要内容包括血型、过敏史、慢性病信息等，这些摘要信息是从众多的业务系统中抽取汇集而成，能够为医疗卫生服务提供及时的、全面的支撑信息。例如根据个人ID查找对应的主要疾病和健康问题信息。③相关域操作：用于维护及管理区域范围内的服务数据。例如，根据个人ID查找对应的儿童、妇女保健信息；根据提交的数据更新妇幼保健档案；支持多种查询；订阅及发布妇幼保健的相关信息等。

3）公众服务：公众服务的目的主要是充分利用现有的通信手段和设备与服务工作者、管理者和服务对象进行实时的、有目的的交流与互动。主要分为公众服务平台管理、信息发布和在线（离线）交互服务。①公众服务平台管理：主要包括权限管理、注册管理和登录管理。②信息发布：是通过网络对各种服务的相关信息进行实时发布。③在线（离线）交互服务：包括相关的新闻、政策法规等的查阅；相关保健知识的查询；同时可以通过BBS、电子邮件、电话热线的方式与专家沟通；也可将监测数据（如血压、心跳等指标）输入到系统上，经过长时间或定时的监测，发现偶发的、具有内在规律性的一些问题，从而为临床制定治疗方案提供诊断依据。

（三）网络支撑

1. 网络设计　市级核心和各区县社区卫生管理中心、区县下属社区卫生服务中心将接入政务专网，辖区各基层社区卫生服务站以ADSL+VPN方式接入区县和市级政务专网。

2. 面向服务的架构　社区卫生信息系统的建立是基于面向服务的架构之上的。社区医疗机构要为居民或公民等提供医疗服务，不同的工作人员如医生、药剂师、护士等可提供不同类型的服务，典型的服务包括预检、挂号、就诊（开处方）、交费、取药等。整个就诊过程需要与不同的工作人员接触才能完成，如果能确保信息系统所实现服务的定义与业务功能和业务流程一致，那么信息系统将更易于支持业务目标，更适于提供以患者为中心的医疗服务。图10-8显示了社区医生在社区卫生中心、社区服务站点以及社区居民家是如何使用相同的服务的。

笔记

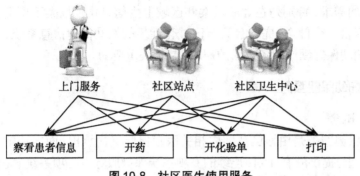

图 10-8　社区医生使用服务

软件服务（software services）的定义与社区卫生服务机构提供的业务服务（business services）相一致，将确保业务运营的流畅，并有助于实现战略目标。复杂的服务可由多个服务组合而成。面向服务的架构（service-oriented architecture，SOA）是一个组件模型，它将应用程序的不同功能单元（称为服务）通过这些服务之间定义良好的接口和契约联系起来。接口是采用中立的方式进行定义的，它应该独立于实现服务的硬件平台、操作系统和编程语言。这使得构建在各种这样的系统中的服务可以以一种统一和通用的方式进行交互。早期构建 IT 系统的方法，大多是直接使用特定的实现环境来处理这些业务问题，结果造成 IT 系统依赖于具体执行环境的特性与功能。

（四）面临挑战

尽管基于区域平台的社区卫生信息系统建设的方向已经确定，但是在实施过程中还是有很多困难和挑战存在，比如经费不足、人才缺乏、软支撑条件不足等。

在社区卫生信息系统建设中，网络基础设施这样的硬件支撑条件目前能够达到要求，但软件支撑条件尚不能满足需求，主要体现在：①业务描述不规范；②系统功能描述不规范；③信息描述缺乏标准。

随着我国卫生信息化建设的推进，一些规划、规范、标准文件也在陆续出台，如 2009 年出台了《健康档案的基本架构与数据标准（试行）》《电子病历的基本架构与数据标准（试行）》《基于健康档案的区域卫生信息平台建设指南（试行）》和《基于健康档案的区域卫生信息平台建设技术解决方案（试行）》等文件。这些文件将促进社区卫生信息系统建设的基础搭建。

第五节　妇幼保健信息系统

妇幼保健工作是我国卫生事业的重要组成部分，是贯彻《中华人民共和国母婴保健法》及其实施办法，实现《中国妇女发展纲要（2001—2010 年）》和《中国儿童发展纲要（2001—2010 年）》提出的妇女和儿童健康目标的重要保证，对降低孕产妇死亡率和婴儿死亡率，减少出生缺陷和残疾的发生，提高妇女儿童健康水平具有重要的现实意义。

妇幼卫生信息化是卫生信息化的重要组成部分，准确地把握和分析妇幼卫

笔记

生信息化的需求,特别是在健康档案和区域卫生信息化大框架下所衍生的新需求,对于建设一个健全、完备且具有区域化性质的妇幼保健信息系统,以满足健康档案、妇幼保健领域和各方面的需求,是至关重要的。

一、妇幼保健服务

(一)概念

妇幼保健服务是由辖区范围内相关医疗保健机构承担,面向特定服务对象(妇女和儿童)提供的有计划、连续的专项系统保健服务。一项系统、完整的妇幼保健服务的具体执行需要与多个相关医疗保健机构在一定的时间段内联动协作完成,相关医疗保健机构包括医院、社区卫生服务机构、乡镇卫生院以及卫生领域以外相关部门等。

(二)业务范围

妇幼保健服务的相关业务活动较多,大体可以分为两类:妇幼保健服务和妇幼卫生管理。其中妇幼保健服务可细分为儿童保健和妇女保健;妇幼卫生管理可分为妇女儿童专项档案管理、妇幼保健服务监管、妇幼保健监督执法、妇幼保健综合决策支持。具体如图 10-9 所示。

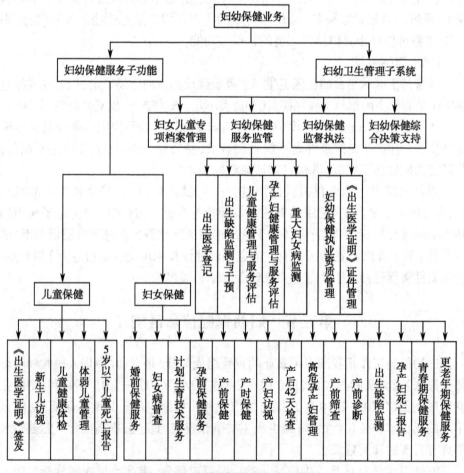

图 10-9　妇幼保健服务的业务范围

1. 儿童保健子业务 儿童保健子业务主要是针对儿童开展的连续的、长期的一系列的保健服务。儿童保健业务服务内容及其信息交流如图 10-10 所示。

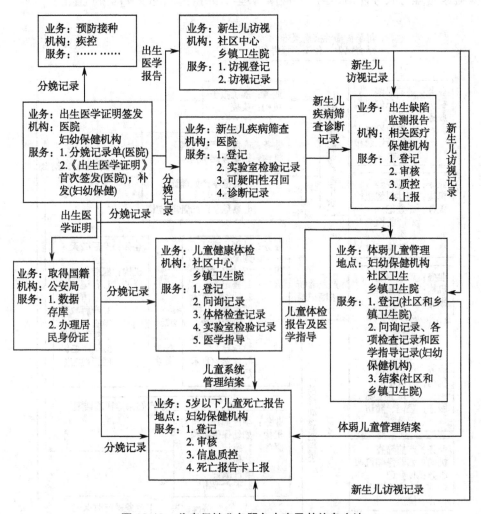

图 10-10 儿童保健业务服务内容及其信息交流

2. 妇女保健子业务 与儿童保健子业务相似,妇女保健主要是针对妇女开展的连续的、长期的一系列的保健服务。具体服务活动及其信息交流如图 10-11 所示。

3. 妇幼卫生管理子业务

(1)妇女儿童专项档案管理:妇女儿童专项档案是将健康档案中妇女儿童的个人基本信息、各项妇幼保健服务表示信息、重要健康与疾病信息进行集中管理的妇幼儿童管理业务,能为妇幼保健服务监管及其他的管理业务提供数据维护和索引,是妇幼卫生管理的基础性业务内容。

(2)妇幼保健服务监管:妇幼保健服务监管指基于妇女儿童保健档案,针对妇幼保健服务、服务提供机构与人员开展的区域妇幼保健服务与管理。主要通过对数据的二次开发与利用,支持完成妇幼卫生重点指标的监测、业务服务活动开展的质量、服务提供者的绩效评估及其他相关业务,以有效支持妇幼保健机构履行群体保健工作管理职能。具体包括出生医学登记、出生缺陷监测与干预、儿童健康管理与服务评估、孕产妇健康管理与服务评估、重大妇女病监测。

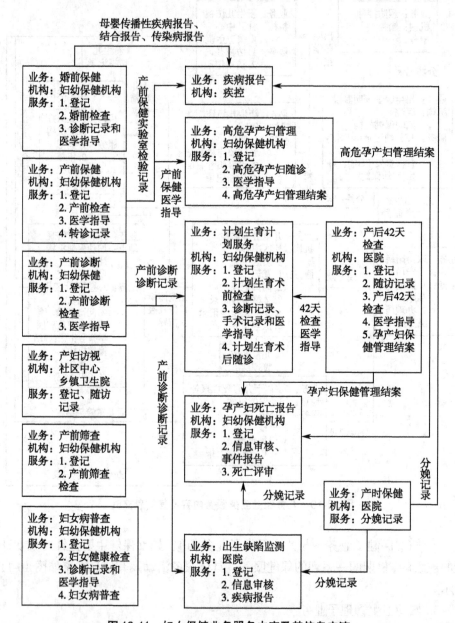

图 10-11 妇女保健业务服务内容及其信息交流

（3）妇幼保健监督执法:包括妇幼保健职业资质管理和《出生医学证明》证件管理。

（4）妇幼保健综合决策支持:妇幼保健综合决策支持是根据管理决策意图,对妇幼保健各类应用数据进行深层次的综合分析,以满足综合决策支持需要的妇幼卫生管理业务。

二、妇幼保健信息系统

（一）概念

《妇幼保健信息系统基本功能规范（试行）》中对妇幼保健信息系统（maternal and child health care information system，MCHIS）进行了基本定义，指出妇幼保健信息系统是按照国家有关法律法规和政策的要求，以计算机技术、网络通信技术等现代化手段，对妇幼保健机构及相关医疗保健机构开展的妇幼保健工作各主要阶段的业务和管理等数据进行采集、处理、存储、传输和交换、分析与利用的业务应用系统。

妇幼保健信息系统以服务居民个人为中心，兼顾管理与决策需要，是妇幼保健相关机构对其服务对象进行长期、连续的系统保健服务和开展科学管理的重要技术支撑手段。

妇幼保健信息系统是医药卫生体制改革重点建设的公共卫生信息系统的重要组成部分，其收集和管理的特殊人群（妇女和儿童）健康个案信息是居民健康档案的主要组成内容和重要信息来源。在医药卫生体制改革的推动下，以健康档案为核心的区域卫生信息化建设对妇幼保健领域信息化提出了新的任务和更高要求，为妇幼保健信息系统带来了更加丰富的内涵和更广阔的应用前景。

（二）系统架构

系统架构是对已确定的需求所要采用的技术实现做好规划。采用系统架构思想对妇幼保健信息系统进行总体描述，能够更加清晰地认识妇幼保健信息系统的设计思想。这里描述的妇幼保健信息系统是根据妇幼保健相关业务的信息需求和数据资源情况，以及软硬件技术和网络技术的发展特点提出的逻辑设计，是从业务需求出发，按照信息处理过程提出的系统功能组成与逻辑机构关系。具体如图 10-12 所示。

1. 基础支撑服务　如果是基于区域卫生信息平台的妇幼保健信息系统，这一部分信息系统的功能将由区域卫生信息平台提供，如果没有区域卫生信息平台，则需要另外设计构建用于支撑妇幼保健信息系统运行的基础服务支撑环境。这一部分主要分为基础服务和公共应用服务。

2. 妇幼保健信息系统　妇幼保健信息系统大体上可分为两个子系统：妇幼保健业务平台、妇幼保健服务子系统。其中妇幼保健业务平台是整个系统的支撑，妇幼保健服务子系统是主要的业务应用系统。

（1）妇幼保健业务平台：在这一平台系统中，除了相关的存储数据外，还包含两个主要的子系统：妇幼卫生管理子系统和业务协作子系统。

1）妇幼卫生管理子系统：是指基于妇幼保健业务平台构建的，针对妇幼保健服务提供者，实现对辖区妇幼保健服务工作进行全面动态监管以及预警预测和综合决策的各项妇幼保健服务监管与综合决策支持信息系统。主要包括：①妇女儿童专项档案管理：是专门为妇女儿童开设的保健档案，要求有唯一的识别码，并能够提供母子关系的关联识别；②妇幼保健服务监管：包括出生医学登记的管理、出生缺陷监测与干预、儿童健康管理与服务评估、孕产妇健康管理与

笔记

服务评估和重大妇女病监测；③妇幼保健综合决策支持：根据决策的主题要求，对各类应用数据的综合分析和展示，如数据仓库、决策支持系统、实时联机分析处理和数据挖掘等；④妇幼保健监督执法：对提供妇幼保健服务的相关医疗机构和医务人员的执业资质管理、执业执照管理以及《出生医学证明》证件管理。

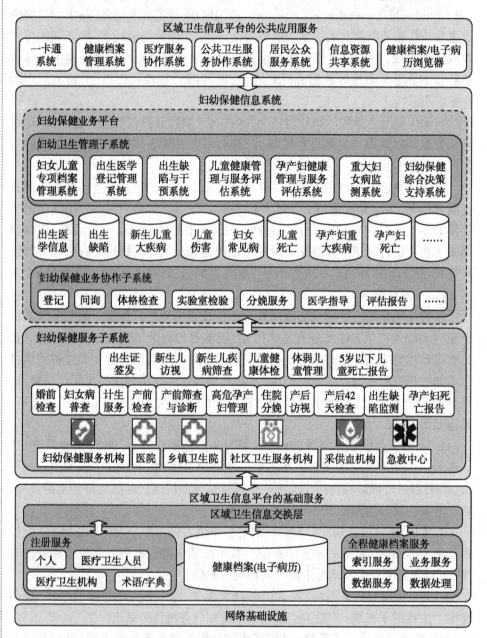

图 10-12　妇幼保健信息系统系统架构

2）妇幼保健业务协作子系统：提供了一系列从具体义务域中抽象出来的与妇幼保健相关的基础医务服务。服务项目主要包括：登记、问询、体格检查、实验室检验、影像检查、疾病诊断、手术、分娩、医学指导、转诊、随访、评估报告、事件报告、疾病报告等服务。

（2）妇幼保健服务子系统：妇幼保健服务子系统指在平台之下部署于各个妇幼保健服务点（直接面向服务对象具体提供各项妇幼保健服务项目的有关医疗卫生机构），用于支撑儿童和妇女保健各项医务服务功能的业务子系统。主要包括儿童保健服务和妇女保健服务两方面的功能。

（三）网络设计

基于区域卫生信息平台的妇幼保健信息系统是以地市级为主要区域层面的业务应用系统，在其之上还分别部署有省级和国家级妇幼保健业务管理平台，但是根据特殊业务及卫生应急等需要，跨平台的信息直报系统建设是应该并存的。同时，妇幼保健服务业务还与其他的医疗卫生机构有着频繁的信息交流，这些信息的交流是通过区域卫生信息平台实现的。

基于区域卫生信息平台的妇幼保健信息系统由妇幼保健信息系统应用、通过区域卫生信息平台与其他机构互联互通以及针对服务对象的服务组成，在网络上包括面向机构的 Intranet/Internet 的妇幼保健 VPN 网络和面向社会公众的 Internet 网络。

第六节　卫生监督信息系统

卫生监督事业经过十余年的快速发展，已经成为保障人民群众健康及其权益、维护公共医疗卫生秩序和社会稳定不可或缺的一支重要力量。随着社会经济发展方式的转变和我国卫生监督体制改革的开展，社会利益格局和人们的思想观念深刻变化，卫生监督信息化为创新完善社会管理、推进卫生监督体系建设、提升社会管理效能和服务质量提供了新的途径。尤其是 2009 年医改工作全面启动以来，卫生监督信息化对于推进医改任务顺利实施、及时掌握医改工作动态、辅助科学决策发挥着重要作用。

一、卫生监督信息系统的概念

卫生监督业务涵盖食品卫生、公共场所、生活饮用水、职业卫生、学校卫生、传染病与消毒、医疗机构、血液管理、放射卫生、母婴保健和人类生殖等十多个专业领域。卫生监督工作事关居民健康和社会和谐安定大局。

卫生监督信息系统（health supervision information system）是指利用计算机技术和网络通讯技术，对在履行卫生监督职责各阶段中产生的数据进行采集、存储、处理、提取、传输、汇总、加工生成各种信息，从而为卫生监督管理的整体运行提供全面的、信息化的、规范化管理的信息系统。

二、卫生监督信息系统架构

卫生监督信息化建设将构建两级平台为核心，覆盖四个层级的业务应用的卫生监督信息体系架构，即以国家级和省级卫生监督信息平台建设为核心，覆盖国家、省、地市、县级的卫生监督业务应用。卫生监督信息系统架构包括五方面的内容，分别是卫生监督数据信息交换平台、卫生监督业务应用系统、卫生监督

笔记

信息、卫生监督信息标准体系和卫生监督信息网络平台。

（一）卫生监督数据信息交换平台

卫生监督数据信息交换平台是各级卫生监督信息网络平台之间、卫生监督信息系统与其他相关信息系统之间信息共享的交换平台。

重点建立国家级和省级卫生监督信息平台，以国家级卫生监督信息平台为依托，运行卫生监督信息报告系统和国家级各项业务应用系统。有条件的地（市）也可建立互联互通的市级卫生监督信息网络平台。

（二）卫生监督业务应用系统

1. 卫生行政许可审批信息系统　采集、处理卫生行政许可、审查和备案等管理相对人基本信息，进行动态管理，规范卫生行政许可、审查和备案工作程序，并实现与卫生监督信息报告系统的衔接。信息的采集可以通过日常行政许可工作来完成，为卫生监督信息报告系统和卫生监督检查和行政处罚系统提供建设项目审查和被监督单位的基本信息。

2. 日常卫生监督检查和行政处罚信息系统　采集、处理各类日常卫生监督检查、监测以及行政处罚和行政控制措施信息，出具现场执法文书，对日常卫生监督工作进行动态管理，规范日常卫生监督工作，并实现与卫生行政许可审批系统、卫生监督员系统和卫生监督信息报告系统的衔接。

3. 卫生监测与评价信息系统　采集、处理各类卫生抽检和卫生评价信息，规范卫生抽检和卫生评价工作，并实现与其他相关业务应用软件的衔接。

4. 突发公共卫生事件和重大活动信息系统　收集、处理各类突发公共卫生事件相关信息，实现对突发公共卫生事件的应急指挥和辅助决策，对调查处理过程进行跟踪管理；对各类重大活动卫生保障过程进行数字化管理。

5. 投诉举报信息系统　对各类投诉举报的基本信息及处理过程进行动态管理。

6. 卫生监督员信息系统　收集、处理、查询、发布卫生监督员教育培训、考试发证、执法稽查等相关信息，完成对卫生监督员的绩效评估考核管理，建立卫生监督员基本信息电子档案，并实现与其他相关业务应用软件的衔接。

7. 卫生监督数据信息综合管理系统：对卫生监督数据信息进行综合处理、统计分析，辅助行政决策，提供公众服务。

8. 卫生监督信息报告系统　建立国家与各级卫生监督机构之间的信息传递渠道，形成全国的卫生监督信息报告网络，实现卫生监督信息报告方式的信息化管理，建立全国的卫生监督信息数据库。卫生监督信息报告系统是提高卫生监督信息报告的质量与效率，实现全国卫生监督信息资源共享的重要保障。信息的采集可以通过手工录入和由卫生行政许可审批系统、卫生监督检查和行政处罚系统自动导入两种方式获取。卫生监督信息报告系统是核心和主干，是全国卫生监督信息报告、数据库建设和数据共享的关键，是全面掌握卫生监督信息资源的重要手段。

9. 食品安全综合协调信息系统　主要是建立部门间信息沟通平台和统一发布平台，收集、整合、分析分散在相关部门的食品安全信息，并及时、准确、统一对外公布,具体内容是建设国家食品安全网站。以卫生计生委网站为基础,同时整合现有食品药品监督管理局管理的国家食品安全网(www.cfs.gov.cn),可以发布最新的食品安全相关信息。公众可以登录网站,访问最新的食品安全相关信息。食品安全信息发布平台除了包含卫生计生委网站和食品药品监督管理局的国家食品安全网上的分类信息外,应该根据需要规划网站的栏目和版块内容:可以查阅食品相关的各个机构职能、政策法规、要闻播报、规划计划、行政许可、卫生标准、卫生统计、通告公告、工作动态、食品安全知识、综合监督(食品放心工程、食品安全专项整治、食品安全应急管理、食品安全综合评价、食品安全信息监测、食品安全新闻发布、食品安全风险预警、食品安全信用体系、食品安全宣传教育、食品安全监察工作)、重大食品安全事故等综合信息。

(三)卫生监督信息

卫生监督业务信息系统的数据内容主要有以下几类:卫生行政许可信息、行政管理相对人(被监督单位)信息、监督检查信息、行政处罚(监督案件查处)信息、监督机构信息、基本统计信息(按照《卫生监督调查制度》进行统计的基础统计数据以及分析信息)。

(四)卫生监督信息标准体系

卫生监督信息标准可以保证卫生监督数据交换与信息共享。2011年,卫生部卫生监督中心印发了《卫生监督基本数据集标准(试行)》,其中包含《卫生监测与评价(试行)》、《卫生监督机构与人员(试行)》、《卫生监督基本数据集标准编制规范(试行)》、《公用数据元(试行)》、《卫生行政许可与登记(试行)》和《卫生监督检查与行政处罚(试行)》。

(五)卫生监督信息网络平台

依托互联网,建立安全、稳定、通畅的国家、省、市(地)、县(区)四级卫生监督信息网络平台,建设国家和省级卫生监督信息数据中心。

三、卫生监督信息系统建设

(一)基本原则

1. 总体规划,分步实施 结合"十二五"时期卫生信息化建设总体思路,规划全国卫生监督信息化建设工作,充分利用现有基础网络、设备和人员,强化顶层设计。按照卫生监督业务和信息化发展目标,逐步开发、完善、推广卫生监督信息系统。

2. 统一标准,逐级负责 完善推行卫生监督信息标准和业务规范。卫生计生委负责国家级卫生监督信息化建设,指导全国卫生监督信息化工作,开发普遍适用的应用软件。各级卫生行政部门和卫生监督机构依据统一规划,遵循相关标准规范,组织实施。

3. 需求主导,突出重点 紧密结合卫生监督法定职责,以卫生监督业务需求为主导,以应用和服务为重点,突出核心业务系统的建设推广,推动信息技术与卫生监督工作结合,满足卫生监督发展需要。

4. 互联互通,促进共享 结合当前卫生监督信息化的实际情况,充分利用现有信息资源,各级卫生监督机构建立纵向至各级卫生行政部门,横向至疾控、医疗等相关机构互联互通的信息共享机制。

5. 深化应用,确保安全　逐步加强卫生监督信息化建设的实用性和可操作性,既保持信息化的前瞻性,适度超前,又立足信息化的现状,解决问题。贯彻落实国家信息安全等级保护制度,确保卫生监督信息化建设安全、可靠、高效。

6. 试点先行,稳步推进　选择条件比较成熟的单位先行试点示范,加大对试点工作的支持指导力度。通过试点示范,探索科学的技术路线,积累经验,推广应用,指导全国,充分发挥试点示范的指导作用。

(二)建设目标

及时、全面反映全国卫生监督情况,规范卫生监督业务和执法行为,提高监督工作效率,实现由传统工作模式到信息化管理模式的转变。通过建立卫生监督信息资源中心,及时发布卫生监督信息,辅助分析决策,为科学决策提供数据基础。

四、总结

卫生监督体系是公共卫生体系的重要组成部分。2000年以来,我国卫生监督体系建设与卫生监督工作取得了长足的进步与发展,卫生监督体制改革深入进行,卫生监督机构能力得到不断加强,具有中国特色的卫生监督体系基本形成。但是,由于各级卫生监督机构都是新成立的机构,基础差、底子薄,卫生监督信息化建设成为卫生监督体系建设的薄弱环节,亟待加强。

要全面加强国家级卫生监督信息硬件网络平台建设和全国卫生监督业务应用系统软件开发,实现卫生监督信息网络互联互通和信息资源共享,形成对被监督单位和人员打破地区界限的全国范围内监督和监控的卫生监督新局面。

(张卫东　张培培)

本 章 小 结

卫生信息化建设是我国新医改的要求,公共卫生服务体系是我国四大卫生体系之一,建立健全公共卫生信息系统势在必行。公共卫生信息系统是利用计算机、网络和通讯技术,对各类卫生机构所涉及的各种信息进行规划和管理,收集人群的疾病发生情况和健康状况的资料,进行数据分析和处理,得到有价值的信息,并向各卫生机构的管理层传递信息,为卫生管理者的计划、控制、决策提供支持。公共卫生信息系统的建设要秉承"打好三个基础、建好三级平台、提升业务应用系统"的思路,做好四方面的工作,这四方面的工作分别是健康档案、基于健康档案的区域卫生平台、基于区域卫生平台的各业务系统的建设以及国家统一的标准和规范。各医疗机构要以人为本,加强合作,尽职尽责。

笔记

突发公共卫生事件应急工作要遵循预防为主、常备不懈的方针,贯彻统一领导、分级负责、反应及时、措施果断、依靠科学、加强合作的原则。其技术保障是信息系统。突发公共卫生事件应急系统是利用计算机技术,实现"准备"和"应急"两方面工作的信息化管理。

传统的传染病监测通常依赖于实验室诊断,比较耗时、费力,而法定传染病的报告往往迟缓且不完整,而公共卫生监测信息系统具有显著提高传染性暴发监测能力的巨大潜能。目前公共卫生监测信息系统建设存在一些问题:①系统在范围和目的上有所不同;②缺乏标准词汇表和信息协议;③各种监测技术的优势和局限性不清楚。其发展方向为:①数据可视化技术;②暴发疫情发现的算法研究;③应对生化袭击的研究;④某些动物性疾病监控;⑤跨管辖区的数据共享机构。

社区卫生信息系统。尽管基于区域平台的社区卫生信息系统建设的方向已经确定,但是在实施过程中还是有很多困难和挑战存在,比如经费不足、人才缺乏、软支撑条件不足等。软支撑条件主要体现在:①业务描述不规范;②系统功能描述不规范;③信息描述缺乏标准。

妇幼保健信息系统以服务居民个人为中心,兼顾管理与决策需要,是妇幼保健相关机构对其服务对象进行长期、连续的系统保健服务和开展科学管理的重要技术支撑手段。收集和管理的特殊人群(妇女和儿童)健康个案信息是居民健康档案的主要组成内容和重要信息来源。

卫生监督信息系统利用计算机技术和网络通讯技术,对在履行卫生监督职责各阶段中产生的数据进行采集、存储、处理、提取、传输、汇总、加工生成各种信息,从而为卫生监督管理的整体运行提供全面的、信息化的、规范化管理的信息系统。其建设需要遵循总体规划,分步实施;统一标准,逐级负责;需求主导,突出重点;互联互通,促进共享;试点先行,稳步推进的原则。

关键术语

1. 公共卫生信息系统(public health management information system,PHIS)

2. 基于健康档案的区域卫生信息平台(regional health information platform based on health record)

3. 突发公共卫生事件(public health emergency,PHE)

4. 突发公共卫生事件应急信息系统(public health emergency response information system)

5. 公共卫生监测(public health surveillance)

6. 公共卫生监测信息系统(public health surveillance information system)

7. 时间序列分析(time series analysis)

笔记

8. 地理信息系统（geography information systems，GIS）

9. 社区卫生信息系统（community health information system，CHIS）

10. 面向服务的架构（service-oriented architecture，SOA）

11. 妇幼保健信息系统（maternal and child health care information system，MCHIS）

12. 卫生监督信息系统（health supervision information system）

讨论题

1. 健康档案的标准化对公共卫生信息系统建设的意义是什么？

2. 社区卫生信息化在区域卫生信息化中有怎样的作用和地位？

3. 我国公共卫生信息系统建设的难点是什么？

思考题

1. 我国卫生信息化建设经历了哪些阶段？

2. 什么是公共卫生信息系统？传统公共卫生信息系统建立存在的问题有哪些？

3. 什么是公共卫生监测？目前公共卫生监测信息系统的不足是什么？未来的发展有哪些？

4. 什么是社区卫生信息系统？它的建立面临哪些挑战？

5. 试述建好公共卫生信息系统的重点思路是什么。

6. 试述区域卫生信息平台的功能有哪些。

笔记

医疗保障信息系统

通过本章的学习,你应该能够:

掌握 社会保障体系的组成部分及其相互之间的关系。

熟悉 社会医疗保险信息管理系统的构成、作用及功能。

了解 新型农村合作医疗信息管理系统的构成、作用及功能。

章前案例

刘大爷的好心情

H 市某镇的刘大爷这几天心情特别好,因为前些日子在 H 市人民医院骨关节科进行的人工股骨头置换术非常成功,原来腿疼得连路都走不了,觉睡不好,饭也吃不香。现如今又能正常走动了,而且住院花费的 43 500 多元,市新农合办公室还给报销了 11 250 元,自己负担了 32 250 元。他见人就说国家政策好,合作医疗好,明年还继续交新农合的钱。刘大爷还说,新农合真方便啊,去市人民医院住院之前,仅需到市农合办办理了一个转诊证明,市人民医院就从计算机上查到他的信息,就可以享受新农合报账,而且医生给他的手术做得非常成功。刘大爷见人就说新农合好,以后健康有保障了,生活会越来越好!

医疗保险是社会保障的重要组成部分,医疗保险的出现是社会保障发展到一定阶段的产物。社会保障是国家和社会根据一定的法律法规,通过国民收入再分配,对社会成员的基本生活予以保障的一项社会政策。社会保障对于维护社会公平与正义、化解人民生活风险、共享社会发展成果起着不可替代的作用,是社会进步和经济发展的产物,也是现代社会文明的标志。社会保障随着人类社会的发展和文明的进步不断发展和完善。

第一节 社会医疗保障体系

一、社会医疗保障体系概述

(一)社会医疗保障体系的含义

社会医疗保障体系(social health security system)是社会保障体系(social

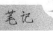

笔记

security system)的重要组成部分。社会保障体系一般包括社会保险、社会救助(social assistance)、社会福利(social welfare)和社会优抚(social care)等。

医疗保险是社会保障的核心组成部分,医疗保险的出现是社会保障发展到一定阶段的产物。西方国家社会保险制度的建立,大多是从医疗保险起步的。健康是人类生存和发展的基础,是人的最基本需求。健康取决于遗传因素、自然环境、社会环境、个人行为方式和日常生活习惯、医疗保健服务等诸多因素。工业化带来的环境污染和职业伤害,以及现代社会不良的生活方式,社会人口结构的老龄化和慢性非传染性疾病患病率的上升,使人们面临的健康问题越来越多,对健康的需求不断增加。面对健康风险的冲击,人们需要一种共同分担和转移风险的财务保障机制,于是以解决健康风险为目的的医疗保险机制便应运而生。

医疗救助属于社会保障体系中社会救助的专项救助部分。医疗救助是针对疾病风险的救助,它是指政府或社会对贫困人口中因病又无经济能力治疗的人群提供某些或全部医疗健康服务,以改善其健康状况的一项社会救助项目。对贫困人口实施医疗救助,是政府的一项重要职责。从各国实践来看,医疗救助的对象一般需具备三个条件:必须是贫困户;必须是疾病患者;实施医疗保险等医疗保障后仍无力支付医疗费用者。目前世界各国采取的医疗救助方式主要有:医疗费减免、专款救助、互助互济和慈善救助等。

(二)医疗保险制度的产生和发展

医疗保险作为一种财务保障机制,始于 1883 年德国颁布的《疾病保险法》,其中规定某些行业中工资少于规定限额的工人应强制加入疾病保险基金会,基金会强制性征收工人和雇主应缴纳的医疗保险基金,并用于工人的疾病医疗。这标志着医疗保险作为一种强制性社会保险制度得以确立。

1929—1933 年世界性经济危机后,医疗保险立法进入全面发展时期。英国颁布的《国民健康法》是医疗健康保障制度的典型代表,成为其他国家效仿的对象。1935 年,美国颁布了《社会保障法》,确立了老年社会保险、失业社会保险、盲人救济金保险、老年人救济金保险、未成年人救济金保险五种社会保险项目。与此同时,加拿大、瑞典、日本和意大利等国的社会医疗保险也得到了发展。1944 年,国际劳工组织通过的《医疗保健建议书》呼吁各国政府满足公民对医疗服务和设施的需求,以便恢复健康和预防疾病,减轻疾病所带来的痛苦,进一步保护和改善健康状况。1963 年国际劳工组织通过的《医疗护理和疾病津贴公约》和 1969 年通过的《医疗照顾与疾病津贴建议书》,又扩大了疾病保险的适用范围。目前,世界上 160 多个国家建立了不同形式的医疗保险制度,包括所有的发达国家和许多的发展中国家。

(三)我国医疗保障体系简介

我国医疗保障体系以基本医疗保险和城乡医疗救助为主体,还包括其他多种形式的补充医疗保险和商业健康保险。

基本医疗保险由城镇职工基本医疗保险、城镇居民基本医疗保险和新型农村合作医疗构成,分别从制度上覆盖城镇就业人口、城镇非就业人口和农村人口。在综合考虑各方面承受能力的前提下,通过国家、雇主、集体、家庭和个人

笔记

责任明确、合理分担的多渠道筹资，实现社会互助共济和费用分担，满足城乡居民的基本医疗保障需求。

城乡医疗救助是我国多层次医疗保障体系的网底，主要由政府财政提供资金，为无力进入基本医疗保险体系以及进入后个人无力承担共付费用的城乡贫困人口提供帮助，使他们能够与其他社会成员一样享有基本医疗保障。

补充医疗保险包括商业健康保险和其他形式补充医疗保险。主要是满足基本医疗保障之外较高层次的医疗需求。国家鼓励企业和个人通过参加商业保险及多种形式的补充保险解决基本医疗保障之外的需求。

除此之外，国家通过提供社会福利和发展慈善事业，建立健全医疗卫生服务设施，扩大医疗保障资金来源，更好地满足群众医疗保障需求。

二、我国的社会医疗保险模式

我国社会医疗保险体制的形成和发展，受到国内政治经济条件的影响和制约，也与国际医疗保险制度的变迁息息相关。

（一）我国的公费医疗制度

1952 年，政务院（国务院的前身）颁布了《关于全国各级人民政府、党派、团体及所属事业单位的国家工作人员实行公费医疗预防的指示》，标志着公费医疗制度正式实施。公费医疗制度是我国对国家机关和事业单位工作人员以及大专院校学生实行的一种免费的医疗卫生保健制度。其经费全部由国家预算拨款，由各级政府卫生行政部门设立公费医疗管理机构统管，或接受单位自管，个人实报实销。这种公费医疗制度属于国家医疗保险的形式。

公费医疗的适用对象包括政府、党派、人民团体、文化、教育、科研、卫生事业单位的工作人员等。

公费医疗的经费来源由国家通过财政预算列支，属于国民收入再分配的范畴。经费水平由国家根据职工对医药方面的实际需求和国家财力以及医药卫生事业所提供的资源，确定每人每年享受公费医疗待遇的预算定额，并将经费拨发给地方财政使用，实际超支部分由地方财政补贴。公费医疗经费的使用原则，在1979 年以前，属于卫生事业费中的一项，由于实际开支超出预算定额，挤占地方卫生事业费；1980 年以后，从卫生事业经费中分出，实行专款专用，单位统一使用的原则。

公费医疗的管理机构是由各级政府组建的，审核各级部门公费医疗享受人数和金额，调节医疗服务单位和就医单位间的协作和联系，统筹公费医疗的费用，监督有关给定的执行等。

（二）我国的劳保医疗制度

1951 年 2 月 26 日，政务院颁布了《中华人民共和国劳动保险条例》，确立了我国的劳保医疗制度。劳保医疗制度是我国劳动保险制度的有机组成部分，对企业职工实行免费，对职工家属实行减半收费的一种企业医疗保险制度。

劳保医疗制度的经费来源于企业的纯收入，国家规定劳保医疗经费属于职工福利经费，按工资总额的 5.5% 提取。劳保医疗的享受对象主要是全民所有制

笔记

企业和部分集体企业的职工及其家属。国家规定医疗经费专款专用,单位统一使用。参保对象就医时,费用支付范围与公费医疗基本相同。

知识拓展

我国医疗保障制度的改革

我国的公费医疗、劳保医疗制度,对防病治病、保证广大职工的身心健康、促进社会稳定,发挥了积极的作用。但随着我国市场经济的发展和改革开放的深入,这一医疗保障制度暴露出越来越多的缺陷。

公费医疗和劳保医疗制度的社会覆盖面较低,仅能覆盖全国 20%~25% 的人口,广大农村地区农民的医疗服务没有保障。

公费医疗和劳保医疗制度的筹资机制不健全,国家和单位对职工医疗费用负担过多,职工不用缴纳任何的医疗费,没有体现权利和义务对等的原则,导致职工医疗服务的过度利用和医疗经费的过度浪费。没有科学的规划筹资标准与支出方案,致使经费严重不足,收不抵支,超支严重。

公费医疗和劳保医疗制度的费用支付方式不合理,缺乏有效的费用控制机制。一是对医疗服务提供方的医疗行为缺乏有效监管,通常的按项目付费会促使医疗服务提供方为增加更多的收入而提供更多的服务,造成医疗资源浪费;二是对医疗服务需方缺乏有效的费用控制机制,个人缺乏医疗费用节约意识。在供方和需方的共同利益驱使下,追求过量、较好的医疗服务,加速了医疗费用的过快上涨。

为了消除以上弊端,促进社会和谐公平,增强经济发展动力,国家和社会对医疗保险制度进行改革。

(三)城镇职工基本医疗保险制度

经过多方试点、探索和改革,1998 年 12 月 14 日,国务院通过了《国务院关于建立城镇职工基本医疗保险制度的决定》。城镇职工基本医疗保险制度(urban workers basic medical insurance system)的主要内容包括:覆盖范围为城镇所有用人单位;基本医疗保险费由用人单位和职工共同缴纳,用人单位缴纳费率占职工工资总额的 6% 左右,职工缴费率一般为本人工资总额的 2% 左右。基本医疗保险费采用统筹基金和个人账户相结合的方式来使用基本医疗保险费。职工个人缴纳的基本医疗保险费全部划入个人账户。用人单位缴纳的基本医疗保险费分为两个部分,一部分用于建立统筹基金,一部分划入个人账户。划入个人账户的比例一般为用人单位缴费的 30% 左右,具体比例由统筹地区决定。

统筹基金设立起付标准和最高支付限额。起付标准原则上控制在当地职工年平均工资的 10% 左右,最高支付限额原则上控制在当地职工年平均工资的 4 倍左右。起付标准以下从个人账户中支付或个人自付。起付标准以上、最高限额以下的医疗费用,主要从统筹基金中支付,个人也要负担一定的比例。起付标准、最高支付限额及个人负担比例具体由统筹地区确定。

社会医疗保险经办机构负责基本医疗保险基金的筹集、管理和支付。基本医疗保险基金纳入财政专户管理,专款专用,不得挪用和挤占。劳动保障部门同卫生计生委、财政部等有关部门制定基本医疗保险的服务范围、标准和医药费用结算办法。各省、自治区和直辖市劳动保障部门根据国家规定,会同有关部门制定本地区相应的实施标准和办法。基本医疗保险实行定点医疗机构和定点药店管理。

(四)城镇居民基本医疗保险制度

2007年7月,国务院下发《关于开展城镇居民基本医疗保险试点的指导意见》,决定从2007年开展城镇居民基本医疗保险试点,2008年扩大试点,2009年试点城市达到80%,2010年在全国推开,逐步覆盖全体城镇非从业居民。

城镇居民基本医疗保险制度(urban residents basic medical insurance system)是指以政府为主导,以城镇居民家庭缴费为主,政府适度补助为辅的筹资方式,按照缴费标准和待遇水平相一致的原则,为城镇居民提供医疗需求的医疗保险制度。从狭义上是通过多渠道筹集资金和政府补助的方式为全体居民提供基本医疗费用补偿,用于弥补由于疾病原因造成的经济损失;广义上是通过利益再分配保障全体城镇居民的基本医疗需求,提供基本医疗服务和保障服务,达到提高国民健康素质、为社会经济发展提供安定的社会环境的目的。

城镇居民基本医疗保险以家庭缴费为主,政府给予适当补助。参保居民按规定缴纳基本医疗保险费,享受相应的医疗保险待遇,有条件的用人单位可以对职工家属参保费给予补助。国家对个人缴费和单位补助资金制定税收鼓励政策。2011年,全国大部分地区城镇居民基本医疗保险筹资额度以成年人每年个人缴纳110元,政府补助240元,筹资总额350元;未成年人个人缴纳40元,政府补助200元,筹资总额240元;其他低保对象、丧失劳动能力的重度残疾人、低收入家庭60岁以上老年人等困难居民,国家财政对个人缴纳部分给予进一步的补助。

城镇居民基本医疗保险基金重点用于参保居民的住院和门诊大病支出,有条件的地区可以逐步实行门诊医疗费用统筹。城镇居民基本医疗保险基金的使用坚持以收定支、收支平衡、略有结余的原则。各地区根据本地区经济发展水平和医疗消费水平,分别制定了适合自己的城镇居民医疗保险补偿办法。为不同级别的医疗机构设定不同的起付标准、共付比例(分段共付比例)和最高限额等。为切实提高基本医疗保险基金的使用效率,控制医疗费用的过快增长,2012年11月,我国人力资源和社会保障部、财政部和卫生部联合下发《关于开展基本医疗保险付费总额控制的意见》,逐步建立以保证质量、控制成本、规范诊疗行为为核心的医疗服务评价与监督体系,控制医疗费用过快增长,提升基本医疗保险保障绩效,更好地保障人民群众基本医疗权益,充分发挥基本医疗保险的保障力度和水平。

笔记

知识拓展

原国家卫生部关于开展基本医疗保险付费总额控制意见的主要内容（节选）

1. 加强和完善基金预算管理　完善基本医疗保险基金收支预算管理制度，在认真编制基本医疗保险收入预算的基础上进一步强化支出预算，并将基金预算管理和费用结算管理相结合，加强预算的执行力度。

2. 合理确定统筹地区总额控制目标　统筹地区要按照以收定支、收支平衡、略有结余的原则，以基本医疗保险年度基金预算为基础，在扣除参保单位和个人一次性预缴保费、统筹区域外就医、离休人员就医和定点零售药店支出等费用，并综合考虑各类支出风险的情况下，统筹考虑物价水平、参保人员医疗消费水平等因素，确定医疗保险基金向统筹区域内定点医疗机构支付的年度总额控制目标。

3. 细化分解总额控制指标　以近三年各定点医疗机构服务提供情况和实际医疗费用发生情况为基础，将统筹地区年度总额控制目标按照定点医疗机构不同级别、类别、定点服务范围、有效服务量以及承担的首诊、转诊任务等因素，并区分门诊、住院等费用进一步细化落实到各定点医疗机构。

4. 注重沟通与协商　统筹地区要遵循公开透明的原则，制定实施总额控制的程序和方法，并向社会公开。要建立医疗保险经办机构和定点医疗机构之间有效协商的机制，在分解地区总额控制目标时，应广泛征求定点医疗机构、相关行业协会和参保人员代表的意见。

5. 建立激励约束机制　按照"结余留用、超支分担"的原则，合理确定基本医疗保险基金和定点医疗机构对结余资金与超支费用的分担办法，充分调动定点医疗机构控制医疗费用的积极性。在保证医疗数量、质量和安全并加强考核的基础上，逐步形成费用超支由定点医疗机构合理分担，结余资金由定点医疗机构合理留用的机制。超过总额指标的医疗机构，应分析原因，改进管理，有针对性地提出整改意见。医疗保险经办机构可根据基金预算执行情况，对定点医疗机构因参保人员就医数量大幅增加等形成的合理超支给予补偿。

6. 纳入定点服务协议　要将总额控制管理内容纳入定点服务协议，并根据总额控制管理要求调整完善协议内容。要针对总额控制后可能出现的情况，逐步将次均费用、复诊率、住院率、人次人头比、参保人员负担水平、转诊转院率、手术率、择期手术率、重症患者比例等，纳入定点服务协议考核指标体系，并加强管理。

7. 完善费用结算管理　统筹地区医疗保险经办机构要将总额控制指标与具体付费方式和标准相结合，合理预留一定比例的质量保证金和年终清算资金后，将总额控制指标分解到各结算周期（原则上以月为周期），按照定点服务协议的约定按时足额结算，确保定点医疗机构医疗服务正常运行。

笔记

8. 强化医疗服务监管　统筹地区卫生、人力资源和社会保障等部门要针对实行总额控制后可能出现的推诿拒收患者、降低服务标准、虚报服务量等行为,加强对定点医疗机构医疗行为的监管。对于医疗服务数量或质量不符合要求的定点医疗机构,应按照协议约定适当扣减质量保证金。要完善医疗保险信息系统,畅通举报投诉渠道,明确监测指标,加强重点风险防范。

9. 推进付费方式改革　要在开展总额控制的同时,积极推进按人头、按病种等付费方式改革。要因地制宜选择与当地医疗保险和卫生管理现状相匹配的付费方式,不断提高医疗保险付费方式的科学性,提高基金绩效和管理效率。

(五) 新型农村合作医疗制度

我国农村合作医疗制度起源于 1938 年陕甘宁边区举办的"保健药社"和"卫生合作社"。我国历史上第一个正式确立的农村合作医疗制度框架是 1955 年前后的陕西省高平县"米山乡模式"。该模式的运行框架是"合医不合药",即生产合作社与社员共同出资建立医疗保健所;保健所日常运行费用由"合作社公益金的 15% 左右"、"社员每人每年 0.2 元"、"保健所经营药品收入"等三大来源分担。"赤脚医生"进行巡回医疗,送医送药上门,以预防为主,其报酬主要以记工分的形式给付。社员免费享受预防保健服务,看病只需要支付药费,没有挂号费、诊疗费等。1960 年 2 月,中共中央 70 号文件转发了卫生部的报告并要求各地参照执行,从此合作医疗成为我国农村卫生工作的一项基本制度。1976 年前后,我国农村合作医疗制度的发展达到顶峰,全国 90% 以上覆盖农村合作医疗制度,形成集预防、医疗和保健功能于一体的三级(县、乡、大队)医疗工作网络,被世界卫生组织誉为"以最少投入获得了最大健康收益"的"中国模式",并向发展中国家推广。但随着 1980 年开始的农村经济体制改革,农村集体经济的解体,农村合作医疗的覆盖率也迅速下降到 5%。1991 年,党中央和国务院再次肯定了农村合作医疗制度。2002 年 10 月,中共中央、国务院发布《关于进一步加强农村卫生工作的决定》,要求各级政府高度重视农村卫生工作,提出建立新型农村合作医疗制度和医疗救助制度,重点解决农民因患传染病、地方病等大病而出现的因病致贫、因病返贫问题。

2003 年 1 月 10 日,卫生部、财政部和农业部联合发出《关于建立新型农村合作医疗制度的意见》的文件,对建立新型农村合作医疗的工作进行了总体布局。从 2003 年开始,各省、自治区和直辖市选择 2~3 个县开始试点,2006 年后在全国全面推开。2011 年,全国参加新型农村合作医疗的人数为 8.32 亿人,参合率超过 97%;2011 年全年受益 13.15 亿人次。各级财政对新型农村合作医疗的补助标准提高到每人每年 200 元,每人每年筹资水平达到 300 元。2011 年,新型农村合作医疗政策范围内的住院费用报销比例提高到 70% 左右,最高支付限额提高到 5 万元。

新型农村合作医疗的特点有:政府引导,自愿参加,农民根据自己的意愿决定是否参加每年的新型农村合作医疗；以收定支，保障适度，既要保证新型农村合作医疗制度的持续有效发展，又使农民能够享受到最基本的医疗服务；以大病统筹为主，重点解决农民的大病、重病的医药费补偿。

第二节 社会医疗保险信息管理系统

一、社会医疗保险信息管理系统概述

（一）社会医疗保险信息的内涵

社会医疗保险信息是为识别参入社会医疗保险活动的各主体在医疗保险过程中发生的流程性、状态性和结果性的属性资料。具体包括：①社会医疗保险政策信息，如城镇职工基本医疗保险年缴费比例、城镇职工基本医疗保险月缴费额度、城镇居民基本医疗保险年筹资额度等；②社会医疗保险基本信息，包括城镇职工基本医疗保险经办机构、城镇居民基本医疗保险经办机构、城镇职工基本医疗保险定点医疗机构、城镇居民基本医疗保险定点医疗机构和辖区内参保单位、参保人员的基本情况等；③社会医疗保险业务信息，包括参保单位登记和申报、缴费核定、费用征集、个人账户管理、门诊住院补偿费用审核、补偿费用支付以及审核相关医疗服务信息；④社会医疗保险基金管理信息，包括基金收入、基金支出、基金结余、基金使用分布等信息；⑤社会医疗保险覆盖区内国民经济和社会发展情况。

（二）社会医疗保险信息的特点

社会医疗保险信息，除具有一般信息的准确性、及时性、适用性等特点外，还具有以下特点：

1. 综合性 社会医疗保险作为社会保障体系的重要组成部分，是对国民收入进行的分配和再分配，属于劳动力的生产费用和再生产费用。社会医疗保险信息是劳动生产力的状态、社会事业和国民经济发展以及社会稳定的综合反映，因而能综合体现国家的社会保障水平、居民的健康状况、社会事业和国民经济的运行情况和发展趋势。

2. 流动性 社会医疗保险信息是动态的，它与每一位社会劳动者和用人单位都有信息交换，而劳动者个人和用人单位经济状况及组织形式经常发生变动，由此产生的信息流动可以动态的反映居民的健康状况、劳动生产率状况、经济状况、卫生保健服务水平和基金使用效率等。

3. 随机性 由于参保人群个体的健康状况差异大，同时疾病风险将具有很大的不可避免性和不可预知性，导致社会医疗保险信息的随机性。

加强社会医疗保险信息管理系统的建设和管理，不仅有利于提高社会医疗保险自身工作效率的管理水平，也是保障国民经济健康发展和社会安定团结的需要。

（三）社会医疗保险信息管理系统的内涵

社会医疗保险信息管理系统（social health insurance information management

system）是指综合利用计算机技术、数据库技术、网络技术和数据通信技术对社会医疗保险信息进行采集、存储、处理、传输、展示和维护，从而为社会医疗保险提供全面的、自动化管理的信息系统。

社会医疗保险信息管理系统的使用和运行，为社会医疗保险的管理者提供高效的决策支持，为管理结构提供高效的管理手段，为定点医疗机构、定点药店和参保者提供便捷的信息服务。

建立社会医疗保险信息管理系统的意义在于：

1. 提高社会医疗保险业务操作效率和工作质量的需要　社会医疗保险业务政策性强、涉及面广、数据量大、信息管理工作繁重。每一笔医疗保险业务的办理，如参保者的审核登记、缴费、待遇、费用审核与支持等，都需要许多复杂的计算和重复性的劳动。依靠手工处理社会保险业务，很难确保高效率和高质量。社会医疗保险信息管理系统的建立和使用，可以一次输入数据，自动处理，数据共享，避免重复性的劳动，保证数据的正确性。计算机的高速度和准确性，也使得快速精确地查询各种社会医疗保险信息成为可能。同时，也有利于标准化和规范化管理，从而提高社会医疗保险工作的质量和效率。

2. 实施社会医疗保险科学化管理的需要　随着我国综合国力的逐渐增强，社会医疗保障水平也在逐步提高。随着我国新一轮医改政策的广泛实施，国家利民惠民措施不断推出。合理、有序、公平、高效地利用改革开放的成果，成为制定社会医疗保险筹资与补偿方案的主要出发点和立足点。可以充分发挥社会医疗保险信息管理系统近几年运行收集的筹资水平、补偿方案、基金分布、基金结余、疾病谱变化、医疗费用变化等数据，利用统计学方法和管理学手段科学合理的设计社会医疗保险的有关政策和规定，使参保者从社会医疗保险中获得更多的回报。

3. 规范供需双方医疗服务提供和利用行为的需要　社会医疗保险的广泛利用，一方面为卫生服务利用者分担了一部分医疗费用，提高了卫生服务利用者的支付能力，激发了卫生服务利用者对医疗服务利用的积极性和可得性；另一方面，因为医疗服务利用者的支付能力的提高，也促进了医疗服务提供者为医疗服务利用者提供更多更好的医疗服务的积极性，从而增加了一些不必要的医疗费用。社会医疗保险信息管理系统的使用，能够从医疗服务提供者和医疗服务利用者的行为上控制不合理医疗活动的发生，规范医疗服务提供者和医疗服务利用者合理用药，适当诊治。利用社会医疗保险系统能够准确、及时的发现医患双方的医疗保险费用不合理利用的行为，为控制医疗费用的过快增长起到一定的抑制作用。

4. 社会医疗保险制度发展完善的需要　随着社会基本医疗服务覆盖范围和需求人群的不断变化，社会医疗保险也应随之变革，以适应新时期社会经济发展的需要。通过城乡社会医疗保险信息管理系统的互联互通，实现跨地区跨城乡的社会医疗保险信息交换，促进新时期城乡一体化发展的进程，从而解决因城乡差异造成的患者就医补偿的不便。

二、社会医疗保险信息管理系统的组成

（一）社会医疗保险信息管理系统的结构

从信息管理系统的层面分析,构成社会医疗保险信息管理系统的要素有人、信息、数据、计算机及网络。

1. 社会医疗保险信息管理系统的逻辑结构 社会医疗保险信息管理系统从逻辑功能上分为用户层、信息层、软件层和物理层,体系结构如图11-1所示。

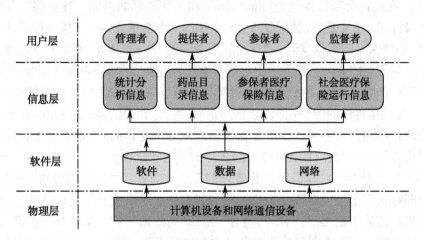

图 11-1 社会医疗保险信息管理系统的逻辑构成

用户层主要包括社会医疗保险信息管理系统的社会医疗保险管理者、医疗服务提供者、社会医疗参保者、社会医疗保险监管者等。信息层主要包括用户层在利用社会医疗保险信息管理系统时分别使用的各类信息。社会医疗保险管理者使用较为宏观的社会医疗保险的统计分析信息,以对社会医疗保险作出宏观的决策;医疗服务提供者利用社会医疗保险信息管理系统提供的药品目录和医疗项目目录来规范医疗服务提供者和利用者的医疗行为;社会医疗保险监管者利用社会医疗保险管理信息系统提供的信息来监督管理与社会医疗保险相关的各方,监督社会医疗保险各参与方的行为,以保证社会医疗保险持续健康的发展。技术层主要是指社会医疗保险各类政策在社会医疗保险信息管理系统中的技术实现,包括参保筹资额度、医疗保险水平、医疗项目保险范围、中药西药报销品种等政策层面的技术实现,还包括计算机软件技术、网络通信技术和数据库技术等在构建社会医疗保险信息管理系统过程中的应用和实现。物理层是指社会医疗保险信息管理系统使用的计算机硬件,包括社会医疗保险中心的中心服务器、交换机、路由器、网络通信设备等,还包括医疗机构的各类终端等。

2. 社会医疗保险信息管理系统的功能结构 根据社会医疗保险信息管理系统业务功能的不同,可以将其分为宏观决策系统、统计分析系统、业务运行系统、监督管理系统等功能模块,如图11-2所示。

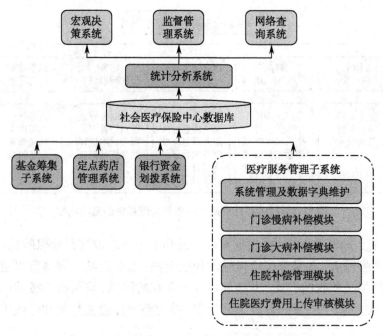

图 11-2　社会医疗保险信息管理系统的功能构成

宏观决策系统是指根据社会医疗保险信息管理系统的运行和数据统计、分析、汇总，来决策下一阶段政策层面的一些运行参数，包括人群筹资水平、门诊统筹标准、慢性病补偿比例、住院补偿标准等政策的重新规划。统计分析系统是通过对社会医疗保险运行的数据库进行分析，获得便于决策者使用的信息。业务运行系统包括基金筹集管理子系统、医疗机构管理子系统、定点药店管理子系统、银行资金划拨子系统、社保中心监管子系统等。医疗机构管理子系统包括门诊药物补偿管理、门诊慢性病补偿管理、住院补偿管理等模块。监督管理系统是由统筹地区社保中心来监管各医疗机构基金使用情况、医生诊疗行为、患者就医行为、社保基金支付额度等工作的子系统。

（二）社会医疗保险信息管理系统的组成及其功能

1. 社会医疗保险中心信息管理子系统　社会医疗保险中心信息管理子系统是整个系统的核心部分，它除了本身的系统功能之外，还具有对其他系统的调节控制功能。该系统的功能包括系统管理、基础信息管理、信息审计、基金管理、网络通信管理、IC 卡管理、查询检索和统计报表等，如图 11-3 所示。系统管理主要是对本系统的使用权限进行管理，设定用户名和密码，以及各个用户对本系统的使用权限和数据访问的深度级别。还包括社会医疗保险各类政策参数的设置、数据字典的建立和维护、联入社会医疗保险中心各个医疗机构和定点药店各类参数的建立和维护。

（1）医疗保险基金信息管理系统：其主要功能是为医疗保险管理决策者及基金管理人员提供有关医疗保险基金测算、筹集、分配、支付及投资过程中产生的信息，以便管理社会医疗保险基金的缴纳、筹集和使用等。由以下几个模块组成：

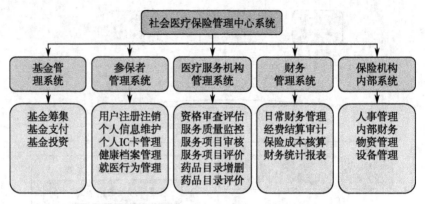

图 11-3 社会医疗保险中心信息管理系统的系统构成

1）基金筹集管理模块：根据实际情况和有关要求测算医疗保险总额，并计算出每个参保人、参保单位应缴纳的保险金额；及时反映不同筹资渠道保险金额的筹集情况和收缴方式、方法和步骤中存在的问题；将保险费按照一定的分配原则，划分到个人及统筹基金账户中，并对整个保险费筹集和分配工作进行监管评价。

2）基金支付管理模块：按医疗保险有关规定和要求，对每项医疗经费进行采集核查，按一定类别将经费进行汇总，向医疗服务提供单位支付费用，并对整个支付过程进行监控管理。

3）基金投资管理模块：根据国家对社会医疗保险基金管理的有关规定，对沉淀的保险金的投资取向进行预测和提出方案，并对所投资项目进行管理，对投资效益进行综合评价。

（2）参保者信息管理系统：其主要功能是采录及提供参保人及参保单位的基本信息，对参保人的健康患病情况进行详细记录。其功能由以下几个模块组成：

1）注册管理模块：对投保人及单位的资格进行核查，对合格的投保人及单位给予注册，并将个人及单位一般特征信息进行登记。

2）健康档案管理模块：收集参保人健康状况资料，特别是疾病发生及治疗情况；收集各地区、各类人群健康和患病情况，分析疾病发生的规律；收集各医疗服务机构医疗服务项目的费用情况及患者服务利用情况，为医疗服务机构调整医疗服务项目提供数据支持，也为调整参保者筹资水平提供科学参考。

3）就医行为管理模块：对参保者就医行为、投保单位及个人就医过程中与医疗保险相关的各种活动进行监控和管理。例如，审核医疗服务提供者的诊疗是否符合诊治规定、参保者转诊是否符合政策规定等。

4）个人 IC 卡管理模块：完成参保人员 IC 卡的发行、挂失、冻结、刷新等处理。

（3）医疗服务机构信息管理系统：其主要功能是收集医疗服务机构的规模、服务水平及质量管理等方面的信息，并进行分析评价，为资格审查及定点医疗机构的确定提供依据；对医疗保险服务提供单位的服务质量进行评价；对服务机构各项服务项目及经费进行核查审计等。

1）医疗服务机构资格审查模块：对申请提供医疗保险服务的医疗卫生服务机构进行资格审查，确定新的医疗保险服务特约机构；对原有的医疗卫生服务机构进行定期的检查审核。

2）医疗服务机构服务质量监控模块：收集医疗服务质量的各种信息资料，进行分析，发现问题；对照医疗保险服务质量的要求，对各项服务质量进行评价，发现服务质量问题产生的原因，提出控制质量的方法和措施，按照各项规定及法律要求，处理好各方面的问题。

3）药品和服务项目监控模块：根据各级卫生主管部门下达的药品和医疗项目的社会医疗保险目录，对患者产生医疗费用的药品和医疗服务项目进行核查，看是否有医疗服务提供者违规使用了不在社会医疗保险范围的药品和检查项目，对违反规定的医疗从业者提出惩罚措施；对超出社会医疗保险药品和医疗服务项目目录的医疗费用，社会医疗保险管理中心经核准后不予补偿。

（4）财务信息管理系统：其主要功能是为医疗保险管理机构提供有关财务管理信息，准确了解医疗保险经费流动情况、个人账户及社会统筹基金账户资金变动情况、医疗保险成本及效益情况，以及对医疗保险经费运行的审计和监督情况。

1）日常财务管理模块：包括个人及单位保险费用缴纳、社会医疗保险基金分配和参保患者的医疗费用补偿支付等；个人账户和统筹基金账户费用划入、支出、利息计算及查询；投资经费及收支账目管理等。

2）财务经费分析模块：对医疗保险的运行成本进行计算，作出成本效益分析，为建立科学高效的运行机制打下基础；分析各项保险服务及病种费用，为有效控制保险金使用提供依据；通过对各种影响保险费用使用的因素的分析，对保险费用的变化情况进行科学预测，更准确地实现社会医疗保险基金的筹集与补偿。

3）财务监督控制模块：对社会医疗保险管理活动中的各种经费收支及运营情况进行检查、评价、保证各项制度的正常运行，以及财务往来的准确性，保护参保人利益。

（5）社会医疗保险机构内部信息管理系统：其主要功能是为医疗保险管理机构提供内部人、财、物等方面的信息，以保证社会医疗保险管理工作的顺利进行。

1）人事管理模块：建立职工档案，收集管理人员的基本信息，包括学历、业务水平、政治面貌、工资级别、健康情况及家庭情况等；对职工的业务能力和综合素质进行考核和评价，根据实际工作需要制订科学的用人计划，实现人尽其才。

2）内部财务管理模块：社会医疗保险管理中心的物资设备费用支付管理，各种管理经费审计信息的收集及处理。

3）物资设备管理模块：社会医疗保险管理中心使用的各种计算机设备、网络通信设备及其他保障社会医疗保险信息管理系统正常运行的各种电器设备、房屋设施等的管理。

4）各项管理工作监管模块：对社会医疗保险各项具体工作和环节进行监控管理，一方面减少工作失误，避免基金运行的人为损失；另一方面也规范社会医疗保险管理从业人员的行为，从制度上避免社会医疗保险基金不合规定的支出和滥用。

2. 医疗服务管理子系统 医疗服务管理子系统是指对定点医疗机构包括定点医院、定点药店管理的信息子系统，它是社会医疗保险基本信息的重要采集点，是社会医疗保险信息管理系统的终端应用者。

（1）医疗服务管理子系统的分类：根据定点医疗机构的规模和承担的社会医疗保险服务水平，医疗服务管理子系统一般分为综合定点医疗机构、门诊定点医疗机构和定点药店。

综合定点医疗机构可以向统筹地区内的参保职工提供门诊、住院、转诊和规定的可由统筹基金支付的门诊部分病种的医疗服务；门诊定点医疗机构只承担统筹区内参保者的门诊医疗服务；定点药店提供由定点医疗机构出具处方或外配药品的服务。

（2）医疗服务管理子系统各功能模块介绍

1）系统管理模块：其主要功能包括操作员授权和系统配置。授权对象分为超级用户和一般用户。超级用户拥有对全员系统的管理权，具有分配、修改一般用户和组的权限。一般用户只能对自己的口令进行更改。在系统配置中，分为医院基础信息维护、门诊系统设置和住院运行参数设置等。医院基础信息维护包括医院的基础信息建立、修改、查询；医院科室设置、床位编制、病区划分；医师、护士姓名；特种处方使用权限等。

2）数据字典维护模块：其主要功能是用于维护门诊收费及住院收费系统的标准编码库。包括西药药品库、中药药品库、检查诊疗项目库、服务设施库、疾病分类库、手术编码库、病理编码库等。药品库的建立和维护要严格按照《基本医疗保险药品目录》执行。检查诊疗项目库和服务设施库按照基本医疗保险诊疗项目及基本医疗保险服务设施和支付标准的规定来建立和维护。疾病分类库和手术、病理等的编码库，按照世界卫生组织颁布的 ICD-10 各标准库编码及维护。标准的数据库由社会医疗保险管理中心制定，医院不能修改。

3）医疗服务机构日常业务管理模块：医疗服务机构日常业务管理模块主要由 HIS 来完成，涉及社会医疗保险的有关事项，建立相应的软件接口来处理。首先是社会医疗保险信息管理系统与 HIS 的网络互联。医疗机构根据实际情况，选择合适的数据通信方式建立两个系统之间的信息互联，以实现两者信息的实时交换；第二是实现社会医疗保险机构与医疗服务机构之间账目的上传下载、审核结算、清单打印等功能；第三是实现统计分析功能，由医疗服务机构对本机构以一月、一季度、半年、一年等为单位进行统计汇总，社会医疗保险管理中心定期对汇总的数据进行审核批复。

4）门诊慢性病、大病补偿模块：参加社会医疗保险者有罹患重病或慢性特殊性疾病，不需要住院治疗，但需要经常定期在门诊就医购药，承担着较重的经济负担。为解决这些患重病或慢性病参保者的门诊医疗问题，社会医疗保险专门划拨出一部分基金来补偿门诊大病的医疗费用。在社会医疗保险医疗服务信息管理系统中可以直接实现这一补偿。

5）住院补偿模块：参保者住院补偿是社会医疗保险在医疗服务信息管理子系统的重点部分。患者在医疗服务机构住院发生的医疗服务费和医药费用等，由医院的医院管理系统采集后实时上传到社会医疗保险管理中心子系统，社会医疗保险管理中心的管理人员对上传的数据进行审核，根据政策实施统筹基金支付、医疗救助支付等补偿方式，患者仅支付自付部分即可。表 11-1 是某市一家医院住院患者的城镇居民基本医疗保险统筹经费结算单。

表 11-1　A 市城镇居民基本医疗保险统筹经费结算单

医院名称（印章）：A 市人民医院

科室名称：** 外科　　　　　　　　　　　　　　　　　住院号：IP009**34-001

姓　名	张**	医疗号码	37**861942****2368		性别	女
待遇人员类别	老年居民	本次住院共结算 1 次				
医疗方式	住院	接诊方式	新发生		治疗效果	治愈
病　种	** 手术	住院日期	2012.11.07		出院日期	2012.11.24

结算项目	全额统筹	部分统筹费用			全额自费	合计
		合计	统筹部分	自负部分		
西药	559.20	4422.77	4068.91	353.86		4981.97
中草药						
中成药						
复合制剂		170.94	157.26	13.68		170.94
检查检验	4177.00	1178.00	1060.20	117.80	150.00	5505.00
治疗	4587.00	180.00	162.00	18.00	290.00	5057.00
材料费	1058.65	5332.40	4799.16	533.24	1534.48	7925.53
服务及设施	947.00					747.00
合计	11 328.85	11 284.11	10 247.53	1036.58	1974.48	24 587.44

个人先自负金额	基本统筹范围金额		起付标准	个人按比例自付额		基本统筹支付额
3011.06	21 576.38		700.00	8976.84		11 899.54

居民大病补偿			个人按比例自负		大病补偿金额	
患者统筹总金额	11 899.54		暂缓支付		医院收患者总金额	12 687.90
医院垫付统筹金额	壹万壹仟捌佰玖拾玖元伍角肆分					11 899.54
医疗费总计	贰万肆仟伍佰捌拾柒元肆角肆分					24 587.44

审核情况：

1. 扣除不符合规定的收据　张，总金额　元。

审核人：

年　月　日

3. 社会医疗保险信息社会化服务子系统　随着互联网的高速发展，信息服务已经打破了单个系统的壁垒，能够实 现跨时空的互联互通。社会医疗保险信息也以国际互联网为平台，实现了网上参保申报、信息查询等。

各级社会医疗保险管理部门都建立了服务网站，通过互联网开展网络式服

笔记

务。通过网络实现社会医疗保险申报、缴费、支付、查询等服务。通过社会医疗保险网站不仅可以查询到社会医疗保险的政策法规和各类账户信息,还可以查询个人缴费情况、个人账户累积情况等,如图11-4和图11-5所示。

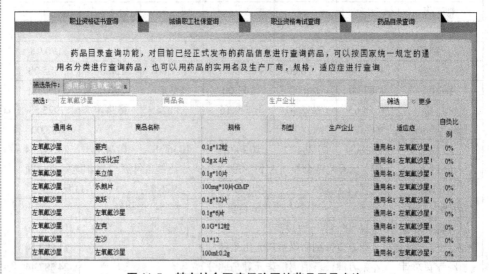

图 11-4　某市社会医疗保险网站个人信息查询

图 11-5　某市社会医疗保险网站药品目录查询

第三节　新型农村合作医疗信息管理系统

一、新型农村合作医疗信息管理系统概述

(一)新型农村合作医疗制度概述

2003 年,国务院办公厅转发卫生部、财政部和农业部联合发出的《关于建立

笔记

新型合作医疗制度意见的通知》（国办 [2003]3 号）中指出，新型农村合作医疗制度（new rural cooperative medical system，NRCMS）是由政府组织、引导、支持，农民自愿参加，个人、集体和政府多方筹资，以大病统筹为主的农民医疗互助互济制度。国务院办公厅转发卫生部等部门《关于进一步做好新型农村合作医疗试点工作指导意见的通知》（国办 [2004]3 号）归纳了我国新型农村合作医疗制度（以下简称新农合）的框架和特征。

1. 新农合的功能和目标　中共中央、国务院将新农合的目标定位于为农民提供基本的医疗卫生保障，在农村重建合作医疗制度，缓解广大农民的"因病致贫、因病返贫"问题，减轻农民因疾病带来的经济负担，提高农民的健康水平。

2. 新农合的实施框架　新农合制度由中央政府和地方政府主导。中央政府对新农合的原则、组织管理、筹资、资金管理、服务管理和组织实施都做出了明确的规定；省级、县级人民政府制定具体的管理办法，从制度上保证了新农合制度的实施框架。

3. 新农合的资金来源　新农合制度规定，各级政府提供的资金补助占到新农合基金的 2/3。2006 年新农合实施以来，中央政府给每个农民拨款每人每年 20 元，省市的综合财政拨款每人每年 20 元，农民个人筹资每人每年 20 元；2008 年，各级财政对参合农民的补助标准提高到每人每年 80 元，农民自己缴纳 20 元，总筹资水平达到 100 元；2011 年，各级政府对参合农民的补助标准提高到 200 元，农民自己缴纳 100 元，总筹资水平上升到每人每年 300 元。随着人均筹资额度逐年提高，各统筹单位的新农合基金总额逐年增加，参合农民受益面也逐渐扩大，受益水平不断提高。

4. 新农合的实施原则　新农合制度以大病统筹为主，坚持以收定支、收支平衡的原则，强调农民自愿参加、多方筹资的宗旨。新农合基金主要补助参合农民的大额医疗费用和住院医疗费用，帮助农民分担由大病带来的经济损失。在大病统筹的基础上，有条件的地方可以实行大额医疗费用补偿与小额医疗费用补助相结合的办法，以实现既提高农民的抗风险能力又兼顾农民的受益面。新农合的以收定支、收支平衡的原则，既保证新农合制度持续有效运行，又使农民能够享有最基本的医疗服务。新农合强调自愿参加是指农民以家庭为单位自愿参加新农合，遵守有关规定，按时足额缴纳合作医疗经费，只有农民缴纳了个人筹资费用，各级政府才按照筹资人数拨付政府补助资金。

5. 新农合的组织机构及其功能　全国各省、市卫生行政主管部门内设新农合经办机构，主管本辖区内的新农合工作，负责培训管理人员；制定新农合基线调查方案、统筹补偿方案的基本框架和推荐方案，指导各县、市、区制定新农合实施方案，并对实施方案进行审查；制定新农合定点医疗机构管理办法、新农合基本药物目录和诊疗项目目录等规章制度；检查督导和规范新农合制度的实施；及时研究解决新农合运行中出现的问题；收集、汇总、统计、分析新农合信息并及时上报。

新农合县(市、区)经办机构归县级卫生行政部门管理,主管本辖区内的新农合工作,负责按照新农合基金管理和会计核算办法管理和使用基金;审核并补偿参合农民的医疗费用;审批参合农民医疗转诊;检查、监督定点医疗机构的服务行为和执行新农合管理制度,包括医疗行为、服务质量、医疗收费、药品价格、补偿程序、补偿兑现等;定期向社会公示新农合基金收支和使用情况;收集、汇总、统计、分析新农合信息;按规定填报各种统计报表并及时上报;参与新农合补偿方案的测算、制定和调整工作。

新农合县(市、区)的乡级经办机构负责建立参合农民的医疗费用补偿台账;按规定审核并补偿参合农民的医疗费用,汇总、上报乡村两级定点医疗机构医疗费用补偿情况;检查、监督乡村两级定点医疗机构的服务行为和执行新农合管理制度情况;调查处理新农合工作中发生的违规行为;协助开展新农合宣传动员和农民参合资金的收缴工作。

(二) 新型农村合作医疗信息管理系统概述

新型农村合作医疗信息管理系统(management information system of new rural cooperative medical system, NRCMS MIS)是指利用计算机、网络通信和数据库等技术,对新农合运行中的信息进行采集、传输、存储、处理、发布,从而为新农合提供全面的、自动化管理的信息系统。建立新农合信息管理系统,实现了新农合业务管理的数字化、信息化和科学化,提高新农合工作效率和服务水平,有利于新农合健康可持续发展。

建立新农合信息管理系统的意义在于:

1. 实现新农合可持续发展的需要 随着新农合覆盖地域的扩大,参加农民人数的增加,新农合管理环节涉及省、市、县各级政府、财政、卫生、各级各类医疗卫生机构及农民个人等多个方面,监督管理要求高、范围广,工作量巨大,必须充分利用现代科技手段和信息技术解决传统手工管理的种种弊端,逐步建立起具有统一规范和标准,适合各地实际的新农合信息管理系统,更好地为广大农民和各级政府及部门提供快捷、准确、全面的信息,为农村合作医疗管理决策提供服务。

2. 实现新农合高效管理的需要 卫生部、国家发改委和财政部等七部委联合下发的《关于加快推进新型农村合作医疗试点工作的通知》(卫农卫发 [2006]13 号)明确提出:"要加快合作医疗信息化建设,逐步实现网上审核报销、监管和信息传输,加强规范管理"。《卫生部关于新型农村合作医疗信息系统建设的指导意见》(卫农卫发 [2006]453 号)对建立健全新农合信息系统作了总体规划和部署,要求立足于规范管理、提高效率和农民方便受益,在 2~3 年内建立起与新农合制度发展相适应,与建设中的国家卫生信息系统相衔接,较为完备和高效的新农合信息系统,在各级新农合管理部门、经办机构、定点医疗机构以及其他部门之间建立计算机网络联接,实现新农合业务管理的数字化、信息化和科学化,提高新农合工作效率和服务水平的建设目标。

3. 实现新农合公平、公正、公开发展的需要 根据新农合基金筹资和补偿的特点,做到以收定支、收支平衡的原则,要求新农合基金取之于民、用之于民。

笔记

通过新农合信息管理系统,既可以杜绝新农合管理者不合理利用新农合基金,也可以防止新农合基金的过度补偿造成基金不足,还可以避免补偿水平不高造成基金结余过多,影响参合农民的受益面。新农合信息管理系统可以方便地将各地一段时间的门诊住院补偿信息实时发布到网络上,以方便新农合各利益主体的监管监督。

二、新型农村合作医疗信息管理系统的组成

(一)新农合信息管理系统的业务流程

新农合信息管理系统以新农合的组织结构和工作流程为基础,产生以下业务流程,如图 11-6 所示。

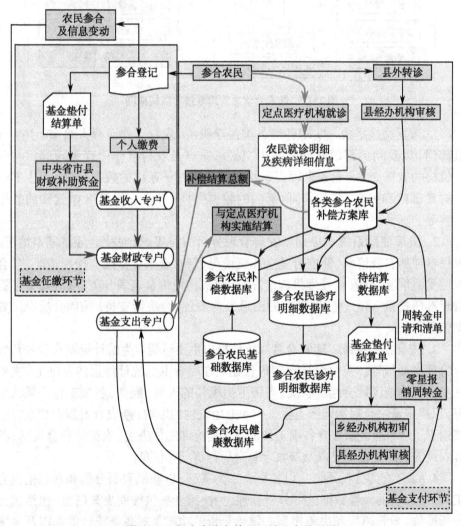

图 11-6　新农合信息管理系统业务流程图

(二)新农合信息管理系统功能构成

新农合业务管理系统包括农民参合管理、补偿管理、基金管理、会计核算管理、新农合基线调查、基层单位管理等,如图 11-7 所示。

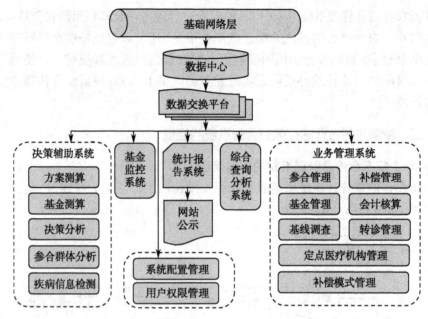

图 11-7　新农合信息管理系统功能构成图

1. 数据交换平台　实现各级各类医疗机构、农村合作医疗办公室、卫生行政部门,以及相关部门之间的数据交换。重点是农村合作医疗管理部门与医疗机构的数据交换、业务管理子系统与门户网站子系统的数据交换、卫生部门与财政部门和民政部门等其他部门的数据交换、参合农民跨区域就诊的数据交换等。

2. 决策辅助系统　根据新农合管理分析的需要,针对社会经济基本情况、农民参加新农合情况、新农合基金筹资情况、新农合基金分配与使用情况、参合农民受益情况、新农合管理机构情况、医疗机构评价及疾病分类分析等,为各级管理部门提供方便、直观、形象的图形展现平台,为决策支持、辅助分析提供数据依据。

3. 统计报告系统　新农合常规统计报告主要包括卫生统计定期报告和新农合管理定期报告。卫生统计定期报告建立在综合卫生统计年报的基础上,主要用于了解本地区社会经济状况、各级卫生机构的人员、经费、各项工作开展状况等,以确定新农合对本地区卫生工作和卫生机构的影响;新农合管理定期报告主要用于了解本地区新农合各项工作的开展情况和总体进度、农民的参合情况、参合农民的实际受益情况以及新农合基金运行情况等信息。

4. 综合查询分析系统　以数据仓库为基础,以联机数据分析和数据挖掘为工具,对已有的大量数据进行分析处理,为决策者提供辅助决策信息,包括统计分析模块、政策模拟和决策模型。统计分析的功能是对各类统计信息以及采集的明细进行加工、提炼和分析,为新农合政策的制定提供依据;政策模拟通过模拟不同政策的执行效果,为新农合政策的制定和调整提供模拟效果;决策模型将新农合各主要环节、因素间的关系量化,可直接为重大问题的决策提供技术支持。

三、新型农村合作医疗信息管理系统业务管理系统的功能

新农合信息管理系统中的业务管理系统是本系统的核心部分。新农合业务管理系统贯穿新农合经办机构、定点医疗机构、政府财政部门等。

（一）系统用户权限划分

1. 省级管理机构用户　在业务管理部分具有药品、诊疗目录维护，分配下级新农合管理权限，制定统一政策，监督和管理下级新农合运行情况，查询全省业务汇总或明细数据等权限。

2. 地市级管理机构用户　在业务管理部分具有分配下级新农合管理权限，制定本地政策，监督和管理下级新农合运行情况，查询本地业务汇总或明细数据等权限。

3. 县级管理机构用户　县级农合办是具体的新农合管理机构，具有对乡镇基层经办机构及定点医疗机构的过程管理和监督工作，进行数据交换。主要应包括配置维护、权限管理、参合管理、补偿管理、基金管理、会计核算、数据管理、统计查询、年终结算等。各县通过系统自行维护当地新农合药品信息、诊疗项目信息、疾病信息及医疗机构信息，在系统中设置缴费标准、家庭账户比例、补偿比例等系统参数信息。监督所辖乡镇合作医疗基本数据的采集和汇总工作，以完成新农合参合人员基本信息、门诊年补偿、住院补偿数据的采集，做好转诊、补偿、审核和基金运行管理等。

4. 乡镇经办机构用户　乡镇级农合办是具体经办机构，主要完成乡镇辖区内参合人员信息管理、补偿数据的审核等业务。

5. 定点医疗机构用户　通过新农合应用系统提供的与医疗机构信息系统的外部接口进行无缝连接或通过新农合应用系统定点医疗机构模块完成参合人员就诊费用的实时补偿。

（二）系统运行设置

1. 系统配置维护

（1）初始化参数：包括系统基本参数、基金参数和补偿参数等进行设置。

1）基本参数：根据县（新农合基本统筹地区）相关政策对县基本信息及管理模式进行设置，包括药品、诊疗项目报销比例、限价管理、病种目录等基本参数设置，如图11-8所示。

2）基金参数：根据试点县基金的筹集和划分模式进行设置，包括个人缴费额度、家庭账户划账比例、中央及地方补助标准及划入风险基金等参数的设置。

3）补偿参数：根据试点县的补偿政策对门诊及住院的补偿参数进行设置，包括门诊补偿、慢性病补偿、住院补偿、医疗费用明细录入形式、住院转诊逐级审核控制及起付线和封顶线的设置等。其中行政区划信息包括省、地、县、乡、村和组六级设置，其中省、地、县三级编码维护。医疗机构信息包括医疗机构级别、隶属属性、负责人、联系方式等。

（2）补偿政策参数信息：包括各种补偿模式参数。

1）疾病信息：包括ICD编码和根据管理模式划定疾病的主要类别及补偿政策等。

笔记

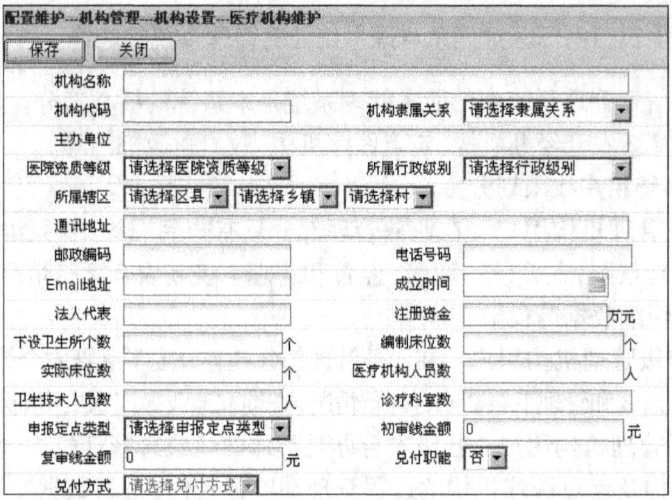

配置维护---机构管理---机构设置---医疗机构维护

| 保存 | 关闭 |

机构名称 [　　　　　　　]
机构代码 [　　　　] 机构隶属关系 [请选择隶属关系 ▼]
主办单位 [　　　　　　　]
医院资质等级 [请选择医院资质等级 ▼] 所属行政级别 [请选择行政级别 ▼]
所属辖区 [请选择区县 ▼] [请选择乡镇 ▼] [请选择村 ▼]
通讯地址 [　　　　　　　]
邮政编码 [　　　] 电话号码 [　　　]
Email地址 [　　　] 成立时间 [　　　📅]
法人代表 [　　　] 注册资金 [　　　] 万元
下设卫生所个数 [　　　] 个 编制床位数 [　　　] 个
实际床位数 [　　　] 个 医疗机构人员数 [　　　] 人
卫生技术人员数 [　　　] 人 诊疗科室数 [　　　]
申报定点类型 [请选择申报定点类型 ▼] 初审线金额 [0] 元
复审线金额 [0] 元 兑付职能 [否 ▼]
兑付方式 [请选择兑付方式 ▼]

图 11-8　系统配置

2）医疗项目目录：包括药品目录和诊疗目录管理，及其限价管理，其中诊疗目录和医疗机构相应设施相关。

新农合信息管理系统中用到的数据代码完全按照《新型农村合作医疗信息系统基本规范》进行设置，并可以进行添加和修改，确保系统数据的规范性，以便交换与共享。

2. 权限管理

（1）用户组及权限设置：根据管理业务流程所涉及的不同职能部门及岗位，设置不同的工作用户组，并赋予不同的操作权限。

（2）用户及权限设置：针对应用系统登录信息的设置，和某一特定用户的特殊权限进行设置。

（3）密码设置：修改登录用户的密码。

（三）新农合信息管理系统业务功能

1. 参合管理　农民基本信息：包括户主、家庭成员等基本信息。参合登记：根据农民基本信息，进行参合信息的登记。证卡管理：对参合农民的医疗证卡进行开户、挂失、解除挂失、冻结、解除冻结等管理。家庭账户管理：对设置家庭账户的试点县进行家庭账户的划入及使用的管理。参合转移：在特定时段对变动信息进行处理，包括家庭合并、分离、本地转移、外地转移等管理。预存款管理：按照不同的缴费模式，包括缴费标准、缴费方式等，系统对农民的缴费信息进行存储，对资助的对象及资助金额等信息进行录入，并根据缴费的资金来源进行分配。参合农民健康档案：对参合农民的就诊和补偿信息记录，根据参合农民的基本信息和参合信息进行查询。

2. 基金管理　基金收入：按照基金筹集方案，根据参合农民基金征缴情况，对各级基金补助到位情况进行录入登记及相应财务业务处理。基金支出：按照基金补偿对应的支出账户，在基金拨付申请及审核过程中，生成资金支出信息，并通过相应财务业务处理流程，生成财务信息和基金支出信息。基金预拨管理：根据县乡基金使用计划和预拨申请，对基金进行预拨。基金支付申请：根据审

416

核通过的补偿信息基金支付申请,根据体现基金拨付的金额、医疗费用发生所在地、人次、票据数量等信息,打印基金拨付申请单,下达相应部门。基金分配:根据参合农民情况和基金筹集方案,对各级基金补助金额和基金账户进行预算分配和实际分配。基金账户查询:对基金的组成账户进行实时动态查询。

3. **补偿管理**　门诊补偿信息采集:包括门诊补偿登记、门诊费用明细录入、门诊费用类别录入、门诊补偿结算并生成打印门诊补偿结算单据等。门诊补偿审核:合管办审核人员完成门诊补偿信息的初审、复审,如图11-9所示。住院补偿信息采集:包括住院补偿登记、住院费用明细录入、住院费用类别录入、住院补偿结算并生成打印住院补偿结算单据等,如图11-10所示。住院补偿审核:合管办审核人员完成住院补偿信息的初审、复审。

结算管理--门诊结算管理--门诊结算单管理--结算补偿单审核

[结算扣付] [关闭]

姓名	王	医疗证号	15300	证编号		年龄	35
性别	男性	身份证号		户主姓名	王	户属性	一般农户
与户主关系	子	就诊医院	:中医院	诊断名称	感冒	家庭参合人口数	5
家庭账户余额	20	本年度家庭门诊补偿次数	5	本年度家庭门诊补偿金额	90.06	本年门诊补偿次数	1
本年门诊已补偿金额	30.6	家庭住址	湖南省桃江县桃花江镇花果山黄金塘村黄金塘组			本次补偿金额	30.6
初审增减金额	0	初审增减原因					
复审增减金额	0	复审增减原因					
扣付金额	0						
扣付原因							

费用分类信息

	西药费	中药费	诊疗费	检查费	化验费	手术费	床位费	护理费	其他
总费用	63	0.00	0.00	0.00	0.00	120	0.00	0.00	0.00
自付费用	62.68	0.00	0.00	0.00	0.00	118.8	0.00	0.00	0.00
可报费用	0.32	0.00	0.00	0.00	0.00	1.2	0.00	0.00	0.00

费用明细信息

序号	名称	类别	规格	单位	数量	单价	比例	金额	是否保内	可报金额	日期
1	维生素C	西药费	1*1		1	12	1	12	是	12	2008-11-18
2	维生素E	西药费	1*1		1	21	1	21	是	21	2008-11-18
3	万氏牛黄清心浓缩丸	西药费	1*1		1	30	0	30	否		2008-11-18
4	萎缩性鼻炎鼻腔缩窄术	手术费	1*1	次	1	120	1	120	是	120	2008-11-18

图11-9　门诊补偿审核单

4. **转诊管理**　包括转诊登记、审批、转诊接收、二次补偿登记、二次补偿支付等。同时,应完成参合登记地与就诊所在地的基础信息和就诊信息交换。

5. **体检补偿管理**　根据试点县对体检补偿条件的政策,对需要进行体检的参合人员进行登记和补偿支付。

6. **补偿模式和方案管理**　通常情况下,新农合的补偿采用项目付费制、服务单元付费制、单病种付费制和总额预付制的单一或混合付费办法。项目付费制:根据参合人员就诊实际发生的费用项目,按照补偿政策进行费用结算。服务单元付费制:根据参合人员就诊发生的服务单元及其单元付费标准,按照补偿政策进行费用结算。单病种付费制:根据参合人员所患疾病病种及其付费标准,按照补偿政策进行费用结算,主要用于住院费用补偿。总额预付制:根据定点医疗机构服务能力和服务半径,结合工作量、收费标准和基金支付能力,进行总额预付和定期结算制的一种付费方式,通常情况下,需要一定周期和数量的信息存积,以及科学的测算算法。根据目前新农合基金运行和信息化管理程度,一般以前三种付费方式为主。

笔记

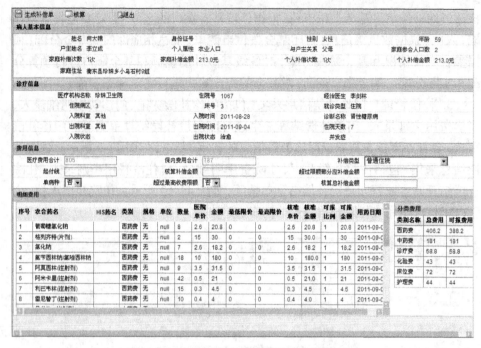

图 11-10　新农合信息管理系统住院补偿详单

知识拓展

湖北省宜都市新农合住院医疗费补偿方案(节选)

一、起付线设置

采取梯级设立方式,即不同级别或同级不同费用水平的定点医疗机构设置不同的住院补偿起付线:

1. 乡镇卫生院及市辖其他一级医院100元。

2. 市级B类二级医院市二医院、市妇幼保健院200元。

3. 市级A类二级医院500元。

4. 宜昌市三级医院住院补偿起付线暂定800元。

5. 湖北省三级医院住院补偿起付线暂定1200元。

6. 在其他非定点医疗机构住院或未按规定程序转诊自行外出住院的,其起付线在同类级医疗机构标准的基础上增加200元。

二、封顶线设置

封顶线标准为10万元,即新型农村合作医疗基金为每人在1年内累计补偿的住院医疗费总额不超过10万元。

三、补偿比例设置

参合农民每次住院的医疗费用在起付线以下时由个人负担,起付线以上属新农合补偿范围内的部分从新型农村合作医疗住院统筹基金中予以补偿。

1. 本市内一级医院

（1）在乡镇卫生院等一级定点医疗机构诊治属新农合可补偿范围内的住院费用，起付线以上的部分，按85%补偿比例予以补偿。

（2）在市辖其他一级定点医疗机构诊治属新农合可补偿范围内的住院费用，起付线以上的部分，按80%补偿比例予以补偿。

2. 本市内二级医院

（1）在宜都市医院诊治属新农合可补偿范围内的住院费用，起付线以上的部分，按65%补偿比例予以补偿。

（2）在宜都市中医院诊治属新农合可补偿范围内的住院费用，属起付线以上的部分，按70%补偿比例予以补偿。

（3）在宜都市医院、市妇幼保健院诊治属新农合可补偿范围内的住院费用，属起付线以上的部分，按80%补偿比例予以补偿。

3. 宜昌市级医院　参合农民按规定程序转诊在宜昌市级定点医疗机构诊治属新农合可补偿范围内的住院费用实行分段分比例补偿：起付线至3000元补偿比例为50%，3001至10000元补偿比例为55%，10001元以上补偿比例为65%。

其中，在宜昌市中医院的住院补偿比例须在分段补偿标准的基础上相应提高5个百分点。

4. 湖北省级医院　参合农民按规定程序转诊在省级定点医疗机构诊治属新农合可补偿范围内的住院费用实行分段分比例补偿：起付线至5000元补偿比例为45%，5001至20000元补偿比例为50%，20001元以上补偿比例为60%。

5. 参合农民外出务工期间在医疗机构诊治属新农合可补偿范围内的住院费用，属起付线以上的部分，按本地同类级别医疗机构补偿比例的80%折算。

6. 在其他非定点医疗机构住院或未按规定程序转诊自行外出住院的，其住院诊治属新农合可补偿范围内的住院费用，属起付线以上的部分，按同类级别补偿比例下降20个百分点计算。

7. 会计财务业务处理　满足各级新农合管理办公室财务人员对基金的收入和支出进行财务业务处理，满足会计科目制定、基金收入及支付凭据制作、与专业财务系统建立数据接口等功能要求。

8. 数据管理　包括数据初始化、年度结转、用户登录日志、操作日志、数据备份与还原等。

9. 定点医疗机构前端补偿管理　包括定点医疗机构门诊、住院诊疗明细、费用管理和补偿结算管理等。

（四）新农合信息管理系统网站公示

建立新农合网站平台，增进新农合管理部门和公众的交流与沟通，并通过该平台向社会提供多种形式、全方位的新农合相关信息和政策咨询，逐步实现新农

笔记

合政策信息、农民补偿信息、基金使用信息查询功能、网上答疑功能、定点医疗机构资质、业绩和诊疗质量查询等信息服务功能,增进社会化服务的广度和深度,构筑方便实用、多层次、多形式的农村公共卫生信息发布平台,如图11-11到图11-14所示。

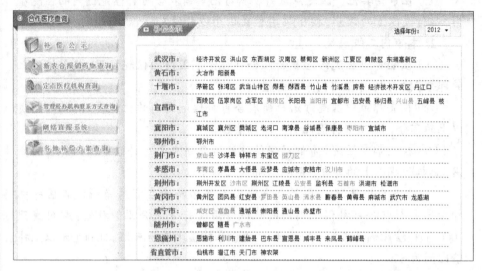

图11-11 湖北省新农合补偿公示查询

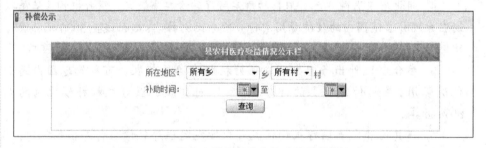

图11-12 湖北省某县新农合住院补偿数据查询

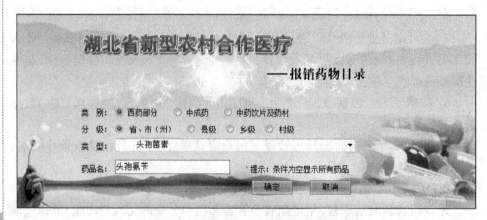

图11-13 湖北省新农合报销药物目录查询

序号	药品名称	英文名称	剂型	备注	药品类别	药品分级
1	头孢氨苄	Cefalexin	口服常释剂型、颗粒剂		头孢菌素	省、市州级
2	头孢羟氨苄	Cefadroxil	口服常释剂型、颗粒剂		头孢菌素	省、市州级
3	头孢唑啉	Cefazolin	注射剂		头孢菌素	省、市州级
4	五水头孢唑啉钠	Cefazolin Sodium Pentahydrate	注射剂		头孢菌素	省、市州级
5	头孢拉定	Cefradine	注射剂、口服常释剂型、颗粒剂		头孢菌素	省、市州级
6	头孢替唑	Ceftezole	注射剂		头孢菌素	省、市州级
7	头孢呋辛	Cefuroxime	注射剂、口服常释剂型		头孢菌素	省、市州级
8	头孢美唑	Cefmetazole	注射剂		头孢菌素	省、市州级

图 11-14　湖北省新农合报销药物目录查询结果

四、新型农村合作医疗信息管理系统与医院信息系统接口的实现

1. 接口协议要求　接口基于 TCP/IP 协议和 FTP 协议，实现新农合信息管理系统和 HIS 系统之间数据实时传递。

2. 接口结构　如图 11-15 所示。

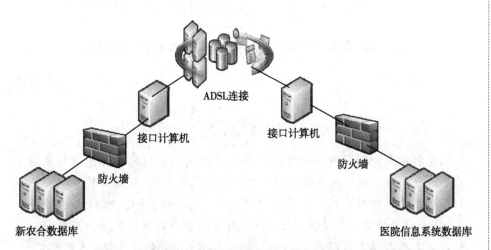

图 11-15　新农合信息管理系统与医院信息系统接口结构图

3. 数据文件接口方式　建立数据文件接口区，由合作医疗系统主动分拣、发送数据。

4. 接口边界　HIS 接口完成新农合医疗患者结算数据，生成一定格式的数据文件。HIS 根据本地合作医疗实施细则建立 HIS 与合作医疗系统对应的收费项目对照表。新农合信息管理系统完成数据文件的分拣和发送文件中数据的形式，通过调用系统的功能文件将 HIS 的数据加密生成数据文件。

5. HIS 与新农合信息管理系统数据传递流程　如图 11-16 所示。

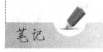

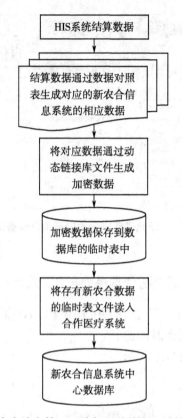

图 11-16 新农合信息管理系统与医院信息系统接口实现流程图

（马桂峰）

本 章 小 结

　　本章重点介绍我国社会医疗保障体系的构成和信息管理系统的实现。社会医疗保险信息管理系统是指综合利用计算机技术、数据库技术、网络和数据通信技术对社会医疗保险信息进行采集、存储、处理、传输、展示和维护，从而为社会医疗保险提供全面的、自动化管理的信息系统。其中，城镇职工基本医疗信息管理系统的功能模块包括：基金筹集管理、医疗机构管理、定点药店管理、银行资金划拨、社保中心监管等。新农合信息管理系统是指利用计算机、网络通信和数据库技术等，对新农合运行中的信息进行采集、传输、存储、处理、发布，从而为新农合提供全面的、自动化管理的信息系统。建立新农合信息管理系统，实现新农合业务管理的数字化、信息化和科学化，提高新农合工作效率和服务水平，有利于新农合健康可持续发展。新农合信息管理系统的功能模块包括：农民参合管理、补偿管理、基金管理、会计核算管理、新农合基线调查、基层单位管理等。社会医疗保障体系包括城镇职工基本医疗保险、城镇居民基本医疗保险和新农合制度。

关键术语

1. 社会医疗保障体系(social health security system)
2. 城镇职工基本医疗制度(urban workers medical insurance system)
3. 城镇居民基本医疗保险(urban residents basic medical insurance system)
4. 社会医疗保险信息管理系统(management information system of social medical insurance)
5. 新型农村合作医疗制度(new rural cooperative medical system)
6. 新型农村合作医疗信息管理系统(management information system of new rural cooperative medical system)

讨论题

1. 联系实际,说明我国城镇职工基本医疗保险职工缴费原则和统筹办法。
2. 结合实际,谈谈为什么新型农村合作医疗制度的实施原则定为"大病统筹为主,坚持以收定支、收支平衡"。
3. 走访乡镇卫生院或者社区卫生服务中心负责医疗保险管理的工作人员,探讨他们正在使用的信息管理系统的优缺点。

思考题

1. 简述建立社会医疗保险信息管理系统的意义。
2. 以新农合工作流程为依据,简述新农合信息管理系统的业务流程。

笔记

第十二章

卫生信息管理的未来发展

学习目标

通过本章的学习,你应该能够:

了解 信息管理研究领域的前沿问题、动态变化和未来发展趋势;卫生信息管理的未来发展。

章前案例

智能移动设备与未来医疗

2011年,Daniel Kraft教授在TED(technology、entertainment、design,技术、娱乐、设计)大会上提出低成本的基因分析、生物信息学、网络和社会之间联系会使现代医学发生改变。而最终承担起这些变化的,将会是移动智能设备。移动智能设备将其检测到的人的生物信息储存到数据处理中心,数据处理中心对这些数据进行分析后把结果再发送到移动智能终端,以供查看。这里人的身体就好像一个应用程序接口(application programming interface,API),成为移动设备和应用获取数据的接口。

关于智能移动设备在医学领域应用的未来方向,Daniel Kraft教授认为IBM所开发的先进问答系统Waston所代表的人工智能将在医学变革的进程中担任重要的角色,人工智能软件让Waston能够在3秒内理解2亿份数字文档,并找出相匹配的答案。医学领域并不缺少数据,相反会淹没在过载的数据中。而Waston则能够对比这些数据,找出相似的病例,为医生提供建议,让医生更好地进行诊断。

除此之外,Ergonomidesign认为墙壁、桌子和其他元素在环境中都将成为互动平台,他们结合微软的Surface技术,希望在2015年能够真正实现交互式医疗系统:Surface将通过识别指纹或者其他生物特征,来读取用户已经储存在服务器中的健康数据,并给出一系列建议,同时新的Surface也将支持"指尖扫描"这一技术,用于精确的地测量用户的"心跳"、"体温"、"脉搏"等一系列数据,为用户提供医疗健康建议和互动式诊断服务。

可见,未来医疗正走向全方位数字化、智能化与人性化。那么,伴随其发展的卫生信息管理,未来又将走向何方?

笔记

随着卫生信息化的推进,卫生信息管理在卫生事业发展中起到的作用日益增强,国家和社会对卫生信息管理事业的发展更为关注,未来几年卫生信息管理将在"共享、共建、共赢"上取得更大的进步,将朝着规范化、标准化、数字化、网络化、智能化、集成化、社会化、人性化的方向不断发展。

第一节　信息管理研究的前沿与发展趋势

一、信息管理研究领域的前沿问题

一个学科的前沿领域是该学科发展水平的重要标志,也是该学科研究工作的风向标,是竞争的前沿阵地。按照学术界的一般理解,前沿领域(frontier)就是指具有前瞻性、先导性和探索性,对学科未来发展有重大影响和引领作用的领域,是培育学科创新能力的主要基础。前沿领域与热点领域有着密切的关系,但是它不等于热点领域。有些热点领域可能只是人们关注的话题,或是一种时尚,并不一定具有前瞻性、先导性和探索性,不具备前沿领域的本质特征。

从目前国内外信息管理方面的研究分析,信息管理的前沿领域主要体现在以下几个方面:

1. 知识管理、战略信息管理、网络信息管理　信息管理的研究层面不断提高,突破了以往信息资源管理的层次框架,提升到了知识层面、组织战略层面,范围也不断扩大,网络信息管理涉及方方面面的问题等待解决。

2. 信息检索研究　主要指智能检索、基于内容的检索、自然语言检索和跨语言检索。

3. 信息系统管理　信息系统管理一直受到研究者和实践者的关注,进行了孜孜不倦的研究,其研究论文数目一直居高不下,研究内容在不断深化,以往更多的是单纯从技术视角进行研究,近年来开始从管理视角进行多因素交叉影响的研究。

4. 信息用户行为研究　重点是用户信息搜寻行为研究、人机交互理论与技术、认知模型等。

5. 信息分析研究　重点是竞争情报、数据挖掘、知识发现等。

6. 信息计量研究　重点是网络计量学以及文献计量学的某些方面,如网络信息资源的生产规律、分散规律、增长规律、老化规律、网络语言分析、引用行为分析、链接行为分析、域名分析、点击率分析等。

7. 信息政策与法规研究　重点是信息公平政策、开放获取政策、互联网治理、信息安全政策、数字化环境下的知识产权保护、隐私保护、信息伦理问题。

8. 信息经济研究　重点是信息资源的价值评估、信息产品和服务的定价与营销问题、智力资产管理、社会资本管理、信息内容产业、知识服务业。

9. 基础理论研究　重点是信息构建理论、元理论、社会网络理论、信息哲学、信息生态学、信息化伦理、泛在信息环境、信息公平与数字鸿沟问题、数字化环境下的学术交流模式。

笔记

二、信息管理领域研究动态

通过对国内外有关信息管理主题方面的文献的内容分析可以发现,目前信息管理研究正表现出如下的动态变化:

1. 信息服务向网络化、知识化、个性化发展 计算机技术和网络通信技术等现代信息技术的应用大大推动了信息工作的数字化、网络化,但随着网络信息的指数增长,出现了信息过载和资源迷航现象。同时,用户在获取信息时对获取速度和效率要求越来越高。如何帮助用户根据个人的兴趣爱好,自动在网上查找所需的信息,已是至关重要的问题。信息服务改"人找信息"为"信息找人",由信息提供向知识提供转变,变静态服务为动态服务。比尔·盖茨曾在《未来之路》中预言,未来的信息服务必须满足用户高度个性化的要求。知识服务、个性化服务将成为信息服务技术新的增长点。知识化、个性化服务成为众多行业和领域密切关注的热点课题。除了图书馆和信息服务业以外,教育、通讯、金融、商业、管理咨询、工程咨询、健康医疗、中介服务等行业,都认定知识服务、个性化服务是未来发展的必然趋势。

2. 信息技术向智能化、可视化发展 目前,有关新兴信息技术的研究主要集中在人机交互技术和可视化技术上,这两种技术是当前研究的主流。人机交互技术和可视化技术主要应用于人工智能、信息检索和知识发现等领域,可见,今后这些应用领域将取得较大发展。

3. 信息检索向内容检索、多媒体检索进军 近年来,学者们围绕自然语言检索、网络检索、语义分析、多媒体检索做了大量研究,引入了认知理论、本体论等内容,对信息内容进行了深度挖掘,关于音频、视频、影像检索的研究逐渐增多,并取得了一定进展,但文本格式以外的信息检索仍有许多工作要做,挑战巨大,将是未来的努力方向之一。从现有研究可以看出,信息检索研究密切跟踪外部环境,正在向智能化、多媒体化发展,且对用户的关注度逐渐提升,研究层面逐渐从语法层面过渡到语义层面,最终将走向语用层面,由信息提供向知识提供转变。

4. 领域内的科学交流合作与跨学科研究日益成为研究热点 近年来,信息管理学科理论方法不断在其他学科领域内渗透,与其他学科的交叉融合越来越密切,随之而来的其在各学科中的作用日益凸显,在各行各业中发挥着越来越大的价值,其学科地位逐渐提升。这体现了信息管理学科广泛的渗透性与适应性,其未来的发展将更加广阔。同时,也充分体现了跨学科交流日益受到关注,尤其在网络环境下,信息的瞬时传播与交流合作成为可能,在学科日益细化的背景下,科学研究工作发展形势必然是向着合作方式发展。

5. "信息"研究向"知识"研究发展 "知识组织"、"知识管理"、"知识发现"、"知识服务"等词语逐渐出现在研究领域且频次逐渐增多,以"知识"作为研究对象逐渐成为热点。知识管理被视为 21 世纪最重要的管理变革,是知识型组织的生存之道,引起了学术界和实业界的广泛关注。近年来,知识管理研究增多,涉及知识管理理论、研究进展、知识资本指标测评等,内容逐渐从理论向实践应用

笔记

426

发展。知识发现的应用领域也在不断扩大,理论、技术研究与应用研究同步进行,按论述主题可分为数据挖掘、文本挖掘、网络信息挖掘等,关于数据挖掘与文本挖掘的讨论居多。

6. 用户的中心地位日益突出　目前开展的信息管理领域的很多研究,如信息检索研究、网络信息交流研究、信息行为研究等,都是围绕用户进行的,"以用户为中心"的理念得到充分体现,信息研究逐渐向研究"人"转变。

7. 研究视角向人文社会视角转变　近年来,从社会观、人文观出发探讨信息管理领域理论与实践问题的研究增多,信息管理的人文社会化趋势日益明显。

三、信息管理的发展趋势

1. 网络化趋势　网络技术尤其是互联网的发展,不仅仅为信息管理带来外在技术形式的变化,更触发管理模式、思想上的根本变革。信息管理的网络化具有极为丰富的内涵,涉及管理过程、管理方法、管理范围、组织结构等方方面面,具体包括:①组织结构由等级式的金字塔结构走向扁平化的网络结构;②信息管理的对象范围由封闭走向开放;③组织活动(包括管理过程)由完全的序列活动走向合理的并行活动。

2. 智能化趋势　自信息管理得到普遍认可以来,智能化一直是其发展的目标。智能化最初涉及物质流控制的传统体力劳动自动化,到对信息流控制的简单脑力劳动的代替,再到对信息、知识流控制的复杂脑力劳动的支持。随着信息管理的深入发展,智能化的内涵逐渐深化,重心也不断改变,这种进化不断深入地将经验决策、管理转化为由智能化信息管理支持的科学决策、管理,无限提高信息利用的深度。21世纪,智能信息管理的发展将以主动性、自适应性、自组织性、柔性为特征,建立更强有力、更多样化的组织信息管理的模型、智能决策支持系统的理论基础和框架。

3. 价值化趋势　价值化是信息管理的又一大趋势。它是对物流、信息流与价值流关系深刻认识、进一步认可和重价值流的必然结果。通过在最高层次上对价值流进行管理,保证了信息流和物流的运作更加符合企业的战略规划。这一发展趋势带来了组织价值观的变化:从谋求获利的增长——利润的最大化,到谋求投资价值的增长——财富最大化,即更好地在近期利益和长期利益之间取得最佳平衡。价值化的信息管理使得组织的价值观结构日趋合理——既包含宏观水平的信息观,还包含微观水平的信息观。这种信息观突出了业务需要获取并影响的关键信息流。这就提供了一个基础,在这一基础上信息和组织需求能够更详细地评估和定义。在价值的指导下,组织最终可获得整体的、协同的、可持续的发展动力。

4. 人本化趋势　随着信息管理的深入发展,人们逐渐在信息技术不等于信息管理本身这一点上取得共识,因此信息管理的人本化趋势成为愈来愈显明的趋势。信息管理的人本化为组织信息管理带来很多变革,主要体现在:①对信息的关注从显性知识转为隐性知识;②管理重点从评估及管理现有信息到强调信息增值、知识创造(考虑需求方),但不否认以往信息编码化和分享的重要性

笔记

（考虑供应方），是新的均衡的观点；③组织学习开始纳入信息管理范围，并获得前所未有地重视。这样组织不再是简单、机械的科学管理和信息处理工具和平台，而作为有活力的有机体，从而能以自我组织、自我适应的形式进行持续知识创新。

5. 集成化趋势　集成是未来信息管理最显著的特征。集成包括总体优化和总体优化前提下的局部优化问题。集成不同于简单的集合。集合只是各子部分的简单线性叠加，而集成必须解决集成过程中引起的各种冲突，各子部分非线性地构成了一个新的整合系统，且最关键的一个衡量准则就是 1+1>2。因此，未来信息管理的集成化趋势还有一个极为显著的特点：集成的内容无比丰富，并极为错综复杂、难分彼此的交融在一起。我们可将其大致划分为若干层次：各应用子系统过程和功能上的集成，人、技术与管理的集成，甚至包括企业间的有关集成。

新的时代面临新的发展机遇，信息管理的未来研究要密切跟踪其学科发展前沿，制定具有前瞻性和开拓性的学科发展规划，选择好战略性的重点领域优先加以建设和发展，这是信息管理学科领域得以发展壮大的基础，也是社会发展和科学技术的需要。

第二节　卫生信息管理的未来发展

一、卫生信息管理规范化与标准化

卫生信息管理规范化与标准化是实现卫生信息管理现代化的重要环节，是促进卫生管理事业健康发展的重要保证。我们已深深认识到因缺乏统一标准与规范而造成的"信息孤岛"、"信息烟囱"等现象给社会带来的众多不便和经济上的巨大浪费。因此，卫生信息管理必将着力改善、促进规范化与标准化。

为了实现规范化与标准化，首先要进行全面的卫生信息资源规划。信息资源规划是卫生信息化建设的纲领和向导，是信息系统设计和实施的前提和依据。信息资源规划以整个卫生事业的发展目标、发展战略和卫生行业各部门的目标与功能为基础，结合行业信息化方面的实践和对信息技术发展趋势的掌握，提出卫生信息化的远景、目标、战略，全面系统地指导卫生信息化的进程，协调发展地进行信息技术的应用，满足卫生事业发展的需要，充分有效地利用卫生信息资源。卫生信息资源规划的最终目标是要实现信息资源开发利用的最优化。因此，卫生机构信息资源的开发利用既是卫生机构信息化建设的出发点，也是信息化建设的归宿，实质就是开发利用现有的卫生信息资源，为决策者提供更好的信息服务。

其次，建立卫生信息资源管理基础标准。标准化是开展卫生信息化建设的基础工作，也是进行信息交换与共享的基本前提，建立卫生信息标准体系是卫生信息化建设的重要内容。在卫生信息标准化建设中要坚持引用和开发相结合的原则，根据建立卫生信息标准体系的要求，逐步形成卫生标准化研究开发和组

笔记

织管理体系,关注国际信息标准的发展,等同等效应用国际标准,充分研究并宣传贯彻国家标准和行业标准,统一制定卫生信息资源管理基础标准,包括软件开发标准和网络及传输标准,规范应用信息系统的开发行为,整合现有卫生信息资源,为构建功能统一、数据共享的集成信息系统平台,建立各卫生信息虚拟专网提供信息资源管理的基础标准。

再次,要建立卫生信息管理规范制度。制订卫生信息管理工作规范,包括系统建设规范、应用功能规范、基本数据规范以及数据传输规范等。信息的交流、共享和再利用是应用信息技术的精髓,真正实现信息化的基础完全源于信息的标准化和规范化,这是实现卫生信息资源共享的关键要素之一。通过信息标准化,建立规范化的工作制度,实现卫生信息共享、协同决策、提高效率、加强管理的目标。

此外,还要完善卫生信息政策与法规。卫生部于2002年就发布了《全国卫生信息化发展规划纲要(2003—2010年)》,鼓励卫生信息化建设。2009年,中共中央国务院发布了《关于深化医药卫生体制改革的意见》,明确要求"建立实用共享的医药卫生信息系统"。2011年,确定了"十二五"期间的国家卫生信息化建设规划——《卫生信息化建设规划(2011—2015年)》,确立了我国卫生信息化建设的总体框架和重点任务目标。2012年3月,国务院印发了《"十二五"期间深化医药卫生体制改革规划暨实施方案》(简称《规划方案》),要求加快推进医疗卫生信息化,提出了"医药卫生信息化水平明显提高,监管制度不断完善,对医药卫生的监管得到加强"的工作目标要求。2012年6月,为贯彻落实《关于深化医药卫生体制改革的意见》,建设适应卫生改革与发展需求的信息化体系,提高卫生服务与管理水平,卫生部、国家中医药管理局就加强卫生(含中医药)信息化建设专门提出了指导意见。

尽管国家发布了一系列推动卫生信息化发展的战略规划与指导性文件,但卫生信息化建设是一个庞大的系统,实现过程涉及方方面面,如资金投入问题、电子病历合法化及患者隐私处理问题等,这就需要建立起不断更新完善的政策法规体系。借鉴已有的成功经验,结合我国卫生信息化建设、应用和管理的实际,制定相应的管理性的法律和法规,同时加快研究卫生信息法,制定适合我国国情的卫生信息法律体系,与我国卫生信息化工作的纵深发展相适应。

二、卫生信息活动数字化与网络化

卫生信息活动数字化、网络化使卫生信息得以高度共享,是卫生管理事业重大的飞跃,将大大节约资源、提高卫生工作效率,也将促进卫生工作的规范。目前已完成的传染病与突发公共卫生事件网络直报系统、妇幼卫生监测数据直报系统等建设,使得各卫生事件信息实现数字化、网络化,信息的存储、传播与利用可以实现与信息产生几乎同步,大大增强了政府的决策能力。我国广东、上海、浙江等经济发达省市多年来加大投入和管理力度,医疗卫生信息数字化工作取得了较大发展。市民电子病历档案联网共享的实现,有效减少了患者重复检查的现象,同时,医生在给患者诊断病情时,可以通过查询电子病历,全面了解患者的过往病史及各个医院、各种设备的检查结果，帮助医生准确诊断，提高了医疗质量，受到了人们的普遍欢迎。因此，这种卫生系统信息共享网络和深层次卫生信息数字化建设必将是大势所趋。数字化、网络化的目标就是要实现卫生信息资源布局合理、资源共享，最大限度地利用全人类共同创造的医疗卫生科技成果，实现国家卫生信息网络化。

卫生信息活动的数字化、网络化还体现在卫生电子政务和卫生电子商务上。网络技术的发展在改善我国政府的医疗卫生服务方面发挥了重要作用。卫生电子政务即卫生系统的电子政务，世界卫生组织给卫生系统下的定义是以改善健康为主要目的的所有组织、机构和资源的总和。卫生电子政务就是指卫生系统各部门运用计算机技术、网络技术建立一个精简、高效、廉洁、公平的卫生政府运行模式，通过"三网一库"（即内部局域网、政府专网、互联网站和卫生基础资源数据库），在社会和其他卫生组织之间展开一系列以服务公众为导向的公共管理及服务活动，实现其公共管理和服务的职能。随着我国卫生信息化工作的深入推进，卫生信息化水平已经得到了一定程度的提高。政府卫生部门可以通过网络向居民提供医疗卫生的分布情况、医疗保险政策信息、医药信息、执业医生信息等。公民可通过网络查询自己的医疗保险、个人账户余额和当地公共医疗账户的情况，查询国家新审批的药品的成分、功效、试验数据、使用方法及其他详细数据，提高自我保健的能力；查询当地医院的级别和执业医师的资格情况，选择合适的医生和医院等。电子医疗服务既可使患者能更加方便地享受到优质的医疗服务，又可有效地促进当地医疗卫生事业的发展。

卫生电子商务即指医药电子商务，是以医疗机构、医药公司、银行、药品生产单位、医药信息服务提供商以及保险公司为网络成员，通过互联网应用平台，进行各种医药贸易活动。发展卫生电子商务不仅可以增强医药市场透明度和管理监控的力度，加强行业的信息化建设，提高药品流通的效率，降低药品流通的成本，将政府、市场、消费者联系在一起，而且对于我国药品生产、流通、销售中的不正当竞争行为一样有着重要的意义。2011年底，国务院总理温家宝主持召开国务院常务会议，讨论通过了《国家药品安全规划（2011—2015年）》，明确了7项重点工作任务，此举预示着2012年医改新政大幕正式拉开。"十二五"期间，我国将以破除"以药补医"机制为关键环节，推进医药分开，逐步取消药品加成政策，将公立医院补偿由服务收费、药品加成收入和财政补助三个渠道改为服务收费和财政补助两个渠道。2012年7月1日，我国正式启动了医药分开试点改革，9月1日、12月1日，又先后启动了第二批、第三批医药分开试点。医药分开改革缓解了看病难、看病贵的问题，提高了患者满意度，并提高了医护员工的待遇与工作积极性，此外，我们也应该看到医药分开制度将给卫生电子商务带来重大机遇。"医药分开"将活跃药品市场，促进药品市场的竞争与完善，因此作为药品交易发展的必然趋势——卫生电子商务必将得到快速发展。

三、卫生信息系统智能化与集成化

我国现有的卫生信息系统各自为政现象造成卫生系统信息资源不能整合共

享,社会效益低下,摒除这一发展障碍已经得到共识。为了实现卫生信息化目标,逐步建立统一高效、资源整合、互联互通、信息共享、透明公开、使用便捷、实时监管的医药卫生信息系统,智能化与集成化是必经之路。智能化是信息管理未来发展的方向之一,也支持着卫生信息系统智能化的发展。要充分利用现代技术手段,提高从海量数据中挖掘有用信息指导决策的能力,自动实现从数据到信息、从信息到知识的转变。

集成化是要构建一个卫生信息集成平台,为卫生信息的集成应用提供可操作的一致平台和使用工具,使从医疗保险登记处、住院患者、当日手术、急诊室、医生服务、家庭护理、长期护理、生命统计与处方药物等众多部门产生的卫生信息可以在一个平台上予以智能化处理,进行科学研究,避免决策失误。通过卫生信息资源集成平台的建设,使各卫生相关机构实现快速、高效、低成本地搭建统一信息资源管理平台,将内部各系统的信息资源实现有效共享、相互协作、使关键数据能够被多业务系统所复用,最终实现跨越业务系统的实时数据处理;实现异构数据源之间的数据复制和广域网环境中基于消息队列的数据复制;实现系统间高效的批量数据交换;提供企业级的信息检索与查询、主题事件数据的获取和发布以及非关系型数据的集成(包括 MQ、XML、Web Service)等。最终建立覆盖全国的,横向协同运作、纵向高效协调,同时重视与世界卫生组织(WHO)等国际机构交流合作的全方位、立体化、多层次和综合性的信息互联互通的卫生信息网络。

四、卫生信息服务社会化与人性化

所有的卫生信息管理工作最终都要落脚到卫生信息服务上。在新医改以人为本方针的指引下,卫生信息管理工作将人性化地统筹协调各方利益,把强化人性化卫生信息服务作为其他工作的出发点。

随着科技的进步和卫生事业的发展,人们的卫生需求逐渐增大。现代化通信网络、信息数字化等技术的发展,使数字化图书馆和高水平、深层次信息研究咨询得以快速开展。由于我国卫生信息化建设起步较晚,技术力量薄弱,资金投入有限,与其他行业和卫生事业的实际需求相比,还有相当的差距,这些都使得卫生信息服务社会化成为可能。卫生信息服务社会化,要吸引社会有效投入,建立多渠道投入机制,同时坚持经济实效原则,合理配置社会资源,这是卫生信息事业走上良性发展的必由之路,也是 21 世纪卫生信息发展的趋势。

卫生信息服务在未来发展中要树立市场观念、竞争观念和经营观念,以市场为导向,大力开展有偿服务,建立发展信息产业和支柱产业,并不断调整和优化结构,实现卫生信息资源开发产业化、信息成果商品化、经营内容社会化、信息商品国际化。积极参与信息市场竞争,在竞争中求发展,在发展中讲效益,主动适应市场经济体制的运转。在服务手段上,充分利用多媒体和计算机网络等电子信息技术,提供优质、高效的现代化服务,满足医、教、研第一线和社会各阶层不断增长的卫生信息需求,并逐步形成立体交叉、现代化的卫生信息服务网络体系。

随着社会经济的发展,智能化、集成化管理的信息资源越来越成为决策管理部门所依赖的决策依据。加强卫生信息资源规划,改进卫生信息管理模式,采用现代的通信技术和网络技术,使卫生信息能够快速、经济地传送到全国各地,实现卫生信息资源的共享,提高卫生信息资源利用率,满足各级医疗卫生机构、政府部门以及公众对卫生信息资源的不同需求,提高我国卫生信息服务的效率,为各级各类卫生机构的信息化建设提供方向和指导是卫生信息管理的未来目标。

知识拓展

医疗卫生信息化10大视点

国内信息管理领域的专家对我国医疗卫生信息化进行了广泛的研究。其中姚志洪在《医学信息学杂志》2013年第1期中撰文,对我国医疗卫生信息化视点进行了专门论述,认为我国的医疗卫生信息化处于前所未有的发展机遇期,各级政府重视,财政支持力度大,信息技术日新月异,为我国医疗卫生信息化跨越式发展创造了良好的环境。其结合医疗卫生的需求,展望了医疗卫生信息化的10大视点,分别是信息技术进入移动普适计算时代、绿色信息化、电子健康档案标准——openEHR、健康物联网、健康云计算、移动健康服务与远程医疗、3网融合(电信网络、有线电视网络和计算机网络)、4屏联动(电脑屏、平板电脑屏、智能手机屏和电视屏)、大数据和NoSQL(not only SQL)、个性化医疗和基因信息。

知识链接

未来医疗行业信息化将走向全民健康管理

1. 医疗信息化是伴随新医改的一个长期、持续的过程 尽管新医改已经取得巨大成就,但是距离民众的期望还有一定距离,目前卫生费用占GDP比重仍低于全球平均水平。医改无法一蹴而就,是一个长期不断推进的过程,信息化也将是一个与之伴随的长期稳定投入。依靠信息化切实提高公立医院的运转效率,同时通过公共卫生平台合理分配医疗资源,成为缓解"看病难、看病贵"的重要手段。预计十二五期间医疗信息化的市场规模约为800亿,2010—2013年的复合增长率将达到21%。

2. 国家政策强势推动以及社保付费机制完善将保证医改顺利推进 医院自身通过信息化控制成本、提高服务效率的改革动力不足,因此国家通过政策强势推动试点,并且通过财政资金配合大范围推广,将是推进改革、提高医疗信息化程度的有效途径。此外,现在医疗费用的近60%来自社保出资,社保希望降低全民医疗的总体费用,改革势在必行。

笔记

3. 信息化在各类医院渗透程度不同，都处于持续建设期　公立医院的病床使用率以及医师工作负荷均高于平均水平，其中以三级医院最为突出。依靠信息化提高公立医院运营效率、规范医院法人监管成为短期最有效的手段。改革的推行持续催生新的需求，医院不断加购新的子系统及模块，三级医院每年的信息化投入占到收入的 5% 左右。信息化基础薄弱的医院将采用整体解决方案，更有利于后续的发展与升级。

4. 未来医疗信息化将从患者就医走向全民健康管理　随着中国社会老龄化问题日趋严重，同时慢性病发病率日益提高，医疗卫生总体费用占 GDP 的比重逐年提高。人群中最不健康的 1% 和患慢性病的 19% 的人共用了医疗卫生费用的 70%，而最健康的 80% 的人口只用了 30% 的医疗卫生费用。因此。未来医疗信息化的重心将逐步由患者就医拓展到全民健康管理。

（胡西厚）

本 章 小 结

信息管理的前沿领域主要体现在知识管理、战略信息管理、网络信息管理，信息检索研究，信息系统管理，信息用户行为研究，信息分析研究，信息计量研究，信息政策与法规研究，信息经济研究，基础理论研究等九个领域。目前信息管理研究正表现出如下的动态变化：信息服务向网络化、知识化、个性化发展，信息技术向智能化、可视化发展，信息检索向内容检索、多媒体检索进军，领域内的科学交流合作与跨学科研究日益成为研究热点，"信息"研究向"知识"研究发展，用户的中心地位日益突出，研究视角向人文社会视角转变。

随着卫生信息化的推进，卫生信息管理在卫生事业发展中起到的作用日益增强，国家和社会对卫生信息管理事业的发展更为关注，未来几年卫生信息管理将在"共享、共建、共赢"上取得更大的进步，将朝着规范化、标准化、数字化、网络化、智能化、集成化、社会化、人性化的方向不断发展。

关键术语

1. 前沿领域（frontier）
2. 发展趋势（develop trend）

笔记

讨论题

在当前信息技术和卫生事业发展形势下,卫生信息管理面临哪些机遇和挑战?

思考题

1. 信息管理的前沿领域主要包括哪些方面?
2. 简述卫生信息管理的发展方向。

笔记

教学建议

一、教学目的

通过教学，使学生系统了解和掌握卫生信息管理的基本理论、原则、方法、手段以及卫生信息技术和卫生信息系统的管理，熟悉卫生信息获取与组织、卫生信息传播与交流、卫生信息分析与决策、卫生服务与评价等过程管理相关知识，了解当前卫生信息管理的发展现状和趋势。

通过教学，使学生树立较强的信息意识，提高信息素养，能够从宏观上科学有效地组织与管理卫生信息，并具有应用所学理论和知识分析，解决医药卫生事业实际问题的能力，更好地服务于卫生管理事业。

二、前期需要掌握的课程名称

管理学、计算机文化基础。

三、学时建议

教学内容	学习要点	学时安排
第一章　卫生信息管理概述	1. 信息的内涵、特征与类型；信息管理的概念、对象、沿革与发展；信息管理学的概念及理论体系	6学时
	2. 卫生信息的含义与特征；卫生信息管理概念与范围、层次与内容、意义与作用；卫生信息管理学内涵和研究内容	
	3. 信息环境与卫生信息环境内涵；信息社会的内涵与特征；信息文化的内涵、特征及对社会的影响	
	4. 卫生信息化概述及建设内容；国内外卫生信息化建设现状；卫生信息化建设总体框架	
	5. 信息政策、信息法规的概念及其体系结构；卫生信息政策的含义及内容；卫生知识产权的定义内容及保护形式；卫生信息安全保护重点及相关政策法规	
第二章　卫生信息管理基础理论	1. 卫生信息管理主要学派及理论体系	4学时
	2. 卫生信息管理者基本职能及素质要求	
	3. 系统原理、系统分析及系统控制及其应用	
	4. 信息论及信息收集、加工、分析、利用等原理和方法	
	5. 管理学内容与结构	
	6. 运用主要原理与方法解决卫生信息管理问题	

笔记

435

续表

教学内容	学习要点	学时安排
第三章 卫生信息标准与规范	1. 信息标准的基本概念和类型，卫生信息标准与标准化的基本概念和特征、卫生信息标准体系架构 2. 国际上主要的卫生信息标准化组织、常用的卫生信息标准 3. 我国卫生信息标准化工作进展	4学时
第四章 卫生信息管理技术	1. 信息技术的定义、内涵等基础知识 2. 计算机网络、数据库系统的基础知识与数据库概念设计 3. 多媒体技术、虚拟现实技术及智能信息技术的概述与医学应用	6学时
第五章 卫生信息获取与组织	1. 卫生信息源的内涵、类型及常用网络卫生信息源 2. 卫生信息获取的过程与原则，途径、方法与工具以及卫生信息获取质量评价 3. 卫生信息组织的作用、原则、内容、方法以及现代卫生信息组织技术	4学时
第六章 卫生信息传播与交流	1. 卫生信息传播交流的内涵、基本要素、特点和原则 2. 卫生信息传播交流的类型 3. 卫生信息传播交流的手段 4. 卫生信息传播交流的障碍及对策	4学时
第七章 卫生信息分析与决策	1. 各种卫生信息分析方法和卫生决策方法 2. 卫生信息分析的概念、特点、步骤，决策的类型、步骤 3. 信息分析方法的体系结构及演变，决策支持系统的特征、分类及结构等方面内容	4学时
第八章 卫生信息服务与评价	1. 信息用户的定义、特征及类型；信息需求的概念、结构类型、影响因素及其心理与行为规律；卫生信息用户的概述、需求特点及网络环境下的变化 2. 卫生信息服务的内涵、原则及影响因素；卫生文献信息服务的内涵及服务内容与方式；卫生信息咨询服务的内涵及服务内容；查新服务、定题服务、卫生信息网络服务的内涵及实施 3. 卫生信息服务评价的意义、内容、方法与步骤。	4学时
第九章 医院信息系统	1. 医院信息系统的定义、组成及其相关概念，各国医院信息系统的发展 2. 临床诊疗子系统：门诊医生工作站、住院医生工作站、住院护士工作站、实验室信息系统、影像学信息系统等工作流程、作用及功能 3. 医院信息系统的各管理子系统的构成、作用及功能	6学时

续表

教学内容	学习要点	学时安排
第十章 公共卫生信息系统	1. 公共卫生信息系统概念及公共卫生信息化建设 2. 突发公共卫生事件含义及突发公共卫生事件应急工作环节；突发公共卫生事件应急信息系统的系统架构及信息技术支持 3. 公共卫生监测的概念、组织和工作环节；公共卫生监测信息系统的业务功能、典型系统介绍 4. 社区卫生服务的概念、组织与业务分类；社区卫生信息系统的概念、系统架构及网络支撑 5. 妇幼保健服务的概念及业务范围；妇幼保健信息系统的概念、系统架构与网络设计 6. 卫生监督信息系统的概念、系统架构及公共卫生监督信息系统的建设	4学时
第十一章 医疗保障信息系统	1. 社会医疗保障体系的含义；我国医疗保障体系及现阶段社会医疗保险的构成 2. 社会医疗保险信息管理系统的功能及构成 3. 新农合信息管理系统的构成、运行及功能	4学时
第十二章 卫生信息管理的未来发展	1. 信息管理领域研究前沿与发展趋势 2. 卫生信息管理的未来发展	2学时

笔记

参考文献

1. 马费成,宋恩梅. 信息管理学基础. 武汉:武汉大学出版社,2011.

2. 罗爱静. 卫生信息管理学. 第3版. 北京:人民卫生出版社,2012.

3. 司有和. 信息管理学通论. 北京:机械工业出版社,2009.

4. 张文焕,刘光霞,苏连义. 控制论·信息论·系统论与现代管理. 北京:北京出版社,1990.

5. 梁万年. 卫生事业管理学. 第2版. 北京:人民卫生出版社,2008.

6. 饶克勤. 电子健康档案与区域卫生信息平台. 北京:人民卫生出版社,2010

7. 岳高峰,赵祖明,邢立强. 标准体系理论与实务. 北京:中国计量出版社,2011.

8. 余成波. 计算机网络安全技术. 北京:北京工业大学出版社,2005.

9. 张昌林,陈素,李彬. 多媒体技术及其医学应用. 北京:人民卫生出版社,2009.

10. 李长山,刘晓明,朱丽萍. 虚拟现实技术及其应用. 北京:石油工业出版社,2006.

11. 夏定纯,徐涛. 人工智能技术与方法. 武汉:华中科技大学出版社,2004.

12. 沈固朝,施国良. 信息源和信息采集. 北京:清华大学出版社,2012.

13. 黄晓鹏. 医学信息检索与利用:案例版. 北京:科学出版社,2012.

14. 郭继军. 医学信息资源建设与组织. 北京:人民卫生出版社,2009.

15. 李荣山等. 现代信息传播. 武汉:湖北人民出版社,2004.

16. 司有和. 信息传播学. 重庆:重庆大学出版社,2007.

17. 查先进. 信息分析. 武汉:武汉大学出版社,2011.

18. 王伟军,蔡国沛. 信息分析方法与应用. 北京:清华大学出版社,2010.

19. 王宇. 卫生信息管理. 北京:中国中医药出版社,2009.

20. 胡昌平,乔欢. 信息服务与用户. 武汉:武汉大学出版社,2000.

21. 周连茹等. 医院信息系建设及安全管理. 北京:北京邮电大学出版社,2011.

22. 王世伟,周怡. 医学信息系统教程. 第2版. 北京:中国铁道出版社,2009.

23. 许琳. 社会保障学. 北京:清华大学出版社,2012.

24. 赵曼,张广科. 新型农村合作医疗保障能力研究. 北京:中国劳动社会保障出版社. 2009.

25. 卢祖洵. 社会医疗保险学. 第2版. 北京:人民卫生出版社,2007.

26. 顾昕. 走向全民医保. 北京:中国劳动社会保障出版社,2008.

27. 中国工程院工程管理学部"管理科学的历史沿革、现状与发展趋势"课题组. 信息管理发展趋势. 中南工业大学学报(社会科学版),2001,7(9):238-241.

28. 王海林,郭美香. 医疗保险定点医院实用服务手册. 北京:人民卫生出版社,2008.

29. Muir Gray,唐金陵. 循证医学·循证医疗卫生决策. 北京:北京大学医学出版社,2004.

30. Chuck Williams. MGMT 4ltr Press Series. New York: Thomson South-Western, 2007.

31. Chen HC, Zeng D, Yan P. Infectious Disease Informatics-Syndromic Surveillance for Public Health and Bio-Defense. New York: Springer, 2010.

笔记

中英文名词对照索引

笔记

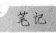

笔记

Z

笔记